# 王乐荣针灸临床心悟

主审　王祥生

主编　王乐荣　王麟鹏

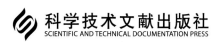
科学技术文献出版社
SCIENTIFIC AND TECHNICAL DOCUMENTATION PRESS
·北京·

**图书在版编目（CIP）数据**

王乐荣针灸临床心悟 / 王乐荣，王麟鹏主编. —北京：科学技术文献出版社，2022.7
ISBN 978-7-5189-8798-6

Ⅰ.①王… Ⅱ.①王… ②王… Ⅲ.①针灸疗法—临床应用—经验—中国—现代 Ⅳ.① R246

中国版本图书馆 CIP 数据核字（2021）第 264507 号

**王乐荣针灸临床心悟**

策划编辑：薛士滨　　责任编辑：薛士滨　张雪峰　　责任编辑：王瑞瑞　　责任出版：张志平

| | | |
|---|---|---|
| 出 版 者 | 科学技术文献出版社 | |
| 地 址 | 北京市复兴路15号　邮编 100038 | |
| 编 务 部 | （010）58882938，58882087（传真） | |
| 发 行 部 | （010）58882868，58882870（传真） | |
| 邮 购 部 | （010）58882873 | |
| 官 方 网 址 | www.stdp.com.cn | |
| 发 行 者 | 科学技术文献出版社发行　全国各地新华书店经销 | |
| 印 刷 者 | 北京虎彩文化传播有限公司 | |
| 版 次 | 2022 年 7 月第 1 版　2022 年 7 月第 1 次印刷 | |
| 开 本 | 710×1000　1/16 | |
| 字 数 | 465千 | |
| 印 张 | 28.5　彩插8面 | |
| 书 号 | ISBN 978-7-5189-8798-6 | |
| 定 价 | 98.00元 | |

# 编 委 会

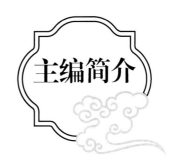

# 主编简介

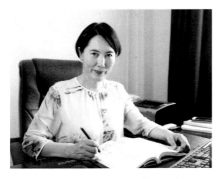

　　王乐荣，女，主任医师，教授，山东中医药大学硕士研究生导师，山东省名中医药专家，济宁市"杏林名医"，现任济宁市中医院副院长，山东省中医药重点学科学术带头人，国家中医药管理局重点专科针灸学科带头人，第七批全国老中医药专家学术经验继承工作指导老师。

　　学术兼职：现任中国中医药研究促进会针灸康复分会副会长，中国中医药研究促进会专科专病建设工作委员会常务委员，世界中医药学会联合会中医外治操作安全研究专业委员会常务理事，中华中医药学会慢病管理分会常务委员，中国针灸学会针灸临床分会、火针专业委员会委员，山东针灸学会常务理事，山东针灸学会疼痛与神经运动性疾病专业委员会副主任委员，山东省中医贴敷质量控制中心副主任，山东中医药学会康复专业委员会副主任委员，山东中医药学会仲景学说专业委员会委员，山东中医药大学临床教学针灸学课程联盟副理事长，济宁市中医药学会副会长，济宁市医学会健康管理学分会副主任委员，济宁市中医药学会针灸专业委员会、治未病专业委员会主任委员。

32年来，阅读了大量医学期刊、书籍，撰写了许多具有较高专业水平的学术论文，在省级以上刊物发表论文20余篇，主持山东省中医药课题4项，完成鉴定3项，获中国民族医药学会科学技术三等奖1项，山东中医药学会科学技术三等奖3项。主持完成济宁市市级课题6项，获济宁市科技进步奖4项，其中二等奖1项、三等奖3项。主编著作2部，担任副主编著作3部，获国家级专利5项。

先后荣获全国巾帼建功标兵，山东省优秀共产党员，山东省三八红旗手标兵，全省中医适宜技术推广应用先进个人，山东省干部保健先进个人，记三等功，山东省中医药管理局中医药文化科普巡讲团巡讲专家，山东省中青年优秀保健人才，山东省科普专家人才库卫生健康类专家，济宁市名中医药专家，济宁市有突出贡献的中青年专家，济宁市"五一劳动奖章"，济宁市优秀科技工作者，济宁市优秀名中医，济宁市十大神针圣手，济宁市自然科学学科带头人，济宁市中国特色新型智库专家等荣誉称号。

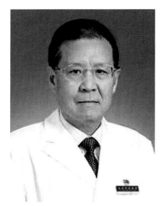

王麟鹏，男，北京人，出生于1955年5月。一级主任医师，教授，博士生导师，首都名中医，享受国务院政府特殊津贴。现任首都医科大学附属北京中医医院首席专家，北京市和全国老中医药专家学术经验继承工作指导老师。国家中医药管理局和北京市中医针灸重点学科、国家针灸临床重点专科的学科学术带头人。

学术任职包括中国针灸学会副会长，北京针灸学会会长等。担任《中国针灸》杂志编委会副主任及多家学术刊物编委及审稿人。

从事针灸临床、教学与科学研究三十多年，师承国医大师贺普仁，传承北京中医医院多位中医名家的学术思想。在中医针灸和中西医结合神经病学专业领域积累了丰富的经验，具有较深的学术造诣。逐步形成与完善了个人的临床诊疗特色和学术理论。在头面痛等专病针灸研究中取得符合中医学术理论的临床与机制研究结果，在突出针灸特色的急性镇痛、缓解期针刺管理和调经解痛等诊疗方案，优势明显。主持国家重点专科头痛临床路径和诊疗方案。在中风病的综合防治研究和疑难问题解决上进行了创新性的研究。在中风病的早期恢复治疗上形成了突出的针灸特色整体临床路径和诊疗方案，从卒中的早期针药结合促进皮层神经功能重塑，到提前针刺改善高肌张力、艾灸改善膀胱功能障碍、针罐结合改善情绪障碍等诸多研究中形成诊疗规范和标准化治疗。擅长治疗睡眠障碍等情绪障碍，建立睡眠障碍专台，提出了符合针灸理论的针刺治疗学说和诊疗规范。对入睡困难、早醒等针对

3

性针灸治疗方案提出针刺"有效改善日间醒觉状态"的研究结论。

主持国家973计划课题，国家和北京市自然科学基金课题，国家中医药管理局和北京市科技计划等课题10余项。发表学术论文200余篇（其中SCI收录论文50余篇，作为第一作者或通讯作者发表SCI收录论文27篇，总影响因子70余分）。出版专著16部。获省部级各类科技成果奖9项，实用新型专利5项。

在荣誉奖励方面，获得全国卫生系统先进工作者、全国荣耀医者公益评选"专科精英奖"、中央人民广播电台"京城好医生"、北京市"首都健康卫士"和为群众服务的"党员之星"等荣誉称号。

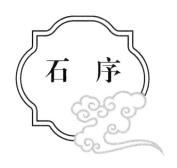

# 石　序

　　中医是一门治病救人的医学，中医学的生命力在于临床疗效。中医临床疗效的提高与突破，需要一大批理论根基扎实、临床能力突出的临床佳作支撑。

　　吾徒王乐荣同志，业医于济宁市中医院，在这块中医氛围浓厚的沃土中从事临床、教学和科研工作已逾三十载，积累了相当丰富的临证经验，是一个认真做临床的医生，她喜读书，善思考，勤总结，《王乐荣针灸临床心悟》正是她白天勤于看诊，晚上读书思考总结之升华。针灸疗法是中医学中最古老、最独特的治疗方法，此书荟萃吾徒王乐荣多年的实践和经验，融古今，聚精华，集理论性和实用性为一体，汇聚团队集体智慧，总结三十余年临证经验与心悟编写而成，有较高的学术价值。

　　该书资料翔实、简洁实用，是一部理论联系实际、基础与临床并重的专业书籍，不仅可供从事中医、针灸专业的临床医生使用，对于广大中医院校的在校学生，也是一部优秀的参考书籍。

　　时值《王乐荣针灸临床心悟》一书出版之际，特表祝贺，并欣然为吾徒作序。本书的出版，有力地证明了针灸医学领域人才济济、实力雄厚。对炎黄奥秘，博精探求，法理丰获，造诣愈深，硕果累累，前途无限！

石学敏

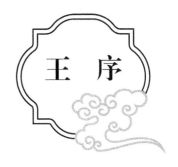

# 王 序

　　中医药学是中华传统文化的瑰宝，源远流长，有数千年之历史，她为中华民族的繁衍、国家的昌盛做出了重大贡献，故著称于世，彪炳史册。时至今日，中医药学以其独特的理论体系和卓越的临床疗效依然屹立于世界医学之林。

　　王乐荣同志是济宁市中医院副院长、国家中医药管理局重点专科针灸学科带头人，其中医根底深厚，学术业绩硕丰。针灸临证30余载，虚心好学，既遍访针灸名家，虔诚拜师求教，又广搜博采，勤于实践，善于总结经验，提高疗效，患者接踵求治，声誉卓著，值得称道。

　　难能可贵之处在于她在临证心悟之余，仍笔耕不辍，勤于著述。这部专著正是她三十余年来从事临床、教学、科研工作之大成，是她勤奋治学的结晶，书中融入了编者在临床与科研过程中所获得的大量经验、心得，使本书更具有可读性和实用性。此书不仅是一本从事针灸临床与科研工作者的必读之书，对于非本专业医务人员及医学院校学生亦是一本难得、实用的参考书。

　　乐荣同志精心编写之《王乐荣针灸临床心悟》内容丰富，均为实践及心悟之精华，疗效显著，并附医案以验证，的确是中医针灸学之实践真传。

诚仁义之心，令人赞颂，乐而为之作序。

王麟鹏

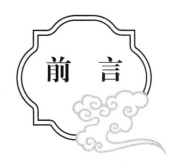

# 前　言

　　王乐荣教授自 1989 年参加工作，业医于山东省济宁市中医院，30 余年来一直从事针灸推拿工作，工作中尽职尽责，认真研读经典，广拜名师，临床经验丰富，实为吾辈之楷模。

## 栉风沐雨　艰苦创业

　　王教授自 2004 年开始担任针灸推拿科主任，在全市率先创建针灸推拿科病房，先后开展督灸、火针、刺血拔罐、针刀、热敏灸、浮针等新技术，针灸推拿科从几张床位的门诊科室发展到现在拥有 3 个病区 200 张床位的国家级中医重点专科，所带领科室每年治愈患者 4 万余人。

　　王教授在注重科室发展的同时，也注重内涵建设。带领科室经过艰苦努力，于 2012 年顺利通过国家中医药管理局专家组评审，成功创建国家中医药管理局"十二五"重点专科。2015 年成立全国针灸临床研究中心济宁分中心，山东省院士专家工作站（石学敏院士专家工作站）；2017 年挂牌成立针灸推拿医院；2018 年成立山东针灸学会针灸推拿技术基层推广示范基地，建立济宁市中医针灸专科联盟，促进基层中医医疗技术提质提效；2019 年成立房緊恭"调经促孕十三针"专家工作室卵巢早衰专病门诊；2020 年入选齐鲁中医药优势专科集群成员单位，2022 年入选山东省中医药重点学科。

## 广拜名师　尽得真传

王教授自工作以来，兢兢业业，干练利索，勤求古训，求知若渴，在中医修养上达到较高的造诣。但她远不满足于此，博采众家，先后师承石学敏、王麟鹏等众多全国名老中医和专家学者，能娴熟地运用醒脑开窍针刺法、火针、刺血、浮针、平衡针、热敏灸、督灸、脐灸、雷火灸等技术，致力于中医痛症、神志病和中医治未病方向的研究。

她拜师于国医大师石学敏院士门下，跟随石学敏院士学习多年，深得其真传。现在，年逾八旬的石学敏院士仍坚持每年来济宁授课带徒查房，即便今年因疫情原因无法来济宁，仍坚持视频授课，令人感动。目前，济宁市中医院正式成立了全国针灸临床研究中心济宁分中心，山东省院士专家工作站（石学敏院士专家工作站），为双方学术研讨、课题合作及进一步传承石院士学术思想和临证经验提供了更好、更大的平台。

## 研读经典　继承创新

在学术中，她精研《素问》《灵枢》《针灸甲乙经》《针灸大成》《针灸逢源》等针灸经典古籍外，还广泛研读《伤寒论》《金匮要略》《温病条辨》等，临证中熟练应用中医经典理论指导临床，应用针灸辨证，注重"杂合以治"，针药结合治疗各科疾病，取得了非常好的疗效。

《黄帝内经》有论："阳气者，若天与日，失其所则折寿而不彰。"阳气之于人，阳气充盈则脏腑得以温煦、气机升降有度，如此机体功能才能运转如常。同时，她认为百病之始，皆本于神，凡刺之法，必先调神。据此理论并结合多年临床经验总结自己的学术思想"温督调神"针刺法治疗头痛、眩晕、失眠、耳聋、耳鸣、郁证等疾病，临床疗效显著。独创的"三联针刺疗法"治疗带状疱疹、骨性关节炎、胃肠功能紊乱等病更显示了中医特色疗法的独特优势。

## 言传身教　提携后学

"师者，所以传道授业解惑也。"作为针灸科学术带头人，她注重培养和指导下级医师，坚持理论与实践相结合，言传身教，对他们进行良好的医德、医风、医技方面的指导，培养学术继承人 10 余人。作为硕士研究生导师，她用自己广博的学识和人格魅力感染和教化着学生，除了教会他们严于律己的人生准则，更让他们对将要从事的中医事业充满希望和信心。

因此，为总结王教授学术思想、临床诊治心得和科学研究成果，由工作室组织王教授名中医药专家工作室成员、学生共 40 余人，编写《王乐荣针灸临床心悟》，历时 1 年的努力，终于得以付梓。本书分四篇，全面反映了王乐荣教授 30 余年来的学术思想与临床治疗经验，第一篇为学术继承与临床经验，第二篇为常见疾病的针灸治疗方案，第三篇为医案选录，第四篇为科研成果，附录为论文汇编。

本书既有传统针灸理论的继承，又有当代针灸临床的发挥，

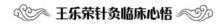 

是一部内容丰富、系统实用的针灸专著。但由于涉及研究内容较多，内容可能不尽完善，加之时间仓促，难免有疏漏或不当之处，敬请各位同人、学者不吝赐教。

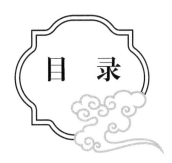

# 目　录

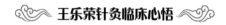

# 第三篇　医案选录

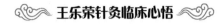

## 第四篇　科研成果

## 附录　论文汇编

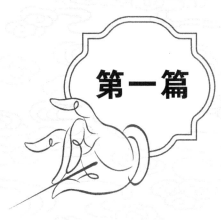

第一篇

学术继承与临床经验

# 第一章　强调针灸辨证<br>与临床治疗

中医学辨证论治丰富，就针灸学科而言，其辨证论治尤其具有鲜明的特色，针灸临床不仅要辨病、辨证，还要辨经络、辨皮脉肉筋骨等部位。临床中要将八纲辨证、脏腑辨证与经络、皮、脉、肉、筋、骨紧密结合，分析疾病的病因病机，归纳疾病的病位病性，才能做出正确的诊断和治疗，正如《灵枢·官能》所言："得邪所在，万刺不殆。"

## 一、辨病诊治

在针灸临床工作中，一部分初诊患者来接受针灸治疗前已经有了比较明确的西医诊断。其实这些西医诊断对我们针灸临床医师有着很大的指导意义，这可以表现在以下三个方面。

第一，能够帮助医生了解疾病的发病情况和预后。例如，针对"胃脘痛"这一病证，通过不同的检查手段，西医可能有浅表性胃炎、慢性萎缩性胃炎、胃溃疡、胃癌、胃肿瘤切除术后等不同的疾病诊断。而其中每一个病又都有着不同的发病机制，故其预后也不相同，如果我们针灸医师能明确这些疾病的诊断，那无疑对针灸施治是很有益处的。

第二，能够帮助针灸医师制订针灸治疗计划。如浅表性胃炎，针灸当以解痉和胃止痛为主，胃溃疡则应清热凉血止痛，而胃癌患者由于初、中、晚期的不同阶段而有其不同的病理特点，因此其治疗原则和方法也不相同。

第三，能够指导针灸临床取穴。某些疾病，没有固定的病痛部位，如糖尿病、高血压、甲状腺功能减退症等，但如果我们能了解这些疾病的病因病机，就可以指导我们采取相应的针灸治疗原则和处方。

## 二、辨证诊治

辨证是中医施治的特色，针灸作为中医药治疗疾病的一种重要方法，只有在辨证的基础上，充分结合八纲辨证之阴阳、表里、寒热、虚实，才能确定具体的治疗方法。例如，西医诊断同是胃炎，按中医辨证可能有肝郁气滞证、气滞血瘀证、胃气虚证、胃阴虚证等证型，证型不同，所用的具体经穴当然也不相同。

**1. 阴阳**

阴阳失调是疾病发生发展的根本原因，调和阴阳是针灸治病的最终目的，故《灵枢·根结》曰："用针之要，在于知调阴与阳。调阴与阳，精气乃光。"《素问·至真要大论》也说："谨察阴阳所在而调之，以平为期。"如阴虚阳亢所致的眩晕，当针补肾俞、太溪以滋阴，针泻风池、太冲以潜阳，使阴阳调和，则眩晕自止。另外，针和灸各有所长，如《灵枢·官能》说："针所不为，灸之所宜。"一般情况下，阳证多用针，阴证多用灸。

**2. 表里**

《素问·刺要论》："病有浮沉，刺有浅深，各至其理，无过其道。过之则内伤，不及则生外壅，壅则邪从之。浅深不得，反为大贼，内动五藏，后生大病。"病有表里之分，刺有深浅之别，病在皮者应浅刺或平刺，病在筋者可斜刺，病在骨者宜深刺。《灵枢·终始》亦云"在骨守骨，在筋守筋"，意为针刺治疗时应判断疾病在筋还是在骨，在骨者当针刺于骨附近，不能误取于筋，在筋者当针刺于筋附近，不能误取于骨。

**3. 寒热**

一般而言，寒属阴多用灸法，热属阳多用针法；此外，在运用针刺治疗时，热证宜"热则疾之"，针刺时应浅刺疾出，少留或不留针；寒证宜"寒则留之"，针刺宜深并久留针，以候其气。在临床上，热证与寒证的表现往往是错综复杂、变化多端的，如有表热里寒或表寒里热，有上热下寒或下热上寒等，所以清热温寒的治则应灵活掌握，若寒热相间，当温清并用。如素体阳虚又外感风热之证，既有发热、咽喉肿痛等风热表证，又有脘腹冷痛、泄泻等里寒证，则可外清手太阴、阳明表热，毫针浅刺曲池、合谷、列缺、外关、大椎等穴，内温足太阴、阳明之寒，取足三里、中脘等穴，针用补法或用灸法。

**4. 虚实**

施治前必须通过四诊合参对病证做出正确的判断，辨明虚实作为针刺补泻的依据。《灵枢·根结》云："必审五脏变化之病，五脉之应，经络之实虚，皮之柔粗，而后取之也。"人体疾病的虚实变化可表现在脏腑、经络、脉象、皮肤等诸多方面。针灸临床辨别虚实有以下鲜明的特色和方法：一是通过经络穴位辨虚实，凡表现为麻木、厥冷、陷下、瘦弱、针下空虚和感觉迟钝等现象者，为经脉之虚证；表现出疼痛、红肿、硬结、肥大、针下紧涩和感觉过敏等现象者，为经脉之实证。二是通过脉象辨虚实，《黄帝内经》（简称《内经》）非常强调要将脉象的不同变化，作为确定病证虚实的依据。譬如《灵枢·九针十二原》云："凡将用针，必先诊脉，视气之剧易，乃可以治也。"

### 三、辨经诊治

经络辨证是以经络理论为指导，根据经络的循行分布、功能特性、病理变化及与脏腑的相互联系，通过对四诊所收集的信息进行分析、归纳，以判断疾病部位在何经、何络及相关脏腑，以及病性的寒热虚实等，从而进一步确定病因病机的一种辨证方法。

**1. 经络辨证的主要内容**

经络辨证的内容具体包括十二经脉辨证、奇经八脉辨证和经别、经筋、皮部辨证3个方面：①十二经脉辨证即以十二经脉循行路线和病候为依据，根据患者的症状、体征，有目的地对有关经脉循行部位和穴位进行诊查，以辨别疾病的原因、性质及其部位属于何经、何脏、何腑，从而依经选穴。如肩关节周围炎（简称"肩周炎"）主要疼痛部位在肩部，但若能根据痛在前、中、后即太阴经或阳明经、少阳经、太阳经的分布来辨经取穴，止痛效果显然会不同。②奇经八脉辨证主要是以奇经八脉的生理功能、循行路线和病候为依据进行分析，如奇经八脉中冲、任、督三脉均起于胞宫，俗称"一源三歧"，均与胞宫关系密切，因此月经不调、痛经、崩漏等妇科疾病主要从冲脉、任脉、督脉三脉辨证施治。同时，奇经八脉中除任、督两条经脉外，其他六条经脉均没有穴位，因此可选取其与各条经脉的交会穴治疗，如阳维脉病可取外关穴、阴维脉病可取内关穴等。③经别、经筋、皮部不仅弥补了十二经脉循行的不足，也扩大了十二经脉的主治范围，因而，经别、经筋、皮部辨证是对经络辨证中经脉辨证的补充，在针灸临床辨证中具有重要的作用。例如，经筋以它独特的散络结聚形式，循行于四肢，构成了经络系统中的筋肉体系，具有联缀百骸、维络周身的作用。局部筋肉松弛、拘挛疼痛以及全身性的痉挛抽搐等都属于经筋病证的范围，当以经筋病变来辨证施治。针灸临床常见的面神经麻痹和肩关节周围炎等多从经筋论治。针灸临床是以经络理论为基础的，无论针灸治疗在内的脏腑病还是在外的筋肉疾病，均立足于经脉所属、所络及循行所过、所系的基础之上，以此为依据选穴、配穴。因此，经络辨证是指导针灸临床治疗的主体。

**2. 掌握经脉循行，循经取穴**

熟记经脉循行是经络辨证的基础，只有掌握了经脉在体表的循行分布，才能根据患者的病变部位判断其为何经的病证，从而有针对性地辨经选穴。例如头痛，头痛的部位不同，则应根据其经脉的循行取用不同的经穴治疗。因足阳明经"循发际至额颅"，故前额痛为阳明经头痛，取穴时可选用合谷、内庭、解溪等；因足少阳经"上抵头角"，故偏头痛者属少阳头痛，针刺时多取外关、足窍阴、侠溪等穴；因足太阳膀胱经"其直者，从巅入络脑，还出别下项……"，故后头痛者为太阳头痛，取穴时多用昆仑、后溪；足厥阴经与督脉会于头顶部，故巅顶头痛者多属足厥阴头痛，因而取穴多加行间、太冲等。因此，熟记经脉循行方能真正领会"循经取穴"之含义。

**3. 掌握经脉脏腑联系规律，以外治内**

正如《灵枢·海论》所言："夫十二经脉者，内属于腑脏，外络于肢节。"因此，当某一脏腑发生病变时，可以根据经脉脏腑联系，辨证为某一经或某几条经脉所联系的脏腑病证，从而取相应经脉上的腧穴进行治疗。如胃痛，病位可定于胃，根据经脉脏腑联系规律，足阳明胃经属于胃，当出现恶心、呕吐等胃经的本腑病症状时，可选用本经的足三里及胃的俞穴、募穴以治之；当胃痛伴有腹胀、泄泻等脾失健运症状时，此时当责之于脾病及胃，可取足太阴脾经的公孙和足阳明胃经的足三里等穴治疗；当胃痛累及胁肋部，伴有胸闷、嗳气频频等症状时，此乃肝气横逆犯胃，病位在肝与胃，当取足厥阴肝经的太冲及足阳明胃经的足三里等穴针刺。

**4. 注重皮脉肉筋骨层次辨证**

皮脉肉筋骨是人体的屏障。《内经》认为，外邪侵犯人体多按"皮、脉、肉、筋、骨"次序传变，最后侵犯脏腑，故《素问·阴阳应象大论》曰："故善治者治皮毛，其次治肌肤，其次治筋脉，其次治六府，其次治五藏。"同时，在疾病传变过程中，留驻于皮脉肉筋骨的病变可内应于相对应的脏腑，如皮之病可内应于肺，脉之病可内应于心等，形成五体痹、五脏痹。因此临床中应根据病邪所在的皮、脉、肉、筋、骨不同的层次而实施深浅不同的刺法，正如《素问·刺齐论篇》曰："刺骨无伤筋者，针至筋而去，不及骨也。刺筋无伤肉者，至肉而去，不及筋也。刺肉无伤脉者，至脉而去，不及肉也。刺脉无伤皮者，至皮而去，不及脉也。"马莳亦曰："屈伸可验筋骨之病，当各守其法以刺之也……能屈而实不能伸者，正以筋甚拘挛，故屈易而伸难，其病在筋……不可误求于骨也……能伸而实不能屈者，正以骨有伤，故伸易而屈难，其病在骨……不可误求于筋也。"

目前针灸临床通常只注重十二经脉辨证方法，忽视了"皮、脉、肉、筋、骨"的层次关系，导致临床只重视疾病的纵向经脉归属，而对疾病在经脉或腧穴的表里层次定位则未能顾及，其结果常常使患者很难达到最佳的治疗效果。因此，如能将病邪定位，然后再依据中药、针灸等特异性进行选择，组合治疗方案，那么临床疗效就会大大提高。

### 四、针灸治病大法

早在《灵枢·经脉》中就记载了针灸治病的大法，即"盛则泻之，虚则补之，热则疾之，寒则留之，陷下则灸之"，王师将此归纳为通调经脉，调其虚实。

**1. 泻实**

《灵枢·经脉》曰"盛则泻之"，这是治疗邪气盛的方法，诸如通便、散结、化痰、祛风、解表、利湿、消瘀、导滞等皆属本法。它既可以通过针刺补泻手法来完成，也可以通过一些穴位的特异性来体现，如泻丰隆以化痰，刺委中放血以治疗急性腰扭伤，取天枢以通便等。

**2. 补虚**

《灵枢·经脉》曰"虚则补之"，即指治疗一切虚证的方法，包括气血、阴阳的虚损，它可通过取穴与手法等方面来完成，如气虚证、阳虚证，既可以通过针刺手法温补，亦可用艾灸法，对于血虚证、阴虚证，则可以通过针刺的补阴生血法来达到目的，手法轻柔，刺激适中，可取关元、气海、足三里、太溪等穴。

**3. 清热**

《灵枢·经脉》曰"热则疾之"，《针灸大成》言"热则清之"，均指清热之法，"疾"言快也，为刺热之法，即谓"刺诸热者，如以手探汤"。它可以通过针刺手法、穴位特性及留针时间的长短来完成，如刺大椎以退热；泻太冲以清肝火；泻合谷、内庭治疗胃火牙痛；刺风门、合谷治疗风热感冒等。治疗热证，则应选用具有清热作用的穴位，如曲池、大椎或井穴等；热邪在表或热闭清窍的急症，针刺应浅刺疾出、三棱针点刺放血或用"透天凉"法。

**4. 温寒**

《灵枢·经脉》曰"寒则留之，陷下则灸之"，《针灸大成》则归为"寒则温之"，就是指寒证可以通过温法来治疗，"留"意"久"也，即谓"刺寒清者，如人不欲行"。本法可通过一定的针刺手法与相对较长的留针时间和行针次数来完成。如虚寒证可用灸法；中脘、足三里等用"烧山火"可治疗寒性胃痛；关节冷痛，可用温针法以散寒除痹等。

**5. 调气**

《灵枢·经脉》曰"不盛不虚，以经取之"，即是指经脉并未有明显虚实寒热表现，而是经脉气机的升降运行功能失常。此时应用调气之法，以使气机调畅，清得以升，浊得以降，即所谓《素问·至真要大论》而言"谨察阴阳所在而调之，以平为期"。本治法适应于气机阻滞证或气逆证。例如取百会以升清，治疗清气在下之飧泄；取足三里降浊，以治疗浊气在上之膜胀，针刺阳陵泉、支沟治疗肝郁气滞之胁痛。

**6. 通络**

《灵枢·九针十二原》曰"欲以微针，通其经脉"，即指针灸具有通调经脉、活血祛瘀之作用。这种治疗法则目前广泛用于治疗诸痛症、中风半身不遂、闭经等经脉塞而不通的疾病。如在病变部位皮下见血络者，刺络出血以散凝；刺血海、三阴交，活血化瘀以治疗闭经等。

王师在针灸治疗中注重通过四诊采集病史，通过八纲辨证为主确定阴阳、表里、寒热、虚实，结合经络脏腑辨证，确定病性病位，制定治则，宜针则针，宜灸则灸，当补则补，当泻则泻，将针灸辨证思维贯穿于整个治疗过程，从而取得最佳的治疗效果。

# 第二章　重视特定穴的应用

王师平时喜研经典，对《灵枢》《难经》《针灸甲乙经》《标幽赋》《针灸大成》等针灸经典信手拈来，且临床中喜用特定穴，疗效甚佳。

特定穴是指十四经中具有特定治疗作用，并按特定称号归类的腧穴。主要由分布于四肢肘膝关节以下的五输穴、原穴、络穴、郄穴、下合穴、八脉交会穴，背腰和胸腹部的背俞穴、募穴，在四肢、躯干部的八会穴，以及全身经脉的交会穴组成。

## 一、五输穴的临床应用

五输穴是指分布在肘、膝关节以下的 5 个特定穴，即井、荥、输、经、合五穴。《灵枢·九针十二原》指出："所出为井，所溜为荥，所注为输，所行为经，所入为合。"《难经·六十八难》进一步指出："井主心下满，荥主身热，输主体重节痛，经主喘咳寒热，合主逆气而泄。"

结合现代临床，井穴多用于急救，荥穴多治热证，输穴多主脏病，经穴多主经脉循行部位疼痛，合穴多主腑病。王师在临床中对于胃火牙痛常选取胃经的荥穴内庭来清泻胃火；阳经腧穴多用于肢节疼痛，如肩周炎可根据疼痛的部位分别选取手阳明大肠经的输穴三间、手少阳三焦经的输穴中渚或手太阳小肠经的后溪穴；阴经输穴多用于五脏病证（阴经以输代原），如对于肾精不足的喘证可取足少阴肾经的太溪。

## 二、郄穴的临床应用

十二经脉和奇经八脉中的阴维、阳维、阴跷、阳跷脉之经气深聚的部位，称为郄穴。郄穴共有 16 个，除胃经的梁丘之外，都分布于四肢肘膝关节以下。郄穴是治疗本经和相应脏腑病证的重要穴位，尤其在治疗急症方面有独特的疗效。如急性胃脘痛常取胃经郄穴梁丘，崩漏常取中都，心脏急症常选取手少阴心经之郄穴阴郄。

### 三、八脉交会穴的临床应用

八脉交会穴是古人在临床实践中总结出的可治疗奇经八脉病证的 8 个腧穴。此 8 个腧穴与相应的奇经八脉相通，所以在临床上此八穴既可以治疗本经的病证，也可以治疗相通奇经的病证。李梴在《医学入门》中说："周身三百六十穴统于手足六十六穴。六十六穴又统于八穴"，由此表明这八个穴位的重要意义。如对于胃、心、胸等上中焦疾病，王师常应用公孙配内关，阳跷脉病变导致的失眠常选申脉，而对于督脉病变出现的腰脊强痛、颈椎病，王师亦常选后溪穴。

### 四、八会穴的临床应用

八会穴是指脏、腑、气、血、筋、脉、骨、髓等精气会聚的 8 个腧穴，即脏会章门、腑会中脘、气会膻中、血会膈俞、筋会阳陵泉、脉会太渊、骨会大杼、髓会悬钟。王师在临床中对于髓海不足所致的眩晕常配以悬钟穴填精益髓，对于颈椎病、腰痛病等血瘀气滞证型常配以膈俞穴活血通络，对于落枕等筋病则配以阳陵泉舒筋止痛。

### 五、原穴、络穴的临床应用

原穴与脏腑原气有着密切的联系。《难经·六十六难》说："脐下肾间动气者，人之生命也，十二经之根本也，故名曰'原'。三焦者，原气之别使也……原者，三焦之尊号也，故所止辄为原。"原气借三焦之道，贯通运行上、中、下三焦，输布到五脏六腑、头身四肢。原穴均位于四肢腕、踝关节附近。可以反映相应经脉、脏腑的病变，调治本经寒热虚实诸疾。刺灸原穴，可以和内调外，宣上导下，通达三焦之气，调节脏腑功能，促使阴阳平衡。

十五络脉从经脉分出处各有 1 个腧穴，称为络穴，又称"十五络穴"。络，有联络、散布之意。十二经脉的络穴位于四肢肘膝关节以下；任脉络穴鸠尾位于上腹部；督脉络穴长强位于尾骶部；脾之大络大包穴位于胸胁部。《针经指南》中云："络脉正在两经之间……若刺络穴，表里皆治。"因此，络穴除能治疗其所属本经病外，还能治疗与其所属经脉相表里经脉的病证。例如足太阴脾经络穴公孙，既可治疗本经的腹胀、泄泻，也能治疗足阳明胃经的胃脘疼痛；对于手太阴肺经络穴列缺，除治本经的咳嗽、咽痛外，王师在治疗头痛、颈椎病、面瘫等疾病时亦常应用。

### 六、背俞穴、募穴的临床应用

背俞穴位于腰部的膀胱经第 1 侧线上,募穴则位于胸腹部,故又称为"腹募穴"。由于背俞穴和募穴都是脏腑之气输注和汇聚的部位,在分布上大体与对应的脏腑所在部位的上下排列相接近,因此主要用于治疗相关脏腑的病变。此外,背俞穴和募穴还可用于治疗与对应脏腑经络相联属的组织器官疾病。如对于颈腰椎疾病,若为肾气亏虚证则配以肾俞、京门;兼脾虚者,王师则加用脾俞、章门。

### 七、下合穴的临床应用

六腑之气下合于下肢足三阳经的腧穴,称为下合穴。六腑之胃、大肠、小肠、胆、膀胱、三焦的下合穴分别为足三里、上巨虚、下巨虚、阳陵泉、委中、委阳。《灵枢·邪气脏腑病形》指出"合治内腑",概括了下合穴的主治特点,说明下合穴是治疗六腑病证的主要穴位。如临床中王师常用阳陵泉治疗胆绞痛,足三里治疗胃脘痛,下巨虚治疗泄泻。

### 八、交会穴的临床应用

八会穴具有治疗交会经脉疾病的作用。以大椎穴为例,大椎是督脉穴,又与三阳经相交会,因此大椎穴既可治督脉的疾病,又可治诸阳经的全身性疾病。三阴交是足太阴脾经的穴位,同时又是足三阴经的交会穴。所以,三阴交除了可以治疗脾经病证外,还可以治疗足厥阴肝经和足少阴肾经的病证。

# 第三章　刺血疗法临床体会

刺血疗法是用三棱针或粗而尖锐的针具，在患者身上某些腧穴、病灶处、病理反应点或浅表血络，施以针刺放出适量的血液，以达到治疗疾病的目的。

## 一、刺血疗法历史起源与发展现状

刺血疗法源远流长，最早见于长沙马王堆汉墓出土的汉代帛书《五十二病方》。先秦时期，《黄帝内经》的问世标志着刺血疗法理论体系的基本形成。在《内经》中有46篇谈及刺血，可见当时就已经十分重视刺血疗法，如《素问·血气形志》指出："凡治病必先去其血。"在理论方面，《灵枢·九针十二原》提出"满则泻之，菀陈则除之"的治疗原则。在针具选择方面亦叙述甚详，有锋针、镵针、铍针，如《灵枢·官针》云"病在经络痼痹者，取以锋针"。《内经》还比较详细地介绍了刺血疗法能够治疗的疾病，如疼痛、鼓胀、癫狂、咳喘、目赤肿痛、疮疖肿毒、发热、疟疾、癃闭等。

刺血疗法在实践中与拔罐疗法相结合形成了刺络拔罐法，如晋代葛洪在《肘后备急方》中就记载了用"针角"（即拔罐疗法）治病的方法。唐代王焘在《外台秘要》中也明确地记载了刺络拔罐法治疗疾病的方法，其云"先用针刺螫处出血，然后角之"。

历代医家中许多名医都擅长刺血疗法。金元四大家之一张子和所著《儒门事亲》共记载运用针刺出血治病的医案19例。在其著作中共引用和应用《内经》条文216次，其中的部分案例几乎全部引用《内经》原文。易水学派由易州张元素创建，后经其门人弟子李杲、王好古、罗天益等人不断发展而来。易水学派亦重视刺血疗法，认为刺血疗法既可用以治实证，亦可用于治虚证，并与灸法、中药相结合，为后世医家传承刺血疗法提供了基础。

明清时期，刺血疗法还被广泛用于昏迷、瘟疫等急危重症。清代医家郭志邃所著《痧胀玉衡》堪称刺血疗法治疗急症的专著，对后世影响极深。书中共载各种痧证 80 余种，附案 20 余例，其中绝大多数为放血或配合药物治疗而愈。在对瘟毒疫疬的治疗中，也积累了丰富的经验，使得刺血疗法日趋成熟。后世还继承了《刘涓子鬼遗方》的经验，用火针进行刺血，如《外科理例》载疗疮"若针之不痛无血者，以猛火烧铁针通赤，于疮上烙之，令如焦炭，取痛为效"。

现代刺血疗法的适应证范围得到了进一步的发展和扩大。据统计，用刺血疗法治疗的病证有近 150 余种，遍及内、外、妇、儿、骨伤、皮肤、五官等各科。

### 二、刺血疗法理论体系

中医经络学理论及气血津液理论为刺血疗法提供了坚实的基础，中医学认为经络内属于脏腑，外络于肢节，可沟通表里，联系上下，调理阴阳，是人体与外界联系沟通的桥梁，能够促进气血的流注，从而达到濡养全身的功能，是人体功能得以正常运行的基础。同时，经络与气血既是人体正常运转的生理基础，也是疾病发生、转化的通道和媒介，当经络受堵或气血循行异常，就会影响脏腑的正常功能，机体因此而发病，表现在外就是络脉颜色、粗细、性状出现异常，如充血、粗大、颜色加深等。刺络放血可以祛除脉管中停滞不前的瘀血，正所谓旧血不去，新血不生，五脏六腑得到新血的濡养，功能自会逐渐恢复正常。

刺络法主要用于经络气血之病证，其病机为经络不通、气滞血瘀。在《素问·调经论》中，亦有所言："气血不和，百病乃变化而生。"反之亦然，血病则络脉同样会发生异常改变，所以血病时则要调其络。邪气内阻，久而不愈，当机体即将或正处于病变状态时，皮肤表面就会出现不同的征象，正所谓有其内必有其外，而这些征兆在典籍中称为"血络""盛络""结络"等，它们也常常是需要实施泻血的位置，正是本文所指的刺络指征。血络的形成归结于气血瘀阻，形成异于常态、较粗的小血管，色泽深红甚至青紫，显现皮下，肉眼可以很容易识别判断，是一种病理性的脉络血管，是主要的放血部位。

### 三、治疗原则

《素问·三部九候论》明确指出了刺血疗法的治疗原则："必先度其形

之肥瘦，以调其气之虚实，实则泻之，虚则补之。必先去其血脉，而后调之，无问其病，以平为期。"《素问·血气形志》云："凡治病先去其血……然后泻有余补不足。"《灵枢·脉度》："盛而血者疾诛之，盛者泻之，虚者饮药以补之。"《内经》认为，刺血之前先观体质之强弱、形体之肥瘦，然后根据虚实刺其血络而调之。因此，刺血疗法的治疗原则是"血实宜决之"，"菀陈则除之者，去恶血也"，血去则经隧通。

### 四、治疗方法选择

关于刺血的治疗方法有多种，临床常用的主要有以下6种疗法。具体叙述如下。

（1）络刺：《灵枢·官针》曰："络刺者，刺小络之血脉也。"这是浅刺体表瘀血的细小络脉使其出血的一种方法，临床多用于实证、热证。目前临床上应用的各种浅刺放血法，如三棱针（古称锋针）、皮肤针等均属本法范围。"刺络拔罐法"就是在本法基础之上发展而来的。

（2）豹文刺："豹文刺者，左右、前后针之，中脉为故，以取经络之血者，此心之应也。"这是一种以穴位为中心，进行散刺出血的刺法。因其针刺出血点多，形如豹纹，故称豹文刺。因为心主血脉，故本法与心气相应，能治红、肿、热、痛等症。

（3）赞刺：《灵枢·官针》曰："赞刺者，直入直出，数发针而浅之出血，是谓治痈肿也。"本法直入直出，刺入浅而出针快，是连续分散浅刺出血的刺法，用治痈肿、丹毒等症。

（4）毛刺：《灵枢·官针》曰："毛刺者，刺浮痹于皮肤也。"因浅刺在皮毛，故称毛刺。过去用镵针，现代临床上所用的皮肤针、滚筒刺之类的工具，也是受此法的启示改进而成的，治疗范围也有扩大。临床中对发于头皮等部位的疱疹，由于此处不宜拔罐，可用梅花针予以刺血泻邪。

（5）大泻刺：《灵枢·官针》说："大泻刺者，刺大脓以铍针也。"意为用小针刀样工具刺破脓肿以排脓。由于针具类似刀状，故破面较大，也可适用于需要放血量较多者。

（6）缪刺：《素问·缪刺论》说："夫邪客大络者，左注右，右注左，上下左右与经相干，而布于四末，其气无常处，不入于经输，命曰缪刺。"指出缪刺多病变在络脉而不入于经输，其取穴以四肢末端井穴为主，且左右互刺、交叉针刺以泻尽异常血络中的郁积之血而愈病。

王师认为临床刺血时刺血量的多少非常值得重视，临床刺血时放血量要足，要达到《内经》屡次提到的"血变而止"，否则难获佳效。如徐灵胎著《医学源流论·针灸失传论》曰"古人刺法，取血甚多，《灵枢》血络论言之最详。而头痛、腰痛，尤必大泻其血，凡血络有邪者，必尽去之。若血射出而黑，必令变色，见赤血而止，否则病不除而反有害。"

### 五、操作步骤

（一）针具

一般选择三棱针、注射针头、火针、皮肤针等。

（二）操作前准备

针具使用前应行高压消毒或选择一次性用具。施针前对即将刺血皮肤用2% 碘伏进行消毒，然后再用75% 酒精棉脱碘。

（三）持针姿势

一般以左手固定皮肤，右手持针，用拇、示两指捏住针柄中段，中指指腹紧靠针身侧面，露出针尖 2 ~ 4 mm。

（四）操作方法

刺血的操作方法一般分为点刺法、刺络法、散刺法、挑治法、刺络拔罐法5 种。

**1. 点刺法**

点刺法即点刺腧穴出血或挤出少量液体的方法。此法是用三棱针点刺腧穴或血络以治疗疾病的方法。针刺前，在预定针刺部位上下用左手拇指、示指向针刺处推按，使血液积聚于点刺部位。针刺时快进快出，针刺后轻轻挤压针孔周围，使出血数滴，或挤出少量液体，然后用消毒干棉球按压针孔。为了刺出一定量的血液或液体，此种刺法的深度不宜太浅，否则血量或液体过少，疗效欠佳。此法多用于手指（脚趾）末端、面部、耳部的穴位，如十宣、十二井穴等处。

**2. 刺络法**

刺络法有浅刺和深刺两种。

（1）浅刺

即点刺随病显现的浅表小静脉出血的方法。常规消毒后，右手持针垂直点刺，快进快出，动作要求稳、准、快。一次出血 3 ~ 5 mL。此法多用于有小静脉显现的部位，如下肢后面、额部、颞部、足背等部位。

（2）深刺

即在较大静脉处放出一定量血液的方法。先用橡皮管在针刺部位上端（近心端）结扎，然后迅速消毒，针刺时左手拇指压在被针刺部位下端，右手持三棱针对准被针刺部位的静脉，刺入静脉1～2 mm深，随即将针迅速退出，待出血停止后，再用消毒干棉球按压针孔。本法出血量较大，一次治疗可出血几十毫升，此法多用于静脉及小静脉瘀滞处。国医大师贺普仁即在此法的基础上运用火针针刺肿胀下肢静脉处使之出血，用来治疗下肢静脉曲张，取得了良好效果。

**3. 散刺法**

用左手固定被刺部位，右手持针在施术部位多点点刺。根据病变部位大小不同，可刺数针，可由病变外缘环形向中心进行点刺，以促使瘀血或水肿的排泄，达到通经活络利水的目的。针刺深浅可根据局部肌肉厚薄、血管深浅而定。此法多用于局部瘀血、水肿或顽癣等疾病。

**4. 挑治法**

此法是以三棱针挑断穴位处皮下纤维组织以治疗疾病的一种方法。局部消毒后，左手捏起施术部位皮肤，右手持针以15°～30°角刺入皮肤，然后上挑针尖，挑破皮肤或皮下组织，并挤出一定量的血液或少量液体，然后用无菌敷料保护创口，以胶布固定。挑刺的部位可以选用经穴，也可选用奇穴或阿是穴。常用于治疗痔疮、乳痈等疾病。

**5. 刺络拔罐法**

即用皮肤针、三棱针或毫火针等，在腧穴或患处点刺出血，出血后迅速在刺血皮肤处予以拔火罐的一种治疗方法。多用于躯干及四肢近端能吸住火罐处。王师在临床中善用刺络拔罐法治疗带状疱疹、痛症、扭挫伤、神经性皮炎等疾病，取得了良好疗效。

## 六、临床应用

王师将刺血疗法广泛应用于临床治疗多种疾病，如神经系统、运动系统、皮肤科及五官科病证，常见病证如下。

**1. 感冒高热**

选取大椎穴刺络拔罐法治疗，在大椎穴常规消毒，用三棱针点刺数下，后用大小适宜的火罐留罐，时间以不再出血为准。

**2. 麦粒肿**

采用耳尖放血法，用三棱针对准耳尖穴快速点刺，出针后双手轻挤耳尖周围，促进出血，随即用干棉球吸附，如此操作，待不再有血流出后再用干棉球压迫止血，每日一次，双耳交替进行。

**3. 下肢复发性丹毒**

采用火针刺络放血法，于病灶附近处寻找到阳性血络，用烧红的火针快速点刺阳性血络，每次选取二三处，待血的颜色变浅接近正常时再止血。

**4. 急性脑梗死**

头针配合井穴刺血，选取的穴位如少商、中冲、涌泉、隐白等穴，三棱针点刺这些穴位，出血数滴，左右侧肢体交替进行。

**5. 荨麻疹**

选取大椎、风门、肺俞、膈俞等穴，常规消毒后用三棱针点刺，然后拔罐以促进出血。操作时体弱者宜轻刺激，体壮者可重刺激。

**6. 痿证**

梅花针叩刺法，主穴选取肩髃、曲池、手三里、承扶、伏兔、梁丘、足三里、承山等穴，配穴为华佗夹脊穴，针尖垂直叩刺在皮肤上，一处反复数下，力度由轻到重，达到局部充血或有少量血液溢出。

**7. 带状疱疹**

王师在临床中应用毫火针刺血拔罐治疗带状疱疹效果良好。治疗时先在疱疹局部采用火针点刺，然后再施以拔罐。此种疗法能迅速控制疱疹的新发，促使破损处皮肤快速结痂，能明显减轻疼痛，并能显著降低后遗神经痛的发病率。

## 七、注意事项

（1）治疗前要对患者做好解释工作以消除思想顾虑，尤其是对放血量较大的患者。

（2）对于饥饿或过度疲劳者，应推迟刺血时间，待其体力恢复、进食后再行刺血。

（3）注意患者体位舒适自然，尽可能选取卧位。注意室内空气流通，保持空气新鲜，消除过冷、过热因素。

（4）治疗时要严格消毒，防止感染。

（5）操作时手法宜轻、稳、准、快，不可用力过猛，防止刺入过深，损害其他组织，更不可伤及动脉。另外，无论刺腧穴还是络脉，皆应先挤压应刺部位上下以遏其回流，使血聚再刺。

（6）医师在施术过程中，应守神入微，密切观察患者的形态，随时询问其感觉，避免意外发生。如果出现晕针，应立即停针止血，让患者平卧休息，适当饮些温开水或糖水，严重者可用艾条灸百会、神阙穴，也可针刺人中、合谷、中冲、足三里、涌泉等急救穴位，严重者可中西医结合综合治疗。

（7）刺血疗法后，若局部发生血肿，可用干棉球压迫止血，若仍不消退，可先冷敷止血，再行热敷促使其消散。

（8）刺血后，刺血部位宜保持干燥，不宜洗澡或游泳等，以防感染。

（9）刺血治疗一般隔2~3天1次，出血量较多者可间隔1~2周1次。

## 八、禁忌证

（1）面色苍白、体虚久病、久泻、贫血、低血压患者慎刺或禁刺。

（2）凡属正气极度虚弱、气血亏损、阴阳俱虚的患者禁用。

（3）孕妇、产后、习惯性流产者禁用，月经期间不宜刺。

（4）败血症、血友病、血小板减少性紫癜等凝血机制障碍或易出血患者禁刺。

（5）皮肤有溃疡、感染、瘢痕、血管瘤者禁止在局部散刺，可在周围选穴。

（6）严重创伤大出血和虚脱患者应禁用。

（7）大动脉慎刺。

（8）严重传染病患者和心肝肾功能损害的患者禁刺。

（9）脑出血不稳定者及重度静脉曲张者应禁刺。

（10）颜面、关节部位禁用割治法。

# 第四章 石学敏院士
# "醒脑开窍针刺法"临床应用

"醒脑开窍针刺法"是由天津中医药大学附属第一医院石学敏院士基于我国传统医学经典理论和该院多年的临床诊治经验，于1972年提出的治疗中风病的针刺大法。石学敏院士根据多年对理论的研究和临床实践，以"脑府"立论，以"神"为出发点，提出"窍闭神匿、神不导气"是形成各种不同类型、不同时期中风病的总病机，从而创立了"醒脑开窍针刺法"。

## 一、组方

主穴一：人中、内关、三阴交。
主穴二：印堂、上星透百会、内关、三阴交。
辅穴：极泉（患）、尺泽（患）、委中（患）；
风池（双侧）、天柱（双侧）、完骨（双侧）。

## 二、理论基础

《素问·宝命全形论》"凡刺之真，必先治神"，《灵枢·官能》"用针之要，勿忘其神"，《灵枢·本神》"凡刺之法，必先本于神"，这是石院士治疗中风病针刺配方的宗旨。配方中的主穴内关、人中即为醒脑调神的要穴，在主治功能上强调"开窍启闭调神"，以改善元神之府大脑的生理功能。内关穴为心包经之络穴，又通阴维脉，故可宁心安神。人中穴为急救醒神之要穴，位居督脉，督脉起于胞宫，上行入脑达巅，与心、脑、肾关系密切，临床中用雀啄法可开窍启闭，醒元神，调脏腑，止抽搐。

因人中为全身中痛觉最敏感的穴位，故针刺人中穴疼痛难忍，有些患者耐受性较差，故选印堂、上星透百会代之，为第二主方，名曰"小醒脑"。印堂位于督脉循行线上，亦具有醒神清窍之功。上星与百会同属督脉，督脉上巅与肝经相会，针刺上星透百会可调整阴阳，平肝息风，益气养血，醒神开窍。

三阴交为肝、脾、肾三经交会穴，针刺三阴交会之所，可调节肝、脾、肾三脏功能，三脏功能得调则脑髓生化有源，因此针刺三阴交穴可补三阴，益脑髓，调气血，安神志。辅穴极泉、尺泽、委中用以疏通经络。临床中亦可根据辨证针刺风池、天柱、完骨等穴。

王师拜师于国医大师石学敏，伺诊左右，深得其真传。临床中王师将"醒脑开窍针刺法"之"大醒脑""小醒脑"针刺法拓展应用于郁证、痫病发作期、呃逆、失眠、呆病等疾病中亦取得了良好疗效。

### 三、主治病证

#### 1. 郁证

郁证是情志不舒，气机郁滞所致，以心情抑郁、情绪不宁、胸部满闷、胁肋胀痛或易怒易哭或咽中如有异物梗阻等症为主要临床表现的一类病证。

郁有广义、狭义之分，广义的郁包括外邪、情志等因素所致的郁在内。狭义的郁即单指情志不舒为病因的郁。明代以后的医籍中记载的郁病，多单指情志之郁而言，如《古今医统大全·郁证门》言："郁为七情不舒，逐成郁结，既郁之久，变病多端。"

其证候特征均为精神抑郁，情绪不宁，胸胁胀满疼痛范围比较弥散，不易指出明确部位，一般以胸胁胀满感持续存在，甚则有哭笑无常，咽中如物梗阻。

其病因主要为情志内伤，其病机主要为肝失疏泄、脾失健运、心失所养及脏腑阴阳气血失调而致。

治法：疏解肝郁，疏通气机，调神启闭。

主穴：印堂、上星透百会、内关（双侧）、三阴交（双侧）。

配穴：根据病证加不同相关穴位。血瘀配血海；痰结配丰隆、阴陵泉；食滞配足三里；肝郁化火配肝俞、膈俞刺血拔罐。

#### 2. 痫病发作期

痫病是以猝然昏仆、牙关紧闭、强直抽搐、醒后如常人为特征的发作性疾病，以突然发作、自行缓解、多次反复为主要特点，俗称"羊痫风"。

痫病的发生常与七情失调、先天因素、脑部外伤、饮食不节、劳累过度等因素有关。本病病位主要在脑，涉及心、肝、脾、肾。基本病机是痰、火、血瘀及先天因素等使气血逆乱、蒙蔽清窍，而致神机受累，元神失控。

治法：息风止痉，醒脑开窍。

主穴：内关、人中。

配穴：风痰闭阻配风池、丰隆；痰火扰神配行间、神门。

### 3. 呃逆

呃逆俗称"打嗝"，气逆为其根本病机，但病有因于寒，因于热，因于食滞，因于气滞，实者多为气滞火郁，虚者有脾阳虚与胃阴不足之别，应用醒脑开窍针刺法以达调神降气的目的。再根据其病因随证加减穴位可以收到良好的效果，尤其用于顽固性呃逆效果更为显著。

治法：调神降气。

主穴：内关、人中。

配穴：胃寒积滞配胃俞；胃火上逆配天枢、内庭；气机郁滞配期门、太冲。

### 4. 失眠

失眠是以经常不能获得正常睡眠，或入睡困难，或睡眠不深，或睡眠时间不足，严重者甚至彻夜不眠为特征的病证，又称"不得眠""不得卧""目不瞑"。

不寐的发生常与情志失调、饮食不节、劳逸失宜、病后体虚等因素有关。本病病位在心，与肾、肝、脾、胆、胃密切相关。基本病机是心神不宁，或阳盛阴衰，阴阳失交。

治法：调和阴阳，安神利眠。

主穴：印堂、上星透百会、内关（双侧）、三阴交（双侧）。

配穴：肝火扰心配太冲、行间；痰热扰心配丰隆、劳宫；心脾两虚配心俞、脾俞、足三里；心肾不交配心俞、肾俞、太溪。

### 5. 呆病

呆病是以呆傻愚笨、智能低下、善忘等为主症的神志类病证，又称痴呆。本病由禀赋不足、痰浊阻窍、肝肾亏虚等引起。

其病位在脑，与心、肝、脾、肾功能失调有关，病变多见虚实夹杂证。基本病机是髓海不足，神机失用。

治法：填精益髓，醒脑调神。

主穴：印堂、上星透百会、内关（双侧）、三阴交（双侧）。

辅穴：风池（双侧）、天柱（双侧）、完骨（双侧）。

配穴：髓海不足配肾俞；脾肾两虚配脾俞、肾俞；肝肾亏虚配肝俞、肾

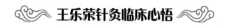 

俞；痰浊蒙窍配丰隆；瘀血内阻配膈俞、内关；气血不足配足三里、气海、血海。

"醒脑开窍针刺法"的根本在于调神，中医学中"神"不单是指人的思维、意识、智慧，而是人体各种生命活力现象的总称，是一切生命活力的外在表现。"得神"则人体的生命活力正常，思维活动也正常，如果出现"失神"或"伤神"则人体会出病态或死亡。因此，只有通过治神、调神，才能调和阴阳，气复神使方能气血调和，使机体恢复正常功能。

# 第五章 首提"温督调神"针刺法在临床中的应用

王师是国家级重点专科针灸科学科带头人，从事中医针灸推拿学临床、科研、教学等工作 31 年。"温督调神"针刺法是王师在多年临床实践和实验研究中探索出的一种治疗疾病的方法，临床疗效显著。

## 一、温督调神针刺法的理论基础

（1）温督调神的理论基础

督脉为奇经八脉之一，与任脉、十二正经合称十四经脉，《庄子·养生主》载"缘督以为经"，王冰注《素问·骨空论篇》言"以其督脉领经脉之海"。督脉循行于脊里，入络于脑，与脑、髓联系密切。又督脉为"阳脉之海"，其脉与各阳经均有联系，有"总督诸阳"之称。脑，又名髓海，为元神之府，是生命的枢机，主宰人体的生命活动、精神意识和感觉运动。督脉入属于脑，与神关系密切。"温督调神"针刺法就是运用针刺督脉特定腧穴而达到温督升阳、神安病愈的治疗作用。该法是王师多年的临床经验凝练而成，临床广泛应用于脊柱关节病、各种痛症、身心神志病、神经系统疾病等多种疾病，并取得了良好疗效。

（2）督脉循行

督脉起于小腹之内，下行于会阴，向后从尾骨端上行于脊柱的内部，上达项后风府穴，然后进入脑内上行至巅顶，沿前额下行鼻柱，止于上唇系带处，如《难经二十八难》："督脉者，起于下极之输，并于脊里，上至风府，入属于脑。"

督脉除了行于人体的中线，还有一个分支和一个络脉。①其分支从小腹内分出，与任脉相向而行，上贯心，到喉部，向上到下颌部，环绕口唇，再向上到两目下部中央，如《素问·骨空论》言："其少腹直上者，贯脐中央，上贯心，入喉，上颐，环唇，上系两目之下中央。"②其络脉分支，与足太阳膀胱经同起于眼内角，上行至前额，于巅顶交会，入络于脑，再别出下项，沿肩胛骨内，脊柱两旁，到达腰中，进入脊柱两侧的肌肉，与肾脏相联络，即《素问·骨空论》言："督脉者……与太阳起于目内眦，上额交巅，上入络脑，还出别下项，循肩髆内，夹脊抵腰中，入循膂，络肾。"督脉的络脉还有一种循行方式，如《灵枢·经脉》言："督脉之别，名曰长强，挟膂上项，散头上，下当肩胛左右，别走太阳，入贯膂。"该络脉从长强穴出发，沿脊柱两侧的肌肉间隙上行，到达项部，再至头上皮下筋膜层。然后下折，沿肩胛左右入足太阳膀胱经，贯膂下行。

（3）督脉的功能

1）督脉为"阳脉之海"。《黄帝内经》有论："阳气者，若天与日，失其所，则折寿而不彰。"阳气之于人，阳气充盈则脏腑得以温煦、气机升降有度，如此机体功能才能运转如常。背部属阳，督脉主要循行于背部正中，其脉多次与手、足三阳经及阳维脉相交会，与足太阳会于脑户、百会，与手足三阳经会于大椎，与阳维脉会于哑门、风府，所以督脉与各阳经都有联系，故称"阳脉之海"，对全身阳经气血有着重要的调节作用。

2）与脑联系紧密。"脑为元神之府"（《本草纲目》），"元神，即吾真心中之主宰也"（《乐育堂语录》），元神主宰人体的生命活动。《医林改错》言："两耳通脑，所听之声归脑；两目系如线长于脑，所见之物归脑；鼻通于脑，所闻香臭归于脑；小儿周岁脑渐生，舌能言一二字。"若脑髓充足则元神充，元神充则感觉运动功能正常，则听力正常，视物精明，嗅觉灵敏，运动如常，轻劲有力。若髓海不足，则感觉运动功能失常，则会出现耳鸣耳聋、视物不明、感觉障碍等症状。督脉"上额交巅，上入络脑"，与脑联系紧密。

3）与肾联系密切。《素问·阴阳应象大论》："肾生骨髓。"《素问·痿论》："肾主身之骨髓。"督脉行于人体背部正中，内藏脊髓，而肾主骨生髓，故督脉与肾也有密切关系，只有肾精充足，脊髓生化有源，脊骨得到滋养，才能坚固有力。若肾精不足，脊髓生化无源，则易生强直性脊柱炎、头项痛、脊背痛、腰痛、下肢痿痹等脊柱关节病。肾主生殖，为先天之本，督脉为"阳脉之海"，络肾，故历代医家认为生长发育迟缓、经冷不孕等生殖系统疾病均与督脉有关，常以补督之法治之。

4）与神联系密切。《素问·灵兰秘典论》曰："心者，君主之官也，神明出焉。"张锡纯《医学衷中参西录·人身神明诠》说："脑中为元神，心中为识神"，因此人的精神意识由脑与心主司，是精神意识思维活动的枢纽。督脉由风府入脑，又"上贯心"，根据"经络所过，主治所及"理论，督脉可以治疗由心脑所引起的各种神志问题。《素问·至真要大论》言："诸痛疮痒，皆属于心""心躁则痛甚，心寂则痛微"，可见疼痛与心神有密切的联系，临床上应用调神疗法治疗痛症常获奇效。

神是人体生命活动的主宰及其外在总体表现的统称。神的内涵是广泛的，既是一切生理活动、心理活动的主宰，又包括了生命活动外在的表现。临床中针刺时若能兼顾"调神"则能够加强针刺的意守感传，能够对诱发经气、加速气至、促进气行和气至病所起到决定性的作用，能够充分调动患者抗御疾病的积极因素，能够更好地发挥针灸疗法的作用，从而提高治疗效果，故《素问·宝命全形论》言："凡刺之真，必先治神"。而督脉又为"阳脉之海"，临床中在治疗督脉相关疾病时，采用"温督"之法可温通督脉而使阳气充盈，促进督脉及其所联系经络气血运行通畅，增强正气，从而促进疾病的好转，最终达到康复的目的。王师在多年的临床实践中，依据上述理论，提出了"温督调神"针刺法，用之临床对多种疾病均具有非常好的疗效，使其成为一种具有中医特色的针刺疗法。

### 二、温督调神针刺法选穴

治疗原则：温督调神，疏通经络。

主穴：百会、大椎、身柱、至阳、命门、腰俞、长强。

用法：

（1）毫火针点刺法：患者取俯卧位，火针依次点刺百会、大椎、身柱、至阳、命门、腰俞、长强，不留针。

（2）毫针刺法：患者取仰卧位，毫针针刺神庭、印堂等穴。同时根据不同疾病及证型，根据辨证选取内关、太冲、三阴交等穴进行针刺，留针20分钟。

### 三、治疗疾病举例

#### 1. 头面部病证

（1）美尼尔综合征：美尼尔综合征又称梅尼埃病，是以膜迷路积水为特征的一种内耳疾病，本病发作以反复发作性旋转性眩晕、感音神经性听力损失、耳鸣和耳胀满感，中医多将其归属于"眩晕"范畴，《黄帝内经》中"眩""头眩""眩冒"为本病最早之论述。

督脉为"阳脉之海"，与脑、肾、足太阳膀胱经有着密切的关系，具有统摄调节全身阳气和维系人身元气的功能。若督阳空虚、温煦失职，一方面可导致头面五官清阳失运，湿浊阴霾无以温化，停滞阻遏头面五官而为病；另一方面，督阳空虚，无以输注肺脾，而致肺脾阳虚，肃降无权，运化失司，湿浊上壅、凝滞头面而为患。临床中可选用"温督调神"针刺法配合听会、丰隆、阳池、风池等穴。针刺后用热敏灸，在命门穴及周围寻找热敏点，循经往返灸以激发经气运行，温督补阳，化湿止眩。

（2）不寐：不寐又称失眠、目不瞑、不得眠、不得卧等，是指经常不能获得正常睡眠，或入睡困难，或睡眠时间不足，或睡眠不深，严重时以彻夜不眠为特征的病证。本病为阴阳失衡、营卫失和、五脏失调所致。人的正常睡眠为脑神所主，历代医家有"病变在脑，首取督脉"之说，王师平素喜百会、神庭、印堂同用以治病调神。百会居人体头部正中最高点，乃诸阳之会，与脑密切相关，具有明显的调节情志、配脑开窍之功，又通过足太阳膀胱经的背俞穴与五脏六腑相联系；神庭、印堂为督脉经穴，针之可醒脑调神，宁心益智，治疗失眠首选此二穴。再配以四关穴调理肝气，四关穴，即两合谷两太冲是也，两穴一阴（太冲）一阳（合谷），一气（合谷）一血（太冲），阴阳相配，为疏肝解郁、安神定志常用穴。肝肾阴虚可配太溪，痰火扰心者配丰隆化痰，胃气不和者加足三里、中脘理气和胃。

（3）精神发育迟滞：精神发育迟滞，中医称"五迟"，五迟常由先天禀赋不足，后天调养失宜或因产伤及其他疾病、药物损害等多种因素造成，病位主要在脑，与脾、肾相关，可累及心、肝。表现为小儿生长发育迟缓，甚至障碍的疾病。患儿出生时体重常较正常小儿偏轻，发音及行走也稍滞后，此皆为先天不足的表现。"脑为髓海"，而督脉入络脑，故主取督脉温督通脉，填精益髓，安神定志。患儿俯卧位，依次火针轻点刺百会、大椎、身柱、至阳、命门、腰俞、长强等穴。火针轻点刺后予以针刺百会、神庭、印堂醒脑安神，配以内关穴调理心气，配以三阴交补益脾肝肾，足三里补益气血、培补后天。配合艾灸绝骨穴，因绝骨穴为髓会，故艾灸此穴可激发人体正气，补髓养精。

**2. 脊柱类病证**

脊柱类疾病常指由于年龄、劳累及感受外邪等多种因素导致的脊柱及椎间盘等组织的退行性变化，包括颈腰椎间盘突出、骨质增生等疾病。主要表现为颈项部或腰部疼痛，或由此引起的上肢或下肢的麻木疼痛，难以转侧，行动困难。中医学多认为本病由肾精不足、督脉空虚所引起，治疗多尊《素问·骨空论》"督脉生病治督脉，治在骨上"之意。对于脊柱类及其他痛症疾病，王师常选取督脉穴位予以火针点刺进行治疗，取温督散寒、通络止痛之意，以达到直达病灶、快速止痛的目的，收效良好。

（1）颈椎病：项痹是指以颈项部为主，涉及头枕、肩部、上肢等部位，以疼痛或兼有麻木、无力为主要表现的一类病证，又称为"颈痛""颈肩痛"。王师认为项痹的发病与督脉关系密切，督脉作为奇经八脉，能沟通颈部经脉之间的联系，对颈部经脉气血有蓄灌调节作用。如《灵枢·经脉》说："督脉之别……挟脊上项，散头上……实则脊强，虚则头重。"大椎穴为手足三阳经及督脉之会，故毫火针点刺大椎穴以温阳气、散寒邪、止痹痛。身柱穴上通于脑，下通于背脊，故针刺身柱穴舒筋缓急、镇静安神，同时配合风池、颈夹脊等穴以疏通颈部经脉。配以百会、神庭、印堂穴以治病调神，上述诸穴共用，常获佳效。

（2）腰椎间盘突出症：腰椎间盘突出症的发生与肾、督脉的生理功能与病理变化有密切联系。督脉循行于人体背部正中，"贯脊属肾"，而肾为命门之所在，内藏元阳。督脉为阳脉之海，有赖于肾中命门真火的温煦作用，阳气充则骨正筋柔，因此，肾与督脉在形态与功能上密切联系。《医学衷中参西录》有云："凡人之腰痛，皆脊梁处作痛，此实督脉主之……肾虚者，其督脉必虚，是以腰疼"，《医方考》亦云："肾主督脉，督脉者，行于脊里，肾坏则督脉虚，故令腰脊不举"。风寒湿邪侵袭，督脉经气不利，督阳阻遏或者督阳亏虚，卫外功能减弱，经脉失于濡养，均可导致腰脊疼痛，屈伸不利。"温督调神"针刺法能够通过刺激相应的穴位温督脉、补肾气、除痹痛、调心神，以达到阴平阳秘、祛邪通络、活血止痛的目的。

（3）强直性脊柱炎：强直性脊柱炎是一种以中轴关节和肌腱韧带骨附着点慢性炎症为主的自身免疫性疾病，以疼痛、僵硬、活动受限为三大主症。中医认为该病为本虚标实之证，疾病多由于肝肾不足、督脉空虚或寒湿等病理因素痹阻经脉引起。《素问·骨空论》："督脉为病，脊强反折。"由于病变主要部位在脊柱，恰为督脉循行之处，王师认为温督安神、益肾健骨为本病的基本治疗原则。予以百会、大椎、身柱、至阳、命门、腰俞、长强等穴毫火针针刺，并定期配以督灸温阳通络、补肾健骨，则可明显缓解临床症状，延缓病情发展。脑为元神之府，百会为督脉穴位，为诸阳之会，配合督脉循行线上的神庭和印堂穴有调节情志之良效。

### 3. 妇科病证

《金匮要略》中将"虚、积冷、结气"归为妇科疾病病因，即气血亏虚、久积内寒、气机郁结可导致妇科诸疾。中医学认为女性体质属阴，较之男性阳气常常不足，因此女性更易患寒性疾病，如痛经、闭经、不孕症等疾病。《黄帝内经》曰："阳气者若天与日，失其所，则折寿而不彰，故天运当以日光明。"说明阳气对人体极其重要。督脉上属脑，下络肾，与六阳经相会，统摄周身之阳气。女性内生殖器官与其走行所过相邻，故妇人之经、带、胎、产等功能皆与督脉休戚相关，临床中若兼治督脉可壮旺阳气，充沛正气，运阳行血，强壮肾督，从而可更为直接地治疗妇人之疾病。

"早发性卵巢功能不全"是指女性在40岁前卵巢活动衰退的临床综合征，以月经紊乱（如停经或稀发月经）伴有高促性腺激素和低雌激素为特征。稀发月经或停经至少4个月，间隔 > 4 周，连续两次 FSH > 25 U/L（ESHRE 的诊断阈值）或 FSH > 40 U/L（IMS 的诊断阈值）。中医未有"早发性卵巢功能不全"病名，但在宋朝便提出相关定义，陈素庵论"经水不当绝而绝"言女子月经"四十左右先期断绝"正是此类。

肾者，先天之本，藏精，主生殖。《素问·上古天真论》曰："女子七岁，肾气盛……二七而天癸至，任脉通，太冲脉盛，月事以时下，故有子……七七任脉虚，太冲脉衰少，天癸竭，地道不通，故形坏而无子也。"临床中可予以百会、大椎、身柱、至阳、命门、腰俞、长强等穴毫火针针刺温督补肾，百会、神庭、印堂调神定志，配合关元、中脘、天枢、大赫、子宫、次髎、三阴交等穴调冲任，补肝肾。

"温督调神"针刺法所取穴位是以督脉腧穴为主在内的一个大督脉系统，应用温督脉、补阳气、调神志为治疗原则的一种治法。王师在临床中将此法用于治疗神经内科、心血管、内分泌、脊柱关节等多学科、多系统的病证，涵盖内、妇、儿等多学科，范围广泛。我院针灸科运用"温督调神"针刺法治疗上述疾病均取得良好疗效，值得临床推广应用。

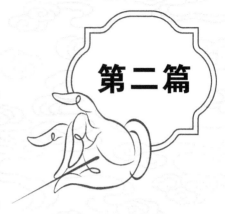

第二篇

常见疾病的针灸治疗方案

# 第六章　内科疾病

## 第一节　面　瘫

面瘫是以口眼向一侧歪斜为主要特征的病证，又称为"口眼歪斜"。本病可发生于任何年龄，无明显的季节性，多发病急速，以一侧面部发病多见。手、足阳经均上头面部，当病邪阻滞面部经络，尤其是手太阳和足阳明经筋功能失调，可导致面瘫的发生。

本病相当于西医学的周围性面神经麻痹，最常见于贝尔麻痹。认为局部受风或寒冷刺激，引起面神经管及其周围组织的炎症、缺血、水肿，或自主神经功能紊乱，局部营养血管痉挛，导致组织水肿，使面神经受压出现炎性变化所引起。

中医学认为，劳作过度，机体正气不足，脉络空虚，卫外不固，风寒或风热乘虚入中面部经络，致气血痹阻，经筋功能失调，筋肉失于约束，出现"喎僻"。周围性面瘫包括眼部和口颊部筋肉症状，由于足太阳经筋为"目上冈"，足阳明经筋为"目下冈"，故眼睑不能闭合为足太阳和足阳明经筋功能失调所致；口颊部主要为手太阳和手、足阳明经筋所主，因此，口眼歪斜主要系该三条经筋功能失调所致。

【临床表现】

本病以口眼歪斜为主要特点。本病急性发作，常在睡眠醒来时，发现一侧面部肌肉板滞、麻木、瘫痪，额纹消失、眼裂变大，露睛流泪，鼻唇沟变浅，口角下垂歪向健侧，病侧不能皱眉、蹙额、闭目、露齿、鼓颊；部分患者初起时有耳后疼痛，还可出现患侧舌前 2/3 味觉减退或消失、听觉过敏等症。部分患者病程迁延日久，可因瘫痪肌肉出现挛缩，口角反牵向患侧，甚则出现面肌痉挛，形成"倒错"现象。

肌电图检查多表现为单相波或无动作电位，多相波减少，甚至出现正锐波和纤颤波。病理学检查示，面神经麻痹的早期病变为面神经水肿和脱髓鞘。

【诊断】

**1. 疾病诊断**

（1）中医诊断标准

1）起病突然，春秋为多，常有受寒史或有一侧面颊、耳内、耳后完骨处的疼痛或发热。

2）一侧面部板滞，麻木，流泪，额纹消失，鼻唇沟变浅，眼不能闭合，口角向健侧牵拉。

3）一侧不能做闭眼、鼓腮、露齿等动作。

4）肌电图可表现为异常。

（2）西医诊断标准

1）病史：起病急，常有受凉吹风史，或有病毒感染史。

2）表现：一侧面部表情肌突然瘫痪、病侧额纹消失，眼裂不能闭合，鼻唇沟变浅，口角下垂，鼓腮、吹口哨时漏气，食物易滞留于病侧齿颊间，可伴病侧舌前2/3味觉丧失、听觉过敏、多泪等。

3）脑 CT、MRI 检查正常。

**2. 疾病分期**

（1）急性期：发病15天以内。主要表现为口角歪斜、面部麻木、漱口漏水或耳后疼痛或流泪或舌体麻木等症状逐渐加重。

（2）恢复期：发病16天至6个月（发病半个月——面肌联带运动出现）。主要表现为口角歪斜、面部麻木、漱口漏水或耳后疼痛或流泪或舌体麻木等症状逐渐减轻。

（3）联动期和痉挛期：发病6个月以上（面肌联带运动出现以后）。主要表现为口角歪斜等症状部分恢复，日久不愈，面肌时有抽搐。

**3. 证候诊断**

（1）风寒袭络证：突然口眼歪斜，眼睑闭合不全，兼见面部有受寒史，舌淡苔薄白，脉浮紧。

（2）风热袭络证：突然口眼歪斜，眼睑闭合不全，继发于感冒发热，舌红苔黄腻，脉浮数。

（3）风痰阻络证：突然口眼歪斜，眼睑闭合不全，头重如蒙、胸闷或呕吐痰涎，舌胖大，苔白腻，脉弦滑。

（4）气虚血瘀证：口眼歪斜，眼睑闭合不全，日久不愈，面肌时有抽搐，舌淡紫，苔薄白，脉细涩或细弱。

（5）肝胆湿热证：口眼歪斜，伴见面颊后、腮颊肿痛、耳后乳突疼痛，听觉过敏或偏头痛，口苦咽干，舌红苔黄腻，脉弦数。

【治疗方法】

**1. 总治疗原则**

根据面瘫（面神经炎）的病情发展及轻重：急性期针刺治疗以少阳经为主，采用浅刺、轻手法、取穴少，不加电针；对于风热型或肝胆湿热型的患者采用刺络拔罐法治疗。恢复期针刺以阳明经穴为主，可采用重手法，或透刺或加用电针治疗。联动期和痉挛期（6个月以后）以阳明、厥阴、太阴为主，肢体穴位重手法，面部穴位轻手法，面部选用健侧穴为主，可采用患侧面部梅花针叩刺加拔罐法治疗。

**2. 分期分型治疗**

（1）急性期

1）针刺法

治则：祛风通络、疏调经筋。

处方：翳风、头维、太阳、阳白、颧髎、下关、地仓、颊车、合谷、阳陵泉。

方义：本病为风寒之邪痹阻经脉、气血失和、筋脉纵缓不收而致，取头维、太阳、阳白、地仓、颊车等穴以疏调局部经气，温经散寒，濡润筋肉；翳风疏解风寒，通经活络；合谷循经远取，亦有"面口合谷收"之意。阳陵泉为八会穴之筋会穴，治疗经筋病。

证型加减：风寒证加风池祛风散寒；风热证加曲池疏风泻热；风痰证加丰隆祛痰；肝胆湿热证加行间泻肝胆湿热。

操作：合谷、阳陵泉取双侧，泻法，重手法，其余腧穴取患侧，补法。局部腧穴取穴宜少，宜浅刺、轻手法，不加电针，地仓刺向颊车、颊车刺向地仓；阳白向下刺，颧髎、翳风、头维、下关、太阳直刺或向口鼻斜刺。

2）特色疗法

刺络拔罐：适用于肝胆湿热证或风热袭络证患者，取患侧阳白、颧髎、大椎、翳风穴，分两组每天选两个穴位，两组交替，先用2% 碘伏常规消毒,然后用三棱针点刺,迅速用闪火法拔罐,留罐 3~5 分钟,每穴出血量 3~5 mL。

(2)恢复期

1)针刺法

治则:活血化瘀、培补脾胃、荣肌养筋。

处方:阳白、四白、颧髎、太阳、下关、地仓、颊车、翳风、合谷、足三里。

方义:本病恢复期为气血不足,筋脉失养纵缓不收。取太阳、阳白、地仓、颊车等穴以疏调局部经气,濡润筋肉;翳风通经活络;合谷循经远取,亦有"面口合谷收"之意。足三里益气健脾,补益气血。

证型加减:风寒证加风池祛风散寒;风热证加曲池疏风泻热;风痰证加风池、丰隆祛风化痰;气虚血瘀证加气海、三阴交补益气血、活血化瘀;肝胆湿热证加行间、阳陵泉泻肝胆湿热。

操作:颊车透刺地仓,四白向下深刺出现面部麻木感,阳白透鱼腰,颧髎、太阳、下关直刺,以上腧穴均取患侧。合谷直刺,平补平泻,取双侧。

恢复期症状恢复不佳者,如口角歪斜较重、鼓腮漏气、眼睑闭合不全,可采用石学敏院士的"太阳三透"治疗。

操作:采用 75 mm 毫针透刺,即太阳透迎香、太阳透地仓、太阳透颊车。从太阳穴进针,经颧骨下透至迎香、地仓、颊车。缠针向太阳穴方向提拉。

2)电针疗法

取穴:颊车、地仓、阳白、太阳、下关、颧髎,采用疏密波形,以患者耐受,局部肌肉微微跳动为度,每次 20 分钟。

(3)联动期和痉挛期

针刺治则:安神定志、益气活血、舒筋养肌、息风止痉。

处方:神庭、四神聪、本神、阳白、鱼腰、四白、地仓、颊车、气海、中脘、合谷、足三里、三阴交。

方义:本病联动期和痉挛期为精神失养,气血不足,内虚风动。取神庭、四神聪、本神安神定志;阳白、鱼腰、四白、地仓、颊车等穴以疏调局部经气;濡润筋肉;气海、中脘、足三里益气健脾,补益气血;三阴交补阴养血息风等。

操作:神庭、本神采用平刺法,针刺得气后,采用缠针手法之泻法;四神聪采用斜刺法，针尖刺向百会，用泻法；阳白透鱼腰、颊车透刺地仓，平补平泻；气海、中脘、双侧足三里直刺，用补法；余穴位均常规针刺，平补平泻。

**3. 其他疗法**

（1）灸法

取穴：太阳、下关、翳风、阳白、巨髎、夹承浆等面部穴位。

操作：采用温和灸。每次施灸约 20 分钟；恢复期，仅遗留患侧上唇麻木者，在患侧口禾髎施以隔姜灸治疗，每次 15 分钟，每日 1 次。

（2）温针灸

取穴：翳风、颧髎、下关、风池、足三里、三阴交。

操作：每次取 2 ~ 3 穴，针柄放置艾炷，每穴灸 2 ~ 3 壮，每日 1 次。

（3）耳针

取穴：神门、交感、心、肝、脾、内分泌、面颊、眼。

操作：进针后采用中、强刺激，留针 20 ~ 30 分钟，2 日或 3 日 1 次。

（4）拔罐

取穴：患侧的阳白、下关、巨髎、颊车等穴位。

操作：采用闪罐法，持续 5 分钟左右，以患侧面部穴位处皮肤潮红为度。每周治疗 3 ~ 5 次，疗程以病情而定。

（5）穴位注射

取穴：患侧腧穴如阳白、颊车、地仓、下关、翳风等，或足三里。

操作：每次选用 1 ~ 2 穴，可用甲钴胺 500 μg 或腺苷钴胺 0.5 mg 穴位注射，面部穴位注射量为 0.3 ~ 0.5 mL。

（6）火针（适用于联动期和痉挛期）

取穴：患侧阳白、颊车、地仓、下关等穴位。

操作：每次选用 3 ~ 5 穴，每周 1 ~ 2 次。

（7）梅花针扣刺

取穴：阳白、太阳、下关、颧髎、地仓等面部穴位。

操作：每次选用 3 ~ 5 穴，每周 1 ~ 2 次。

（8）物理治疗（适用于急性期）

取穴：患侧阳白、颊车、地仓、下关等穴位。

操作：每次选用 2 ~ 3 穴给予激光、超短波治疗，每日 1 次。

【按语】

（1）针灸治疗面瘫具有卓效，是目前治疗本病安全有效的首选方法。

（2）面部应避免风寒，必要时应戴口罩、眼罩；因眼睑闭合不全，每日点眼药水 2~3 次，以预防感染。

（3）周围性面瘫的预后与面神经的损伤程度密切相关，一般而言由无菌性炎症导致的面瘫预后较好，而由病毒导致的面瘫（如亨特氏面瘫）预后较差。

（4）本病应与中枢性面瘫相鉴别。

# 第二节　中　风

中风是以突然昏倒、不省人事，伴口角歪斜、语言不利、半身不遂，或不经昏仆仅以口歪、半身不遂为临床主症的疾病。因发病急骤，症见多端，病情变化迅速，与风之善行数变特点相似，故名"中风""卒中"。本病相当于西医学的急性脑血管病，如脑梗死、脑出血、脑栓塞、蛛网膜下腔出血等，总体上可分为出血性和缺血性。

中风的发生是多种因素导致的复杂的病理过程，风、火、痰、瘀是其主要的病因，脑府为其病位。肝肾阴虚，水不涵木，肝风妄动；五志过极，肝阳上亢，引动心火，风火相煽，气血上冲；饮食不节，恣食厚味，痰浊内生；气机失调，气滞而血运不畅，或气虚推动无力，日久血瘀；当风、火、痰浊、瘀血等病邪上扰清窍，导致"窍闭神匿，神不导气"时，则发生中风。

【临床表现】

本病以突然意识障碍或无意识障碍、半身不遂为主要临床表现。临床上根据意识有无障碍而分为中经络、中脏腑。

颅脑 CT、MR 对本病有确切的诊断意义，可分清出血性和缺血性中风。

**1. 中经络**

凡以半身不遂、舌强语謇、口角歪斜，而无意识障碍为主症者，为中经络。

（1）肝阳暴亢：兼见面红目赤，眩晕头痛，心烦易怒，口苦咽干，便秘尿黄，舌红或绛、苔黄或燥，脉弦有力。

（2）风痰阻络：兼见肢体麻木或手足拘急，头晕目眩，苔白腻或黄腻，脉弦滑。

（3）痰热腑实：兼见口黏痰多，腹胀便秘，舌红、苔黄腻或灰黑，脉弦滑大。

（4）气虚血瘀：兼见肢体软弱，偏身麻木，手足肿胀，面色淡白，气短乏力，心悸自汗，舌黯、苔白腻，脉细涩。

（5）阴虚风动：兼见肢体麻木，心烦失眠，眩晕耳鸣，手足拘挛或蠕动，舌红、苔少，脉细数。

**2. 中脏腑**

凡以神志恍惚、迷蒙，嗜睡或昏睡，甚者昏迷，半身不遂为主症者，为中脏腑。

（1）闭证：兼见神昏，面赤，呼吸急促，喉中痰鸣，牙关紧闭，口噤不开，肢体强痉，二便不通，苔黄腻，脉洪大而数。

（2）脱证：兼见面色苍白，瞳神散大，气息微弱，手撒口开，汗出肢冷，二便失禁，苔滑腻，脉散或微。

【治疗方法】

**1. 基本治疗**

（1）中经络

治则：疏通经络、行气活血，以针刺为主，平补平泻。

处方：内关、三阴交、极泉、尺泽、委中。

方义：心主血脉，内关为心包经络穴，可调理心气，促进气血的运行；三阴交为足三阴经交会穴，可滋补肝肾；极泉、尺泽、委中，疏通肢体经络。

加减：肝阳暴亢加太冲、太溪镇肝潜阳；风痰阻络加丰隆、合谷化痰息风；痰热腑实加曲池、内庭、丰隆清热豁痰；气虚血瘀加足三里、气海益气活血；阴虚风动加太溪、风池滋阴潜阳；口角歪斜加颊车、地仓；上肢不遂加肩髃、手三里、合谷；下肢不遂加环跳、阳陵泉、阴陵泉、风市；头晕加风池、完骨、天柱；足内翻加丘墟透照海；便秘加水道、归来、丰隆、支沟；复视加风池、天柱、睛明、球后；尿失禁、尿潴留加中极、曲骨、关元。

操作：内关用捻转泻法，持续运针 1～3 分钟；刺三阴交时，沿胫骨内侧缘与皮肤成 45°角，使针尖刺到三阴交穴，用提插补法；刺极泉时，在原穴位置下 2 寸心经上取穴，避开腋毛，直刺进针，用提插泻法，以患者上肢有麻胀和抽动感为度；尺泽、委中直刺，用提插泻法，使肢体有抽动感。

（2）中脏腑

治则：醒脑开窍，闭证兼开窍启闭，只针不灸，泻法；脱证兼回阳固脱，重用灸法，补法。

处方：水沟、百会、内关。

方义：脑为元神之府，督脉入络脑，水沟为督脉穴，可醒脑开窍，调神导气；百会位于头顶，属督脉，内络于脑，醒神开窍作用明显；心主血脉，内关为心包经络穴，可调理心气，促进气血运行。

加减：闭证加十二井穴、合谷、太冲，开窍启闭；脱证加关元、气海、神阙，回阳固脱；呼吸衰竭加气舍，益宗气而调呼吸。

操作：内关用捻转泻法，持续运针 1～3 分钟；水沟用雀啄法，以患者面部表情出现反应为度；十二井穴用三棱针点刺出血；太冲、合谷用泻法，强刺激。关元、气海用大艾炷灸法，神阙用隔盐灸法，直至四肢转温为止。

**2. 其他疗法**

（1）电针：在患侧上、下肢体各选两个穴位，针刺得气后留针，接通电针仪，以患者肌肉微颤为度。

（2）头针：选顶颞前斜线、顶旁 1 线及顶旁 2 线，毫针平刺入头皮下，快速捻转 2～3 分钟，每次留针 30 分钟，留针期间反复捻转 2～3 次。行针后鼓励患者活动肢体。

【按语】

（1）针灸治疗中风疗效较满意，尤其对于神经功能的康复如肢体运动、语言、吞咽功能等有促进作用，针灸越早效果越好，治疗期间应配合功能锻炼。

（2）中风急性期，出现高热、神昏、心衰、颅内压增高、上消化道出血等情况时，应采取综合治疗措施。

（3）中风患者应注意防止褥疮，保证呼吸道通畅。

（4）本病应重在预防，如年逾四十，经常出现头晕头痛、肢体麻木、偶有发作性语言不利、肢体痿软无力者，多为中风先兆，应加强防治。

# 第三节 头 痛

头痛，又称"头风"，是指颅内、外对痛觉敏感的组织受到刺激而引起的疼痛，常见于紧张性头痛、血管神经性头痛及脑膜炎、高血压、脑动脉硬化、头颅外伤、脑震荡后遗症等疾病。

头为诸阳之会、清阳之府，又为"髓海"，五脏六腑之气血皆上会于头。外邪侵袭或内伤诸疾皆可导致气血逆乱，瘀阻脑络，脑失所养，而发生头痛。

【临床表现】

头痛的部位多在前额、巅顶、一侧额颞，或左或右或呈全头痛而辗转发作。疼痛的性质多为昏痛、隐痛、胀痛、跳痛、刺痛或头痛如裂。十二经脉中，六阳经及足厥阴经循行于头的不同部位，故针灸临床上可将前头痛、偏头痛、后头痛、头顶痛，辨位归经为阳明头痛、少阳头痛、太阳头痛和厥阴头痛。

**1. 阳明头痛**

前额痛，包括眉棱骨痛和因眼（如青光眼）、鼻（如鼻窦炎）、上牙病引起的疼痛在内。

**2. 少阳头痛**

偏头痛，包括耳病引起的疼痛在内。

**3. 太阳头痛**

后枕痛，包括落枕、颈椎病引起的疼痛在内。

**4. 厥阴头痛**

巅顶痛，包括高血压引起的疼痛在内。

**5. 偏正头痛**

前额及两侧头部的疼痛。

**6. 全头痛**

整个头部的疼痛，难以分辨出具体的疼痛部位。

【治疗方法】

**1. 基本治疗**

治则：疏经活络、通行气血，以针为主，虚补实泻。

处方：

（1）阳明头痛：印堂、上星、阳白、攒竹透鱼腰、丝竹空、合谷、内庭、阿是穴。

（2）少阳头痛：太阳、丝竹空、角孙、率谷、风池、外关、足临泣、阿是穴。

（3）太阳头痛：天柱、风池、后溪、申脉、昆仑、阿是穴。

（4）厥阴头痛：百会、通天、太冲、行间、太溪、涌泉、阿是穴。

（5）偏正头痛：印堂、太阳、头维、阳白、合谷、内庭、外关、足临泣、阿是穴。

（6）全头痛：百会、印堂、太阳、头维、阳白、风池、合谷、外关、阿是穴。

方义：头痛乃头部经络气血瘀滞不通或经络气血亏虚不荣所致，本方以局部取穴为主（腧穴所在，主治所在），远部取穴为辅（经脉所通，主治所及），配合使用，共奏疏经活络、通行气血之功，使头部经络之气"通则不痛"。

加减：外感风邪加风池、风门，风寒加灸大椎，风热针泻曲池，风湿针泻三阴交，宣散风邪，清利头目；痰浊上扰加丰隆、足三里，化痰降浊，通络止痛；气滞血瘀加合谷、太冲、膈俞，行气活血，化瘀止痛；气血不足针补气海、血海、足三里，益气养血，补虚止痛；肝阳上亢治同厥阴头痛。

操作：头部腧穴大多应平刺，少数腧穴如太阳、天柱、风池可直刺，但风池穴应严格注意针刺的方向和深浅，防止出现意外。外感风邪、痰浊上扰、气滞血瘀、肝阳上亢针刺用泻法；气滞血瘀、肝阳上亢可在阿是穴点刺出血；气血不足针补加灸。急性头痛每日治疗 1~2 次，每次留针 30 分钟至 2 小时；慢性头痛每日或隔日 1 次。

**2. 其他疗法**

（1）皮肤针：皮肤针重叩印堂、太阳、阿是穴，每次 5~10 分钟，直至出血。适用于风寒湿邪侵袭或肝阳上亢型。

（2）三棱针：头痛剧烈时，取印堂、太阳、百会、大椎、攒竹等穴，以三棱针刺血,每穴 1~2 滴。

(3) 电针:取合谷、风池、太阳、阿是穴等,连续波,中强刺激,每日或隔日 1 次。适用于气滞血瘀型或顽固性头痛。

(4) 耳针:取枕、颞、额、皮质下、肝阳、神门,每次选 2~3 穴,毫针强刺激,每日 1 次,留针时间视头痛缓解情况而定;还可用王不留行籽贴压,2~3 日更换 1 次;顽固性头痛,可取耳背静脉刺血。

【按语】

(1) 针灸治疗头痛疗效显著,对某些功能性头痛能够达到治愈的目的。对器质性病变引起的头痛,针灸也能改善症状,但应同时注意原发病的治疗,防止贻误病情。

(2) 部分患者由于头痛反复发作,迁延不愈,故易产生消极、悲观、焦虑、恐惧情绪。在针灸治疗的同时,应给予患者精神上的安慰和鼓励。

# 第四节　三叉神经痛

三叉神经痛是以眼、面颊部出现放射性、烧灼样抽掣疼痛为主症的疾病,是临床上最典型的神经痛,属中医学"面痛""面风痛""面颊痛"等范畴。三叉神经分眼支、上颌支和下颌支,第 2、第 3 支同时发病者最多,多发于 40 岁以上,女性多见,以右侧面部为主(占 60% 左右)。本病可分为原发性和继发性。

中医学认为本病发病多与外感邪气、情志不调、外伤等因素有关。风寒之邪侵袭面部阳明、太阳经脉,寒性收引,凝滞筋脉,气血痹阻;或因风热毒邪,浸淫面部,经脉气血壅滞,运行不畅;外伤或情志不调,或久病成瘀,使气血瘀滞;上述因素皆可导致面部经络气血痹阻,经脉不通,产生面痛。

【临床表现】

面部疼痛突然发作,呈闪电样、刀割、针刺、电灼样剧烈疼痛,持续数秒到 2 分钟,发作次数不定,间歇期无症状,痛时面部肌肉抽搐,伴面部潮红、流泪、流涎、流涕等,常因说话、吞咽、刷牙、洗脸、冷刺激、情绪变化等诱发。

面部主要归手、足三阳经所主，尤其是内外因素使面部手、足阳明及手、足太阳经脉的气血阻滞，不通则痛，导致本病。眼部痛，主要属足太阳经病证；上颌、下颌部痛，主要属手、足阳明和手太阳经病证。

**1. 风寒证**

兼见面部有感受风寒史，遇寒则甚，得热则轻，鼻流清涕，苔白，脉浮。

**2. 风热证**

兼见痛处有灼热感，流涎，目赤流泪，苔薄黄，脉数。

**3. 气血瘀滞**

兼见有外伤史，或病变日久，情志变化可诱发，舌黯或有瘀斑，脉细涩。

【治疗】

**1. 基本治疗**

治则：疏通经络，祛风止痛；针刺为主，泻法。

处方：攒竹、四白、下关、地仓、合谷、内庭、太冲。

方义：攒竹、四白、下关、地仓，疏通面部经络；合谷为手阳明大肠经原穴，"面口合谷收"，与太冲相配可祛风、通络、止痛；内庭可清泻阳明经热邪。

加减：眼部痛者，加丝竹空、阳白、外关；上颌部痛者，加颧髎、迎香；下颌部痛者，加承浆、颊车、翳风；风寒证者，加列缺疏散风寒；风热证者，加曲池、尺泽疏风清热；气血瘀滞者，加内关、三阴交活血化瘀。

操作：面部诸穴均宜深刺0.8~1.2寸。针刺时宜先取远端穴。

**2. 其他疗法**

（1）皮内针：在面部寻找扳机点，将揿针刺入，外以胶布固定，埋藏2~3天，更换揿针。

（2）刺络拔罐：选颊车、地仓、颧髎，用三棱针点刺，行闪罐法，隔日1次。

（3）耳针：取面颊、颌、额、神门，毫针刺法，或用埋针法。

【按语】

（1）三叉神经痛是一种顽固难治病证，针刺治疗有一定的止痛效果。

对继发性三叉神经痛要查明原因，采取适当措施，根除原发病。

（2）针刺治疗时局部穴宜轻刺而久留针，远端穴位可用重刺激手法，尤其在发作时，宜在远端穴位行持续强刺激手法。

# 第五节　眩　晕

眩晕，又称"头眩""掉眩""冒眩""风眩"等。"眩"是指眼花，"晕"指头晕，是以头晕目眩、视物旋转为主要表现的一种自觉症状。常见于西医学的内耳性眩晕、颈椎病、椎－基底动脉系统血管病以及贫血、高血压病、脑血管病等疾病。

中医认为，本病病位在脑，与忧郁恼怒、恣食厚味、劳伤过度和气血虚弱有关。有情志不舒、气郁化火、风阳升动、肝阳上亢而发眩晕；有恣食肥厚、脾失健运、痰湿中阻、清阳不升而发眩晕；有劳伤过度、肾精亏损、不能上充于脑而发眩晕；若病后体虚、气血虚弱、脑失所养亦能发生眩晕。

【临床表现】

本病以头晕目眩、视物旋转为主要表现。轻者如坐舟车、飘摇不定，闭目少顷即可复常；重者两眼昏花缭乱，视物不明，旋摇不止，难于站立，昏昏欲倒，甚则跌仆。可伴有恶心呕吐、眼球震颤、耳鸣耳聋、汗出、面色苍白等症状。

**1. 风阳上扰**

眩晕耳鸣，头目胀痛，烦躁易怒，失眠多梦，面红目赤，口苦，舌红、苔黄，脉弦数。

**2. 痰浊上蒙**

头重如裹，视物旋转，胸闷恶心，呕吐痰涎，口黏纳差，舌淡、苔白腻，脉弦滑。

**3. 气血不足**

头晕目眩，面色淡白或萎黄，神倦乏力，心悸少寐，腹胀纳果，舌淡、苔薄白，脉弱。

**4. 肝肾阴虚**

眩晕久发不已，视力减退，少寐健忘，心烦口干，耳鸣，神倦乏力，腰膝酸软，舌红、苔薄，脉弦细。

【治疗方法】

**1. 基本治疗**

治则：风阳上扰者，平肝潜阳、清利头目，只针不灸，泻法；痰浊上蒙者，健脾除湿、化痰通络，针灸并用，平补平泻；气血不足者，补益气血、充髓止晕，针灸并用，补法；肝肾阴虚者，补益肝肾、滋阴潜阳，以针为主，平补平泻。

处方：百会、风池、头维、太阳、绝骨。

方义：眩晕病位在脑，脑为髓之海，无论病因为何，其病机皆为髓海不宁。故治疗首选位于巅顶之百会穴，因本穴入络于脑，可清头目、止眩晕；风池、头维、太阳均位于头部，近部取穴，疏调头部气机；绝骨乃髓之会穴，充养髓海，为止晕要穴。

加减：风阳上扰加行间、太冲、太溪，滋水涵木、平肝潜阳；痰浊上蒙加内关、中脘、丰隆，健脾和中，除湿化痰；气血不足加气海、血海、足三里，补益气血，调理脾胃；肝肾阴虚加肝俞、肾俞、太溪，滋补肝肾，培元固本。

操作：针刺风池穴，应正确把握进针的方向、角度和深浅；其他腧穴常规针刺；痰浊上蒙者可在百会加灸；眩晕重症每日治疗 2 次，每次留针 30 分钟至 2 小时。

**2. 其他疗法**

(1) 三棱针：眩晕剧烈时可取印堂、太阳、百会、头维等穴，三棱针点刺出血 1~2 滴。

(2) 耳针：取肾上腺、皮质下、枕、脑、神门、额、内耳；风阳上扰加肝、胆；痰浊上蒙加脾、缘中；气血不足加脾、胃；肝肾阴虚加肝、肾。每次取一侧 3~5 穴，毫针中等刺激，留针 20~30 分钟；还可用王不留行籽贴压。

(3) 头针：取顶中线、枕下旁线。中等刺激，留针 20~30 分钟，每日 1 次。

【按语】

(1) 针灸治疗本病效果较好，但应分辨标本缓急。眩晕急重者，先治其标；眩晕较轻或发作间歇期，注意求因治本。为明确诊断，在治疗同时，应测血压，查血红蛋白、红细胞计数及心电图、电测听、脑干诱发电位、眼震电图及颈椎 X 片等。如需要还应做 CT、磁共振检查。

（2）眩晕发作时，令患者闭目，安卧（或坐位），以手指按压印堂、太阳等穴，使头面部经气舒畅，眩晕症状可减轻。

（3）痰浊上蒙者应以清淡食物为主，少食油腻厚味之品，以免助湿生痰，酿热生风。也应避免过食辛辣，过用烟酒，以防风阳升散之虞。

# 第六节　失　眠

失眠，又称"不寐""不得眠""不得卧""目不眠"，轻者入寐困难或寐而易醒，醒后不寐；重者彻夜难眠。现代医学的神经衰弱、神经官能症及贫血等疾病中出现的失眠症状可归属于失眠的范畴。

中医认为，本病的病位在心，思虑忧愁，操劳太过，损伤心脾，气血虚弱，心神失养；或因房劳伤肾，肾阴亏耗，阴虚火旺，心肾不交；或因脾胃不和，湿盛生痰，痰郁生热，痰热上扰心神；或抑郁恼怒，肝火上扰，心神不宁等均可导致失眠。

【临床表现】

患者不能获得正常睡眠，常伴有头痛、头昏、心悸、健忘、多梦等症。

**1. 肝郁化火**

心烦不能入睡，烦躁易怒，胸闷胁痛，头痛面红，目赤，口苦，便秘尿黄。舌红，苔黄，脉弦数。

**2. 痰热内扰**

睡眠不安，心烦懊侬，胸闷脘痞，口苦痰多，头晕目眩。舌红，苔黄腻，脉滑（数）。

**3. 阴虚火旺**

心烦不寐，或时寐时醒，手足心热，头晕耳鸣，心悸，健忘，颜红潮热，口干少津。舌红，苔少，脉细数。

**4. 心脾两虚**

多梦易醒，或朦胧不实，心悸，健忘，头晕目眩，神疲乏力，面色不华。苔薄，脉细弱。

**5. 心虚胆怯**

夜寐多梦易惊，心悸胆怯，善惊多恐。舌淡，苔薄，脉弦细。

【治疗方法】

**1. 基本治疗**

治则：清心除烦、宁心安神。痰热内扰者，清热化痰，肝郁化火者平肝降火，均只针不灸，泻法；阴虚火旺者育阴潜阳，只针不灸，平补平泻；心脾两虚者补益心脾、心虚胆怯者补心壮胆，均针灸并用，补法。

处方：神门、内关、百会、安眠。

方义：失眠一症，其病机为心神不宁。治疗首选心经原穴神门、心包经之络穴内关宁心安神，为治疗失眠主穴；百会穴位于巅顶，入络于脑，可清头目、宁神志；安眠为治疗失眠的经验效穴。诸穴合用，养心安神，恰合病机。

加减：肝郁化火加行间、太冲、风池平肝降火、解郁安神；痰热内扰加中脘、丰隆、内庭清热化痰、和胃安神；阴虚火旺加太溪、太冲、涌泉滋阴降火、宁心安神；心脾两虚加心俞、脾俞、三阴交补益心脾、益气养血；心虚胆怯加心俞、胆俞、丘墟补心壮胆、安神定志。

操作：所有腧穴常规针刺，背俞穴注意针刺的方向、角度和深浅。以睡前2小时、患者处于安静状态下治疗为佳。

**2. 其他疗法**

（1）刺血疗法：选用膈俞、胆俞穴，用三棱针或采血针点刺，然后拔罐放血。每周2次。

（2）耳针：取皮质下、交感、心、脾、神门。每次取2～3穴，轻刺激，留针30分钟。每日1次。

【按语】

（1）针灸治疗失眠有较好的疗效，但在治疗前应经各系统和实验室检查，如由发热、咳喘、疼痛等其他疾病引起者，应同时治疗原发病。

（2）老年人因睡眠时间逐渐缩短而容易醒觉，如无明显症状，则属生理现象。

# 第七节 痹 证

痹证是由风、寒、湿、热等病邪引起，以肢体关节肌肉酸痛、麻木、重着、屈伸不利，甚或关节肿大灼热等为主症的一类病证。古代痹证的概念比较广泛，包括内脏痹和肢体痹，本节主要讨论肢体的痹证，常见于西医学的风湿性关节炎、风湿热、类风湿性关节炎、骨性关节炎等病中。

本病与外感风、寒、湿、热等邪及人体正气不足有关。风、寒、湿、热之邪侵入机体，痹阻关节肌肉筋络，导致气血痹阻不通，产生本病。正如《素问·痹论》所说："风寒湿三气杂至，合而为痹也。"根据感受邪气的相对轻重，常分为行痹（风痹）、痛痹（寒痹）、着痹（湿痹）；若素体阳盛或阴虚火旺，复感风寒湿邪，邪从热化，或感受热邪，流注关节，可见关节红肿热痛兼发热，为热痹。

【临床表现】

本病以关节肌肉疼痛、屈伸不利等为主症。

风湿性关节炎急性期常有发热、游走性不对称性多关节炎，两个以上关节呈红、肿、热、痛，特别是膝、肘、腕及踝关节，一般 1~4 周内症状消失，不留后遗症，但常反复发作；实验室检查可有血沉加快、抗链球菌溶血素"O"阳性。

类风湿性关节炎常累及手足小关节，以"晨僵"为特点，大多数呈对称性、游走性多关节炎伴关节腔内渗液，以关节肿痛、活动受限为主，近端指关节常呈棱形肿胀，最终导致关节僵硬、畸形，症状缓解与反复呈多次交替发作，本病可破坏骨质；实验室检查类风湿因子阳性占80%。骨性关节炎以关节软骨退行性变及关节韧带附着处骨质增生为特点；X线检查可见关节边缘尖锐，有唇样骨刺或骨桥形成，关节间隙不匀称、狭窄等。

**1. 行痹（风痹）**

疼痛游走，痛无定处，时见恶风发热，舌淡、苔薄白，脉浮。

**2. 痛痹（寒痹）**

疼痛较剧，痛有定处，遇寒痛增，得热痛减，局部皮色不红，触之不热，苔薄白，脉弦紧。

**3. 着痹（湿痹）**

肢体关节酸痛，重着不移，或有肿胀，肌肤麻木不仁，阴雨天加重或发作，苔白腻，脉濡缓。

**4. 热痹**

关节疼痛，局部灼热红肿，痛不可触，关节活动不利，可累及多个关节，伴有发热恶风，口渴烦闷，苔黄燥，脉滑数。

【治疗方法】

**1. 基本治疗**

治则：通经活络、行气止痛。行痹兼活血祛风；痛痹兼温经散寒；着痹兼除湿化浊；热痹兼清热消肿。行痹、痛痹、着痹针灸并用，泻法；热痹只针不灸，泻法。

处方：局部取穴并根据部位循经选穴。

（1）肩部：肩髃、肩髎、臑俞。

（2）肘部：曲池、天井、尺泽、合谷。

（3）腕部：阳池、外关、阳溪、腕骨。

（4）脊背：夹脊、身柱、腰阳关。

（5）髀部：环跳、居髎、悬钟。

（6）股部：秩边、承扶、风市。

（7）膝部：犊鼻、膝眼、梁丘、阳陵泉、膝阳关。

（8）踝部：申脉、照海、昆仑、丘墟。

方义：病痛局部穴及循经选穴，可疏通经络气血，使营卫调和而风寒湿热等邪无所依附，痹痛遂解。

加减：行痹加膈俞、血海活血调血，遵"治风先治血，血行风自灭"之义；痛痹加肾俞、关元温补阳气，驱寒外出；着痹加阴陵泉、足三里健脾除湿；热痹加大椎、曲池清泻热毒；各部位均可加阿是穴。

操作：各部腧穴常规针刺。大椎、曲池可点刺出血；肾俞、关元单纯用灸法或温针灸法。

**2. 其他疗法**

（1）皮肤针：用皮肤针重叩背脊两侧和关节病痛部位，使出血少许，加拔火罐。

（2）电针：针刺得气后，接通电针仪，用连续波刺激10～20分钟。

【按语】

（1）针刺治疗痹证有较好的效果，尤其对风湿性关节炎。由于类风湿性关节炎病情缠绵反复，属于顽痹范畴，非一时能获效。

（2）本病应注意排除骨结核、肿瘤，以免延误病情。

（3）患者平时应注意关节的保暖，避免风寒湿邪的侵袭。

# 第八节  痿  证

痿证是以肢体筋脉弛缓、软弱无力，日久因不能随意运动而致肌肉萎缩的一种病证，临床上以下肢痿弱较为多见，故称"痿躄"。"痿"指肢体痿弱不用，"躄"指下肢软弱无力，不能步履之意。本病主要见于西医学的运动神经元病、周围神经损伤、急性感染性多发性神经根炎、脑瘫、外伤性截瘫等。

中医学认为，本病与外邪侵袭（湿热毒邪）、饮食不节、久病体虚等因素有关。外感湿热毒邪，或高热不退，或病后余热燔灼，伤津耗气，使肺热叶焦，不能输布津液；坐卧湿地或冒雨涉水，湿邪浸淫，郁而化热，湿热阻闭经络；饮食不节，脾胃虚弱，气血津液生化不足；或久病体虚，或劳伤过度，精血亏虚；上述因素均可使经络阻滞，筋脉功能失调，筋肉失于气血津液的濡养而成痿证。

【临床表现】

本病以肢体软弱无力，筋脉弛缓，甚则肌肉萎缩或瘫痪为主症。

CT、肌电图、腰椎 X 线片等检查有助于本病的诊断。

**1. 肺热伤津**

发热多汗，热退后突然出现肢体软弱无力，心烦口渴，小便短黄，舌红、苔黄，脉细数。

**2. 湿热浸淫**

肢体逐渐痿软无力，下肢为重，微肿而麻木不仁，或足胫热感，小便赤涩，舌红、苔黄腻，脉滑数。

**3. 脾胃虚弱**

肢体痿软无力日久，食少纳呆，腹胀便溏，面浮不华，神疲乏力，舌淡或有齿痕、苔腻，脉细无力。

**4. 肝肾亏虚**

起病缓慢，下肢痿软无力，腰脊酸软，不能久立，或伴眩晕耳鸣，甚至步履全废，腿胫肌肉萎缩严重，舌红、少苔，脉沉细。

【治疗方法】

**1. 基本治疗**

治则：肺热伤津、湿热浸淫者，清热祛邪、通行气血，只针不灸，泻法；脾胃虚弱、肝肾亏虚者，补益气血、濡养筋脉，针灸并用，补法。

处方：以手、足阳明经穴和夹脊穴为主。

（1）上肢：肩髃、曲池、手三里、合谷、外关、颈夹脊、胸夹脊。

（2）下肢：髀关、伏兔、足三里、风市、阳陵泉、三阴交、腰夹脊。

方义：阳明经多血多气，选上、下肢阳明经穴位，可疏通经络，调理气血，取"治痿独取阳明"之意；夹脊穴位于督脉之旁，又与膀胱经第一侧线的脏腑背俞相通，可调脏腑阴阳，行气血；阳陵泉乃筋之会穴，能通调诸筋；三阴交可健脾、补肝、益肾。

加减：肺热津伤加大椎、尺泽、肺俞、二间清肺润燥；湿热浸淫加阴陵泉、中极利湿清热；脾胃虚弱加脾俞、胃俞、章门、中脘补益脾胃；肝肾亏虚加肝俞、肾俞、太冲、太溪补益肝肾；上肢肌肉萎缩加手阳明经排刺；下肢肌肉萎缩加足阳明经排刺。

操作：大椎、尺泽针用泻法，或三棱针点刺出血；余穴均常规操作。

**2. 其他疗法**

（1）皮肤针：用皮肤针反复叩刺背部肺俞、脾俞、胃俞、膈俞和手、足阳明经线。隔日1次。

（2）电针：参考体针用穴，在瘫痪肌肉处选取穴位，针刺后加脉冲电刺激，以患者能耐受为度，每次20分钟。

【按语】

（1）本证采用针灸疗法可获得较好效果，但久病畸形者应配合其他疗法更佳。

（2）卧床患者应保持四肢功能体位，以免造成足下垂或内翻。必要时可用护理架及夹板托扶。卧床患者还应采取适当活动体位等措施，避免褥疮发生。

（3）在治疗的同时，应加强主动及被动的肢体功能锻炼，以助尽早康复。

# 第九节  癔  病

癔病以抑郁善忧、情绪不宁或易怒善哭为主症。类似于西医学的神经官能症、歇斯底里症等，是一种心因性情志疾病。

中医学认为，癔病多由情志不舒，郁怒伤肝，思虑伤脾所致。肝气郁结则化火，脾气郁滞则生湿，气机失常，郁滞为患。日久则心情愈加抑郁，饮食减少，气血不足，引起脾气虚弱或肾阴亏耗等病理变化。脾气虚则不能为胃行其津液，肾阴虚则不能上济心火，虚火妄动，以致心神不宁，终致五脏气机失和而发病。

【临床表现】

患者常有多种原因的情志所伤史。临床表现为忧郁不畅，胸闷胁胀，善太息，不思饮食，失眠多梦，易怒善哭等。部分患者会伴发突然失明、失听、失语、肢体瘫痪和意识障碍等。

**1. 肝气郁结**

精神抑郁，胸胁作胀，或脘痞，嗳气频作，善太息，或咽中不适，如有物阻，吞之不下，咯之不出，但饮食吞咽无碍（梅核气），女子或见月经不调，舌苔薄白，脉弦。

**2. 气郁化火**

急躁易怒，胸闷胁胀，头痛目赤，口苦，嘈杂泛酸，便结尿黄，舌红、苔黄，脉弦数。

**3. 心脾两虚**

善思多虑不解，胸闷心悸，失眠健忘，面色萎黄，头晕，神疲倦怠，易出汗，纳谷不馨。舌淡、苔薄白，脉弦细或细数。

**4. 阴虚火旺**

病久虚烦少寐，烦躁易怒，头晕心悸，颧红，手足心热，口干咽燥，或见盗汗。舌红、苔薄，脉弦细或细数。

【治疗方法】

**1. 基本治疗**

治则：理气解郁，养心安神。肝气郁结、气郁化火者，只针不灸，泻法；阴虚火旺者，只针不灸，平补平泻；心脾两虚者，针灸并用，补法。

处方：神门、内关、期门、心俞、合谷、太冲。

方义：本病总由心神失调，故取心经原穴神门宁心安神为主；配心包经之络穴内关宽胸解郁；再加心之背俞补益心气而安神；用肝之募穴期门、原穴太冲疏肝理气以解郁；合谷配太冲为"开四关"之法，有醒神开窍作用。

加减：肝气郁结加行间、肝俞疏肝理气解郁；气郁化火加行间、内庭、支沟清泻肝火，解郁和胃；忧郁伤神加通里、足三里、三阴交、膻中养心安神，宽胸解郁；心脾两虚加脾俞、三阴交、足三里、中脘健脾益气，养心安神；阴虚火旺加三阴交、太溪、肾俞滋阴降火，养心安神。梅核气加天突、列缺、照海清利咽喉；失明加太阳、四白、光明开窍复明；失听加耳门、听宫开窍助听；失语加廉泉、风池通利舌窍；肢体瘫痪加曲池、足三里、阳陵泉疏经通络；意识障碍加水沟、百会醒神开窍。

操作：期门穴针刺宜平刺或斜刺，不可直刺过深，防止导致气胸或伤及肝脏；背俞穴注意针刺的方向、角度和深浅，以防损伤内脏；其他腧穴常规针刺。

**2. 其他疗法**

（1）耳针：取心、枕、脑点、肝、内分泌、神门。每次选用3~5穴，毫针浅刺或加电针，两耳同时针刺，用强刺激手法，每次留针20分钟。隔日1次。恢复期可用埋针法或王不留行籽贴压。

（2）电针：取足三里、内关、太冲、三阴交。每次对称取穴2~3对，通电10~20分钟。每日治疗1次。

（3）穴位埋线：肝俞、心俞、脾俞、足三里。在局麻下，埋入消毒肠线，敷盖无菌纱布固定。

【按语】

（1）本病是一种心因性的情志病，治疗时不能忽视语言的暗示作用，应该恰如其分地解除患者的思想顾虑，树立战胜疾病的信心。

（2）应经各系统检查和实验室检查以排除器质性疾病，应与癫病、狂病及脑动脉硬化、脑外伤等所产生的精神症状相鉴别。

# 第十节 感 冒

感冒是常见的外感疾病，以鼻塞、流涕、咳嗽、头痛、恶寒发热、全身酸楚等为特征。本病四季均可发生，尤以冬、秋两季多发。感冒因病情轻重不同而分为伤风、重伤风和时行感冒。西医学的普通感冒和流行性感冒可参照本节治疗。

本病系感受风邪所致，但与人的体质强弱及是否有效预防等密切相关。外感风邪由皮毛、口鼻侵入，伤及肺卫，出现一系列的肺卫症状。风邪多与寒、热、暑湿之邪夹杂为患，秋冬多风寒，春夏多风热，长夏多暑湿。因患者机体有阴阳偏盛偏衰之别，故感受同一外邪亦有从寒而化和从热而化之分，其病理变化和临床表现均可不同。

【临床表现】

本病以鼻塞、流涕、咳嗽、头痛、恶寒发热、全身酸楚等为主症，常因起居失常、冷暖不调、涉水淋雨、过度疲劳、酒后当风等导致机体抵抗力下降而发病，患有各种慢性病的体弱者则更易罹患。若感邪深重或误治失治，体虚无力抗邪，则时邪病毒可由表入里，产生化火动风、逆传心包等变证。

**1. 风寒证**

鼻塞流涕，咽喉微痒，喷嚏，咳嗽，痰液清稀，恶寒重，发热轻，无汗，肢体酸重，头痛，口不渴，或喜热饮，舌苔薄白，脉浮或浮紧。

**2. 风热证**

鼻塞而干，少涕，咽喉肿痛，咳嗽声重，咳痰色黄而黏，恶寒轻，发热重，有汗热不解，头痛或昏胀，面红目赤，口干，微渴欲饮，舌苔薄黄，脉多浮数。

**3. 暑湿证**

身热不扬，汗出不畅，肢体酸重，头昏重而胀，胸脘痞闷，纳呆，腹胀，大便溏泄，咳嗽，咳声重浊不扬，咳吐白色黏痰，尿少色黄，舌苔白腻或淡黄腻，脉濡。

【治疗方法】

**1. 基本治疗**

治则：风寒证祛风散寒、宣肺解表，针灸并用，泻法；风热证疏散风热、清利肺气，只针不灸，泻法；暑湿证清暑化湿、疏表和里，只针不灸，泻法。

处方：风池、大椎、列缺、合谷、外关。

方义：风邪与寒、热、暑湿之邪夹杂伤表，故取风池、大椎、外关疏风祛邪解表；合谷祛风清暑，解表清热，列缺宣肺止咳，二穴相配乃原络配穴之法，加强宣肺解表作用。

加减：风寒证加风门、支正祛风散寒；风热证加曲池、尺泽疏散风热；暑湿证加中脘、足三里和中化湿；邪盛体虚加肺俞、足三里扶正祛邪；鼻塞流涕加迎香宣肺通窍；头痛加印堂、太阳祛风止痛；咽喉肿痛加少商清热利咽。

操作：风寒者，大椎、风门、肺俞、足三里施行一般灸法；风热者，大椎、少商用三棱针点刺出血；其他腧穴常规针刺。伤风每日1次，重伤风和时行感冒每日1~2次。

**2. 其他疗法**

（1）三棱针：取耳尖、委中、尺泽、太阳、少商。每次选1~2穴，每日1~2次。连续治疗不超过5日。适用于风热者。

（2）拔罐：取肺俞、风门、大椎、陶道、身柱。每次选2~3穴，留罐10分钟，或于背部膀胱经走罐。每日1次。

（3）耳针：取肺、内鼻、气管、咽喉、额、肾上腺。每次选2~3穴，毫针浅刺，留针30分钟，每日或隔日1次；也可用王不留行籽贴压，2~3日更换1次。

（4）毫火针：取风池、大椎、肺俞、风门、身柱。每次选3~4穴，点刺不留针。隔日1次。

【按语】

（1）针灸治疗本病疗效明显，但若出现高热持续不退、咳嗽加剧、咳吐血痰等症时，宜尽快采取综合措施治疗。

（2）感冒流行期间，应保持居室内空气流通，少去公共场所，并可灸大椎、足三里等穴进行预防。

# 第十一节　咳　嗽

咳嗽是肺系疾病的常见病证，以咳嗽、咳痰为主要症状。"咳"指肺气上逆作声，有声无痰；"嗽"指咳吐痰液，有痰无声。临床上一般多声痰互见，故并称"咳嗽"。根据发病原因，本病可分为外感咳嗽和内伤咳嗽两大类。外感咳嗽多为急性病证，调治失当，可转为慢性咳嗽；内伤咳嗽多为慢性病证，复感外邪，亦可急性发作。若迁延不愈，或老年体弱，肺气大伤，则可并发喘息，遂成"咳喘"。常见于西医学的上呼吸道感染，急、慢性支气管炎，支气管扩张等。

外感咳嗽多为风寒、风热、燥热等外邪侵袭所致。外邪入侵，首先犯肺，肺失宣肃，津液失于敷布，聚而成痰，阻塞气道，引起咳嗽、咳痰。内伤咳嗽因病情迁延日久，故多与肺、脾、肾三脏功能失调有关。肺虚则宣降失司，气无所主；脾虚则水湿内停，湿聚成痰；肾虚则摄纳无权，息短气促；若肝火犯肺，肺热伤津，则咳嗽阵作，甚则痰中带血。外感咳嗽多为实证，内伤咳嗽虚证多见或为本虚标实之证。

【临床表现】

**1. 外感咳嗽**

起病较急，咳嗽为其主症。病初干咳，咽喉或痒或痛，数日后咳出少量黏痰或稀痰，常可伴有发热、恶寒、流涕、头身酸痛等表证。

（1）风寒束肺：咳嗽痰白，鼻塞流涕，恶寒发热，头痛，全身酸楚，舌淡，苔薄白，脉浮紧。

（2）风热犯肺：咳嗽痰黄，质稠难咳，口干咽痛，身热头痛，舌边尖红，苔薄黄，脉浮数。

（3）燥热伤肺：干咳无痰，或痰少而黏，甚则痰中带血，咳痰不爽，鼻燥咽干，胸闷而痛，头痛发热，便干尿赤，舌红少津，苔薄白，脉细数。

**2. 内伤咳嗽**

病程较长，反复咳嗽、咳痰，或伴有喘息。一般于秋冬加重，春后减轻，甚者常年咳嗽不断，发为"喘咳"重症。

（1）痰湿阻肺：咳嗽痰多，色白而黏，易于咳出，咳声重浊，胸部满闷或喘促短气，纳呆腹胀，舌淡苔白腻，脉濡滑。

（2）肺肾阴虚：干咳无痰或少痰，痰黏或带血，口干咽燥，五心烦热，潮热盗汗，形体消瘦，舌红少苔，脉细数。

（3）脾肾阳虚：咳嗽气喘，动则尤甚，痰液清稀，面色淡白，形寒肢冷，或面肢浮肿，小便不利，舌淡，苔薄白微腻，脉沉细。

（4）肝火灼肺：咳嗽气逆，阵阵而作，痰少而黏，咳吐不易，甚则痰中带血，胁肋胀痛，咽喉干痒，目赤口苦，便秘尿赤，舌边尖红，苔薄黄，脉弦数。

【治疗方法】

**1. 基本治疗**

治则：外感咳嗽宣肃肺气、祛邪止咳，以针刺为主，泻法；内伤咳嗽调理脏腑功能，补肺、健脾、益肾、清肝、化痰止咳，以针刺为主，痰湿阻肺证及脾肾阳虚证加灸，补法或补泻兼施。

处方：肺俞、中府、列缺、太渊。

方义：咳嗽，病变主要在肺，肺主气，肺失宣肃则肺气上逆而发为咳嗽。按俞募配穴法取肺俞、中府调理肺脏气机，宣肺化痰；列缺为手太阴络穴，配肺俞可宣通肺气；太渊为肺经原穴，配肺俞可补益肺气。诸穴合用可收祛邪化痰、宁肺止咳之功。

加减：风寒束肺加风门、合谷祛风宣肺；风热犯肺加大椎、曲池、尺泽祛风清热；燥热伤肺加太溪、照海润燥止咳；痰湿阻肺加足三里、丰隆化痰止咳；肝火灼肺加行间、鱼际泻肝清肺；肺肾阴虚加肾俞、膏肓、太溪滋阴降火；脾肾阳虚加脾俞、肾俞、关元、足三里培补脾肾；胸痛加膻中通利肺气；胁痛加阳陵泉疏利少阳；咽喉干痒加太溪滋阴利咽；痰中带血加孔最清肺止血；盗汗加阴郄滋阴敛汗；面肢浮肿、小便不利加阴陵泉、三阴交健脾利湿。

操作：中府、风门、肺俞、脾俞、肾俞等穴不可直刺、深刺，以免伤及内脏；关元用灸法；其他腧穴常规刺。外感咳嗽者每日1～2次，内伤咳嗽者每日或隔日1次。

**2. 其他疗法**

（1）皮肤针：取项后、背部第1胸椎至第2腰椎两侧足太阳膀胱经，颈前喉结两侧足阳明胃经。外感咳嗽者叩至皮肤隐隐出血，每日1～2次；内伤咳嗽者叩至皮肤潮红，每日或隔日1次。

（2）拔罐：取肺俞、风门、膏肓等穴。留罐 10 ~ 20 分钟，每日 1 次。适用于外感咳嗽者。

（3）穴位贴敷：取肺俞、膏肓、大椎、大杼、身柱、定喘、天突、中府、膻中。用白芥子、甘遂、细辛、延胡索、肉桂、南星等制成膏药，每次贴敷 3 ~ 4 穴，3 日换药 1 次。适用于内伤咳嗽者。

（4）耳针：取肺、脾、肾、气管、神门、肾上腺、皮质下。每次选 2 ~ 3 穴，毫针针刺。外感咳嗽者用强刺激；内伤咳嗽者用中等刺激。留针 30 分钟，每隔 5 ~ 10 分钟行针 1 次。也可用王不留行籽贴压，2 ~ 3 日更换 1 次。

（5）电针：选穴同针灸处方及加减，每次选 2 ~ 3 对穴，外感咳嗽者用密波，较快频率；内伤咳嗽者用疏密波。强度以患者能耐受为度，每次通电 20 ~ 30 分钟。外感咳嗽者每日 1 ~ 2 次，内伤咳嗽者每日或隔日 1 次。

（6）毫火针：取风池、大椎、肺俞、膏肓、中府、膻中。每次选 3 ~ 4 穴，点刺不留针。隔日 1 次。

【按语】

（1）内伤咳嗽病程较长，易反复发作，应坚持长期治疗。急性发作时宜标本兼顾；缓解期须从调整肺、脾、肾三脏功能入手，重在治本。

（2）本病出现高热、咳吐脓痰、胸闷喘促气短等重症时，应采用综合措施治疗。

（3）感冒流行期间应减少外出，避免因感冒诱发本病。咳嗽发作时应注意休息，谨防病情加重。

（4）平时注意锻炼身体，增强体质，提高机体防御疾病的能力及对寒冷环境的适应能力。因过敏而发作者宜查找过敏源，避免接触而诱发。做好防寒、防尘、防毒、防大气污染工作，严禁吸烟，少食海腥发物。

# 第十二节　胃　痛

胃痛，又称"胃脘痛"，以胃脘部疼痛为主症。常见于西医学的急慢性胃炎、消化性溃疡、胃痉挛、胃扭转、胃下垂、胃黏膜脱垂症、胃神经官能症中。

古代文献中的心痛、心下痛、心气痛，一般即指胃痛。本病的病位在胃，无论是胃腑本身的原因还是其他脏腑的病变影响胃腑，均可使胃络不通或胃失濡养而导致胃痛。多由寒邪客胃、饮食伤胃、肝气犯胃、脾胃虚弱等各种病因引发。其中，实证多因于肝，虚证多涉及脾。但无论何种胃痛，胃气失和、胃络不通、胃失濡养是其基本病机。常因饮食不慎、情志不畅、劳累、受寒等因素而诱发或加重，常反复发作。

【临床表现】

本病以上腹胃脘部疼痛为主症，常伴有胃脘部痞闷或胀满、恶心呕吐、食欲不振、吞酸嘈杂等症状。上消化道 X 线钡餐透视或纤维胃镜等检查，可见胃、十二指肠黏膜炎症、溃疡等病变。

**1. 虚证**

凡胃痛发作较缓、隐隐作痛、喜暖喜按或食后痛减者，多属虚证。

（1）脾胃虚寒：胃痛隐隐，喜暖喜按，空腹加重，食后痛减，劳累、受凉、生冷饮食后发作或加重，舌淡苔白，脉虚弱。

（2）胃阴不足：胃脘灼痛，似饥而不欲食，咽干口燥，大便干结，舌红少津，脉弦细或细数。

**2. 实证**

凡胃痛发作较急、痛势较剧、按之痛甚或食后加重者，多属实证。

（1）寒邪犯胃：胃痛因感受寒邪而暴作，畏寒喜暖，苔薄白，脉弦紧。

（2）饮食停滞：因暴饮暴食而胃脘疼痛，胀满拒按，嗳腐吞酸，或呕吐不消化食物，吐后痛减，苔厚腻，脉滑。

（3）肝气犯胃：胃脘胀满而痛，连及两胁，嗳气反酸，喜叹息，情绪不佳则痛作或痛甚，脉弦。

（4）瘀血停滞：胃脘疼痛（多呈刺痛），痛有定处，按之痛甚，舌质紫黯或有瘀点、瘀斑，脉涩不利。

【治疗方法】

**1. 基本治疗**

治则：虚证健脾益胃止痛，脾胃虚寒针灸并用，补法；胃阴不足只针不灸，补法或平补平泻；实证理气和胃止痛，以针刺为主，寒证加灸，泻法。

处方：中脘、内关、公孙、足三里。

方义：胃为六腑之中心，以通降为顺，中脘为胃之募穴、腑之会穴，足三里为胃之下合穴，故凡胃脘疼痛，不论其寒热虚实，均可用之通调腑气、和胃止痛；内关为手厥阴心包经之络穴，沟通三焦，功擅理气降逆；又为八脉交会穴之一，通于阴维脉，"阴维为病苦心痛"，取之可畅达三焦气机，和胃降逆止痛；公孙为足太阴脾经之络穴，调理脾胃而止疼痛，也为八脉交会穴之一，通于冲脉，"冲脉为病，逆气里急"，与内关相配，专治心、胸、胃病证。

加减：寒邪犯胃加神阙、梁丘散寒止痛；饮食停滞加梁门、建里消食导滞；肝气犯胃加期门、太冲疏肝理气；瘀血停滞加膈俞、阿是穴化瘀止痛；脾胃虚寒加神阙、气海、脾俞、胃俞温中散寒；胃阴不足加胃俞、太溪、三阴交滋阴养胃。

操作：寒邪犯胃和脾胃虚寒者，中脘、气海、神阙、脾俞、胃俞、阿是穴施行一般灸法或隔姜灸（中脘、气海还可施行温针灸），并可加拔火罐；期门、膈俞等穴不可直刺、深刺，以免伤及内脏；其他腧穴常规刺。急性胃痛每日1~2次，慢性胃痛每日或隔日1次。

**2. 其他疗法**

（1）指针：取中脘、至阳、足三里等穴，以双手拇指或中指点压、按揉，用力以患者能耐受为度，同时令患者行缓慢腹式呼吸，连续按揉3~5分钟即可止痛。

（2）耳针：取胃、十二指肠、脾、肝、神门、交感。每次选用3~5穴，毫针浅刺，留针30分钟，每日或隔日1次；也可用王不留行籽贴压，2~3日更换1次。

【按语】

（1）针灸治疗胃痛有显著疗效，往往针灸1次或数次即有明显止痛效果。但慢性胃痛需坚持治疗才能取得较好的远期疗效。

（2）饮食调理、生活规律和精神调节对胃痛的康复具有重要意义。饮食宜定时，勿过饥、过饱，忌食生冷、刺激性食物，力戒烟酒，保持心情舒畅。

（3）胃痛证候有时可与肝胆疾病、胰腺炎、心肌梗死等相似，须注意鉴别，以免延误病情。

（4）对溃疡病出血、胃穿孔等重症胃痛，应及时采取综合治疗措施或转外科治疗。

# 第十三节　呕　吐

呕吐是呕与吐的合称,指胃气上逆,胃内容物从口中吐出。有物有声为呕,有物无声为吐,无物有声为干呕。因呕与吐常同时出现,故并称为呕吐。呕吐的病因病机虽多,但无外乎虚实两端,虚者因胃腑自虚,胃失和降;实者因外邪、饮食、痰饮、郁气、瘀血等邪气犯胃,胃气上逆。基本病机是胃失和降,胃气上逆。呕吐病变部位在胃,病变脏腑除胃外,还与脾、肝有关,虚证多涉及脾,实证多因于肝。多由饮食不慎、闻及特殊气味、晕车晕船、寒暖失宜、情志不畅等因素而诱发。

本证常见于西医学的急性胃炎、幽门痉挛或梗阻、胃黏膜脱垂症、十二指肠壅积症、胃神经官能症、胆囊炎、胰腺炎等病。

【临床表现】

以呕吐食物、痰涎、水液、胆汁诸物或干呕无物为主症,常伴有脘腹不适、恶心纳呆、吞酸嘈杂等症状。上消化道 X 线检查及内窥镜检查,有助于诊断及鉴别诊断。

**1. 实证**

凡呕吐发病急骤、病程较短、呕吐量多、吐物酸腐臭秽或伴有表证者多属实证。

(1)外邪犯胃:突发呕吐,伴有发热恶寒、头身疼痛等表证,舌苔白,脉濡缓。

(2)饮食停滞:因暴饮暴食或饮食不洁而呕吐酸腐,脘腹胀满,吐后反快,苔厚腻,脉滑实。

(3)肝气犯胃:每因情志不畅而呕吐或吐甚,嗳气吞酸,胸胁胀满,脉弦。

(4)痰饮内停:呕吐清水痰涎,脘痞纳呆,眩晕心悸,苔白滑或白腻,脉滑。

**2. 虚证**

凡呕吐起病缓慢、病程较长、呕而无力者多属虚证。

(1)脾胃虚弱:素来脾虚胃弱,饮食稍有不慎即发呕吐,时作时止,面色无华,少气懒言,纳呆便溏,舌淡苔薄,脉弱。

(2)胃阴不足:呕吐反复发作,呕量不多或时作干呕,饥不欲食,咽干口燥，舌红少津，脉细数。

【治疗方法】

**1. 基本治疗**

治则：理脾和胃、降逆止呕，实证以针刺为主，泻法；脾胃虚弱针灸并用，补法；胃阴不足只针不灸，平补平泻。

处方：中脘、胃俞、内关、足三里。

方义：呕吐病变在胃，常为胃气上逆所致，故首取胃的募穴中脘配胃之背俞为俞募配穴法，以和胃止呕；内关功擅理气降逆，为止呕要穴；足三里为胃腑下合穴，"合治内腑"，通调腑气、降逆止呕。

加减：外邪犯胃加外关、大椎解表散邪；饮食停滞加梁门、天枢消食止呕；肝气犯胃加太冲、期门疏肝理气；痰饮内停加丰隆、公孙化痰消饮；脾胃虚弱加脾俞、公孙健脾益胃；胃阴不足者加脾俞、三阴交滋胃养阴。

操作：常规针刺，脾胃虚弱者可行艾条灸、隔姜灸或温针灸；上腹部穴和背俞穴针后可加拔罐。每日 1 次，呕吐甚者可每日 2 次。

**2. 其他疗法**

（1）耳针：根据病变部位取胃、贲门、幽门、十二指肠、胆、肝、脾、神门、交感。每次选用 2~4 穴，毫针浅刺；也可埋针或王不留行籽贴压。

（2）穴位注射：选取足三里、至阳、灵台等穴，每穴注射生理盐水 1~2 mL。

（3）穴位贴敷：取神阙、中脘、内关、足三里等穴，切 2~3 分厚生姜片如五分硬币大，贴于穴上，用伤湿止痛膏固定。本法也可预防晕车、晕船引起的呕吐，临乘车、船前半小时贴药（不用生姜，只贴伤湿止痛膏）也有良效。

【按语】

（1）针灸治疗呕吐效果良好，因药物反应或妊娠引起的呕吐也可参照本节治法。

（2）上消化道严重梗阻、癌肿引起的呕吐及脑源性呕吐，除用针灸止吐外，还应高度重视原发病的治疗。

（3）平时宜注意饮食调理，忌暴饮暴食，忌食厚味生冷、油腻辛辣食物，以免戕害胃气。

# 第十四节　呃　逆

呃逆，古称"哕"，又称"哕逆"，是以气机逆郁动膈，致喉间呃呃连声，声短而频，不能自制为主要特征的病证。

本病病位在膈，基本病机为气逆动膈。凡上、中、下三焦诸脏腑气机郁逆或冲气上逆均可动膈而致呃逆。如上焦肺气或虚或郁，失于肃降；中焦胃气失于和降，气机上逆，或胃肠腑气不通，浊气上逆；下焦肝气郁结，怒则气上；肾不纳气，虚则厥逆等均可动膈。临床所见，呃逆以胃气上逆动膈最为常见。因此，本病的关键脏腑在胃，此外，尚与肺、肝、肾等脏腑相关。

本病相当于现代医学的膈肌痉挛，除单纯性膈肌痉挛外，胃肠神经官能症、胃炎、胃扩张、胃癌、肝硬化晚期、脑血管病、尿毒症、胃或食道术后等亦可引起膈肌痉挛，均可参照本节治疗。

【临床表现】

呃逆以气逆上冲、喉间呃呃连声、声音短促、频频发出、不能自制为主症。多由受凉、饮食、情志等因素引发，常伴有胸膈痞闷、胃脘不适、情绪不安等症状。偶然发作者，多短时内不治自愈；若持续数日不止，或屡屡发作者，则需治疗。

**1. 实证**

凡呃逆初起、呃声响亮、气冲有力、持续不止者多属实证。

（1）胃寒积滞：呃逆常因感寒或饮冷而暴作，呃声沉缓有力，得热则减，遇寒则重，苔薄白，脉迟缓。

（2）胃火上逆：呃声洪亮有力，冲逆而出，口臭烦渴，喜冷饮，尿赤便秘，苔黄燥，脉滑数。

（3）气机郁滞：呃逆常因情志不畅而诱发或加重，呃声连连，胸胁胀满，苔薄白，脉弦。

**2. 虚证**

凡呃声低小、气冲无力、时断时续者多属虚证。

（1）脾胃阳虚：呃声低沉无力，气不得续，脘腹不适，喜暖喜按，身倦食少，四肢不温，舌淡、苔薄，脉细弱。

（2）胃阴不足：呃声短促而不得续，口干咽燥，饥不欲食，舌红、少苔，脉细数。

【治疗方法】

**1. 基本治疗**

治则：实证通调腑气、和胃降逆，以针刺为主，寒证加灸，泻法；虚证健脾益胃、降逆止呃，脾胃阳虚者，针灸并用，补法；胃阴不足者，只针不灸，平补平泻。

处方：膈俞、内关、中脘、足三里、天突、膻中。

方义：本病病位在膈，故不论何种呃逆，均可用膈俞利膈止呃；内关穴通阴维，且为手厥阴心包经络穴，可宽胸利膈，畅通三焦气机，为降逆要穴；中脘、足三里和胃降逆，不论胃腑寒热虚实所致胃气上逆动膈者用之均宜；天突位于咽喉，利咽止呃；膻中穴位近膈，又为气会穴，功擅理气降逆，使气调则呃止。

加减：胃寒积滞、胃火冲逆、胃阴不足等胃气上逆者加胃俞和胃止呃；脾胃阳虚者加脾俞、胃俞温补脾胃；肝气郁滞者加期门、太冲疏肝理气。

操作：毫针常规刺，膈俞、期门等穴不可深刺，以免伤及内脏；胃寒积滞、脾胃阳虚者，诸穴可用艾条灸或隔姜灸，中脘、内关、足三里、胃俞亦可用温针灸，并可加拔火罐。

**2. 其他疗法**

（1）指针：翳风、攒竹、鱼腰、天突，任取一穴，用拇指或中指重力按压，以患者能耐受为度，同时令患者深吸气一口后屏住呼吸。连续按揉3~5分钟，常能立即止呃。

（2）耳针：取膈、胃、神门、相应病变脏腑（肺、脾、肝、肾）。毫针强刺激；也可耳针埋藏或用王不留行籽贴压。

（3）鼻疗：用猪牙皂角（也可用白胡椒）研末，放于瓶内密贮备用。用时打开瓶口，让患者鼻孔对准瓶口用力吸嗅数次，以打喷嚏为度。对上焦气机不利、肺失清肃或寒邪直入肺胃引起的呃逆，有嚏后呃止之效。若无药物，也可用草茎刺鼻取嚏。

（4）穴位贴敷：麝香粉0.5 g，放入神阙穴内，伤湿止痛膏固定，适用于实证呃逆，尤其以肝气郁滞者取效更捷；吴茱萸10 g，研细末，用醋调成膏状，敷于双侧涌泉穴，胶布或伤湿止痛膏固定，可引气火下行。适用于各种呃逆，对肝、肾气逆引起的呃逆尤为适宜。

【按语】

（1）针灸治疗呃逆有显著疗效。

（2）呃逆停止后，应积极治疗引起呃逆的原发病。

（3）急重症患者出现呃逆，可能是胃气衰败、病情转重之象，宜加以注意。

# 第十五节　腹　痛

腹痛是指胃脘以下、耻骨联合以上部位发生的以疼痛为主要表现的病证。因腹内有许多脏腑，且为手足三阴、足阳明、足少阳、冲、任、带、督等诸多经脉所过之处，所以不论何种病因，如外邪、饮食、情志等，凡导致有关脏腑气机不利或经脉气血不通时，均可引起腹痛。

腹痛是临床上的常见症状，可见于内科、妇科、外科等多种疾病中，以肠道疾病和妇科病引起的腹痛较为多见。西医学的急慢性肠炎、胃肠痉挛、肠易激综合征等疾病引起的腹痛，可参照本节进行治疗。

【临床表现】

腹痛以腹部疼痛为主要临床表现，可分别表现为全腹痛、脐腹痛、小腹痛、少腹痛等。其发作或加重，多与饮食、情志、受凉、劳累等诱因有关。可反复发作，常伴有饮食、大便异常。

下消化道钡餐透视、纤维结肠镜、腹部 B 超等检查，有助于诊断。

**1. 饮食停滞**

暴饮暴食后脘腹胀痛拒按，嗳腐吞酸，恶食，得吐泻后痛减，舌苔厚腻，脉滑。

**2. 气机郁滞**

侧腹或左下腹胀痛，痛则欲便，便后痛缓，喜叹息，得嗳气或矢气则减，遇恼怒则剧，苔薄白，脉弦。

**3. 寒邪内阻**

多因感寒饮冷突发腹部拘急剧痛，得温痛减，遇寒更甚，舌苔白，脉沉紧。

**4. 脾阳不振**

腹痛隐隐，时作时止，喜温喜按，每食生冷及饥饿劳累后则重，进食及休息后痛减，舌淡苔薄，脉沉细。

【治疗方法】

**1. 基本治疗**

治则：饮食停滞、气机郁滞者，调气化滞，只针不灸，泻法；寒邪内阻者，温中散寒，针灸并用，泻法；脾阳不振者，温补脾阳，针灸并用，补法。

处方：中脘、天枢、关元、足三里。

方义：中脘在脐上，天枢在脐旁，关元在脐下，故不论何种腹痛，均可在局部选用上穴；且中脘为胃之募穴，又为腑会穴，天枢为大肠募穴，关元为小肠募穴，故三穴对胃肠疾病所致腹痛，用之尤宜；"肚腹三里留"，足三里与三穴合用，属远近配穴法。

加减：饮食停滞加内庭消食导滞；气机郁滞加太冲疏肝理气；寒邪内阻加公孙温中散寒；脾阳不振加脾俞健脾温中。此外，还可根据腹痛部位加减用穴，脐周痛病位多在大肠，病本多为脾虚，可加神阙、上巨虚；脐下痛病位多在小肠，病本多为肾虚，可加太溪、下巨虚；左下腹痛多为肝郁脾虚，可加曲泉、公孙。

操作：常规针刺，寒邪内阻和脾阳不振者可用灸法或温针灸，神阙隔盐灸。

**2. 其他疗法**

（1）耳针：取腹、大肠、小肠、神门、脾、肝、交感。每次选用 3~5 穴，毫针强刺激；也可耳针埋藏或用王不留行籽贴压。

（2）穴位注射：取异丙嗪和阿托品各 50 mg 混合，在天枢、足三里穴上常规穴注，每穴 0.5 mL。

（3）药熨：取麦麸 50 g、葱白（切碎）30 g、生姜（切碎）30 g、食盐 15 g、白酒 30 mL、食醋 15 mL。混匀，放铁锅内炒热，布包，乘热熨疼痛处。药凉后再炒热再熨。适用于虚寒腹痛。

【按语】

（1）针灸治疗腹痛有较好的疗效，但针刺止痛后应明确诊断，积极治疗原发病。

（2）急腹症引起的腹痛，在针灸治疗的同时，应严密观察，必要时应采取其他治疗措施或转手术治疗。

# 第十六节　泄　泻

泄泻是以大便次数增多、便质清稀甚至如水样为主要特征的病证。常见于西医学的急慢性肠炎、肠结核、肠道激惹综合征、慢性非特异性溃疡性结肠炎等疾病中。

泄泻的病位在肠，但关键病变脏腑在脾胃，此外尚与肝、肾有密切关系。不论是肠腑本身的原因还是由于其他脏腑的病变影响肠腑，均可导致大肠的传导功能和小肠的泌别清浊功能失常而发生泄泻，由于"大肠小肠皆属于胃"，所以泄泻的病机主要在于脾胃的功能障碍，脾虚湿盛是其关键。

【临床表现】

以大便次数增多、便质清稀甚至如水样或完谷不化为主症，多伴有腹痛、肠鸣等症状，常因外邪、饮食、情志等因素诱发，多反复发作。

纤维结肠镜及钡剂灌肠可见结肠充血、水肿、糜烂、溃疡、癌变、息肉等病变；大便常规及大便细菌培养可见红细胞、白细胞、致病菌等。

**1. 实证**

凡起病急骤、病程较短、腹痛拒按、泻后则舒者多为实证。

（1）寒湿困脾：感受寒湿而发病，大便清稀或如水样，腹痛肠鸣，恶寒食少，苔白滑，脉濡缓。

（2）肠腑湿热：腹痛即泻，泻下急迫，大便黄褐臭秽，肛门灼热，可伴有发热，舌红、苔黄腻，脉濡数。

（3）食滞胃肠：暴饮暴食后腹满胀痛，大便臭如败卵，泻后痛减，纳呆，嗳腐吞酸，苔垢或厚腻，脉滑。

（4）肝气郁滞：腹痛，肠鸣泄泻，每因情志不畅而发，舌红、苔薄白，脉弦。

**2. 虚证**

凡泄泻起病缓慢、病程较长、隐痛喜按者多为虚证。

（1）脾气亏虚：大便溏薄，夹有不消化食物，稍进油腻饮食则便次增多，伴有神疲乏力，舌淡、苔薄白，脉细。

（2）肾阳亏虚：晨起泄泻，夹有不消化食物，脐腹冷痛，喜暖，形寒肢冷，舌质淡胖、苔白，脉沉细。

【治疗方法】

**1. 基本治疗**

治则：健脾利湿、调理肠道，实证以针刺为主，寒证加灸，泻法；虚证针灸并用，补法。

处方：天枢、神阙、上巨虚、大肠俞、三阴交。

方义：本病病位在肠，故取大肠募穴天枢、大肠背俞穴大肠俞，属俞募配穴法，与大肠之下合穴上巨虚合用，调理肠腑功能；神阙穴居中腹，内连肠腑，无论急、慢性泄泻，灸之皆宜；三阴交健脾利湿兼调理肝肾，各种泄泻皆可用之。五穴合用，标本兼治，泄泻自止。

加减：寒湿困脾加脾俞、阴陵泉健脾化湿；肠腑湿热加合谷、下巨虚清利湿热；饮食停滞加中脘、建里消食导滞；肝气郁滞加期门、太冲以疏肝理气；脾气亏虚者加脾俞、足三里健脾益气；脾气下陷者加百会升阳举陷；肾阳亏虚者加肾俞、关元温肾固本。

操作：神阙穴用隔盐灸或隔姜灸，其他腧穴常规针刺；寒湿困脾、脾气亏虚者，可施隔姜灸、温和灸或温针灸；肾阳亏虚者可用隔附子饼灸。急性泄泻每日 1~2 次，慢性泄泻每日或隔日 1 次。

**2. 其他疗法**

（1）耳针：取大肠、小肠、腹、胃、脾、神门。每次选 3~5 穴，毫针浅刺；也可用王不留行籽贴压。

（2）脐疗：取五倍子适量研末，食醋调成膏状敷脐，伤湿止痛膏固定，2~3 日一换。适用于久泻。

【按语】

（1）针灸治疗泄泻有较好疗效。若急性胃肠炎或溃疡性结肠炎等因腹泻频繁而出现脱水现象者，应配合输液等综合疗法。

（2）治疗期间应注意饮食调理，勿过饥过饱，忌食生冷、辛辣、油腻之品，注意饮食卫生。

# 第十七节　便　秘

便秘是指大便秘结，排便周期或时间延长，或虽有便意但排便困难的病证。可见于多种急慢性疾病中。

本病病位在肠，但与脾、胃、肺、肝、肾等功能失调均有关联。外感寒热之邪、内伤饮食情志、阴阳气血不足等均可使肠腑壅塞或肠失温润，大肠传导不利而产生便秘。临床一般可分为热秘、气秘、冷秘、虚秘四种。

西医学中的功能性便秘、肠道易激综合征、直肠及肛门疾病所致便秘、药物性便秘、内分泌及代谢性疾病的便秘，以及肌力减退所致的便秘等，均可参照本节治疗。

【临床表现】

以排便困难为主症，临床上有各种不同的表现：2日以上至1周左右大便1次，粪质干硬，排出困难；或虽然每日大便1次，但粪质干燥坚硬，排出困难；或粪质并不干硬，也有便意，但排出困难等。常伴有腹胀、腹痛、头晕、便血等症状。

X线钡剂透视、纤维结肠镜等有关检查，常有助于本病的诊断。

**1. 热秘**

大便干结，腹胀腹痛，面红身热，口干口臭，小便短赤，舌红、苔黄燥，脉滑数。

**2. 气秘**

大便秘结，欲便不得，腹痛连及两胁，得矢气或便后则舒，嗳气频作或喜叹息，苔薄腻、脉弦。

**3. 冷秘**

大便秘结，腹部拘急冷痛，拒按，手足不温，苔白腻，脉弦紧或沉迟。

**4. 虚秘**

虽有便意但排便不畅，或数日不便但腹无所苦，临厕努挣乏力，心悸气短，面色无华，舌质淡，脉细弱。

【治疗方法】

**1. 基本治疗**

治则：通调腑气、润肠通便，热秘、气秘只针不灸，泻法；冷秘、虚秘针灸并用，冷秘泻，虚秘补。

处方：天枢、大肠俞、上巨虚、支沟、照海。

方义：便秘病位在肠，不论何种便秘，其基本病机均为大肠失于传导，肠腑失于畅通，故取大肠募穴天枢与大肠俞同用属俞募配穴，再加下合穴上巨虚以"合治内腑"，三穴共用，更能通调大肠腑气；支沟、照海合用为治疗便秘之经验效穴，支沟调理三焦气机以通腑气，照海养阴以增液行舟。

加减：热秘加合谷、曲池清腑泻热；气秘加中脘、太冲疏调气机；冷秘加神阙、关元通阳散寒；虚秘加脾俞、气海益气通便。

操作：诸穴均常规针刺，冷秘、虚秘可用温针灸、温和灸、隔姜灸或隔附子饼灸。

**2. 其他疗法**

（1）耳针：取大肠、直肠、三焦、腹、肝、脾、肾。每次酌选 3 ~ 5 穴，毫针浅刺；也可用王不留行籽贴压。

（2）脐疗：取生大黄、芒硝各 10 g，厚朴、枳实、猪牙皂各 6 g，冰片 3 g。共研为细末，每取 3 ~ 5 g，加蜂蜜调成膏状，贴敷于神阙穴，胶布固定。2 ~ 3 日换药 1 次。

【按语】

（1）针灸治疗便秘有较好效果，如经多次治疗无效者，应查明病因。

（2）患者应多吃新鲜蔬菜、水果，进行适当体育活动，并养成定时排便的习惯。

# 第十八节　单纯性肥胖

单纯性肥胖是指无明显内分泌代谢原因，且排除因水钠潴留或肌肉发达等蛋白质增多诸因素引起实际体重超过标准体重 20% 的一种疾病。目前，中国"肥胖问题工作组"根据 20 世纪 90 年代中国人群有关数据的汇总分析报告，提出了适合我国成人的肥胖标准：正常体重指数〔体重（kg）÷身高（m²）〕是 18.5 ~ 23.9，大于或等于 24 为超重；大于或等于 28 为肥胖。男性腰围大于或等于 85 cm、女性腰围大于或等于 80 cm 为腹部肥胖标准。临床上所称的肥胖症大多指单纯性肥胖。

正常成年人的能量摄入和机体的能量消耗长期维持在平衡状态，脂肪量亦维持一定水平，使体重保持相对稳定。若神经、精神、遗传、饮食等因素使摄入能量过多或消耗能量过少，多余的能量除了以肝、肌糖原形式贮存外，脂肪就成为多余能量的主要贮存形式，长期能量代谢障碍，可引起肥胖症。按发病年龄和脂肪组织病理可分为体质性肥胖和获得性肥胖两类。体质性肥胖与遗传有关，且营养过度，幼年起即有肥胖，全身脂肪细胞增生肥大；获得性肥胖多自青少年时代因营养过度、活动减少等而发病，脂肪细胞仅有肥大而无增生。

本病的发生与脾、胃、肾三脏功能失调有关。脾胃功能失常，肾元虚惫则引起气血偏盛偏衰、阴阳失调，导致肥胖。胃肠腑热则食欲偏旺，水谷精微反被炼成浊脂；脾胃虚弱则水湿不化，酿生痰浊；真元不足则气不行水，凝津成痰，遂致痰湿浊脂滞留皮膜而形成肥胖。

【临床表现】

单纯性肥胖脂肪分布均匀，面肥颈臃，项厚背宽，腹大腰粗，臀丰腿圆。轻度肥胖者多无明显症状；中度肥胖者常怕热多汗，易感疲乏，呼吸短促，头晕心悸等；重度肥胖者行动不便，胸闷气急，甚则端坐呼吸等。中、重度肥胖者常可并发高血压、冠心病、糖尿病、痛风、胆石症及关节退行性变等。

**1. 胃肠腑热**

体质肥胖，上下匀称，按之结实，消谷善饥，食欲亢进，口干欲饮，怕热多汗，急躁易怒，腹胀便秘，小便短黄，舌质红，苔黄腻，脉滑有力。

**2. 脾胃虚弱**

体质肥胖以面颈部为甚，按之松弛，食欲不振，神疲乏力，心悸气短，嗜睡懒言，面唇少华，大便溏薄，小便如常或尿少浮肿，舌淡，边有齿印，苔薄白，脉细缓无力或沉迟。

**3. 真元不足**

体质肥胖以臀、腿部为甚，肌肤松弛，神疲乏力，喜静恶动，动则汗出，畏寒怕冷，头晕腰酸，月经不调或阳痿早泄，面色㿠白，舌质淡嫩，边有齿痕，苔薄白，脉沉细迟缓。

【治疗】

**1. 基本治疗**

治则：胃肠腑热清胃泻火、通利肠腑，只针不灸，泻法；脾胃虚弱益气健脾、祛痰利湿，针灸并用，补法；真元不足温肾壮阳、健脾利湿，针灸并用，补法。

处方：中脘、天枢、大横、曲池、支沟、内庭、上巨虚、阴陵泉、丰隆、三焦俞、三阴交。

方义：肥胖多责之脾胃肠腑，中脘乃胃募、腑会，曲池为手阳明大肠经的合穴，天枢为大肠的募穴，上巨虚为大肠的下合穴，四穴合用可通利肠腑，降浊消脂；大横健脾助运；阴陵泉分利水湿，蠲化痰浊；支沟疏调三焦，清泻胃腑；内庭、丰隆为化痰要穴；诸穴共用可收健脾胃、利肠腑、化痰浊、消浊脂之功。

加减：胃肠腑热加合谷清泻胃肠；脾胃虚弱加脾俞、足三里健脾利湿；真元不足加肾俞、关元益肾培元；少气懒言加太白、气海补中益气；心悸加神门、心俞宁心安神；胸闷加膻中、内关宽胸理气；嗜睡加照海、申脉燮理阴阳。

操作：脾俞、三焦俞、肾俞、心俞穴不可直刺、深刺，以免伤及内脏；脾胃虚弱、真元不足者可灸天枢、上巨虚、阴陵泉、三阴交、气海、关元、脾俞、足三里、肾俞等穴；其他腧穴视患者肥胖程度及取穴部位的不同而比常规刺深 0.5 ~ 1.5 寸。每日 1 次。

**2. 其他疗法**

耳针：取口、胃、脾、肺、三焦、饥点、内分泌、皮质下等穴。每次选 3 ~ 5 穴，毫针浅刺，中强刺激，留针 30 分钟，每日或隔日 1 次；或用埋针法、药丸贴压法，留置和更换时间视季节而定，其间嘱患者餐前或有饥饿感时，自行按压穴位 2 ~ 3 分钟，以增强刺激。

【按语】

（1）针灸对单纯性肥胖有较好疗效，在取得疗效后应巩固治疗 1 ~ 2 个疗程，以防体重回升。

（2）指导患者改变不良的饮食和生活习惯。食物宜清谈，少食肥甘厚腻及煎炸之品。用餐须细嚼慢咽，限定食量，少吃零食。忌过度睡眠，坚持适度的体力劳动和体育运动。

# 第七章　骨伤科疾病

## 第一节　扭　伤

扭伤是指肢体关节或躯体的软组织损伤，如肌肉、肌腱、韧带、血管等扭伤，而无骨折、脱臼、皮肉破损的证候。属于中医学"伤筋"范畴。大多发生于关节部位。其病因多由剧烈运动或持重过度、跌仆、牵拉及过度扭转，使受外力的关节超越正常活动范围而引起的关节周围软组织损伤，经气运行受阻，气血瘀滞，而致局部肿痛，甚至关节活动受限。

【临床表现】

扭伤部肿胀疼痛，在伤部肌肤见有红、青、紫等色。新伤局部微肿、肌肉压痛，表示伤势较轻；如红肿疼痛，关节屈伸不利，表示伤势较重。陈伤一般肿胀不明显，常因风寒湿邪侵袭而反复发作。扭伤部位常发生于颈、肩、肘、腕、腰、髀、膝、踝等处。

【治疗方法】

**1. 基本治疗**

治则：通经活络、消肿止痛，针刺为主（陈伤者可灸），泻法。

处方：以局部和邻近取穴为主。

(1) 颈部：大椎、天柱、风池、后溪。

(2) 肩部：肩髃、肩髎、臑俞、肩贞。

(3) 肘部：曲池、小海、天井、合谷。

(4) 腕部：阳池、阳溪、阳谷、外关。

(5) 腰部：水沟、后溪、肾俞、腰阳关、委中。

(6) 髀部：环跳、秩边、承扶。

(7) 膝部：膝眼、鹤顶、梁丘、阳陵泉。

（8）踝部：解溪、昆仑、申脉、丘墟。

方义：以扭伤部位局部及邻近取穴为主，可有效地发挥疏通经络、行气活血、消肿止痛的作用，使患处损伤组织功能恢复正常。

加减：各部损伤均可加阿是穴。

操作：各部腧穴按常规操作。陈旧性损伤可在针刺的基础上加灸。

**2. 其他疗法**

（1）刺络拔罐：取阿是穴。先用三棱针点刺，或用皮肤针重叩出血，然后再加拔火罐。适用于新伤局部血肿明显、陈伤瘀血久留、寒邪袭络等病证。

（2）耳针：取相应部位敏感点、神门、皮质下。毫针中等刺激，捻针时让患者同时活动受伤部位的关节，留针 30 分钟。每日或隔日 1 次。

【按语】

（1）针灸治疗软组织扭挫伤效果良好。受伤后适当限制扭伤局部的活动，避免加重损伤。应在医生指导下进行活动，有利于血液的流通，加速功能的恢复。

（2）扭伤早期应配合冷敷止血，然后予以热敷，以助消散。

（3）病程长者，要注意局部护理，进行适当运动，避免再度扭伤。局部要注意保暖，避免风寒湿邪的侵袭。

# 第二节　腰　痛

腰痛又称"腰脊痛"，是以自觉腰部疼痛为主症的一类病证。腰痛的病因非常复杂，临床上常见于西医学的腰部软组织损伤、肌肉风湿、腰椎病变、椎间盘病变及部分内脏病变等。

中医学认为，腰痛病因主要与感受外邪、跌仆损伤和劳欲太过等因素有关。感受风寒，或坐卧湿地，或长期从事较重的体力劳动，或腰部闪挫撞击伤未全恢复，均可导致腰部经络气血阻滞，不通则痛。素体禀赋不足，或年老精血亏衰，或房劳过度，损伐肾气，"腰为肾之府"，腰部脉络失于温煦、濡养，可致腰痛。腰部从经脉循行上看，主要归足太阳膀胱经、督脉、带脉和肾经（贯脊属肾）所主，故腰脊部经脉、经筋、络脉的不通和失荣是腰痛的主要病机。

【临床表现】

本病以腰部疼痛为主要表现。疼痛在腰脊正中部，为督脉病证；疼痛部位在腰脊两侧，为足太阳经证。

腰椎 X 线片、CT、妇科相关检查有助于本病的诊断。

**1. 寒湿腰痛**

腰部有受寒史，值天气变化或阴雨风冷时加重，腰部冷痛重着、酸麻，或拘挛不可俯仰，或痛连臀腿。

**2. 瘀血腰痛**

腰部有劳伤或陈伤史，劳累、晨起、久坐加重，腰部两侧肌肉触之有僵硬感，痛处固定不移。

**3. 肾虚腰痛**

腰眼（肾区）隐隐作痛，起病缓慢，或酸多痛少，乏力易倦，脉细者，为足少阴经证，即肾虚腰痛。

【治疗方法】

**1. 基本治疗**

治则：寒湿腰痛温经散寒，瘀血腰痛活血化瘀，均针灸并用，泻法；肾虚腰痛益肾壮腰，针灸并用，补法。

处方：委中、肾俞、大肠俞、阿是穴。

方义：委中是腰背两支足太阳经在腘窝的汇合点，"腰背委中求"，可疏调腰背部经脉之气血；腰为肾之府，肾俞可壮腰益肾。大肠俞、阿是穴可疏通局部经脉、络脉及经筋之气血，通经止痛。

加减：寒湿腰痛加腰阳关温阳散寒；瘀血腰痛加膈俞活血化瘀；肾虚腰痛加命门益肾壮腰。

操作：诸穴均常规操作。

**2. 其他疗法**

（1）皮肤针：选择腰部疼痛部位，用梅花针叩刺出血，加拔火罐。适用于寒湿腰痛和瘀血腰痛。

（2）耳针：取患侧腰骶椎、肾、神门，毫针刺后嘱患者活动腰部；或用揿针埋藏或用王不留行籽贴压。

【按语】

（1）针灸治疗腰痛因病因不同，疗效常有差异。风湿性腰痛和腰肌劳损疗效最好；腰椎病变和椎间盘突出引起的腰痛，针灸可明显缓解症状；腰部小关节周围的韧带撕裂疗效较差；内脏疾病引起的腰痛要以治疗原发病为主，因脊柱结核、肿瘤等引起的腰痛，不属针灸治疗范围。

（2）平时常用两手掌根部揉按腰部，早晚一次，可减轻腰痛和防止腰痛。

（3）对于椎间盘突出引起的腰痛可配合推拿、牵引等方法。

# 第三节　坐骨神经痛

坐骨神经痛是指多种病因所致的沿坐骨神经通路的病损，腰、臀、大腿后侧、小腿后外侧及足外侧以疼痛为主要症状的综合征，通常分为根性坐骨神经痛和干性坐骨神经痛两种，临床上以根性坐骨神经痛多见。

中医学对本病早有认识，古代文献中称为"坐臀风""腿股风"及"腰腿痛"等。在《灵枢·经脉》中记载足太阳膀胱经的病候时曰："脊痛，腰似折，髀不可以曲，腘如结，腨如裂……"形象地描述了本病的临床表现。中医学认为因腰部闪挫、劳损、外伤等原因，可损伤筋脉，导致气血瘀滞，不通则痛。久居湿地，或涉水冒雨，汗出当风，衣着单薄等，风寒湿邪入侵，痹阻腰腿部；或湿热邪气浸淫，或湿浊郁久化热，或机体内蕴湿热，流注膀胱经者，均可导致腰腿痛。

【临床表现】

本病以腰或臀、大腿后侧、小腿后外侧及足外侧出现放射性、电击样、烧灼样疼痛为主症，主要属足太阳、足少阳经脉及经筋病证。

根性坐骨神经痛的病位在椎管内脊神经根处，常继发于腰椎间盘突出症、腰椎管狭窄、脊柱炎、脊柱裂（结核）等，主要表现为自腰向一侧臀部、大腿后侧、小腿外侧直至足背外侧放射；腰骶部、脊柱都有固定而明显的压痛、叩痛；小腿外侧、足背感觉减退，膝腱跟腱反射减退或消失，咳嗽等腹压增加时疼痛加重，肌肉无萎缩。

干性坐骨神经痛的病变部位在椎管外沿坐骨神经走行部，常见于骶髂关节炎、髋关节炎、臀部损伤、盆腔炎及肿物、梨状肌综合征等疾病；腰痛不明显，臀部以下沿坐骨神经走行疼痛；在坐骨孔上缘、坐骨结节与大转子之间、腘窝中央、腓骨小头下、外踝等处有压痛；小腿外侧足背感觉减退，跟腱反射减退或消失，腹压增加时无影响，肌肉无力甚至轻度萎缩。

腰椎 X 线片、肌电图、CT 等检查，有助于本病的诊断。

【治疗方法】

**1. 基本治疗**

治则：疏经通络、行气止痛，针灸并用，泻法。

处方：

（1）足太阳经型：秩边、承扶、殷门、委中、承山、昆仑。

（2）足少阳经型：环跳、风市、膝阳关、阳陵泉、悬钟、足临泣。

方义：由于坐骨神经痛有沿足太阳经、足少阳经放射疼痛两种情况，故循经取足太阳经穴和足少阳经穴以疏导两经闭阻不通之气血，达到"通则不痛"的治疗目的。

加减：有腰骶部疼痛者，加肾俞、大肠俞、腰阳关、腰夹脊、阿是穴疏调腰部经络之气；与天气变化有关者，加灸大椎、阿是穴温经止痛；气滞血瘀者，加膈俞、合谷、太冲化瘀止痛。

操作：诸穴均用提插捻转泻法，以沿腰腿部足太阳、足少阳经向下放射感为度，不宜多次重复。

**2. 其他疗法**

（1）刺络拔罐：用皮肤针叩刺腰骶部及在压痛点刺络出血，加拔火罐。

（2）电针：根性：腰 4～5 夹脊，阳陵泉或委中。干性：秩边或环跳，阳陵泉或委中。进针后通电，采用密波或疏密波，刺激量逐渐由中度到强度。

【按语】

（1）坐骨神经痛如由肿瘤、结核等原因引起，应治疗其原发病；腰椎间盘突出引起的可配合牵引或推拿治疗。

（2）急性期应卧床休息，椎间盘突出者须卧硬板床，腰部宜束阔腰带。

（3）平时注意保暖。劳动时须采取正确姿势。

# 第四节　落　枕

落枕是指患者颈项部强痛、活动受限的一种病证。又称"失枕""失颈"。本病可发生在任何年龄，但多见于成年人，中老年患者发生落枕往往是颈椎病变的信号，且易反复发作。西医学的颈肌劳损、颈肌风湿、颈部扭挫伤、颈椎退行性变等疾病，所引起的颈项强痛、活动障碍，可参考本节施治。

中医学认为本病多由睡眠姿势不当，或枕头高低不适，引起颈部气血不和，筋脉拘急而致病。也可由颈部扭伤、外伤或风寒侵袭项背，局部经气不调而致。西医学认为，该病主要是颈部肌肉长时间过分牵拉而发生痉挛所致，也可见于颈椎小关节滑膜嵌顿、半脱位或肌肉筋膜的炎症。

【临床表现】

一般多在早晨起床后，突感一侧颈项强痛，不能俯仰转侧，疼痛可向同侧肩背及上肢扩散。检查时，局部肌肉痉挛，压痛明显，但无红肿。

痛在项背，头部俯仰受限，不能左右回顾，项背部压痛明显者，病变以督脉、太阳经为主；痛在颈臂，颈部不能侧弯和左右转动，颈的侧部压痛明显者，病变以少阳经为主。

【治疗方法】

**1. 基本治疗**

治则：舒筋活络、行气止痛，针灸并用，泻法。

处方：落枕穴、后溪、悬钟、阿是穴。

方义：落枕穴是治疗落枕的经验有效穴，有活血通络、解痉镇痛的作用；后溪属手太阳经，又为八脉交会穴，通于督脉，针之可疏通项背部经气；悬钟是足少阳经穴，能疏通经络，宣通气血；阿是穴可疏通局部经气，使脉络通畅，通则不痛。

加减：病及督脉、太阳经可加大椎、天柱、肩外俞；病及少阳经者可加风池、肩井。

操作：常规针刺，同时嘱患者在行针中向前后左右活动颈项部；由风寒所致者，局部加灸。

**2. 其他疗法**

（1）指针：取患侧承山穴。医者以拇指尖重掐，至局部酸胀，边指掐边让患者活动颈部。适宜于病证初始。

（2）皮肤针：叩刺颈项强痛部位及肩背部压痛点，使局部皮肤潮红。每日1次。

（3）拔罐：取大椎、肩井、天宗、阿是穴。疼痛轻者，直接拔罐，每日1次。疼痛较重者，可先在局部用皮肤针叩刺出血，然后再拔火罐；也可行走罐法。每日1次。

（4）耳针：取颈、颈椎、神门。毫针浅刺，留针30分钟，间歇行捻转泻法，并嘱患者活动颈项部。

【按语】

（1）针灸治疗落枕，疗效快而显著。治疗的关键在于局部取穴强调"以痛为输"，远端穴位要用强刺激，并令患者配合颈项部运动。

（2）注意保持正确的睡眠姿势；枕头高低适中，枕于颈项部；避免风寒等外邪的侵袭。

# 第五节　颈椎病

颈椎病又称"颈椎综合征"，是增生性颈椎炎、颈椎间盘脱出及颈椎间关节、韧带等组织的退行性改变刺激和压迫颈神经根、脊髓、椎动脉和颈部交感神经等而出现的一种综合征。其部分症状分别见于中医学的"头痛""眩晕""项强""痹证""颈筋急""颈肩痛"等病证中。好发于40～60岁人群。

西医学认为颈椎间盘慢性退变（髓核脱水、弹性降低、纤维环破裂等），椎间隙变窄，椎间孔相应缩小，椎体后缘唇样骨质增生引起颈脊髓、神经根及椎动脉压迫和刺激而致颈椎病。

中医学虽无颈椎病之病名，但对本病早有认识。中医学认为本病因年高体弱，肝肾不足，筋骨失养；或久坐耗气，劳损筋肉；或感受外邪，客于经脉，或扭挫损伤，气血瘀滞，经脉痹阻不通所致。

【临床表现】

本病发病多较缓慢，临床以头、颈项、肩、手臂及前胸等部疼痛，并可有进行性肢体感觉及运动功能障碍为主要特征。轻者头晕、头痛，恶心，颈肩疼痛，上肢疼痛、麻木无力。重者可导致瘫痪，甚至危及生命。其病变好发于 $C_5 \sim C_6$，其次是 $C_6 \sim C_7$、$C_4 \sim C_5$ 之间的椎间盘。颈椎病按其受压部位的不同，一般可分为神经根型、脊髓型、交感型、椎动脉型、混合型等。开始常以神经根症状为主要表现，逐渐出现椎动脉、交感神经及脊髓功能或结构上的损害，并引起相应的临床表现。X 线颈椎摄片，可见颈椎体有唇状骨刺突出，小关节及椎间孔周围骨质密度增加，颈椎前突曲度消失，呈颈强直。根据病因、临床表现中医学常将其分为以下几类。

**1. 风寒痹阻证**

颈、肩、上肢窜痛麻木，以痛为主，头有沉重感，颈部僵硬，活动不利，恶寒畏风。舌淡红，苔薄白，脉弦紧。

**2. 血瘀气滞证**

颈肩部、上肢刺痛，痛处固定，伴有肢体麻木。舌质暗，脉弦。

**3. 痰湿阻络证**

头晕目眩，头重如裹，四肢麻木不仁，纳呆泛呕。舌暗红，苔厚腻，脉弦滑。

**4. 肝肾不足证**

眩晕头痛，耳鸣耳聋，失眠多梦，肢体麻木，面部烘热。舌红少苔，脉弦细。

**5. 气血亏虚证**

头晕目眩，倦怠乏力，面色苍白，心悸气短，颈项疼痛，喜揉喜按，四肢麻木，肌力减退或肌肉萎缩。舌淡，苔少或薄白，脉细弱无力。

【治疗方法】

（一）分期时间划分

根据项痹（颈椎病）的病情演变过程和临床实际情况，依据发病治疗时间及病情轻重分为急性期、缓解期、康复期。急性期的治疗时间基本为 5 ~ 7 天，患者病情急性发作，表现为颈项部剧烈疼痛或伴有患侧上肢放射性疼痛麻木、严重影响工作生活，或持物无力，恶心欲呕，颈部活动明显受限；缓解期的治疗时间为 7～15 天，此期为患者急性期经治疗后疼痛等症状得到缓解，颈部活动有所改善，病情趋于稳定；康复期为 15 天以后，此期患者经治疗疼痛等症状基本消失，颈部活动明显改善，但病情不稳定。

（二）分期分型治疗

**1. 急性期**

（1）针刺法

治则：舒筋通络、活血止痛。

处方：后溪、落枕、昆仑、太溪、曲池、下极泉、缺盆、颈夹脊（病变节段及上下节段）、风池、大椎。

方义：颈夹脊、风池、大椎、缺盆为局部选穴，可疏调颈部气血，舒筋骨，通经络；后溪、昆仑属手足太阳经，且后溪为八脉交会穴，通督脉，两穴上下相配，功在疏导颈项、肩胛部气血。落枕为经验穴，太溪、曲池、下极泉为循经取穴，疏调经络气血。

证型加减：风寒痹阻证加风门、大椎祛风散寒；血瘀气滞证加合谷、膈俞行气活血；痰湿阻络证加丰隆、中脘、阳陵泉祛湿化痰；肝肾不足证加肝俞、肾俞补益肝肾；气血亏虚证加气海、足三里、血海益气活血。

症状加减：伴后枕部疼痛加天柱、列缺；巅顶头痛加百会、太冲；偏头痛明显者加率谷、太阳、足临泣。

操作：颈夹脊穴向颈椎75°斜刺，施平补平泻法。下极泉直刺 1.5～2.5 寸，使针感向项、肩臂部传导；大椎穴直刺 1～1.5 寸，使针感向肩臂部传导，其他穴位按常规针刺。留针 25 分钟，每日 1 次。

（2）温针灸

取穴：颈夹脊（病变及上下节段）、肩井、肩髃、阿是穴。

操作：每次取 2～3 穴，针柄放置艾炷，每穴灸 2～3 壮，每日 1 次。

**2. 缓解期**

（1）针刺法

治则：舒筋活络、通经止痛。

处方：颈夹脊（病变及上下节段）、胸椎夹脊穴（胸 1～4）、大椎、风池、天柱、下极泉。

方义：颈夹脊、风池、大椎、天柱为局部选穴，可疏调颈部气血，舒筋骨，通经络；胸椎夹脊穴可疏导颈项及肩胛后背部气血。下极泉为循经取穴，疏调经络气血。

证型加减：风寒痹阻证加风门、大椎祛风散寒；血瘀气滞证加合谷、膈俞行气活血；痰湿阻络证加丰隆、中脘、阴陵泉祛湿化痰；肝肾不足证加肝俞、肾俞补益肝肾；气血亏虚证加气海、足三里、血海益气活血。

症状加减：肩背板滞配穴选秉风、肩髃、曲垣；疼痛麻木沿阳明经放射者配穴选手三里、合谷穴；沿少阳经放射者加外关、中渚穴；沿太阳经放射者加支正穴；头痛者加百会、四神聪、昆仑。

（2）特色针法

操作：颈夹脊穴向颈椎75°斜刺，胸椎夹脊穴向胸椎75°斜刺，施平补平泻法，下极泉直刺1.5～2.5寸，使针感向项、肩臂部传导；大椎穴直刺1～1.5寸，使针感向肩臂部传导；其他穴位按常规针刺。留针25分钟，每日1次。

**3. 康复期**

（1）针刺法

治则：通督强脊，扶阳固本。取穴以阳明、太阳、督脉为主。

处方：百会、大椎、天柱、四神聪、风池、颈夹脊、肾俞、足三里、颈臂穴。

方义：颈夹脊、风池、百会、大椎、天柱为局部选穴，可疏调颈部气血，舒筋骨，通经络；四神聪安神止痛，肾俞、足三里补肾健脾，扶阳固本。

操作：常规消毒后，将针刺入穴位浅层，缓缓深入到一定程度，以中等强度进行提插捻转，要求有酸麻胀痛感，百会、肾俞、足三里用补法，其余穴位平补平泻，留针20～30分钟，每日1次。

（2）特色针法

颈臂穴（在锁骨内1/3与外2/3交点向上1寸，胸锁乳突肌锁骨头后缘处）针刺，将针刺入穴位浅层，缓缓深入到一定程度，以中等强度进行提插捻转，患者会出现肩臂部触电感和麻木感，当患者出现上肢肌肉跳动或抽动1～3次后出针，不留针。

（三）其他疗法

（1）皮肤针：叩打大椎、大杼、肩中俞、肩外俞，使皮肤发红并有少量出血，然后加拔火罐，使出少量瘀血。

（2）耳针：取颈椎、肩、颈、神门、交感、肾上腺、皮质下、肝、肾。每次选3～4穴，毫针强刺，留针20～30分钟，每日或隔日1次；亦可用王不留行籽贴压，每2～3日一换。

（3）电针：取大椎、风池、肩中俞、大杼、颈部夹脊穴、天宗。每次选用2～4穴，针刺得气后，接通电针仪，刺激20分钟。每日1次。

（4）穴位注射：取大杼、肩中俞、肩外俞、天宗。用1%普鲁卡因2 mL，或维生素 $B_1$ 100 mg、维生素 $B_{12}$ 0.5～1 mg注射，每穴注射0.5 mL。每日1次。

【按语】

（1）针灸治疗颈椎病有一定疗效，对于缓解颈项痛、肩背痛、上肢痛、头晕头痛等，效果尤为明显。可单用针灸，也可配合按摩、外敷、熏洗或内服药物等。

（2）长期伏案或低头工作者，要注意颈部保健。工作1～2小时后要活动颈部，或自我按摩，放松颈部肌肉。

（3）落枕会加重颈椎病病情，故平时应注意正确睡眠姿势，枕头高低要适中，枕于颈项部。并注意颈部保暖，避免风寒之邪侵袭。

# 第六节　肩关节周围炎

肩关节周围炎简称"肩周炎"，是指肩部酸重疼痛及肩关节活动受限、强直的临床综合征。属于中医学的"肩痹"范畴。中医根据其发病原因、临床表现和发病年龄等特点，而有"漏肩风""肩凝症""冻结肩""五十肩"之称。本病女性发病率高于男性。

西医学认为，肩周炎的发病与慢性劳损有关，患者可有外伤史。一般认为此病主要病理系慢性退行性改变，多继发于肱二头肌腱鞘炎、冈上肌腱炎、冈上肌腱破裂或肩峰下滑囊炎。某些患者与感染性病灶或内分泌功能有关。

中医学认为，本病的病变部位在肩部的经脉和经筋。五旬之人，正气不足，营卫渐虚，筋骨衰颓，复因局部感受风寒，或劳累闪挫，或习惯偏侧而卧，筋脉受到长期压迫，遂致气血阻滞而成肩痹。肩痛日久，由于局部气血运行不畅，蕴郁而生湿热，以致患处发生轻度肿胀，甚则关节僵直，肩臂不能举动。

【临床表现】

本病早期以剧烈疼痛为主，功能活动尚可；后期则以肩部功能障碍为主，疼痛反而减轻。

初病时单侧或双侧肩部酸痛，并可向颈部和整个上肢放射，日轻夜重，患肢畏风寒，手指麻胀。肩关节呈不同程度僵直，手臂上举、外旋、后伸等动作均受限制。病情迁延日久，常可因寒湿凝滞、气血痹阻导致肩部肌肉萎缩而疼痛反而减轻。

本病以肩前中府部疼痛为主，后伸疼痛加剧者，证属太阴经证；以肩外侧肩髃、肩髎处疼痛为主，三角肌压痛，外展疼痛加剧者，证属阳明、少阳经证；以肩后侧疼痛为主，肩内收时疼痛加剧，证属太阳经证。

【治疗方法】

**1. 基本治疗**

治则：舒筋通络、行气活血，针灸并用，泻法。

处方：肩髃、肩前、肩贞、阿是穴、阳陵泉、中平穴。

方义：治疗肩周炎局部近取肩髃、肩前、肩贞，是谓"肩三针"，配局部阿是穴，针加艾灸，可祛风散寒、舒筋通络；循经远取阳陵泉能舒筋活络、通经止痛；中平穴系现代新发现的治疗肩周炎的经验效穴。诸穴远近相配，使病邪得祛，筋脉舒通，气血调和，疼痛自止。

加减：证属太阴经者加尺泽、阴陵泉；证属阳明、少阳经者加手三里、外关；证属太阳经者加后溪、大杼、昆仑；痛在阳明、太阳者配条口透承山。

操作：肩前、肩贞要把握好针刺角度和方向，切忌向内斜刺、深刺；阳陵泉可深刺或透向阴陵泉；条口透承山可用强刺激，并令患者活动肩部；余穴均按常规操作。局部畏寒发凉可加灸；针后肩部还可加拔火罐，并行走罐。每天1次。

**2. 其他疗法**

（1）芒针：取肩髃透极泉、肩贞透极泉、条口透承山等。肩不能抬举者，可局部多向透刺，使肩能抬举。条口透承山时，边行针边令患者活动患肢，动作由慢到快，用力不宜过猛，以免引起疼痛。

（2）刺络拔罐：对肩部肿胀疼痛明显而瘀阻浅表者，可用皮肤针中、强度叩刺患部，使局部皮肤微微渗血，再加拔火罐；如瘀阻较深者，可用三棱针点刺 2~3 针，致少量出血，再加拔火罐，使瘀血外出，邪去络通。每周治疗 2 次。

（3）耳针：取肩、肩关节、锁骨、神门、对应点等穴。每次选 3~4 穴，毫针强刺激，留针 30 分钟，每日 1 次；也可用王不留行籽贴压，2~3 天更换 1 次。

（4）电针：取肩髃、肩髎、肩前、天宗、曲池、外关等穴。每次选择 1~2 组腧穴，接通电针仪，早期用连续波、后期用断续波强刺 10~15 分钟。每日 1 次。

【按语】

（1）针灸治疗肩周炎有较好的疗效。但必须明确诊断，排除肩关节结核、肿瘤、骨折、脱臼等其他疾病，并与颈椎病、内脏病等引起的关联痛相区别。

（2）把握针灸治疗时机。一般病程越短效果越好，对组织产生粘连、肌肉萎缩者，应结合推拿治疗，以提高疗效。

（3）自主锻炼和被动锻炼是配合针灸治疗、早日恢复肩关节功能不可缺少的环节。必须强调适当进行肩部功能练习，每日做 2~3 次"爬墙"活动。

（4）注意肩部保暖，避免风寒侵袭。

# 第七节　肘　劳

肘劳是以肘部疼痛、关节活动障碍为主症的疾病，俗称"网球肘"。属于中医学"伤筋""痹证"的范畴，相当于西医学的肱骨外上髁炎（或称"肱骨外上髁综合征"）。多因前臂旋转用力不当，而引起肱骨外上髁桡侧伸肌腱附着处劳损，是常见的肘部慢性损伤。多见于从事旋转前臂、屈伸肘关节和肘部长期受震荡的劳动者，如打字员、网球运动员、木工、钳工、矿工等。中年人发病率较高，男女之比为 3∶1，右侧多于左侧。

中医学认为，劳累汗出，营卫不固，寒湿侵袭肘部经络，则使之气血阻滞不畅；或努力负重，尤其是长期从事旋前、伸腕等剧烈活动，使筋脉损伤，瘀血内停等均能导致肘部经气不通，不通则痹痛不止。

【临床表现】

起病缓慢，肘关节前外侧逐渐出现疼痛，握物无力，用力握拳及做前臂旋转动作如绞毛巾时疼痛加剧。严重时疼痛可向前臂或肩臂部放射。局部红肿不明显，肘关节活动正常，在肘关节外侧，肱骨外上髁，肱桡关节或桡骨头前缘等处可找到一个局限而敏感的压痛点。在腕关节背伸时于手背加压可引起疼痛。

【治疗方法】

**1. 基本治疗**

治则：舒筋活血、通络止痛，针灸并用，泻法。

处方：以局部取穴为主。曲池、肘髎、手三里、手五里、阿是穴。

方义：肘劳好发于肘外侧，此乃手阳明经脉所过之处，阳明为多气多血之经，又"主润宗筋"，对劳损引起的肘关节疼痛，取手阳明经曲池、肘髎、手三里、手五里旨在疏通经络气血，配用阿是穴以祛邪活络、舒筋止痛。

加减：前臂旋前受限者加下廉；前臂旋后受限者加尺泽；肘内侧疼痛加少海；肘尖疼痛加天井。

操作：经穴按常规针刺，阿是穴可多向透刺或多针齐刺，留针 20～30 分钟。可同时施灸，针后也可在痛点拔一小火罐。

**2. 其他疗法**

（1）火针：取阿是穴（可取 1～2 个痛点），常规消毒后，将火针置酒精灯上烧红，迅速点刺。3～5 日后，如仍有疼痛则再点刺 1 次。

（2）刺络拔罐：先用皮肤针在局部叩刺，至局部皮肤渗血，再用小火罐拔 5 分钟左右，使之出血少许。每日或隔日 1 次。

（3）耳针：取相应部位敏感点、神门、皮质下、肾上腺等。留针 15～30 分钟。每日或隔日 1 次；或用皮内针埋藏 24 小时。疼痛剧烈者，也可用三棱针或粗毫针点刺耳尖和相应部位敏感点出血。

（4）电针：选 1～2 组腧穴，针刺后接通电针仪，用连续波或疏密波强刺 10～15 分钟。

（5）穴位注射：取阿是穴。用泼尼松 25 mg 加 1% 普鲁卡因注射液 2 mL 注入。7 日后如仍有疼痛，可再注射 1 次。

【按语】

（1）针灸治疗本病效果满意，一般几次即可见效。

（2）治疗期间应避免肘部过度用力。急性发作者应绝对避免肘关节运动。病程较长，局部肌腱或组织发生粘连者，可配合推拿，并做适当的活动，有利于康复。

（3）注意局部保暖，免受风寒。劳逸结合，减少局部强烈运动，避免加重局部组织的损伤。

# 第八节　腱鞘囊肿

腱鞘囊肿是筋膜部位发生的囊状肿物，以腕关节多见，也可发生于手掌指关节和足趾的背面、腘窝等处。属于中医的"筋瘤""筋结"等范畴。本病好发于青壮年，多见于女性。西医学认为本病原因不明，但与外伤、劳损有关。腱鞘、关节囊受损，引起局部炎性肿胀，腱鞘、关节囊积液，变薄、扩张，而逐渐形成囊肿。

中医学认为本病多由劳作伤筋，经气阻滞，血行不畅，瘀血内停；或遭受外伤，经脉受损，气血凝滞而逐渐形成囊肿。

【临床表现】

腕关节、手指背侧或掌面，足及趾的背面、腘窝出现圆形肿块，突出体表，大小不一，小如黄豆，大如核桃，表面光滑，边界清楚，与皮肤无粘连，推之能活动，触之有囊性感或较硬，压之稍有酸痛感。患肢可有轻度酸痛及乏力感。除局部症状外，一般无全身症状，关节功能不受限或轻度受限。

【治疗方法】

**1. 基本治疗**

治则：行气活血、化瘀散结，以针刺为主，泻法。

处方：囊肿局部。

方义：治疗本病局部取用阿是穴可疏通局部经气，具有舒筋活血、通络散结的作用。

加减：伴有上、下肢酸痛无力者，可按酸痛部位循经选取相应腧穴，以活血通络、舒筋止痛。

操作：用毫针在囊肿四周呈45°分别向囊底刺入，穿透囊壁，行提插捻转泻法，留针10分钟；或在囊肿高点处进针，直刺穿透囊壁，行提插捻转泻法，然后将针上提，向四周斜刺，穿透囊壁，行提插捻转泻法。出针时摇大针孔，用手指由轻而重挤压囊肿片刻，将囊液尽可能全部挤出，最后用消毒棉球加压敷盖。如果囊肿复发可再行针刺。

**2. 其他疗法**

（1）火针：在囊肿上选2~3个点做标记，待火针烧红后，迅速点刺。出针后，用手指由轻而重挤出囊液，并用消毒棉球加压敷盖。

（2）温针：将囊肿及其周围皮肤常规消毒，于囊肿中央直刺1针，并施温针灸法；另于囊肿四周朝向囊肿中心各刺1针。针后于囊肿处加压，挤出囊液，包扎数日。

【按语】

（1）针灸治疗本病有良效，可作为首选之法。

（2）操作时要注意局部严密消毒，防止感染。针刺后最好于囊肿处加压包扎3~5天，以加速吸收。如囊肿复发，再予针治，依然有效。

（3）治疗期间和治愈之后1个月内，应注意休息，避免过劳。平时也应注意劳逸结合，避免肌腱、关节囊受损。局部保暖，避免寒湿的侵入。

# 第九节　外伤性截瘫

外伤性截瘫是指由外伤而致的脊髓横断性病变，属中医学中"痿证"的范畴。临床多见于胸椎、腰椎压缩性骨折、粉碎性骨折或合并脱位后脊髓受损。其症状常因脊髓损伤的部位不同而不同。

中医学认为，肾经贯脊属肾，络膀胱，督脉贯脊，入络脑，二脉与脊髓和脑关系极为密切。因此，脊髓受损则肾督二脉之气阻遏，气血运行不畅，筋骨失养，必致肢体麻木，痿瘫不用。本病早期由于外伤致瘀，经脉瘀阻，气血运行不畅，多偏于实证，瘫痪多呈弛缓性；日久瘀血不去则新血不生，由实转虚，或虚实夹杂，瘫痪多呈痉挛性。

【临床表现】

根据脊髓损伤部位的不同，出现损伤水平以下的截瘫。胸段损伤可引起双下肢痉挛性瘫痪，腰段以下损伤可出现下肢弛缓性瘫痪，同时伴有损伤水平以下各种感觉缺失，还可伴有尿潴留或尿失禁，大便秘结或失禁，患肢皮肤干燥、脱屑、汗腺分泌功能异常等。颈脊髓前方受压严重者，可引起前侧脊髓综合征，有时可出现四肢瘫痪，但下肢和会阴部仍有位置觉和深感觉。脊髓半横切损伤，损伤平面以下同侧肢体运动及深感觉消失，对侧肢体痛觉和温度觉消失。

通过 X 线或 CT 检查，可明确病变部位，并排除其他原因引起的截瘫。

**1. 经脉瘀阻**

伤肢肌肉松弛，萎废不用，麻木不仁，二便不通，舌苔黄腻，脉弦细涩。

**2. 肝肾亏虚**

伤肢肌肉萎缩，拘挛僵硬，麻木不仁，头晕耳鸣，腰膝酸软，二便失禁，舌红少苔，脉象弦细。

【治疗方法】

**1. 基本治疗**

治则：疏通督脉，调和气血，针刺为主，平补平泻。

处方：损伤脊柱上、下 1～2 个棘突的督脉穴及其夹脊穴、环跳、委中、阳陵泉、足三里、悬钟、三阴交。

方义：外伤性截瘫多系督脉受损，督脉"并于脊里"，取损伤脊柱上、下 1～2 个棘突的督脉穴及其夹脊穴可激发受损部位的经气，调和气血，有促进神经功能恢复的功用；环跳、委中、阳陵泉、足三里可调理经气，舒筋活络，对肢体运动功能的恢复有较好的作用；悬钟是髓会，是治疗下肢痿躄的常用穴；三阴交是足三阴经之交会穴，针之补肝肾、养气血、通经脉、强筋骨。

加减：经脉瘀阻加合谷、太冲、膈俞加强活血通络之力；肝肾亏虚加肝俞、肾俞补益肝肾；上肢瘫痪加肩髃、曲池、手三里、合谷、外关疏通上肢经络之气；下肢瘫痪加秩边、风市、丰隆、太冲疏通下肢经络之气；二便失禁加长强、中极、关元、肾俞、膀胱俞、大肠俞补益肾气、调理肠道；小便不通加合谷、阴陵泉调理膀胱、利尿通便。

操作：督脉穴用 28 号、2 寸毫针，向上斜刺 1.5 寸左右，如进针有阻力突然减低的感觉，或出现触电样感向二阴及下肢放射，当终止进针，以免造成脊髓新的损伤；夹脊穴可刺向椎间孔，针感向脊柱两侧或相应肢体放射，或相应部位的体腔出现紧束感；关元、中极在排小便后针刺，使针感向外生殖器放射，若尿潴留则应注意针刺深度；其他穴位按常规操作。

**2. 其他疗法**

（1）皮肤针：取督脉背腰段、足太阳经，瘫痪肢体的手足三阳经、太阴经。每次选 2～3 经，按循行部位，以中等叩刺力量逐经叩打，至皮肤潮红或隐隐出血为度。隔日 1 次。由于瘫痪侧神经调节障碍，故叩刺前必须在叩打部位严格消毒，以防针孔感染。

（2）芒针：取大椎穴至受伤平面椎体、自受伤平面脊椎两侧的夹脊穴至骶髂关节，四肢部位局部近取。刺背部自大椎沿背正中线皮下向下透刺至受伤脊椎，如遇阻力不能一次刺达要求部位时，可酌情分段透刺 2～3 针。隔日 1 次。

（3）电针：在督脉或瘫痪肢体选取 2～3 对穴位，针刺得气后接通电针仪，以断续波中弱刺激，以针刺处肌肉轻轻跳动为度，或患者微有痛麻感为度。留针 20～30 分钟。每日 1 次。适用于弛缓性瘫痪。

（4）头针：选取顶颞前斜线、顶颞后斜线、顶旁 1 线。针刺后快速捻转 1～2 分钟，再通以弱电流 15～20 分钟。

【按语】

（1）本病目前尚无满意的治疗方法，针灸对其中部分病例有一定的疗效。其恢复的程度视损伤的程度、年龄、体质、病程、治疗方法等多方面的因素而定。对于下肢穴位针刺无任何反应，经数个疗程无改善者，效果不佳。

（2）针灸治疗本病疗程较长，有的患者需要治疗数年之久，故需鼓励患者树立战胜疾病的信心，坚持治疗和功能锻炼。自主锻炼和被动锻炼是配合针灸治疗、早日康复不可缺少的环节。

（3）避免受凉，防止肺炎的发生。除经常更换体位、鼓励患者用力咳嗽外，还要每日定时保持坐位，做深呼吸运动。

（4）由于截瘫患者膀胱内总有残存余尿，或经常反复施导尿术，故还应注意避免发生泌尿系感染。

（5）加强护理，防止压疮。要求 2 小时翻身一次，用棉垫放置于身体突出部位，并用红花药酒按摩被压红的部位。

# 第十节　足跟痛

足跟痛是急性或慢性损伤引起的足跟部分以疼痛为主的一种病证。症状虽然简单，但病因复杂，且多缠绵难愈。一般多为高处落下因一次强大暴力撞击足跟底部，或走路时足跟部被高低不平的路面或小石子顶挫致伤。因职业关系长期站立于硬地板工作，或扁平足，或跑跳过多，足底跖筋膜、肌肉、韧带长期处于紧张状态，反复牵拉跟骨附着处等也可引起足跟底痛。如跳跃运动员踏跳过多，长跑运动员用前足掌蹬地多，由于跖腱膜、屈趾短肌、跖方肌及跖长韧带等反复牵拉，日久也可发病。

根据不同的伤因，可致跟底脂肪垫、滑液囊及骨膜挫伤，或跖腱膜、屈趾短肌等在跟骨结节前方附着处的牵拉伤。损伤后，跖筋膜附着处可发生充血性渗出、脂肪垫充血、肿胀，滑囊慢性炎变，跟骨骨膜增生，产生骨刺等改变。

中医学认为该病的形成是以肝肾亏虚、气血失和、筋脉失养为先决条件，复因风寒湿邪侵袭、外伤、劳损等，致使气血阻滞而成。

【临床表现】

患者多在中年以上，有急性或慢性伤史。站立或走路时，感跟底疼痛，疼痛可向前扩散到足底，足跟不敢着地。运动及行走后疼痛加重，休息减轻。检查：足跟部轻肿，压痛明显。根据压痛点可以确立病变部位：跖腱膜炎和跟骨骨刺压痛点在跟骨结节前方，脂肪垫损伤与跟骨下滑囊炎的压痛点在足根中部或稍偏内侧。踝背伸抗阻时，部分患者跟底部疼痛加重。

X 线摄片检查，早期多为阴性，晚期可见跟底骨膜增厚，或跟骨结节前方骨刺，骨刺与跖腱膜方向一致，但这并非足跟痛诊断的依据。有的患者虽有骨刺但无症状。

【治疗方法】

**1. 基本治疗**

治则：疏经通络、行瘀止痛，针灸并用，泻法或平补平泻。

处方：太溪、照海、昆仑、申脉、悬钟、阿是穴。

方义：太溪是足少阴经之原穴，足少阴"别入跟中"，配照海强筋健骨、宣痹镇痛；昆仑、申脉位于足跟部，属于足太阳经，与肾相表里，能舒筋脉，行气血；通络止痛；悬钟为八会之髓会，既可补髓壮骨，又能通经活络；阿是穴直达病所，以疏通局部经气，化瘀定痛。

加减：痛及小腿加承山、阳陵泉柔筋止痛；气虚加脾俞、足三里健脾益气；血瘀加膈俞、太冲活血祛瘀；肝肾不足加肝俞、肾俞补益肝肾。

操作：太溪、昆仑常常采取互相透刺法；申脉、照海则刺向跟底部；其他穴位常规针刺。针刺中与灸法同用，可增强疗效。

**2. 其他疗法**

（1）耳针：取足跟、肾、神门、皮质下等穴。毫针刺入，快速捻转，留针 0.5 ~ 1 小时。每日 1 次，必要时可埋针。轻者可用王不留行籽贴压耳穴，每日按压 2 ~ 3 次。

（2）头针：取顶颞后斜线上 1/5、顶旁 1 线，手捻针或加电针（疏密波），留针 30 分钟。每日 1 次。

（3）电针：选太溪、仆参。针刺得气后，接通电针仪，用断续波 5 ~ 10 分钟，每日 1 次。

【按语】

（1）针灸治疗本病疗效可靠。但对有些病例非一时能治愈，须坚持治疗，或配合其他疗法。

（2）急性期应注意休息，症状缓解后应减少站立和步行。平时宜穿软底鞋，或在患足鞋内放置海绵垫。

（3）注意劳逸结合，避免风冷潮湿。

# 第十一节　颞下颌关节功能紊乱综合征

颞下颌关节功能紊乱综合征又称"颞颌关节功能障碍综合征"，是一种常见的口腔科疾病；属于中医的"颌痛""颊痛""口噤不开""牙关脱臼"等范畴；是指颞颌关节区疼痛、弹响、肌肉酸痛、乏力、张口受限、颞颌关节功能障碍等一系列症状的综合征。多为单侧患病，亦可双侧同病。本病多见于 20 ~ 40 岁的青壮年。

本病病因尚不明了，但与情绪、外伤、劳损、寒冷刺激等有关。情绪激动、精神紧张及愤怒时咬牙切齿等，均可使颞颌关节周围肌群痉挛而致颞颌关节功能紊乱。也有因先天发育不良或外伤及经常反复过度张口引起劳损等而造成双侧颞颌关节运动不平衡而致。还有因感受寒冷刺激，使颞颌关节周围肌群痉挛所致。

中医学认为：本病因风寒外袭面颊，寒主收引，而致局部经筋拘急；或面颊外伤、张口过度，而致颞颌关节受损；或先天不足，肾气不充，牙关发育不良，均可使牙关不利，弹响酸痛。

【临床表现】

张口或闭口时颞颌关节区酸痛，强直，弹响，咀嚼无力，张口受限和下颌运动异常，少数患者并发头昏耳鸣、听力障碍等。检查时发现面部两侧不对称，张口运动时，下颌偏向患侧，在髁状突、咀嚼肌、颞肌附着处有压痛。X线检查早期常示髁状突位置不正常，后期可有关节头或关节凹改变和骨皮质不完整。

**1. 寒湿痹阻**

开口不利，咀嚼受限，关节区有弹响，咀嚼时关节区疼痛，平时酸胀麻木不适，遇寒湿风冷症状加重，舌淡、苔薄白，脉弦略紧。

**2. 肝肾不足**

开口不利，咀嚼障碍，关节区有弹响，关节区时有酸痛，头晕耳鸣，腰膝酸软，舌质红，脉细无力。

【治疗方法】

**1. 基本治疗**

治则：祛风散寒、舒筋活络，针灸并用，泻法或平补平泻。

处方：听宫、下关、颊车、合谷。

方义：听宫是手太阳经穴，且是手太阳经与手少阳经交会穴，下关、颊车是足阳明经穴，三穴均为局部近取，可疏通面部经气，是治疗颞颌关节病变的主要穴；合谷是手阳明经原穴，善治头面之疾（面口合谷收）。诸穴远近相配，共奏通经活络、祛散寒邪、开噤止痛之效。

加减：肝肾不足者加肝俞、肾俞补益肝肾；头昏头痛配风池、太阳祛风醒脑；耳鸣耳聋配耳门、翳风止鸣复聪。

操作：常规操作，得气后行泻法，使针感向面颊及颞颌关节部放射。寒湿痹阻重用灸法。每日或隔日针刺。

**2. 其他疗法**

（1）指针：取下关、颊车、听宫、颧髎（均双侧）。用食指端持续点压上述穴位，每穴点压 1~2 分钟，患侧穴位稍加用力，间歇 3~5 分钟后再依次点压。每穴点压 3~5 遍，每周 2~3 次。

（2）温针灸：取听会、听宫、下关。进针后以 1.5~2 cm 长艾段穿置于针柄上灸之。初发病者每日 1 次，病程长者隔日 1 次。

（3）耳针：选颌、肾上腺穴为主。耳鸣、耳聋配内耳、颞；头面疼痛配颞、额。毫针浅刺，快速捻转，动留针 20 分钟，隔日 1 次；或用王不留行籽贴压法。

（4）电针：取下关、颊车。进针得气行捻转泻法后，正极接颊车穴，负极接下关穴，用连续波强刺 20~30 分钟。每周 2~3 次。

【按语】

（1）针灸治疗颞颌关节功能紊乱疗效较好。若韧带松弛发生关节半脱位时应适当限制下颌骨的过度运动，脱位者应首先复位，否则针灸难以奏效。

（2）先天性颞颌关节发育不良者，应避免下颌关节的过度活动。

（3）注意饮食，不吃生硬的食物，避免下颌关节的损伤。避免风寒侵袭，平时可自我按摩，增强颞颌关节功能。

# 第八章　妇科疾病

## 第一节　月经不调

月经不调是指以月经周期异常为主症的月经病，临床有月经先期或月经后期或月经先后无定期，常伴有经量、经质、经色的异常为特征，是妇科常见病证之一。西医学的排卵型功能失调性子宫出血、生殖器炎症或肿瘤引起的阴道异常出血等疾病可参照本节。

月经先期又称"经早"或"经期超前"，其主要发病机制是气虚不固或热扰冲任，气虚则统摄无权，冲任失固，血热则流行散溢，以致月经提前而至；月经后期又称"经迟"或"经期错后"，发病机制有实有虚，实者或因寒凝血瘀，冲任不畅，或因气郁血滞，冲任受阻，致使经期延后。虚者或因营血亏损，或因阳气虚衰，以致血源不足，血海不能按时满溢；月经先后无定期又称"经乱"或"经水先后无定期"，主要病机是冲任气血不调，血海蓄溢失常，多为肝气郁滞或肾气虚衰所致。本病与肾、肝、脾三脏及冲、任二脉有密切关系。肾气充盈，肝脾调和，冲任脉盛，则经血按时而下。

【临床表现】

月经周期异常改变，常伴有经量、经色、经质的异常。包括月经先期、月经后期、月经先后无定期。诊断时应做妇科检查、卵巢功能测定、超声检查等，以明确是功能性病变还是生殖系统器质性病变。

**1. 气虚**

经期提前，色淡质稀，神疲肢倦，小腹空坠，纳少便溏，舌质淡、苔薄白，脉细弱。

**2. 血虚**

经期错后，量少，色淡质稀，小腹隐痛，头晕眼花，心悸少寐，面色苍白或萎黄，舌质淡红、苔薄少，脉细弱。

**3. 肾虚**

经期或前或后，量少，色淡质稀，头晕耳鸣，腰骶酸痛，舌质淡，苔薄，脉沉细。

**4. 气郁**

经期或前或后，量或多或少，色紫红，有血块，经行不畅，或胸胁、乳房及少腹胀痛，喜太息，苔薄白或薄黄，脉弦。

**5. 血热**

经期提前，量多，色深红或紫红，经质黏稠，心胸烦热，面赤口干，大便干，舌质红、苔黄，脉滑数者为实热证；经期提前，月经量少，色红质黏，潮热盗汗，手足心热，腰膝酸软，舌质淡红、苔薄少，脉细弱者为虚热证。

**6. 血寒**

经期错后，量少，色黯红，有血块，小腹冷痛，得热痛减，畏寒肢冷，苔白，脉沉紧。

【治疗方法】

**1. 基本治疗**

治则：气虚、血虚、肾虚者，益气养血，补肾调经，针灸并用，补法；气郁、血热者，疏肝理气、清热调经，只针不灸，泻法；血寒者，温经散寒、调理冲任，针灸并用，补泻兼施。

处方：关元、血海、三阴交。

方义：冲任失调是本病的主要病机，关元为任脉经穴，又是足三阴经的交会穴，"冲脉起于关元"，故是调理冲任的要穴；足太阴脾经穴血海与足三阴经交会穴三阴交均为妇科调理冲任要穴，可养血调经。

加减：气虚加足三里、脾俞以健脾胃益气血；血虚加膈俞以益生血之源；肾虚加肾俞、太溪调补肾气，以益封藏；气郁加太冲、期门疏肝解郁；血热加行间、地机清泻血分之热；血寒加灸归来、命门温通胞脉，活血通经。

操作：以上诸穴以常规操作为主。脾俞、膈俞穴向下或朝脊柱方向斜刺，不宜直刺、深刺；气虚或血寒者，可在腹部穴位加用一般灸法或隔姜灸。根据虚实施行相应的补泻手法。一般多在经前 5~7 日开始治疗，至下次月经来潮前再治疗，行经期间停针，连续治疗 3~5 个月经周期。若经行时间不能掌握，可于月经干净之日起针灸，隔日 1 次，直到月经来潮时为止。连续治疗 3 ~ 5 个月经周期。

**2. 其他疗法**

（1）皮肤针：在腰椎至尾椎、下腹部任脉、脾经、肝经和腹股沟，以及下肢足三阴经循行线轻轻叩刺，以局部皮肤潮红为度，每日或隔日 1 次。

（2）耳针：取子宫、皮质下、内分泌、肝、脾、肾。每次 3 ~ 5 穴，毫针中等刺激，留针 15 ~ 30 分钟，每日或隔日 1 次；也可用耳穴贴压法，2 ~ 3 日更换 1 次。

【按语】

（1）针灸治疗月经不调有一定的疗效，取效程度除了与治疗恰当与否有关外，还与原发病性质有关。针灸对功能性月经不调有较好的疗效，如是生殖系统器质性病变引起的月经不调，应及早做适当处理。

（2）治疗注意时机则有助于提高疗效。一般多在经前 5 ~ 7 天开始治疗，针至下次月经来潮前，行经期间停针。

（3）注意生活调养和经期卫生，如精神舒畅、调节寒温、适当休息、忌食生冷和辛辣食物等。

# 第二节 痛 经

痛经又称"经行腹痛"，是指在经期或经行前后，出现周期性小腹疼痛，或痛引腰骶，甚则剧痛晕厥为主要临床表现的月经病，临床以青年妇女较为多见。西医学将痛经分为原发性和继发性两种，前者系指生殖器官无明显异常者；后者多继发于生殖器官的某些器质性病变，如盆腔子宫内膜异位症、子宫腺肌病、慢性盆腔炎、子宫肌瘤等。本节的痛经常见于西医学的原发性痛经和继发性痛经。

痛经的发生与冲任、胞宫的周期生理变化密切相关。病位主要在冲、任二脉，与肝肾有关。基本病机是邪气内伏或精血素亏，正值经期前后冲任二脉气血的生理变化急剧，导致胞宫的气血运行不畅，"不通则痛"；或胞宫失于濡养，"不荣则痛"。多因情志不调，肝气郁结，血行受阻；或感受寒湿之邪，客于胞宫，气血运行不畅所致；也可因气血虚弱或肝肾不足，使胞宫失养而引起痛经。

【临床表现】

经期或经行前后小腹疼痛，随着月经周期而发作。疼痛可放射到腰骶部、股内侧、阴道或肛门等处。多在月经来潮第 1～2 天出现，一般于经期来潮前数小时即已感到疼痛，成为月经来潮之先兆。甚者疼痛难忍，或伴有面青肢冷，呕吐汗出，周身无力，以至晕厥。

进行妇科检查、盆腔 B 超扫描或腹腔镜检查有助于诊断。妇科检查原发性痛经者多无明显病变，部分患者可有子宫体极度屈曲或宫颈口狭窄。子宫内膜异位症多有痛性结节，子宫粘连、活动受限，或伴有卵巢囊肿；子宫腺肌症的子宫多呈均匀性增大，局部有压痛。盆腔 B 超扫描对子宫内膜异位症、子宫腺肌病、慢性盆腔炎的诊断有帮助，必要时可进行腹腔镜检查。

**1. 寒湿凝滞**

经前或经期小腹冷痛，得热则舒，经血量少，色紫黯有块。伴形寒肢冷，小便清长，苔白，脉细或沉紧。

**2. 气血瘀滞**

经前或经期小腹胀痛拒按，胸胁、乳房胀痛，经行不畅，色紫黯，有血块，舌紫黯或有瘀斑，脉沉弦或涩。

**3. 气血不足**

经期或经后小腹隐痛喜按，且有空坠不适之感，月经量少色淡、质清稀，神疲乏力，头晕眼花，心悸气短，舌质淡、苔薄，脉细弦。

【治疗方法】

**1. 基本治疗**

治则：寒湿凝滞、气血瘀滞者，温经散寒、行气止痛，针灸并用，泻法；气血不足者，益气养血、调补冲任，针灸并用，补法。

处方：关元、三阴交、地机、十七椎。

方义：关元为任脉经穴，与足三阴经交会，通于胞宫，针之行气活血、化瘀止痛，灸之温经散寒、调补冲任；三阴交为足三阴经的交会穴，调理脾、肝、肾；地机为足太阴脾经郄穴，足太阴经循于少腹部，阴经郄穴治血证，可调血通经止痛；十七椎是经外奇穴，治疗痛经的经验效穴。

加减：寒湿凝滞加灸水道温经止痛；气血瘀滞加合谷、太冲、次髎调气活血；气血不足加血海、脾俞、足三里，益气养血止痛。

操作：针刺关元，宜用连续捻转手法，使针感向下传导；寒凝血瘀者起针后在小腹部穴位施加灸法，至皮肤红润，或在腹部穴位施以温针灸，非发作期也可用艾炷隔姜灸；疼痛发作时可以配合用电针仪；发作期每日治疗1~2次，非发作期可隔日1次，月经来潮前3天开始治疗，每日1次。

**2. 其他疗法**

（1）皮肤针：在相应背俞穴及夹脊穴（腰骶部为主）、下腹部任脉、足少阴肾经、足阳明胃经、足太阴脾经、带脉等，循经叩刺，中等刺激，重点叩刺腰骶部、下腹部穴。隔日一次。

（2）耳针：取用内分泌、内生殖器、肝、肾、皮质下、神门。每次选3~5穴，毫针中等刺激，留针15~30分钟，隔日治疗1次；也可行埋针、药丸贴压。

（3）贴敷：取中极、关元、三阴交、肾俞、阿是穴等，经前或经期用1 cm见方的"痛舒宁硬膏"贴敷，每日换1次。

【按语】

（1）痛经的治疗时间，以经前3~5天开始，直到月经期末为好，连续治疗2~3个月经周期。

（2）针灸对原发性痛经有较好的疗效，一般连续治疗2~4个周期能基本痊愈。对继发性痛经，运用针灸减轻症状后，应及时诊断原发病变，施以相应治疗。

（3）患者经期应避免精神刺激和过度劳累，注意防止受凉或过食生冷。

# 第三节　闭　经

18周岁月经尚未来潮，或已行经而又中断3个周期以上者即为"闭经"。西医学将前者称"原发性闭经"，后者称"继发性闭经"。至于青春期前、妊娠期、哺乳期以及绝经期的闭经属生理现象，不作病论。因先天性生殖器官异常或后天器质性损伤所致的无月经者，不属本节讨论范围。

在中医文献中，本病亦称"女子不月""月事不来""经水不通"等。病因不外虚实两端：虚者多因肝肾不足，气血虚弱，血海空虚，无血可下而致；实者多因气滞血瘀，寒气凝结，阻隔冲任，经血不通所成。本病病位主要在肝，与脾、肾有关。

【临床表现】

闭经3个月经周期以上，有月经初潮来迟及月经后期病史，可伴有体格发育不良、畸形，绝经前后诸证，肥胖、多毛或结核病等。由于病因不同，临床表现各异，一般月经超龄未至，或先见月经周期延长，经量少，终至停闭，并伴有其他虚象的多属虚证；月经平素正常而突然停闭，又伴有其他实象的多属实证。

妇科检查可见子宫体细小、畸形或过早退化，第二性征缺乏，附件炎性粘连或肿块等异常改变。甲状腺、肾上腺、卵巢激素等指标的测定，对闭经亦有诊断意义。

**1. 虚证**

月经色淡，周期逐渐后延，量少而至闭经者，舌质淡、苔薄白，脉细无力多属虚证。

（1）肝肾亏虚：月经超龄未至，或由月经后期、量少逐渐至闭经，头晕耳鸣，腰膝酸软。舌质淡红、苔少，脉沉弱或细涩。

（2）气血不足：月经周期逐渐后延，经量少而色淡，继而闭经，面色无华，头晕目眩，心悸气短，神疲肢倦，食欲不振，舌质淡、苔薄白，脉沉缓或细无力。

**2. 实证**

月经数月不行，小腹部疼痛拒按，脉沉而有力者多属实证。

（1）气滞血瘀：月经数月不行，小腹胀痛拒按，精神抑郁，烦躁易怒，胸胁胀满，舌质紫黯或有瘀斑，脉沉弦或涩而有力。

（2）寒湿凝滞　月经数月不行，小腹冷痛拒按，得热痛减，形寒肢冷，面色青白，舌紫黯、苔白，脉沉迟。

【治疗方法】

**1. 基本治疗**

治则：虚证补益肝肾、充养气血，针灸并用，补法；实证活血化瘀、温经散寒，针灸并用，泻法。

处方：天枢、关元、合谷、三阴交、肾俞。

方义：天枢位于腹部，针之活血化瘀，灸之温经通络；关元、三阴交调理脾、肝、肾及冲、任二脉；合谷配三阴交能调畅冲任、理胞宫气血；肾俞为肾之脏腑经络之气输注之处，可补肾气，肾气旺则精血自充。

加减：肝肾亏虚加肝俞、太溪补益肝肾、调理冲任；气血不足加气海、血海、脾俞、足三里健脾养胃以化生气血；气滞血瘀加太冲、期门、膈俞行气活血、化瘀通经；寒湿凝滞加命门、大椎温经散寒、祛湿行滞。

操作：膈俞、脾俞向下或朝脊柱方向斜刺，不宜直刺、深刺；气血不足、寒湿凝滞者可在背部穴或腹部穴加灸，可用艾条温和灸或艾炷隔姜灸；气滞血瘀者可配合刺络拔罐。隔日或每日治疗1次。

**2. 其他疗法**

（1）皮肤针：取相应背俞穴及夹脊穴（腰骶部为主）、下腹部任脉、足少阴肾经、足太阴脾经、带脉等，从上而下，循经叩刺，重点叩刺腰骶部、下腹部穴。每日或隔日1次。

（2）耳针：取内分泌、肾、肝、脾、心、内生殖器、皮质下。每次选3～5穴，毫针中等刺激，留针15～30分钟。每日1次，两耳交替。也可行耳穴埋针或压丸法。

【按语】

（1）本病病因复杂，治疗难度较大。不同病因引起的闭经，针灸治疗效果各异。对精神因素所致的闭经疗效较好，对严重营养不良、结核病、肾病、子宫发育不全等其他原因引起的闭经还应采取综合治疗方法。

（2）必须进行认真检查，以明确发病原因，采取相应的治疗。尤其要注意与早期妊娠的鉴别诊断。

（3）闭经针灸疗程较长，应嘱患者积极配合，注意情绪调节，保持乐观心态，生活起居有规律，坚持治疗。

# 第四节　崩　漏

妇女不在行经期间阴道突然大量出血或淋漓不断者，称为"崩漏"，前者称"崩中"，后者称"漏下"。突然出血，来势急，血量多者为"崩"；淋漓下血，来势缓，血量少者为"漏"。二者常交替出现，故概称"崩漏"，是妇科常见病，以青春期或更年期、产后最为多见。西医学的无排卵型功能失调性子宫出血病、生殖器炎症和某些生殖器肿瘤引起的不规则阴道出血可参照本节治疗。

本病的病机主要是冲任损伤，不能固摄，以致经血从胞宫非时妄行。常见病因有血热、肾虚、脾虚、血瘀等。有因热伤冲任，迫血妄行，或损伤脾气，统摄无权，或肾阳亏损，失于封藏，或瘀血阻滞，血不归经，而致冲任不固。可突然发作，亦可由月经失调发展而来。本病病变涉及冲、任二脉及肝、脾、肾三脏，证候分虚实两端。

【临床表现】

月经周期紊乱，出血时间长短不定，有时持续数日以至数十日不等。出血或量多如注，或淋漓不断，甚至屡月末有尽时，常伴白带增多、不孕等证候。妇科检查可见无明显器质性病变，或有炎症体征、肿瘤等；实验室检查卵巢功能的测定对功能失调性子宫出血的诊断有参考意义；盆腔 B 超扫描对子宫及附件的器质性病变有诊断意义。

**1. 血热内扰**

经血量多，或淋漓不净，血色深红或紫红，质黏稠，夹有少量血块。面赤头晕，烦躁易怒，渴喜冷饮，便秘尿赤，舌红、苔黄，脉弦数或滑数。

**2. 气滞血瘀**

经漏淋漓不绝，或骤然暴下，色暗或黑，小腹疼痛，块下痛减。舌质紫黯或边有瘀斑，脉沉涩或弦紧。

**3. 肾阳亏虚**

经血量多，或淋漓不净，色淡质稀。精神不振，面色晦暗，肢冷畏寒，腰膝酸软，小便清长，舌质淡、苔薄，脉沉细无力。

**4. 气血不足**

经血量多，或淋漓不净，色淡质稀，神疲懒言，面色萎黄，动则气短，头晕心悸，纳呆便溏。舌淡胖或边有齿痕，苔薄白，脉细无力。

【治疗方法】

**1. 基本治疗**

治则：血热内扰、气滞血瘀者，清热凉血、行气化瘀，只针不灸，泻法；肾阳亏虚、气血不足者，温肾助阳、补气摄血，针灸并用，补法。

处方：关元、三阴交、血海、膈俞。

方义：关元为任脉经穴，又为足三阴与任脉交会穴，有调冲任、理经血的作用；三阴交为足三阴之交会穴，可疏调足三阴经经气，以健脾胃，益肝肾，补气血，调经水；血海为足太阴脾经要穴，止血调经；膈俞乃血之会，调理经血，力专效宏。

加减：血热内扰加行间、期门清泻血中之热；气滞血瘀加合谷、太冲理气化瘀，使血有所归；肾阳亏虚加灸气海、命门培本固元；气血不足加灸隐白、脾俞、足三里补气摄血、养血调经、收摄经血。

操作：关元、气海针尖向下斜刺，使针感传至耻骨联合上下；膈俞、脾俞穴向下或朝脊柱方向斜刺，不宜直刺、深刺；气滞血瘀可配合刺络法；肾阳亏虚可在腹部和背部穴施灸。

**2. 其他疗法**

（1）皮肤针：腰骶部督脉、足太阳经、下腹部任脉、足少阴经、足阳明经、足太阴经，下肢部足三阴经，由上向下反复叩刺3遍（出血期间不叩打腹股沟和下腹部），中等刺激。每日1~2次。

（2）挑刺：在腰骶部督脉或足太阳经上寻找反应点，每次选用2~4个点，用三棱针挑破0.2~0.3 cm长，0.1 cm深，将白色纤维挑断。每月1次，连续挑刺3次。

（3）耳针：取子宫、卵巢、内分泌、皮质下、肝、脾、神门。每次选3~4穴。实证行针刺法，留针15~30分钟，每日或隔日1次；虚证用王不留行籽贴压，隔日1次。

（4）头针：取双侧生殖区（即额旁三线），毫针刺，留针30~60分钟，反复运针。

【按语】

（1）针灸对本病有一定疗效。但对于血量多、病势急者，应采取综合治疗措施。宜卧床休息或住院治疗，临床观察应记录出血的期、量、色、质的变化。

（2）绝经期妇女如反复多次出血，应做妇科检查，排除肿瘤致病因素。

（3）患者应注意饮食调摄，加强营养，忌食辛辣及生冷饮食，防止过度劳累。

# 第五节　带下病

带下病系指带下量明显增多，色、质、气味异常，或伴全身、局部症状的一种病证。又称"带证""下白物"。以阴道缠绵不断流出如涕如脓、气味臭秽的浊液为特征。常见于西医学的阴道炎、子宫颈及盆腔炎症、内分泌失调、宫颈宫体肿瘤等疾病引起的白带增多症。

本病多为脾虚运化失职，水湿内停，下注任带；或肾阳不足，气化失常，水湿内停，又关门不固，精液下滑；或素体阴虚，感受湿热之邪，伤及任带，带脉失约，冲任失固所致。本病以湿邪为患，如《傅青主女科》中说："夫带下俱是湿证。"而脾肾功能失常是发病的内在条件，病位主要在前阴、胞宫，任脉损伤、带脉失约是带下的病机关键。《妇人大全良方》中指出："人有带脉，横于腰间，如束带之状，病生于此，故名为带。"

【临床表现】

带下量多，色白或淡黄，或赤白相兼，或黄绿如脓，或浑浊如米泔；质或清稀如水，或黏稠如脓，或如豆渣凝乳，或如泡沫状；气味无臭，或有臭气，或臭秽难闻；可伴有外阴及阴道灼热瘙痒、坠胀或疼痛等。

妇科检查可见各类阴道炎、宫颈炎、盆腔炎的炎症体征，也可发现肿瘤；实验室检查可有白细胞计数增高的改变；镜检可查到滴虫、真菌及其他特异性或非特异性病原体。

**1. 湿热下注**

带下量多，色黄，黏稠，有臭气，或伴阴部瘙痒，胸闷心烦，口苦咽干，纳食较差，小腹作痛，小便短赤，舌红、苔黄腻，脉濡数。

**2. 脾虚湿困**

带下量多，色白或淡黄，质稀薄，无臭气，绵绵不断，神疲倦怠，四肢不温，纳少便溏，舌淡、苔白或腻，脉缓弱。

**3. 肾阴亏损**

带下量不甚多，色黄或赤白相兼，质稠或有臭气，阴部干涩不适，或灼热感，腰膝酸软，头晕耳鸣，颧赤唇红，五心烦热，失眠多梦，舌红、苔少或黄腻，脉细数。

**4. 肾阳不足**

带下量多，色白清冷，稀薄如水，淋漓不断，头晕耳鸣，腰痛如折，畏寒肢冷，小腹冷感，小便频数，夜间尤甚，大便溏薄，舌质淡、苔薄白，脉沉细而迟。

【治疗方法】

**1. 基本治疗**

治则：湿热下注者，清热利湿，针刺为主，泻法；脾虚湿困、肾阴亏损、肾阳不足者，健脾益肾，针灸并用，补法或平补平泻。

处方：带脉、关元、三阴交、白环俞。

方义：带脉穴属足少阳经，为足少阳、带脉二经交会穴，是带脉经气所过之处，可协调冲任，有止带下、调经血、理下焦的功效；关元、三阴交调理脾、肝、肾；白环俞属足太阳经，可调下焦之气，利下焦湿邪，有利湿止带的作用。

加减：湿热下注加中极、次髎清利下焦湿热；脾虚湿困加脾俞、足三里健脾化湿；肾阴亏损、肾阳不足者，加肾俞、太溪、命门补肾培元、调节阴阳。

操作：诸穴以常规操作为主。带脉向前斜刺，不宜深刺；白环俞直刺，使骶部酸胀；关元、气海针尖向下斜刺，使针感传至耻骨联合上下；脾俞穴向下或朝脊柱方向斜刺，不宜直刺、深刺。

**2. 其他疗法**

（1）刺络拔罐：主穴为十七椎、腰眼，配穴为"八髎"周围之络脉。三棱针点刺出针后立即拔罐 5 ~ 10 分钟，出血量为 3 ~ 5 mL，最多可达 60 mL。每 3 ~ 5 天复治 1 次。用于湿热下注所致带下病。

（2）耳针：取内生殖器、肾上腺、神门、脾、肾、肝、三焦。每次取 3 ~ 4 穴，毫针中等刺激，留针 15 ~ 30 分钟。每日或隔日 1 次，两耳交替施针。

（3）电针：取带脉、三阴交。针刺得气后接通电针仪，留针 15 ~ 20 分钟。

【按语】

（1）针灸治疗带下有较好的疗效。病情较重者，可配合药物内服及外阴部药物洗浴等法，以增强疗效。

（2）养成良好的卫生习惯，勤洗勤换，注意经期卫生及孕产期调护，经常保持会阴部清洁卫生。

（3）平时要注意饮食调养，清心寡欲，减少房事，注意劳逸适度，多行户外活动。

# 第六节 产后乳少

产后乳少又称"产后缺乳""乳汁不足""乳汁不行"。以产后哺乳期初始就乳汁甚少或乳汁全无为主症。哺乳中期月经复潮后乳汁相应减少，属正常生理现象。产妇因不按时哺乳，或不适当休息而致乳汁不足，经纠正其不良习惯，乳汁自然充足者，亦不能作病态论。本病分虚、实两端，虚者素来体虚，或产后营养缺乏，气血亏虚，乳汁化生不足而乳少；实者，肝郁气滞，气机不畅而乳少；或乳络不通，乳汁不行而无乳。

【临床表现】

产后哺乳期初始，乳汁分泌量少或乳汁全无，乳房发育正常，无明显器质性病变。

**1. 气血亏虚**

新产之后乳汁甚少或全无，乳汁清稀，乳房柔软无胀感，面色无华，或伴头晕目眩，心悸怔忡，神疲食少，舌淡，少苔，脉细弱。

**2. 肝郁气滞**

产后乳少而浓稠，或乳汁全无，乳房胀满而痛，时有嗳气，善太息，舌苔薄黄，脉弦细。可伴有微热、胸胁胀痛、胃脘胀闷、食欲不振。

【治疗方法】

**1. 基本治疗**

治则：气血亏虚者补益气血、化生气血，针灸并用，补法；肝郁气滞者疏肝解郁、通络下乳，只针不灸，泻法；虚中夹实者，补泻兼施，平补平泻。

处方：膻中、乳根、少泽。

方义：膻中位于两乳之间，为气之会穴，虚证补法则能益气养血生乳；实证泻法则能理气开郁通乳；乳根属多气多血之足阳明经，位于乳下，既能补益气血，化生乳汁，又能行气活血，通畅乳络；少泽为手太阳经井穴，五行属金，能疏泄肝木之郁，善通乳络，为生乳、通乳之经验效穴。

加减：气血亏虚加气海、血海、脾俞、胃俞、足三里、三阴交，补益气血，化生乳汁；肝郁气滞加期门、内关、太冲，疏肝理气，通络下乳。

操作：膻中穴先向左乳平刺 8 分左右，至局部微胀时将针退至皮下，复向右乳平刺 8 分左右，至右乳微胀时再将针提至皮下，复向下平刺 8 分左右，使气感下行；乳根向乳基底部平刺 1 寸左右，至双乳微胀，留针，还可加灸；少泽浅刺 2~3 分，留针 20~30 分钟。

**2. 其他疗法**

（1）电针：双乳根常规针刺后加电针，以疏密波弱刺激，使患者稍有针感即可。每次 20~30 分钟，每日 1 次。

（2）耳针：取内分泌、皮质下、肝、脾、肾，毫针常规刺法，轻刺激，每次 20~30 分钟，每日 1 次；或用耳穴压籽法、压磁法。

【按语】

（1）针灸治疗产后乳少疗效明显，对产妇和婴儿均无不良影响。

（2）针灸治疗同时，产妇应加强营养，适度休息，调摄精神，纠正不正确哺乳方法。如此则能提高疗效。

（3）对因乳汁排出不畅而有乳房胀满者，应促其挤压排乳，否则易患乳腺炎。

# 第七节　更年期综合征

更年期综合征属内分泌 - 神经功能失调导致的功能性疾病，以绝经或月经紊乱、忧郁或烦躁易怒、情绪不稳定、潮热汗出、失眠、心悸、头晕、耳鸣等为主症，属于中医学"绝经前后诸证"的范畴。更年期是卵巢功能逐渐衰退到最后消失的一个过渡时期，上述症状出现的多少和轻重程度不一，其中以绝经的表现最为突出。绝经的年龄因先天禀赋和后天生活、工作条件、环境而有差异，一般在 45~55 岁。35% 左右的妇女在绝经期前后伴发各种不适症状，多数症状较轻，通过自行调节可逐渐消失。25% 左右症状较重，影响生活和工作。其病程长短不一，短者 1~2 年，长者数年至十余年，需要系统治疗。

中医学很早就对本病有了明确认识，《素问·上古天真论》曰"女子七七任脉虚，太冲脉衰少，天癸竭，地道不通"。任脉虚，太冲脉衰少，天癸竭是妇人自然衰老的生理现象，在此期间，肾气渐衰，精血不足，冲任亏虚为其本，而心肾不交，心火内扰，肝肾阴虚，肝阳亢盛，脾虚不运，脾肾阳虚等则为发病的主要因素。

【临床表现】

月经及生殖器变化：绝经前可有月经周期紊乱，表现为月经周期延长或缩短，经量增加，甚至来潮如血崩，继之以月经不规则、经量逐渐减少而停止（少数妇女月经骤然停止）。外阴、阴道、子宫、输卵管、卵巢、乳腺等组织逐渐萎缩，骨盆底及阴道周围组织逐渐松弛。

精神神经症状：情绪多不稳定，易激动、紧张，有时忧郁、好哭，常有失眠、疲劳、记忆力减退、思想不集中等。有时感觉过敏或感觉减退，出现头痛、关节痛或皮肤麻木、刺痒、蚁行感等。

自主神经、心血管症状：阵发性潮热，汗出，时冷时热，伴有胸闷、气短、心悸、眩晕或短暂的血压升高或降低等。

**1. 心肾不交**

心悸怔忡，失眠多梦，潮热汗出，五心烦热，情绪不稳，易喜易忧，腰膝酸软，头晕耳鸣，舌红、少苔，脉沉细数。

**2. 肝肾阴虚**

头晕目眩，心烦易怒，潮热汗出，五心烦热，胸闷胁胀，腰膝酸软，口干舌燥，尿少，便秘，舌红、少苔，脉沉弦细。

**3. 脾肾阳虚**

头昏脑胀，忧郁善忘，脘腹满闷，嗳气吞酸，呕恶食少，神疲倦怠，腰酸肢冷，肢体浮肿，大便稀溏，舌胖大、苔白滑，脉沉细弱。

【治疗方法】

**1. 基本治疗**

治则：益肾宁心、调和冲任、疏肝健脾、畅达情志，心肾不交、肝肾阴虚者只针不灸，平补平泻或补泻兼施，脾肾阳虚者针灸并用，补法。

处方：肾俞、太溪、关元、百会、三阴交。

方义：肾俞为肾之背俞穴，太溪属肾之原穴，二穴合用，补肾气、养肾阴、充精血、益脑髓、强健腰膝；关元属于任脉，补益元气，调和冲任；百会位于巅顶，属于督脉，升清降浊，平肝潜阳，清醒头目；三阴交属于脾经，通于任脉和足三阴，健脾、疏肝、益肾，理气开郁，调补冲任。

加减：心肾不交、心火内扰加心俞、神门、内关，清虚火，养心神；肝肾阴虚、肝阳亢盛加太冲、涌泉，疏肝理气，育阴潜阳；脾肾阳虚加灸气海、脾俞、足三里，健脾益气，温补肾阳。

操作：本病虚实夹杂，以虚为本，各穴常规针刺，先泻后补或平补平泻；脾肾阳虚者可加灸法。

**2. 其他疗法**

（1）耳针：取皮质下、内分泌、内生殖器、肾、神门、交感，每次选2~3穴，埋针、压籽或压磁法。2日1次，两耳交替。

（2）电针：三阴交、太溪，常规操作，用疏密波、弱刺激，以患者稍有刺激感为度，通电20~30分钟，每日1次。

【按语】

（1）针灸对本病效果良好。但治疗时，应配合对患者的精神安慰，畅达其情志，使患者乐观、开朗，避免忧郁、焦虑、急躁情绪。

（2）劳逸结合，保证充足的睡眠，注意休息和锻炼，多做室外活动，如散步、打太极拳、观花鸟鱼虫等。

（3）以食疗辅助，能提高疗效。例如高血压、阴虚火旺者，宜多吃芹菜、海带、银耳等。

# 第九章　儿科疾病

## 第一节　遗　尿

遗尿又称"尿床""夜尿症"。是指 3 岁以上的小儿睡眠中小便自遗、醒后方觉的一种病证。3 岁以下的小儿，由于脑髓未充，智力未健，正常的排尿习惯尚未养成，尿床不属病态。年长小儿因贪玩少睡、过度疲劳、睡前多饮等偶尿床者，也不作病论。

西医学认为，本病因大脑皮层、皮层下中枢功能失调而引起。中医学认为，多因肾气不足、下元亏虚，或脾肺两虚、下焦湿热等导致膀胱约束无权而发生。

【临床表现】

睡中尿床，数夜或每夜一次，甚至一夜数次。

**1. 肾气不足**

面色淡白，精神不振，智力迟钝，白天小便亦多，甚或形寒肢冷，腰腿乏力，舌淡，脉沉细无力。

**2. 肺脾气虚**

疲劳后尿床加重，面色无华，神疲乏力，大便溏薄，舌淡，脉细而无力。

**3. 下焦湿热**

尿频量少，色黄腥臭，外阴瘙痒，夜梦纷纭，龇齿，急躁易怒，面赤唇红，口干，舌红、苔黄，脉多弦数。

【治疗方法】

**1. 基本治疗**

治则：肾气不足、肺脾气虚者，温补肾阳、补益肺脾，针灸并用，补法；下焦湿热者，清热利湿、调理膀胱，只针不灸，泻法。

处方：中极、膀胱俞、三阴交。

方义：中极、膀胱俞分别是膀胱的募穴和俞穴，合而为用属俞募配穴，调理膀胱，以助对尿液的约束能力；三阴交为足三阴经交会穴，疏调脾、肝、肾而止遗尿。

加减：肾气不足加关元、肾俞以补肾培元；肺脾气虚加肺俞、脾俞、足三里补肺脾之气，以增收涩固脱之力；下焦湿热加曲骨、阴陵泉清利湿热、调理膀胱。

操作：中极、关元直刺或向下斜刺，行针后令针感下达阴部为宜；肾俞、关元可行温针灸或隔附子灸；其余穴位常规针刺。

**2. 其他疗法**

（1）皮肤针：取胸 4 ~ 腰 2 夹脊、关元、气海、曲骨、肾俞、三阴交。用皮肤针叩刺，至皮肤发红为度。每日 1 次。

（2）耳针：取肾、膀胱、肝、皮质下、内分泌、尿道。每次选用 3 ~ 4 穴，毫针浅刺或埋针、药丸贴压。每日或隔日 1 次。

（3）头针：取额旁 3 线、顶中线。缓缓进针后，反复行针 5 ~ 10 分钟。

【按语】

（1）针灸治疗遗尿疗效确切。

（2）培养孩子按时排尿的习惯，夜间定时叫醒孩子起床排尿。

（3）平时勿使孩子过于疲劳，注意适当加强营养，晚上临睡前不宜过多饮水。

（4）对患儿要耐心教育，鼓励其自信心，切勿嘲笑和歧视他们，避免产生恐惧、紧张和自卑感。

# 第二节　脑　瘫

脑瘫是指脑损伤所致的非进行性中枢性运动功能障碍，属于中医学"五迟""五软""五硬""痿证"的范畴。主要由围产期和出生前各种原因引起颅内缺氧、出血等导致，如母孕期感染、胎儿窘迫、新生儿窒息、早产、脑血管疾病或全身出血性疾病等。

中医学认为本病多为先天不足、肝肾亏损、胎元失养或后天失养、气血虚弱所致。

【临床表现】

以肢体运动功能障碍为主症。运动障碍型主要由于锥体外系损伤出现不自主和无目的的运动，可表现为手足徐动或舞蹈样动作等；痉挛型因锥体系受损而表现为受累肌肉的肌张力增高、腱反射亢进、锥体束征阳性，可出现单瘫、偏瘫、截瘫、三肢瘫、四肢瘫等；共济失调型因小脑受损出现步态不稳，指鼻试验易错，肌张力减低，腱反射减弱等；兼见上述任何两型或以上的为混合型。常伴有智力障碍、癫痫、视力异常、听力减退和语言障碍等。

**1. 肝肾不足**

肢体瘫痪，智力低下，生长发育迟缓，筋脉拘急，屈伸不利，急躁易怒或多动秽语，舌红，脉弦或弦细。

**2. 脾胃虚弱**

四肢痿弱，手不能举，足不能立，咀嚼乏力，口开不合，舌伸外出，涎流不禁，面色萎黄，神情呆滞，智力迟钝，少气懒言，肌肉消瘦，四肢不温，舌淡，脉沉细。

【治疗方法】

**1. 基本治疗**

治则：补益肝肾、益气养血、疏通经络、强筋壮骨，针灸并用，补法。

处方：大椎、身柱、风府、四神聪、悬钟、阳陵泉。

方义：大椎、身柱疏通督脉经气；风府、四神聪健脑益智；悬钟为髓会，可养髓健脑充骨；筋会阳陵泉，可舒筋通络、强筋壮骨。

加减：肝肾不足加肝俞、肾俞、太溪、三阴交补养肝肾；脾胃虚弱加中脘、脾俞、足三里健运脾胃；上、下肢瘫痪分别加曲池、手三里、外关、合谷、环跳、伏兔、风市、委中、承山、丰隆等疏通肢体经气。

操作：风府朝鼻尖以下方向针刺 1 寸左右，切勿向上深刺误入枕骨大孔；四神聪分别从四个不同方位刺向百会穴；背俞穴宜斜刺、浅刺；其余穴位常规针刺。

**2. 其他疗法**

（1）耳针：取皮质下、交感、神门、脑干、肾上腺、心、肝、肾、小肠；上肢瘫痪者加肩、肘、腕；下肢瘫痪，加髋、膝、踝。每次选用 4～6

穴，用王不留行籽贴压，每日按压刺激 2~3 次。

（2）头针：取顶颞前斜线、顶旁 1 线、顶旁 2 线、颞前线、枕下旁线。毫针刺激，留针 1~4 小时。每日 1 次。

【按语】

（1）针灸治疗本病有一定的疗效，年龄小、病程短者效果更好。

（2）治疗期间嘱家长对患儿配合进行肢体功能锻炼、语言和智能训练。

# 第三节　疳　证

疳证是由于喂养不当，或因脾胃受损，影响小儿生长发育的慢性疾病。相当于西医学的小儿营养不良。多见于 5 岁以下的婴幼儿。

"疳者，甘也"指本证的发病原因，多因小儿喂养不当、乳食无度或断乳过早、挑食、偏食、恣食肥甘而损伤脾胃，日久致气血生化乏源而形成疳疾；"疳者，干也"则泛指本证有全身消瘦、肌肤干瘪等征象。

【临床表现】

以小儿面黄肌瘦、头发稀疏、精神疲惫、饮食异常、腹胀如鼓或腹凹如舟、青筋暴露等为主要表现。

**1. 疳气**

食欲不振，或食多便多，大便干稀不调，形体略见消瘦，面色稍显萎黄，精神不振，好发脾气，苔腻，脉细滑。多见于本证的初期。

**2. 疳积**

食欲减退，或善食易饥，或嗜食生米、泥土等异物，大便下虫，形体明显消瘦，面色萎黄，毛发稀疏易落，脘腹胀大，青筋暴露，烦躁不安，或喜揉眉挖鼻，吮指磨牙，舌偏淡、苔淡黄而腻，脉濡细而滑。多见于本证的中期。

**3. 干疳**

精神萎靡，极度消瘦，皮包骨头，皮肤干枯有皱纹，呈老人貌，啼哭无力、无泪，腹凹如舟，或见肢体浮肿，或有紫癜、鼻衄、齿衄等，舌淡或光红少津，脉弱。多见于本证的晚期。

【治疗方法】

**1. 基本治疗**

治则：健运脾胃、补益气血、消积导滞、以助发育，以针为主，平补平泻。

处方：四缝、中脘、足三里、脾俞。

方义：四缝是治疗疳积的经验效穴，现代研究表明，针刺四缝穴能增强多种消化酶的活力；中脘乃胃募、腑会，足三里是胃之合穴，合脾之背俞共奏健运脾胃、益气养血、通调腑气、理气消疳之力。

加减：疳气加章门、胃俞健运脾胃；疳积加天枢、三阴交消积导滞；干疳加肝俞、膈俞调养气血；虫积者加百虫窝驱虫消积。

操作：四缝在严格消毒后用三棱针点刺，挤出少量黄水。背部腧穴和章门不可直刺、深刺，以防伤及内脏；其余腧穴常规针刺，一般不留针。

**2. 其他疗法**

（1）捏脊：沿患儿背部脊柱两侧由下而上用拇指、食指捏华佗夹脊3~5遍。

（2）皮肤针：叩刺脊柱正中督脉及其两旁的华佗夹脊、膀胱经穴，以皮肤微红为度。每日或隔日1次。

【按语】

（1）针灸对疳气、疳积疗效较好。如感染虫疾还应配合药物治疗。

（2）婴儿应尽可能以母乳喂养，不要过早断乳，逐渐添加辅食，给予易消化而富有营养的食物。不让小儿养成挑食的习惯。

（3）常带小儿进行户外活动，呼吸新鲜空气，多晒太阳，增强体质。

# 第四节　流行性腮腺炎

流行性腮腺炎是病毒引起的急性腮腺非化脓性传染病，以耳下腮部肿胀疼痛为主要特征，属于中医学的"痄腮""蛤蟆瘟"范畴。四季均可发病，以冬、春两季多见。主要通过飞沫传播。发病年龄以学龄前后小儿为多。成人发病，症状往往较儿童为重。绝大多数患者可获得终身免疫，也有少数反复发作者。

中医学认为，本病是时行温热疫毒之气或外感风温邪毒从口、鼻而入，挟痰火壅阻少阳、阳明之脉，郁而不散，结于腮部所致。

【临床表现】

有两周左右的潜伏期，前驱症状可见发热、头痛、口干，纳差食少、呕吐、全身疲乏等。继而一侧耳下腮部肿大、疼痛，咀嚼困难，触之肿块边缘不清、中等硬度，有弹性、压痛，4～6天后肿痛或全身症状逐渐消失。一般为单侧发病，少数也可波及对侧，致两侧同时发病。如治疗不及时，部分患者可并发脑膜炎、睾丸炎、卵巢炎等。

实验室检查：早期有血清和尿淀粉酶增高，补体结合试验、酶联免疫吸附法及间接荧光检查 IgM 抗体，均呈阳性。

**1. 热毒袭表**

耳下腮部漫肿疼痛，皮色不红，压之有弹性感，咀嚼不便，伴有恶寒发热、咽红等全身轻度不适，舌尖红、苔薄白或微黄，脉浮数。

**2. 火毒蕴结**

腮部漫肿，疼痛较重、拒按，张口不便，咀嚼困难，伴壮热，头痛，烦躁，咽喉肿痛，大便干结，小便短赤，舌红、苔黄腻，脉弦数或滑数。

**3. 热毒攻心**

腮部肿胀，高热，头痛，烦躁不安，神疲嗜睡，颈项强直，呕吐，甚则神昏不语，四肢抽搐，舌红绛、苔黄糙，脉弦数。

**4. 毒邪下注**

腮部肿胀，发热，烦躁，口苦咽干，男性睾丸肿痛，女性少腹痛，舌红、苔黄，脉弦数。

【治疗方法】

**1. 基本治疗**

治则：泻火解毒、消肿止痛，只针不灸，泻法。

处方：翳风、颊车、合谷、外关、内庭、足临泣。

方义：翳风、颊车为局部取穴，分属手少阳和足阳明经，本病主要由风热疫毒壅阻少阳、阳明经脉引起，二穴以疏调少阳、阳明经气为主；合谷、外关、内庭、足临泣为手足阳明、少阳经远端腧穴，清泻阳明、少阳之郁热，导热下行，通络消肿。

加减：热毒袭表加中渚、关冲清热解表、疏风散毒；火毒蕴结加大椎、曲池泻火解毒、软坚散结；热毒攻心加百会、水沟醒神开窍、息风镇痉；毒邪下注加太冲、大敦、归来疏泄厥阴之气、化瘀止痛。

操作：各腧穴均按常规针刺；大椎、关冲、百会等穴可点刺出血。

**2. 其他疗法**

（1）皮肤针：取合谷、耳门、颊车、翳风、外关、胸1～胸4夹脊。先叩刺耳门到颊车至翳风，皮肤潮红微微出血；然后叩刺合谷、外关、胸1～胸4夹脊。

（2）灯芯草灸：取角孙穴，将穴区周围的头发剪去，用灯芯草蘸麻油点燃后，对准穴位迅速点灸皮肤，一点即起，听到响声即可。

（3）耳针：取腮腺、面颊、皮质下、相应区域压痛点，毫针强刺。

【按语】

（1）针灸治疗腮腺炎效果明显，有并发症者应及时对症治疗。

（2）本病传染性很强，患病儿童应注意隔离。

（3）发病期间宜清淡饮食，多饮水，保持大便通畅。

# 第十章　皮肤科病证

## 第一节　荨麻疹

荨麻疹又称"风疹块""风团疙瘩",是一种由于皮肤黏膜小血管扩张及渗透性增强而引起的局限性、一过性水肿反应,属于中医学"风瘙瘾疹"的范畴。以皮肤突起风团、剧痒为主要特征。一年四季均可发生,尤以春季为发病高峰。临床根据病程长短,一般把起病急、病程在 3 个月以内者称为"急性荨麻疹";风团反复发作、病程超过 3 个月以上者称为"慢性荨麻疹"。

中医学认为,本病发生内因禀赋不足,外因风邪为患。由于卫表不固,感受风寒或风热之邪,客于肌肤,致使营卫不和;或因饮食不节,致肠胃湿热,郁于皮肤腠理。慢性荨麻疹多由情志不遂,肝郁不舒,郁久化火,耗伤阴血,或脾气虚弱,湿热虫积,或因冲任失调,经血过多,或久病耗伤气血等,均可致营血不足,生风生燥,肌肤失养而发病。本病总属本虚标实,急性多为实证,久病虚实相兼。

【临床表现】

急性荨麻疹发病急骤,皮肤突然出现形状不一、大小不等的风团,融合成片或孤立散在,呈淡红色或白色,边界清楚,周围有红晕,瘙痒不止。风团数小时内水肿减轻,变为红斑而渐消失,但伴随搔抓新的风团会陆续发生,此伏彼起,一日之内可发作数次。一般在两周内停止发作。

慢性荨麻疹一般无明显全身症状,风团时多时少,有的可有规律,如晨起或晚间加重,有的则无规律性。病情缠绵,反复发作,常多年不愈。

荨麻疹发生部位可局限于身体某部,也可泛发于全身。如果发生于胃肠,可见恶心、呕吐、腹痛、腹泻等;喉头黏膜受侵则胸闷、气喘、呼吸困难,严重者可引起窒息而危及生命。

**1. 风热犯表证**

风团色红，灼热剧痒，遇热加重，伴发热，咽喉肿痛，苔薄黄，脉浮数。

**2. 风寒束表证**

风团色白，遇风寒加重，得暖则减，伴恶寒，舌淡、苔薄白，脉浮紧。

**3. 肝肾阴虚证**

风疹反复发作，迁延日久，午后或夜间加剧，心烦少寐，口干，手足心热，舌红、少苔，脉细数无力。

**4. 肠胃实热证**

风团色红，成块成片，伴脘腹疼痛、恶心呕吐、便秘或泄泻，苔黄腻，脉滑数。

【治疗方法】

**1. 基本治疗**

治则：风热犯表、风寒束表者，疏风清热、散寒解表，风热只针不灸，风寒针灸并用，泻法；血虚风燥者，养血润燥、祛风止痒，针灸并用，平补平泻；肠胃实热者，通调腑气、清热泻火，只针不灸，泻法。

处方：曲池、合谷、血海、膈俞、三阴交。

方义：曲池、合谷属手阳明经穴，通经络，行气血，疏风清热；血海属足太阴经穴，有养血、凉血之功，膈俞属血会，能活血止痒，与血海相配寓"治风先治血，血行风自灭"之意。三阴交属足太阴经，乃足三阴经之交会穴，养血活血、润燥止痒。

加减：风热犯表加大椎、风门，疏风清热、调和营卫；风寒束表加风门、肺俞，疏风散寒、调和肺卫；血虚风燥加风门、脾俞、足三里，益气养血、润燥祛风；肠胃实热，加内关、支沟、足三里，清泻胃肠、通调腑气；喉头肿痒、呼吸困难加天突、天容、列缺、照海，清利咽喉；女性经期风疹伴月经不调加关元、肝俞、肾俞，调理冲任。

操作：常规针刺，风寒束表者可在风门、大椎加用灸法。急性者每日针刺1~2次，慢性者可隔日针刺1次。荨麻疹发作与月经有关者，可于每次月经来潮前3~5天开始针刺治疗。

**2. 其他疗法**

（1）皮肤针：取风池、曲池、血海、夹脊穴。中强手法叩刺，至皮肤充血或隐隐出血为度。每日或隔日1次。

（2）三棱针：取曲泽、委中、大椎、风门等穴。每次可选用1个四肢穴和1个躯干穴。曲泽或委中穴处用三棱针对准瘀血经脉快速点刺1 cm深左右，使暗红色血液自然流出，待颜色转淡红后再加拔火罐，留罐10～15分钟；大椎或风门穴用三棱针刺0.5～1 cm深，立即加拔火罐，留罐10～15分钟。急性者每日1次，慢性者1周1次。

（3）拔罐：选用神阙穴，用大号玻璃罐拔之，先留罐5分钟，起罐后再拔5分钟，如此反复拔3次；也可以用闪罐法反复拔罐至穴位局部充血。每日1次，3次为1个疗程。

（4）耳针：选用肺、胃、肠、肝、肾、肾上腺、神门、风溪。以毫针浅刺，中强刺激；也可在耳背静脉放血数滴，每日1次。或用埋针法、压丸法，2～3日1次。

【按语】

（1）针灸治疗本病效果良好，一般通过1～4次的治疗能较快退疹止痒。对慢性荨麻疹应查明原因，针对慢性感染灶、肠寄生虫、内分泌失调等原因给予相应治疗。若出现胸闷、呼吸困难等，应采取综合治疗。

（2）患者在治疗期间应避免接触过敏性物品、食物或药物，忌食鱼腥、虾蟹、酒类、咖啡、葱蒜辛辣等刺激性饮食，保持大便通畅。

# 第二节　湿　疹

湿疹，是一种呈多形性皮疹倾向、湿润、对称分布、易于复发和慢性化、剧烈瘙痒的过敏性炎症性皮肤病。又称"湿疮"，属于中医学"癣疮"范畴。因其症状及病变部位的不同，名称各异。如浸淫遍体，渗液极多者名"浸淫疮"；身起红粟，瘙痒出血者称"血风疮"；发于面部者称"面游风"；发于耳部者为"旋耳风"；发于乳头者称"乳头风"；发于脐部者称"脐疮"；发于肘、膝窝处者称"四弯风"；发于手掌者称"鹅掌风"；发于小腿者称"湿毒疮"；发于肛门者称"肛圈癣"；发于阴囊者称"绣球风"或"肾囊风"。

本病病因复杂，目前多认为是过敏性疾病，属迟发型变态反应。变应原可以是吸入物质、摄入的食物、病灶感染、内分泌及代谢障碍；外界因素如寒冷、湿热、油漆、毛织品、花粉等刺激均可导致发病。

中医学认为，本病是因禀赋不足，风湿热客于肌肤而成。病位主要在脾，湿邪是主要病因。病变性质初多实证，以风热、湿热为主；病久则虚实相兼，多见阴虚挟湿、脾虚湿盛、血虚风燥等。

【临床表现】

湿疹的临床表现多种多样，皮疹可呈多形性损害，如丘疹、丘疱疹、水疱、糜烂、渗出、结痂、鳞屑、肥厚、苔藓样变、皮肤色素沉着等。根据湿疹症状和发病缓急可分为急性、亚急性和慢性三期。急性湿疹起病较快，损害呈多形性，初起为密集的点状红斑及粟粒大小丘疹和丘疱疹，很快变成小水疱，破溃后形成点状糜烂面，瘙痒难忍，影响睡眠，并可合并感染，形成脓疱，脓液渗出。亚急性湿疹为急性湿疹迁延而来，见有小丘疹，并有丘疹疱和水疱，轻度糜烂，剧烈瘙痒。急性、亚急性湿疹反复发作不愈，则变为慢性湿疹，也可能发病时就为慢性湿疹，表现为皮肤粗糙、增厚，触之较硬，苔藓样变，色素沉着，有抓痕，间有糜烂、渗出、血痂、鳞屑，瘙痒呈阵发性，遇热或入睡时瘙痒加剧，病程较长，可迁延数月或数年。

**1. 湿热浸淫证**

发病急，可泛发全身各部，初起皮损潮红灼热、肿胀，继而粟疹成片或水疱密集，渗液流津，瘙痒不休，伴身热、心烦、口渴、大便干、小便短赤，舌红、苔黄腻，脉滑数。

**2. 脾虚湿蕴证**

发病较缓，皮损潮红，瘙痒，抓后糜烂，可见鳞屑，伴纳少神疲、腹胀便溏，舌淡白胖嫩、边有齿痕、苔白腻，脉濡缓。

**3. 血虚风燥证**

病情反复发作，病程较长，皮损色黯或色素沉着，粗糙肥厚，呈苔藓样变，剧痒，皮损表面有搔痕、血痂和脱屑，伴头昏乏力、腰酸肢软、口干不欲饮，舌淡、苔白，脉弦细。

【治疗方法】

**1. 基本治疗**

治则：湿热浸淫者，清热化湿，只针不灸，泻法；脾虚湿蕴者，健脾利湿，针灸并用，补法；血虚风燥者，养血润燥，以针刺为主，平补平泻。

处方：曲池、足三里、三阴交、阴陵泉、皮损局部。

方义：曲池为手阴明经的合穴，既能清肌肤的湿热，又可清胃肠湿热；足三里既能健脾化湿，又能补益气血，标本兼顾；三阴交、阴陵泉运脾化湿，除肌肤之湿热；皮损局部疏调局部经络之气，祛风止痒。

加减：湿热浸淫加脾俞、陶道、肺俞，清热利湿；脾虚湿蕴加太白、脾俞、胃俞健脾利湿；血虚风燥加膈俞、肝俞、血海养血润燥。

操作：经穴常规针刺，留针 15 分钟；皮损局部用皮肤针重叩出血后，再拔火罐。急性期每日 1 次，慢性期隔日 1 次。

**2. 其他疗法**

（1）皮肤针：取夹脊穴或足太阳经第一侧线、皮损局部。脊柱两旁用轻叩法，以皮肤红晕为度；皮损局部用重叩法，以微出血为度。痒甚而失眠者，加刺风池、百会、四神聪等穴。

（2）耳针：急性湿疹取肺、神门、肾上腺、耳背静脉；慢性湿疹，加肝、皮质下。耳背静脉点刺出血，余穴均用毫针刺法，快速捻转，留针 1 ~ 2 小时。

【按语】

（1）针灸治疗湿疹，疗效明显，可以提高机体免疫反应的能力，是治疗本病的有效方法，特别是缓解症状较快，但根治有一定难度。

（2）湿疹患处，避免搔抓。忌用热水烫洗或用肥皂等刺激物洗涤；忌不适当的外用药。

（3）平时应注意增强体质，回避致敏因素，避免外界刺激，不穿尼龙、化纤内衣和袜子；忌食鱼虾、浓茶、咖啡、酒类等食物。

（4）畅达情志，注意避免精神紧张，防止过度劳累。

# 第三节　痤　疮

痤疮又称"粉刺""青春痘"，是青春期常见的一种毛囊、皮脂腺的慢性炎症。好发于颜面、胸背，可形成黑头粉刺、丘疹、脓疱、结节、囊肿等损害，常伴有皮脂溢出。青春期以后，大多自然痊愈或减轻。其发病机制尚未完全清楚，初步认为与遗传因素密切相关，与内分泌因素、皮脂分泌过多、毛囊内微生物等也有一定的关系。

中医学认为本病是青春期生机旺盛、先天禀赋的原因，使肺经血热，郁于肌肤，熏蒸面部，而发为疮疹；或因冲任不调，肌肤疏泄失畅而致；或因恣食膏粱厚味或辛辣之品，使脾胃运化失常，湿热内生，蕴于肠胃，不能下达，上蒸头面、胸背而成。病位涉及肺、脾胃，病性多为实证。

【临床表现】

本病多发于青春期男女，病变发生在皮脂腺丰富部位，如面部、胸部、背部等，初起为粉刺，黑头粉刺较为常见，表现为毛孔中出现小黑点，用手挤压可挤出黄白色脂栓。白头粉刺呈灰白色的小丘疹，无黑头，不易挤出脂栓。痤疮在发展过程中可演变为炎性丘疹、脓疱、结节、囊肿、瘢痕等。

本病多无自觉症状，若炎症明显时则可引起疼痛及触痛。病程长，症状时轻时重，一般在青春期过后会自愈。

**1. 肺经风热证**

丘疹多发于颜面、胸背的上部，色红，或有痒痛，舌红、苔薄黄，脉浮数。

**2. 湿热蕴结证**

丘疹红肿疼痛，或有脓疱，伴口臭、便秘、尿黄，舌红、苔黄腻，脉滑数。

**3. 痰湿凝滞证**

丘疹以脓疱、结节、囊肿、瘢痕等多种损害为主，或伴有纳呆、便溏，舌淡、苔腻，脉滑。

**4. 冲任失调证**

女性患者经期皮疹增多、加重，经后减轻，伴有月经不调，舌红、苔腻，脉象浮数。

【治疗方法】

**1. 基本治疗**

治则：肺经风热、湿热蕴结、痰湿凝滞者，清热化湿、凉血解毒；冲任失调者，行气活血、调理冲任，均只针不灸，泻法。

处方：阳白、颧髎、大椎、合谷、曲池、内庭。

方义：本病好发于颜面部，故取阳白、颧髎疏通局部经气，使肌肤疏泄功能得以调畅；大椎点刺出血，以清热凉血解毒；阳明经多气多血，其经脉上走于面，取合谷、曲池、内庭清泄阳明邪热。

加减：肺经风热加少商、尺泽、风门清泄肺热；湿热蕴结加足三里、三阴交、阴陵泉清热化湿；痰湿凝滞加脾俞、丰隆、三阴交利湿化痰；冲任不调加血海、膈俞、三阴交调和冲任。

操作：诸穴常规针刺，泻法；大椎点刺出血。每日或隔日 1 次。

**2. 其他疗法**

（1）挑治：在 $T_1 \sim T_{12}$ 旁开 0.5～3.0 寸的范围内，寻找阳性反应点。用三棱针挑刺，挑断皮下部分纤维组织，使之出血少许。隔日 1 次。

（2）刺络拔罐：取大椎、肺俞、膈俞、太阳、尺泽、委中，每次选用 2 穴。用三棱针快速点刺穴位处瘀血的络脉，使自然出血。待血色转淡后，再以闪火法拔罐，隔 2～3 日 1 次。

（3）耳针：取肺、脾、大肠、内分泌、肾上腺、耳尖。毫针中强刺激，捻转数秒后留针 15～20 分钟，并间歇行针。每日 1 次，两侧耳穴交替使用。也可用耳穴压丸法。

【按语】

（1）本病是青年男女的多发病，轻症注意保持面部清洁卫生即可，无须治疗。针灸对本病有一定的疗效，部分患者可达到治愈目的。

（2）本病以脂溢性为多，治疗期间禁用化妆品及外擦膏剂。宜用温水硫磺肥皂洗面，以减少油脂附着面部，堵塞毛孔。

（3）严禁用手挤压丘疹，以免引起继发感染，遗留瘢痕，有碍美容。

（4）忌食辛辣、油腻及糖类食品，多食新鲜蔬菜及水果，保持大便通畅。

# 第四节　带状疱疹

带状疱疹是由水痘－带状疱疹病毒引起的一种急性疱疹性皮肤病。属于中医学"蛇丹""缠腰火丹""蛇串疮""蜘蛛疮"的范畴。该病毒潜伏于脊髓后根神经节的神经元中，当细胞免疫功能下降时，被激活而发病。

本病由感受风火或湿毒之邪引起，与情志、饮食、起居不调等因素的诱发有关。由于情志不遂、肝气郁结、郁而化热；或因饮食不节、脾失健运、湿浊内停；或因起居不慎，卫外功能失调，使风火、湿毒之邪郁于肝胆所致。当机体免疫功能低下时，上呼吸道感染、劳累过度、精神创伤、恶性肿瘤、放射治疗或应用皮质类固醇激素及一些免疫抑制剂等均可成为带状疱疹的诱因。总之，肝火脾湿郁于内，毒邪乘虚侵于外，是本病之因；经络阻隔，气血凝滞是发病之理。

【临床表现】

本病发病前常伴有轻度发热、疲倦乏力、食欲不振、全身不适等症状，亦可不发生前驱症状而直接出现皮疹。皮疹多沿某一周围的神经分布，排列成带状，出现于身体的某一侧，好发于肋间神经、颈神经、三叉神经及腰神经分布区域。

神经痛为本病的特征之一，但疼痛程度不一，且与皮疹严重程度无一定的关系，通常儿童及青年疼痛较轻，病程也较短。有些患者在皮疹完全消退后仍遗留神经痛。

**1. 肝经郁热证**

皮损鲜红，疱壁紧张，灼热刺痛，伴口苦咽干，烦躁易怒，大便干或小便黄，苔薄黄或黄厚，脉弦滑数。

**2. 脾经湿热证**

皮损颜色较淡，疱壁松弛，伴口渴不欲饮，纳差，胸脘痞满，大便时溏，舌红，苔黄腻，脉濡数。

**3. 瘀血阻络证**

皮疹消退后局部疼痛不止，伴心烦不寐，舌紫黯，苔薄白，脉弦涩。

【治疗方法】

**1. 基本治疗**

治则：清热利湿、活血通络，针灸火罐并用，泻法。

处方：支沟、阴陵泉、行间、夹脊穴、皮损局部。

方义：本病多为湿热火毒所致，病位涉及少阳、厥阴经脉。支沟为手少阳三焦经穴，阴陵泉为足太阴脾经合穴，两穴相配，能清泻三焦邪热，健脾化湿；行间为足厥阴肝经之荥穴，具有疏肝泄热之功。取皮损局部，针后加灸或拔火罐以活血通络，祛瘀泻毒；取相应夹脊穴以调畅患处气血。

加减：肝经郁热加外关、太冲、侠溪、曲泉以清利肝胆湿热；脾经湿热加阴陵泉、三阴交、血海以健脾运湿，化瘀止痛；瘀血阻络则根据皮疹部位不同加相应的穴位，颜面部加风池、太阳、攒竹、四白、颊车；胸胁部加支沟；腰腹部加三阴交、委中。

操作：诸穴常规针刺；皮损局部围刺、拔罐或加灸。每日或隔日1次。

**2. 其他疗法**

（1）刺血疗法：用三棱针或采血针点刺疱疹及周围皮肤或者病变相应夹脊穴，以刺破疱疹，使疱内液体流出，周围皮肤充血，微出血为度，然后加拔火罐，隔日1次。

（2）火针：选用阿是穴或者病变相应夹脊穴，隔日1次。

（3）耳针：取肝、肺及皮疹所在区域的耳穴，行耳穴埋针或耳穴压丸。

【按语】

（1）针灸治疗本病有较好的疗效，有明显的止痛效果，并且减少神经痛的后遗症状，其疗效主要表现在可以缩短病程，若早期就采用针灸治疗，多数患者3~7日可痊愈。

（2）疱疹处皮损严重者，可在患处用2%龙胆紫涂擦，防止继发感染。组织病或恶性肿瘤合并本病时，应中西医结合治疗。

（3）本病应与湿疹、单纯疱疹、接触性皮炎、虫咬皮炎等相鉴别。

# 第十一章　五官科病证

## 第一节　目赤肿痛

目赤肿痛是指白睛红赤，可迅速引起流行的眼病。又称"赤眼""风热眼""天行赤眼"，俗称"红眼病"。本证常见于现代医学中的流行性角结膜炎、流行性出血性结膜炎等。

本证多为外感天行疫气所致；或由于外感风热之邪，侵袭目窍，经气阻滞，火郁不宣，致目赤肿痛；或由于素体阳盛，脏腑积热，复感疫毒，内外合邪，循经上扰，交攻于目而发病。多双眼发病，春夏秋季多见。

【临床表现】

**1. 风热外袭**

白睛红赤，沙涩灼热，畏光流泪，眵多清稀，重者目赤肿痛，头额胀痛，舌红、苔薄白或薄黄，脉浮数。

**2. 热毒炽盛**

胞睑红肿，白睛赤肿，点状或片状溢血，畏光刺痛，热泪如汤，眵多胶结，重者黑睛生星翳，头痛心烦，口渴引饮，溲赤便结，舌红、苔黄，脉数。

【治疗方法】

**1. 基本治疗**

治则：疏风散热、泻火解毒，只针不灸，泻法。

处方：攒竹、瞳子髎、太阳、合谷、太冲。

方义：目在头面，诸阳经之脉均循行于眼区。攒竹为足太阳经腧穴，能宣泄患部之郁热，有通络明目作用；瞳子髎属足少阳经，可疏泄肝胆之火；太阳为经外奇穴，位于眼旁，点刺出血可清热明目；手阳明经合谷以调阳明经气，疏泄风热；目为肝窍，太冲乃肝经原穴，以导厥阴经气，降肝火而明目。

加减：风热外袭可加风池、曲池以加强疏风散邪之功；热毒炽盛可配侠溪、行间清泻肝胆之火。

操作：攒竹穴，针尖若朝下刺向睛明穴，则不宜深刺，若向外则可透丝竹空穴；瞳子髎向外斜刺；太阳直刺；合谷、太冲常规针刺；均可点刺出血。每日 1~2 次。

**2. 其他疗法**

（1）拔罐：在太阳穴处点刺后拔罐，每日 1 次。

（2）挑刺：在肩胛间按找敏感点挑治，或在大椎和其旁开 0.5 寸处、太阳、印堂、上眼睑等处选点挑治。

（3）耳针：眼、目$_1$、目$_2$、肝。毫针强刺激，留针 30 分钟；或耳尖、耳背小静脉点刺出血。

【按语】

（1）针刺治疗目赤肿痛有显著的疗效，缓解病情快，可明显缩短病程。

（2）本病为眼科常见的急性传染病，常可引起流行，应注意眼的卫生。

（3）患病期间睡眠要充足，减少视力活动，忌怒，戒房劳，忌食辛辣之物。

# 第二节　麦粒肿

麦粒肿又名"针眼""土疳"，俗称"偷针眼"，是以感受外邪，胞睑边缘生小硬结，红肿疼痛，形似麦粒，易于溃脓之眼病，相当于现代医学中的外睑腺炎。多发于一只眼睛，且有惯发性，以青少年为多发人群。

本证多因感受风热外邪，风热之邪客于胞睑，火烁津液，变生疖肿；或过食辛辣炙烤之物，脾胃积热，或心肝之火循经上炎，热毒结聚于胞睑，营卫失调，局部酿脓；或脾虚湿热，上攻于目，热毒壅阻于胞睑而发本病。

【临床表现】

**1. 风热外袭**

针眼初起，痒痛微作，局部硬结微红肿，触痛明显，或伴有头痛发热、全身不适，苔薄黄，脉浮数。

**2. 热毒炽盛**

胞睑红肿，硬结较大，灼热疼痛，有黄白色脓点，或见白睛臃肿、口渴喜饮、便秘溲赤，舌红、苔黄或腻，脉数。

**3. 脾虚湿热**

麦粒肿反复发作，但症状不重，多见于儿童，面色少华，好偏食，腹胀便结，舌红、苔薄黄，脉细数。

【治疗方法】

**1. 基本治疗**

治则：祛风清热、解毒散结，只针不灸，泻法。

处方：攒竹、太阳、二间、内庭。

方义：攒竹为足太阳经穴，与太阳穴均位于眼区，善于清泄眼部郁热而散结；二间、内庭分别为手、足阳明经的荥穴，加强清热散结的作用。

加减：风热外袭加合谷、风池疏风清热；热毒炽盛加曲池、行间泄热解毒；脾虚湿热加三阴交、阴陵泉健脾利湿；麦粒肿若在上睑内眦部，加睛明；在外眦部加瞳子髎、丝竹空；在两眦之间，加鱼腰；在下睑者加承泣、四白。

操作：攒竹最宜透鱼腰、丝竹空，或与太阳同施点刺出血法；二间、内庭用强刺重泻手法，最好能点刺出血。

**2. 其他疗法**

（1）刺络拔罐：取大椎穴，用三棱针散刺出血后拔罐。

（2）挑刺：在肩胛区 $T_1 \sim T_7$ 棘突两侧探寻淡红色疹点或敏感点，用三棱针点刺，挤出黏液或血水（可反复挤 3~5 次）；亦可用消毒的缝衣针挑断疹点处的皮下纤维组织。

（3）耳针：取眼、肝、脾、耳尖。毫针强刺，动留针 20 分钟。每日 1 次。亦可在耳尖、耳背小静脉刺络出血。

【按语】

（1）麦粒肿初起至酿脓期间，患处切忌用手挤压以免脓毒扩散。

（2）平素应注意眼部卫生，防止发病。

（3）患病期间饮食宜清淡。

# 第三节 眼睑下垂

眼睑下垂古称"雕目",又名"上胞下垂",重者称"睑废",是上睑提举无力或不能抬起,以致睑裂变窄,甚至遮盖部分或全部瞳仁,影响视力的一种眼病。本病为气虚不能上提,血虚不能养筋,或风邪中络所致。相当于现代医学的重症肌无力眼肌型、眼外伤、动眼神经麻痹等引起的上睑下垂。

中医学认为,本病有先天、后天之分。可由先天禀赋不足,肝肾两虚,以致胞睑松弛;或因肌腠空疏,风邪客于胞睑,阻滞经络,气血不和而致上睑下垂;或因脾虚气弱,中气不足,筋肉失养,经筋弛缓,导致睑肌无力而下垂。

【临床表现】

**1. 先天不足**

自幼双侧或单侧上睑下垂,终日不能抬举,眼无力睁开,眉毛高耸,额部皱纹加深,小儿或伴有"五迟""五软",舌淡、苔白,脉弱。

**2. 脾虚气弱**

起病缓慢,上睑提举无力,遮掩瞳仁,妨碍视瞻,朝轻暮重,休息后减轻,劳累后加重,伴有面色少华、眩晕、食欲不振、肢体乏力,甚至吞咽困难等症,舌淡、苔薄,脉弱。

**3. 风邪袭络**

起病突然,多为单侧上睑下垂,重者出现目珠转动失灵,或外斜,或视一为二,伴眉额酸胀,或兼有其他肌肉麻痹症状,舌红、苔薄,脉弦。

【治疗方法】

**1. 基本治疗**

治则:先天不足、脾虚气弱者,补肾健脾、益气养血,针灸并用,补法;风邪袭络者,疏风通络、调和气血,针灸并用,平补平泻。

处方:攒竹、丝竹空、阳白、三阴交。

方义:攒竹、丝竹空和阳白穴均位于眼周,三穴合用,可通经活络、调和局部气血而升提眼睑;三阴交穴为脾、肝、肾三经的交会穴,具有补脾益肾、养血荣筋、调和气血的功效。

加减：先天不足加太溪、命门、肾俞益肾固本；脾虚气弱加足三里、脾俞健运脾胃，补气养血，另加督脉百会穴以升提阳气；风邪袭络加合谷、风池以宣通经络、疏风解表。

操作：攒竹、丝竹空、阳白既可相互透刺，又均可透刺鱼腰穴；三阴交针施补法或平补平泻法。风池穴应注意针刺方向、角度和深度；百会穴多用灸法。

### 2. 其他疗法

皮肤针：叩刺患侧攒竹、眉冲、阳白、头临泣、目窗、目内眦—上眼睑—瞳子髎连线，均轻度叩刺。隔日 1 次。

【按语】

（1）针灸对本病有一定疗效。

（2）对先天性重症患者可考虑手术治疗。

# 第四节　近　视

近视是以视近物清晰、视远物模糊为主要症状的一种眼病。古称"能近怯远证"。清代黄庭镜《目经大成》开始称为"近视"，与今名相同。相当于西医学的近视眼，为眼科常见疾病，为眼科屈光不正疾病之一，多见于青少年。

近视发生的原因很多，常与先天遗传和不良用眼习惯有关，如阅读、书写、近距离工作时照明不足或光线强烈，或姿势不正，或持续时间过久，或边走路、边乘车边看书等，导致眼睛过度疲劳而引起。

中医学认为，近视的发生多由于先天禀赋不足、后天发育不良、劳心伤神、心阳耗损，使心肝肾不足，或加上用眼不当，使目络瘀阻，目失所养而致。

【临床表现】

视近清晰，视远模糊，视力减退。眼科检查凡屈光度为 −3.0 D 以下者为低度近视。−6.0 D 以下者为中度近视，在中度以上近视可见到玻璃体浑浊、液化，而中度以上轴性近视还可见到豹纹样眼底、黄斑出血、视网膜剥离等。-6.0 D以上者为高度近视。而病理性近视（用镜片矫正视力很难接近正常者）除高度近视外，伴有飞蚊症、夜盲、弓形盲点。若合并高度散光，可出现双眼多视或单眼复视。外观表现有假性眼球突出、角膜色素沉着和摆动性眼球震颤等。

**1. 肝肾亏虚**

目视昏暗，眼前黑花飞舞，头昏耳鸣，夜寐多梦，腰膝酸软，舌淡红、少苔，脉细。

**2. 脾气虚弱**

目视疲劳，目喜垂闭，食欲不振，腹胀腹泻，四肢乏力，舌淡红、苔薄白，脉弱。

**3. 心阳不足**

心烦，失眠健忘，神疲乏力，畏寒肢冷，舌淡、苔薄，脉弱。

【治疗方法】

**1. 基本治疗**

治则：补益肝肾、健脾强心、养血明目，针灸并用，补法。

处方：睛明、承泣、四白、太阳、风池、光明。

方义：足三阳经在经脉循行上均与目部有着密切的联系。睛明、承泣和四白分别是足太阳经和足阳明经眼部的腧穴，功擅通经活络、益气明目，都是治疗眼疾的常用穴；太阳穴也在眼区，有通络明目之功；风池为足少阳与阳维之交会穴，内与眼络相连，光明为足少阳胆经络穴，与肝相通，两者相配，可养肝明目。

加减：肝肾亏虚加肝俞、肾俞、太冲、太溪以补益肝肾、养精明目；脾虚气弱加脾俞、胃俞、足三里、三阴交以补中益气、养血明目；心阳不足加心俞、膈俞、内关、神门以温补心阳、安神明目。

操作：睛明、承泣位于目眶内，针刺应注意选择质量好的细针，固定眼球，轻柔进针，不行提插捻转手法，出针时较长时间压迫针孔；风池穴注意把握针刺的方向、角度和深度，切忌向上深刺，以免刺入枕骨大孔；光明穴针尖朝上斜刺，使针感能向上传导。

**2. 其他疗法**

（1）皮肤针：轻度或中度叩刺眼周穴及风池穴等。每日1次。

（2）耳针：取眼、肝、肾、心、神门。每次选2~3穴，毫针中等刺激，留针 30 分钟，隔日 1 次；或行埋针、药丸贴压。

（3）头针：取枕上旁线、枕上正中线。按头针常规操作，交替使用。每日 1 次。

【按语】

（1）针灸对轻中度近视疗效肯定，对假性近视疗效显著。年龄愈小，治愈率愈高。多数患者一经配镜矫正，针灸效果往往不如不戴镜者为好。

（2）在针灸治疗的同时，必须注重用眼卫生。在看书等用眼时间较长后，应闭目养神或向远处眺望，坚持做眼保健操及经络穴位按摩等。

# 第五节　耳鸣、耳聋

耳鸣、耳聋都是听觉异常、听力下降的表现。耳鸣是指患者自觉耳内鸣响，妨碍听觉的症状；耳聋则是指患者的听力有不同程度的减退，甚至完全丧失，其轻者又称为"重听"，重者则称为"耳聋"。西医学的许多疾病，包括耳科疾病、脑血管疾病、高血压病、动脉硬化、贫血、红细胞增多症、糖尿病、感染性疾病、药物中毒及外伤性疾病等均可出现耳鸣、耳聋。

中医学对耳鸣、耳聋早有认识，古代文献中关于耳鸣、耳聋的病因病机和针灸治法的记载很多。《灵枢·口问》曰："耳者，宗脉之所聚也……脉有所竭者，故耳鸣。补客主人、手大指爪甲上与肉交者也。"《诸病源候论·耳病诸候》曰："肾为足少阴之经而藏精，气通于耳。耳，宗脉之所聚也。若精气调和，则肾脏强盛，耳闻五音；若劳伤气血，兼受风邪。损于肾脏而精脱，精脱者，则耳聋。"

临床上，耳鸣、耳聋既可单独出现，先后发生，亦常合并兼见。二者症状表现虽有不同，但病位同在耳部，病机亦基本一致。实证每因外感风热或内伤情志、饮食，痰湿内生，气郁化火，循经上扰或蒙蔽清窍所致；虚证多由久病体虚、劳倦纵欲，致气血不足，或因肾精亏耗，不能上承，耳窍失养所致。

【临床表现】

耳鸣表现为一侧或两侧性的经常的或间歇性的自觉耳内鸣响，声调多种，或如蝉鸣、风声、雷鸣、潮声、汽笛、哨音等，有 80% 左右的耳鸣患者可伴有耳聋。

耳聋表现为一侧或两侧听力不同程度减退或完全丧失，部分患者可伴有耳鸣、耳道阻塞感。根据病变性质可分为器质性聋和功能性聋两类。各种听力检查有助于分类诊断。

**1. 实证**

（1）风邪外袭：开始多有感冒症状，继之猝然耳鸣、耳聋、耳闷胀，伴头痛恶风，发热口干，舌质红、苔薄白或薄黄，脉浮数。

（2）肝胆火盛：耳鸣、耳聋每于郁怒之后突发或加重，兼有耳胀、耳痛，伴头痛面赤，口苦咽干，心烦易怒，大便秘结，舌红、苔黄，脉弦数。

（3）痰火郁结：耳鸣如蝉，耳内闭塞如聋，伴头晕目眩，胸闷痰多，舌红、苔黄腻，脉弦滑。

**2. 虚证**

（1）肾精亏损：耳聋渐至，耳鸣夜间尤甚，兼失眠头晕，腰膝酸软，舌红、苔少或无，脉细弦或细弱。

（2）脾胃虚弱：耳鸣、耳聋时轻时重，遇劳加重，休息则减，伴神疲乏力，食少腹胀，大便易溏，舌淡、苔薄白或微腻，脉细弱。

【治疗方法】

**1. 基本治疗**

治则：实证疏风泻火、化痰开窍，以针为主，泻法；虚证补肾填精、健脾益气，肾精亏损者，只针不灸，补法或平补平泻；脾胃虚弱者，针灸并用，补法。

处方：耳门、听宫、听会、翳风、中渚、侠溪。

方义：耳为手、足少阳经所辖，耳门、听会属手、足少阳经，听宫为手太阳经与手、足少阳经之交会穴，气通耳内，具有疏散风热、聪耳启闭之功，为治耳疾要穴；配手少阳经局部的翳风穴，与循经远取的中渚、侠溪相配，通上达下，疏导少阳经气，宣通耳窍。

加减：风邪外袭加风池、外关、合谷以疏风清热；肝胆火盛加行间、丘墟、足临泣以清泻肝胆之火；痰火郁结加丰隆、内庭，豁痰泻火；肾精亏损加肾俞、太溪、关元，补肾填精，上荣耳窍；脾胃虚弱加气海、足三里、脾俞，补益脾胃，濡养耳窍。

操作：耳周腧穴的针感要求向耳底或耳周传导；余穴常规刺法；气海、

足三里、脾俞可加温灸或温针灸。一般每日针 1 次。

**2. 其他疗法**

（1）耳针：取肾、肝、胆、三焦、内耳、外耳、颞、皮质下。每次选 3 ~ 5 穴，毫针浅刺，留针 30 分钟，每日或隔日 1 次；或行王不留行籽贴压。

（2）头针：取双侧晕听区。毫针快速刺入头皮至一定深度，快速捻转约 1 分钟，留针 30 分钟。隔日 1 次。

（3）穴位注射：取翳风、完骨、肾俞、阳陵泉等穴。用维生素 $B_{12}$ 注射液，每穴 0.5 ~ 1 mL。每日或隔日 1 次。

【按语】

（1）针灸治疗耳鸣、耳聋有一定疗效，但对于鼓膜损伤、听力完全丧失者疗效不佳。

（2）引起耳鸣、耳聋的原因十分复杂，因此在针灸治疗中，也应明确诊断，配合原发病的治疗。

（3）生活规律和精神调节对耳鸣、耳聋患者的健康具有重要意义。应避免劳倦，节制房事，调适情绪。保持耳道清洁，但禁止挖耳。

# 第六节　鼻　炎

鼻炎是指鼻腔黏膜的炎性病变，一般可分为急性、慢性和过敏性数种。急性鼻炎是鼻腔黏膜的急性感染性炎症，是一种极为常见的具有传染性的急性病，全年均可发病。慢性鼻炎包括慢性单纯性鼻炎、慢性肥厚性鼻炎和萎缩性鼻炎，为各种原因引起的鼻黏膜和黏膜下的慢性炎性疾病，发病无明显的季节性和年龄差异，可由急性鼻炎日久不愈而来，或由灰尘或化学物质长期刺激而致，部分甚至累及鼻黏膜和骨膜萎缩。过敏性鼻炎又名"变态反应性鼻炎"，是由多种特异性致敏原引起的发生在鼻黏膜的变态反应性疾病，以突然鼻痒、喷嚏、流清涕、鼻塞为主症，15 ~ 40 岁者多发，有常年性和季节性之分，前者症如"感冒"，一次未愈下次又发作，经年迁延不愈；后者多与特定季节和特有的抗原如花粉等有关。

急性鼻炎，隶属于中医学的"伤风""感冒"范畴，常由风寒外袭、肺气不宣，或风热上犯、肺失清肃、邪毒上聚鼻窍而发。慢性鼻炎属中医学

"鼻室""鼻槁"范畴，多由肺脾气虚、邪滞鼻窍，或邪毒久留、气滞血瘀、阻塞鼻窍而成。过敏性鼻炎属中医学"鼻鼽"范畴，多由肺气虚弱，或脾虚、肾虚使肺气受损，风寒乘虚而入，犯及鼻窍，津液停聚，遂致鼻窍阻塞而成。

【临床表现】

急性鼻炎以鼻塞、流涕、喷嚏为主要症状；嗅觉减退，全身症状轻重不一，常感周身不适；小儿症状较重，可伴消化道症状，甚或高热、惊厥。慢性单纯性鼻炎，表现为间歇性或交替性鼻塞，昼轻夜重，多涕，常为黏液性，间或伴有少量黏脓性涕。慢性肥厚性鼻炎，鼻塞呈持续性，涕少，为黏脓性，不易排出，嗅觉明显减退，伴头胀痛，精神不振，可有邻近器官（中耳、鼻窦、咽、喉）受累症状。萎缩性鼻炎除鼻塞外，常伴鼻、咽干燥，或鼻出血、嗅觉障碍、鼻臭等症。过敏性鼻炎，呈发作性鼻痒，打喷嚏，流清涕，常年或季节性发作，或可有其他变态反应性疾病病史。

鼻腔及鼻黏膜检查、鼻分泌物涂片等可明确分类分型诊断。

### 1. 风邪外袭

外感风寒者鼻塞较重，喷嚏频作，涕多而清稀，鼻音重浊，伴头痛身痛，无汗恶寒，舌淡、苔薄白，脉浮紧；外感风热者鼻塞而干，时重时轻，或鼻痒气热，涕少黄稠，发热恶风，头痛咽痛，口渴喜饮，舌质红、苔白或微黄，脉浮数。

### 2. 气滞血瘀

鼻塞无歇，涕多或黏白黄稠，嗅觉不敏，音声不畅，舌质红或有瘀点，脉弦细涩。

### 3. 气虚邪滞

鼻塞时轻时重或昼轻夜重，涕黏而稀，遇寒加重，头晕头重，舌淡红、苔薄白，脉缓；兼肺气虚者鼻腔发痒闷胀，喷嚏频作，鼻塞，流清涕，自汗；兼脾虚者气短音低，倦怠懒言，纳差，腹胀或腹泻；兼肾虚者形寒肢冷，腰膝酸软，舌淡胖、苔薄白，脉虚弱。

【治疗方法】

### 1. 基本治疗

治则：风邪外袭者疏风解表、宣通鼻窍，风热只针不灸，风寒针灸并用，均为泻法；气滞血瘀者行气活血、化瘀通窍，以针为主，泻法；气虚邪滞者补肺、健脾、益肾，针灸并用，补法或平补平泻法。

处方：迎香、鼻通、印堂、合谷。

方义：肺开窍于鼻，肺气不宣，则鼻窍不通，手太阴经与手阳明经互为表里，手阳明经上行鼻部。迎香为手阳明经的终止穴，位于鼻旁，穴通鼻气，通利鼻窍之力最强，可治一切鼻病；鼻通为治疗鼻病的局部奇穴；印堂位于鼻上，为治鼻炎之要穴；手阳明经原穴合谷善治头面诸疾。诸穴合用，以疏风宣肺，通利鼻窍。

加减：外感风寒加列缺、风池以疏风散寒；外感风热加尺泽、曲池、外关，热盛加大椎以疏风泻热；气滞血瘀加太阳、通天以活血通窍；气虚邪滞加百会、肺俞以补气祛邪；肺气虚弱加肺俞、太渊以补益肺气；兼脾虚者加脾俞、足三里以补脾益肺；兼肾虚者加命门、肾俞以补肾助肺。

操作：迎香宜斜向上透刺鼻通穴；余穴常规针刺；外感风寒和肺脾肾虚者，可用艾条温和灸相关腧穴。

**2. 其他疗法**

（1）耳针：取内鼻、外鼻、肾上腺、额、肺、大肠、脾、肾。每次选3~5穴，毫针浅刺，留针20~30分钟，每日或隔日1次，双耳交替；或行耳穴埋针、王不留行籽贴压。

（2）穴位贴敷：取大椎、肺俞、膏肓、肾俞、膻中等穴。用白芥子30 g，延胡索、甘遂、细辛、丁香、白芷各10 g，研成粉末，用辣椒水调糊，涂纱布上，撒上适量肉桂粉，贴敷上穴（一般在上午贴），保留4小时以上。每周一次，连续3次。

【按语】

（1）针灸治疗本病有效，急性鼻炎一般针2~3次即可获得显著疗效，尤其对改善鼻道的通气功能较为迅速。慢性者病程较长，对慢性单纯性鼻炎的疗效比肥厚性鼻炎为好。

（2）急性期应适当休息，食易消化且富有营养之品；多饮热水，保持大便通畅。

（3）过敏性鼻炎应积极查找过敏原，避免接触。

（4）注意锻炼身体，适当户外运动，增强抵抗力。

（5）积极治疗上呼吸道疾病。

# 第七节 牙 痛

牙痛是指因某种原因引起的牙齿疼痛，是口腔疾病中最常见的症状。西医学中的龋齿、牙髓炎、根尖牙周炎、牙周炎、牙槽或牙周脓肿、冠周炎及牙本质过敏等均可引起牙痛。

中医学对牙痛的认识很早。《灵枢·经脉》曰："大肠手阳明之脉……是动则病齿痛。"本病病位在齿，手阳明大肠经入下齿，足阳明胃经入上齿，无论是风邪外袭或胃火炽盛，循经上炎均可引起牙痛。又因肾主骨，齿为骨之余，肾阴不足、虚火上炎亦可引起虚火牙痛。故牙痛常为火热所致。

【临床表现】

以牙齿疼痛为主症，每因冷、热、酸、甜等刺激而发作或加重。可伴有牙龈红肿、牙龈出血、龈肉萎缩、牙齿松动、咀嚼困难或有龋齿存在。

**1. 风火牙痛**

发作急剧，牙痛剧烈，牙龈红肿，遇热加剧，兼发热，口渴、腮颊肿胀，舌红、苔薄黄，脉浮数。

**2. 胃火牙痛**

牙痛剧烈，牙龈红肿甚至出血，遇热加剧，伴口臭、尿赤、便秘，舌红、苔黄，脉洪数。

**3. 虚火牙痛**

牙齿隐隐作痛，时作时止，午后或夜晚加重，日久不愈可见齿龈萎缩，甚则牙齿浮动，常伴腰膝酸软、头晕眼花，舌质红嫩、少苔或无苔，脉细数。

【治疗方法】

**1. 基本治疗**

治则：风火牙痛、胃火牙痛者清热泻火、消肿止痛，只针不灸，泻法；虚火牙痛养阴清热、降火止痛，平补平泻。

处方：颊车、下关、合谷、内庭。

方义：手阳明大肠经入下齿，足阳明胃经入上齿。颊车、下关均为足阳明的局部经穴，合谷、内庭分别为手足阳明经的远端穴，可清泻阳明火热之邪，又是治疗面、口诸疾的要穴。诸穴合用，清热泻火、通络止痛。

加减：风火牙痛加翳风、风池疏风清热；胃火牙痛加厉兑、二间泻火止痛；虚火牙痛加太溪、照海养肾阴、降虚火。

操作：先针局部穴，再循经针远端穴，强刺泻法；内庭可点刺出血。重者每日治疗 2 次。

**2. 其他疗法**

（1）穴位贴敷：将大蒜捣烂，于睡前贴敷双侧阳溪穴，至发泡后取下。用于龋齿疼痛。

（2）耳针：取口、三焦、上颌或下颌、牙、神门、耳尖、胃、大肠、肾等穴。每次选 3～5 穴，毫针浅刺，留针 30 分钟；耳尖可行点刺出血；每日 1 次。或可耳穴埋针、王不留行籽贴压。

（3）电针：取颊车、下关、合谷或二间。针刺得气后加脉冲电流，用密波强刺 20～30 分钟。

【按语】

（1）针灸对牙痛有显著的治疗效果，一般 1 次即可止痛或痊愈。但对龋齿只能暂时止痛。

（2）牙痛的发生原因很多，应针对不同的原发病进行治疗。

（3）注意口腔卫生，避免过度的硬物咀嚼和冷、热、酸、甜等刺激。

（4）注意与三叉神经痛相鉴别。

# 第八节　咽喉肿痛

咽喉肿痛是咽喉部位病变的主要症状，以咽喉红肿疼痛、吞咽不适为特征。属于中医学"风热喉痹""急喉风""慢喉风""乳蛾""喉蛾"的范畴。相当于西医学的急性咽炎、扁桃体炎、扁桃体周围脓肿、咽后脓肿、咽旁脓肿、急性喉炎等病。

《诸病源候论·咽喉心胸病诸候》曰："喉痹者，喉里肿塞痹痛，水浆不得入也。""脏腑冷热不调，气上下哽涩，结搏于喉间，吞吐不利，或塞或痛，故言咽喉不利。"其病因病机多由风热火毒侵袭咽喉；或肺胃积热循经上扰，风火热毒，蕴结于咽喉；或体虚、劳累、久病而致肺肾两虚，虚火上炎，灼于喉部而致。病位在咽喉，涉及肺、胃、肝、肾等脏腑。

【临床表现】

本病发病较急，以咽喉部红肿疼痛、吞咽不适为主症，或伴有发热咳嗽等上呼吸道感染症状及食欲不振等全身症状。常因外感风热，或食辛辣香燥之品而诱发。

**1. 风热壅肺**

咽部红肿疼痛，干燥灼热，可伴有发热，汗出，头痛，咳嗽有痰，小便黄，舌质红、苔薄白或微黄，脉象浮数。

**2. 肺胃热盛**

咽部红肿，灼热疼痛，咽喉有堵塞感，高热，口渴喜饮，头痛，痰黄黏稠，大便秘结，小便短赤，舌红、苔黄，脉数有力。

**3. 阴虚火旺**

咽部微肿、疼痛，或吞咽时喉间有异物感，午夜尤甚，咽干喉燥，声音嘶哑，不欲饮水，手足心热，舌红、少苔，脉细数。

【治疗方法】

**1. 基本治疗**

治则：风热壅肺、肺胃热盛者，清热泻火、消肿止痛，只针不灸，泻法；阴虚火旺者，育阴潜阳、降火止痛，只针不灸，平补平泻。

处方：天容、列缺、照海、合谷。

方义：天容属手太阳小肠经，位于咽喉附近，功在清热利咽，为近部取穴，实证、虚证均可用之；列缺为手太阴肺经穴，为治疗肺系疾病的常用穴，照海为足少阴肾经穴，有清虚火、利咽喉之功，二穴相配，为八脉交会组穴，专治咽喉疾病；合谷为手阳明大肠经原穴，与肺相表里，故善清泻肺胃积热。诸穴合用，共同发挥清热泻火、消肿止痛的作用。

加减：风热壅肺加尺泽、外关、少商疏风清热；肺胃热盛加尺泽、曲池、内庭清泻热邪；阴虚火旺加太溪、涌泉、三阴交滋阴降火；声音嘶哑加复溜、扶突润喉开音；咽肿痛甚，加天突、喉结旁消肿止痛；便秘加曲池、支沟清热通便。

操作：诸穴常规针刺；针列缺、照海行针时，可让患者配合做吞咽动作；少商点刺出血。初起每日 1~2 次，后期每日或隔日 1 次。

**2. 其他疗法**

（1）皮肤针：取合谷、大椎、后颈部、颌下、耳垂下方；发热加刺肘窝，大、小鱼际；咳嗽加刺气管两侧、太渊。中度或重度刺激，每天 1 ~ 2 次。

（2）三棱针：取少商、商阳、耳背静脉。点刺出血，每天 1 次。

（3）灯火灸：取曲池、合谷、尺泽、风池、内庭。用灯心草 1 根，以香油浸之，用棉纸揩去灯草上的浮油，点燃一端，对准穴位快速点灸穴位，每穴点灸 1~2 下。每日 1 次。

（4）耳针疗法：①取咽喉、肺、颈、气管、肾、大肠、轮$_1$ ~ 轮$_6$，每次选 2~3 穴，毫针浅刺，留针 30 分钟，每天 1 次，亦可用王不留行籽贴压；②取耳背静脉、耳尖或轮$_3$、轮$_4$、轮$_6$ 等，点刺出血，每天 1 次；③取扁桃体区、咽喉区，找准痛点用蒸馏水穴位注射，每穴 0.1 mL，每天 1 次。

【按语】

（1）针灸对咽喉肿痛者效果明显，但应注意一些原发病的配合治疗。

（2）积极锻炼身体，增强体质，提高机体抵抗力。

（3）避免有害气体的不良刺激，忌食辛辣刺激性食物。

（4）注意休息，减少或避免过度讲话，合理发音。

# 第十二章　急性病证

## 第一节　高　热

凡口腔温度超过 39 ℃以上即称为高热，是临床常见急症之一，在许多疾病过程中都可出现高热。常见于急性感染性疾病、急性传染病、风湿病、胶原性疾病、部分恶性肿瘤、严重灼伤、中暑和阿托品中毒等疾病。

高热属于中医"热病"范畴，古代文献中有"壮热""实热""灼热""身大热"等名称。外感六淫邪气是引起高热的主要原因，其中以风寒、风热、温热之邪和疫疠之气为主，亦有内伤发热者。

【临床表现】

本病以口温在 39 ℃（或腋温 39.5 ℃、肛温 38.5 ℃）以上为主症。具有发病急、病程短、口干渴、小便黄、脉洪大而数的特点。

白细胞计数能反映人体对致病因素特别是感染的反应状态，临床上根据白细胞总数和中性粒细胞的增减可协助诊断。

**1. 风寒束表**

恶寒发热，无汗，头痛身痛，鼻塞流清涕，舌苔薄白，脉浮紧。

**2. 风热壅盛**

发热汗出，微恶风寒，头痛鼻塞，咽喉肿痛，咳嗽痰稠，渴喜冷饮，小便黄赤，舌红、苔黄，脉浮数。

**3. 热在气分**

高热汗出，烦渴引饮，小便黄赤，大便秘结，腹痛拒按，舌红、苔黄，脉洪数。

**4. 热入营血**

高热夜甚，烦躁不安，甚则神昏谵语，或斑疹隐隐，或吐血、衄血、便血，舌红绛而干，脉细数。

**5. 疫毒熏蒸**

壮热烦躁，头面红肿热痛，咽喉肿痛甚至糜烂，或丹痧密布，舌红、苔黄，脉数。

【治疗方法】

**1. 基本治疗**

治则：清热泻火，热入营血者清营凉血，疫毒熏蒸者泻火解毒，只针不灸，泻法。

处方：大椎、曲池、合谷、外关。

方义：大椎属督脉，为诸阳之会，能宣散一身阳热之气；肺与大肠相表里，曲池为手阳明经合穴，配合谷宣肺解表，清泻阳明实热；外关为手少阳之络，通于阳维，宣达三焦气机，疏散风热。

加减：风寒加风池、风门散寒解表；风热加尺泽、鱼际、少商清热宣肺利咽；气分热盛加内庭、十二井、支沟通腑泻热；热入营血加曲泽、委中、神门、中冲清营凉血；神昏谵语加水沟、素髎、十宣开窍泻热；肌肤丹痧加血海、膈俞、委中清热解毒，凉血止血。

操作：各腧穴均常规针刺，泻法，留针 0.5～1 小时，间歇行针。大椎、尺泽、曲泽、十二井穴、委中、十宣点刺出血。风寒证可加灸风门、风池、大椎。每日治疗 2～3 次。

**2. 其他疗法**

耳针：取耳尖、神门、耳背静脉、肾上腺。耳尖、耳背静脉用三棱针点刺出血，余穴用毫针浅刺，强刺激，留针 15～30 分钟。

【按语】

（1）针灸退热有很好的效果，可以作为处理高热的措施之一。但应查明病因，明确诊断，针对病因进行治疗。效果不显者，应结合其他方法综合治疗。

（2）高热汗多者应多饮糖盐水。饮食宜清淡，易于消化，忌油腻、辛辣厚味、鱼虾。

# 第二节 昏 厥

昏厥以突然昏倒、不省人事、颜面苍白、汗出肢冷为主要特点。一般昏厥时间较短，苏醒后无后遗症；病情严重者，昏厥时间较长，甚至一厥不复而死亡。常见于西医学中各种原因引起的晕厥（反射性晕厥、心源性晕厥、脑源性晕厥）、休克、中暑、低血糖昏迷及癔病性昏迷等疾病。

昏厥属于中医"厥证"范畴。厥证之名首见于《黄帝内经》，历代文献多有论述。由于病因不同，临床表现各异，其名称有"气厥""血厥""痰厥""寒厥""热厥""暑厥""尸厥""秽厥""色厥""肢厥""蛔厥""食厥""尿厥"等数十种之多。但概而言之，一指猝然昏倒，暴不知人。如《素问·厥论》曰："厥或令人腹满，或令人暴不知人。"二指气机逆乱，阴阳之气不相顺接致手足逆冷。如《伤寒论》论述外感热病中的寒厥、热厥的病机为"阴阳不相顺接，便为厥。厥者，手足逆冷是也"。外感寒邪、暑热、疫疠之邪，内伤情志、饮食、劳倦，以及跌仆创伤是引起厥证的主要病因。阴阳失调、气机逆乱、气血运行悖逆为其主要病机。病位在脑，涉及五脏六腑，而与肝尤为密切。

【临床表现】

以突然昏倒、神志不清、四肢厥冷为主症，伴气壅息粗、喉间痰鸣、牙关紧闭、面色苍白、自汗出等。起病急，病程短。

血常规、血糖、血脂等实验室检查，以及心电图、胸片、颈椎片、彩超、脑电图、头部 CT 等也是帮助确诊昏厥病因的必要辅助检查。

**1. 气厥**

暴怒气逆，突然昏仆，不省人事，口噤握拳，呼吸气粗，四肢逆冷，脉伏或沉弦者为实证；素体虚弱，疲劳惊恐，眩晕昏仆，面色苍白，呼吸微弱，汗出肢冷，舌质淡，脉沉微者为虚证。

**2. 血厥**

暴怒气逆，血随气升，突然昏倒，牙关紧闭，面赤唇紫，舌红，脉沉弦者为实证；因失血过多，突然昏厥，面色苍白，口唇无华，四肢震颤，目陷口张，自汗肤冷，呼吸微弱，舌质淡，脉细数无力者为虚证。

**3. 痰厥**

平素多湿多痰，复因恼怒气逆，痰气交阻，突然昏厥，喉中痰鸣，或呕吐泡沫，呼吸气粗，舌苔白腻，脉沉滑。

**4. 寒厥**

元阳亏损，寒邪直中于里，面青身冷，踡躯而卧，四肢厥逆，意识模糊，下利清谷，尿少或遗溺，舌淡、苔白，脉沉细。

**5. 热厥**

初病身热头痛，胸腹灼热，渴欲饮水，便秘尿赤，烦躁不安，继则神志昏愦，手足厥冷，脉沉伏而数。

【治疗方法】

**1. 基本治疗**

治则：苏厥开窍，实证只针不灸，泻法；虚证针灸并用，重灸，补法。

处方：水沟、百会、内关。

方义：本病病位在脑，督脉入络于脑，总督诸阳，水沟、百会为督脉经穴，是醒脑开窍之要穴；内关为心包经之络穴，可醒神宁心。三穴相配治疗昏厥，其苏厥开窍之功相得益彰。

加减：气厥实证配太冲、行间疏肝理气；虚证配足三里、气海益气升阳；血厥实证配行间引降肝火，或配涌泉导血下行；虚证配关元、膈俞、足三里益阴固脱；痰厥配中脘、丰隆开窍豁痰；热厥配大椎、中冲泻热启闭；寒厥灸神阙、关元温阳散寒；牙关紧闭加颊车、下关、合谷开窍启闭。

操作：实证、热证诸穴强刺泻法，百会可点刺出血，再开"四关"（合谷向后溪透刺，太冲向涌泉透刺），或同时针刺"五心穴"（百会、双涌泉、双劳宫）；虚证、寒证针灸并用，重灸补法，神阙、关元可用隔盐灸，或重灸"五心穴"。

**2. 其他疗法**

（1）指针：紧急情况下，用拇指重力掐按水沟和内关穴，以患者出现疼痛反应为度。

（2）三棱针：实证昏厥取大椎、百会、太阳、委中、十宣，点刺出血。

（3）耳针：取心、脑、神门、下屏尖、交感。每次选2～3穴，实证用强刺激，虚证用弱刺激，动留针30分钟，每5分钟捻转一次。

（4）电针：实证可在针刺基础上加用电针，连续波刺激直至苏醒。

【按语】

（1）昏厥是临床上常见的危重病症，应紧急救治。针灸对部分昏厥，能收立竿见影之效。但要注意原发病的治疗，以免贻误病情。

（2）昏厥和虚脱可以相互转化，厥证多为脱证先兆，脱证为厥证的进一步发展，治疗时应防病情的突变。

# 第三节　胆绞痛

胆绞痛是一种常见的急腹症，以右上腹胁肋区绞痛、阵发性加剧或痛无休止为主要特征，属于中医学"胁痛"的范畴。常见于西医学的多种胆道疾病如胆囊炎、胆管炎、胆石病、胆道蛔虫病等。女多于男。

中医学对本病早有认识。《灵枢·经脉》中有"胆，足少阳之脉……是动则病口苦，善太息，心胁痛，不能转侧"的记载。本病的发生，多与情志不遂、肝胆气滞；饮食不节、伤及脾胃、痰湿壅盛，化热或成石；或蛔虫妄动，误入胆道有关。其病位在肝、胆，涉及脾、胃和肠道。

【临床表现】

以突发性右上腹剧痛、呈持续性绞痛、阵发性加剧为主要症状。疼痛部位拒按、压痛或叩击痛，并向右肩背部放射。忧思恼怒、过食油腻、饥饿及寒温不适均可诱发本病。

腹部 X 片、B 超等检查可提示胆囊及胆道的急性炎症、结石或蛔虫等病变。

**1. 肝胆气滞**

绞痛常因情志波动而发作，伴见胸闷，嗳气，恶心呕吐，纳差，心烦易怒，舌苔薄白，脉弦紧。

**2. 肝胆湿热**

伴见寒战发热，口苦咽干，恶心呕吐。甚者目黄，身黄，小便黄，大便秘结，冷汗淋漓，舌苔黄腻，脉弦数。

**3. 蛔虫妄动**

症见心下钻顶样剧痛、拒按，辗转不安，常伴有寒战发热，恶心呕吐，吐蛔，纳差，舌苔薄白，脉弦紧。

【治疗方法】

**1. 基本治疗**

治则：疏肝利胆、行气止痛，以针为主，泻法。

处方：中脘、日月、胆俞、阳陵泉、胆囊穴。

方义：中脘为腑会，刺之有通调腑气的作用；日月为胆之募穴，胆俞为胆之背俞穴，俞募相配，可疏调肝胆气机，奏疏肝利胆之功；阳陵泉为胆经下合穴，"合治内腑"，胆腑有疾，当为首选；胆囊穴为治疗胆系疾病的经验效穴。

加减：肝胆气滞加太冲、侠溪以增疏肝利胆之力；肝胆湿热加三阴交、阴陵泉清利湿热；蛔虫妄动加百虫窝、迎香透四白以安蛔、驱蛔；发热寒战加曲池、支沟、外关和解少阳；恶心呕吐加内关、足三里和中止呕；湿热发黄加至阳、肝俞、阴陵泉清利湿热以退黄。

操作：日月沿肋间隙由内向外斜刺；胆俞向下或朝脊柱方向斜刺，勿深刺，以免刺伤内脏；肝俞、胆俞可用大艾炷灸至皮肤灼热起泡；余穴常规针刺。宜强刺激，久留针（可根据病情留针 1 ~ 2 小时），间歇行针以保持较强的针感。每日 2 次。

**2. 其他疗法**

（1）指针：取胆俞或其附近的阳性反应点。以拇指重力点压 10 ~ 20 分钟。

（2）耳针：取肝、胆、直肠、腹、胸、神门、交感、胃、脾。每次选 3 ~ 4 穴，毫针强刺激，动留针 30 分钟。每日 1 次。

（3）电针：在针刺的基础上选腹部、下肢穴接电针，用连续波、快频率强刺激 30 ~ 60 分钟。每日 1 ~ 2 次。

（4）眼针：取眼针双侧四区、五区，用 0.5 寸毫针在眼眶缘外 0.2 寸处沿皮浅刺，左眼用补法，右眼用泻法，留针 5 分钟。每日 1 次。

（5）穴位注射：取右上腹部的压痛点、日月、期门、阳陵泉、胆囊穴。用盐酸消旋山莨菪碱注射液，每穴注入 0.5 ~ 1 mL。每日 1 次。

# 第四节 泌尿系绞痛

泌尿系绞痛是由泌尿系结石引发的剧痛症，以阵发性剧烈腰部或侧腹部绞痛、并沿输尿管向下或向上放射，伴程度不同的尿痛、尿血为主要特征。属于中医学"腰痛""石淋""砂淋""血淋"的范畴。男多于女。

中医学认为，饮食不节、下焦湿热、肾阳不足而致结石是本病的基础；机体排石过程中，结石刺激脏腑组织是发生绞痛的直接原因；而结石伤及脏腑组织黏膜、血络则是出现尿血的主要因素。其病位在肾和膀胱，与肝、脾密切相关。

【临床表现】

根据结石部位的不同，有肾结石、输尿管结石、膀胱结石、尿道结石之分，但均以突发性腰部剧烈绞痛，牵引小腹，并向前阴、会阴、大腿内侧放射；或小便时尿液突然中断，尿道剧烈刺痛、涩痛、有血尿，伴肾区叩击痛为主要临床症状。痛剧而久者，可见面色苍白，恶心呕吐，冷汗淋漓，甚则昏厥。

腹部 B 超、X 线片、肾盂造影等检查可提示结石的部位、大小和形状。尿常规检查可见白细胞、红细胞。

**1. 下焦湿热**

小便黄赤浑浊或尿血，或有砂石排出，淋沥不畅，舌红、苔黄或黄腻，脉弦紧或弦数。

**2. 肾气不足**

排尿乏力，小便断续，甚则点滴而下，少气，神疲，舌质淡、苔薄白或薄黄，脉弦紧。

【治疗方法】

**1. 基本治疗**

治则：下焦湿热者清热利湿、通淋止痛，只针不灸，泻法；肾气不足者补益肾阳、利尿排石，以针为主，酌情加灸，补法或平补平泻。

处方：中极、京门、肾俞、膀胱俞、三阴交。

方义：本病病位在肾与膀胱，中极、京门分别为膀胱与肾的募穴，肾俞、膀胱俞为二者背俞穴，俞募相配，可助膀胱气化，清下焦湿热，通调肾与膀胱气机，达调气止痛之目的；三阴交穴通脾肝肾，为鼓舞肾气、利尿通淋要穴，可增强中极清利下焦湿热的作用。

加减：湿热甚者加曲骨、阴陵泉清利湿热；肾气不足加命门、气海、关元温补肾气；恶心呕吐加内关、足三里和中止呕；小便淋沥不畅加水分、水道、委阳、三焦俞利尿通淋；尿中砂石加委阳、次髎、然谷、秩边通淋排石止痛；尿血加膈俞、血海清热凉血。

操作：中极、京门不可直刺、深刺，以防伤及内脏；余穴常规针刺。强刺激，动留针 30~60 分钟，使患者保持较强的针感。每日 2 次。

**2. 其他疗法**

（1）拔罐法：取肾俞、阿是穴。常规操作，留罐 5~10 分钟。用于疼痛发作时。

（2）耳针：取肾、膀胱、输尿管、神门、交感、皮质下、三焦、脑。每次选 3~4 穴，毫针强刺激，留针 30~60 分钟。

（3）电针：在针刺基础上，每次选 2 对穴位，以连续波、快频率强刺激 30~60 分钟，以痛止为度。必要时可每日治疗 2 次。

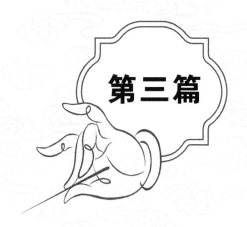

第三篇

医案选录

# 第十三章 内科疾病

## 第一节 面 瘫

【病例一】

仲某，男，27岁，2017年6月15日初诊。

病史摘要：口角向左侧歪斜9天。患者9天前受凉后出现右侧口眼歪斜，右侧耳后疼痛，前往外院初诊，予以营养神经及物理治疗，症状稍缓解，为求系统针灸治疗来诊。现症见：右侧眼睑闭合不全，露白约1mm，右侧鼻唇沟变浅，示齿时口角向左歪斜，鼓腮漏气，纳可，眠安。舌淡红，苔薄白，脉浮紧。

中医诊断：面瘫（风寒袭络证）。

西医诊断：周围性面神经麻痹。

治则：祛风散寒，疏通经络。

处方：印堂、阳白、颧髎、太阳、翳风、迎香、颊车、地仓、水沟、承浆、风池、足三里、阳陵泉、合谷、太冲。

超短波治疗：翳风穴（患侧）。

治疗经过：阳白、颧髎、太阳、翳风、迎香、颊车、地仓均取患侧，轻刺激；风池、足三里、阳陵泉、合谷、太冲均取双侧，重刺激。超短波治疗每日1次。治疗1周后症状明显好转，第2周面部穴位强刺激，3周后患者右侧眼睑闭合完全，额纹基本恢复正常，示齿口角已不偏歪，双侧鼻唇沟基本对称。

【按语】

面神经炎是临床常见的周围神经病变，是以口眼向一侧歪斜为主要临床表现的病证，可发于任何年龄，无明显的季节性，多发病急。临床表现为醒来时发现一侧面部肌肉板滞、麻木、瘫痪、额纹消失、眼裂变大、露睛流泪、鼻唇沟变浅、口角下垂,歪向健侧,病侧不能皱眉、闭目、露齿、鼓腮,部分患者初起时耳后疼痛,还可出现患侧舌前 2/3 味觉减退或消失等。中医又称"口眼歪斜""吊线风",多由劳作过度、正气不足、风寒或风热之邪乘虚而入致病,导致气血阻滞,经筋失养,筋肌纵缓不收而发本病,治疗当祛风通络,疏调经筋。《金匮要略》曰:"络脉空虚,贼邪不泻,或左或右,邪气反缓,正气即急,正气引邪,喎僻不遂。"邪之所凑,其气必虚。

患者有明显的受凉史,为风寒侵袭,邪郁经络,经络痹阻,故口眼歪斜。治疗采用远端取穴为主,配合面部阳明、少阳经局部穴位。地仓、颊车以通经活络、活血祛风;水沟、承浆疏通经络,调经气;颧髎穴有疏通面部经络及濡养面部经筋的作用。风池疏风寒、通经络,风池穴为手足三阳、阳维之会,为祛风要穴;手足三阳经上循头面,而以手足阳明经为主,故取足三里以益气合营;阳陵泉为足少阳胆经之主穴,阳明、少阳之经筋均行于面部;"面口合谷收",合谷为循经取穴,与近部腧穴翳风相配,祛风通络,配太冲为"四关"穴,两穴相配能够通调气血,平衡阴阳。针灸治疗面瘫具有良好疗效,是目前治疗本病安全有效的首选方法。

【病例二】

张某,女,44 岁,2018 年 7 月 3 日初诊。

病史摘要:口眼向右侧歪斜 3 天。患者 3 天前受凉后出现左侧眼睑闭合不全,口角向右歪斜症状,遂来我院就诊。为系统治疗,门诊收入院后予以营养神经及物理治疗,因患者平素睡眠较差,情绪焦虑,住院 1 天后要求出院改为门诊治疗。现症见:左侧额纹消失,左眼睑闭合不全,露白约 2 mm,左侧鼻唇沟变浅,示齿时口角向右歪斜,鼓腮漏气,纳可,眠差,情绪急躁,面色萎黄。舌淡稍红,苔薄白,脉浮。

中医诊断:面瘫(风寒袭络证)。

西医诊断:周围性面神经麻痹。

治则:祛风散寒,疏肝解郁,疏通经络。

处方:百会、印堂、风池、翳风、阳白、颧髎、迎香、颊车、地仓、水沟、承浆、合谷(双侧)、太冲(双侧)。

治疗经过:阳白、颧髎、迎香、颊车、地仓均取患侧,轻刺激,合谷、太冲重刺激,每周针刺 6 次,治疗 4 周后症状好转,左眼闭合无露白,但力量弱于健侧，左侧口角鼓腮时稍漏气，左侧额纹未见恢复。处方增加刺络拔罐，每周 1 次，穴选患侧翳风、阳白、颧髎，治疗 7 周后患者左侧口角基本恢复正常，双侧鼻唇沟对称。

**【按语】**

周围性面神经麻痹属中医学"口眼㖞斜""卒口僻"范畴。《灵枢·经筋》说"足之阳明，手之太阳，筋急则口目为僻""足阳明之筋……卒口僻，急者，目不合……颊筋有寒，则急，引颊移口"。可见本病多由正气不足，营卫不调，经脉空虚，风邪乘虚侵袭面部阳明、少阳脉络，致使经络阻滞，气血运行不畅，经脉失养，肌肉纵缓不收而致。本案患者有明显受凉史，治疗多取阳明经、少阳经穴，此二条经脉循行于面部，尤其是手足阳明经循行于口唇、足阳明胃经分走于面部至额部，正所谓"经脉所过，主治所及"。

翳风、阳白、地仓疏通头面部三经气血，激发经络感传，促进气血运行，使气至病所。水沟、承浆疏通经络，调经气；颧髎穴有疏通面部经络及濡养面部经筋的作用。由于面瘫病位在面部，故有一部分患者在患此病后担心疾病恢复不佳，影响外在形象，故常兼有情绪急躁等表现。因此，在此病的治疗中，王师常形神同治，整体调节，选用督脉之百会、印堂镇静安神，或配以太冲疏肝理气。

**【病例三】**

潘某，男，54 岁，2017 年 10 月 12 日初诊。

病史摘要：口眼向左侧歪斜 4 个月。患者于 4 个月前无明显诱因出现右侧口眼歪斜，一直在当地多方治疗，症状改善不明显。2 个月前就诊于某省级三甲医院，因治疗不便，故来我院就诊。现症见：右侧额纹变浅，右眼闭合力量稍弱，鼻唇沟偏向左侧，右侧面部不适，发紧，右侧面部肌肉稍有萎缩。舌暗红、苔薄黄，脉弦涩。

中医诊断：面瘫（气虚血瘀证）。

西医诊断：周围性面神经麻痹。

治则：补益气血，活血化瘀。

处方：百会、阳白、太阳、下关、颧髎、水沟、地仓、颊车、气海、关元、血海、足三里。

穴位注射：阳白、四白、地仓、颊车、颧髎等。

刺血疗法：膈俞、胆俞刺血拔罐，每周 1 ~ 2 次。

热敏灸治疗：颧髎、地仓、颊车。

治疗经过：阳白、太阳、下关、颧髎、地仓、颊车均取患侧轻刺激，气海、关元、血海双侧、足三里双侧重刺激，取双侧膈俞、胆俞刺血拔罐，以每次出血量 3 ~ 5 mL 为度；取患侧阳白、四白、地仓、颊车、颧髎，每次选取两个穴位甲钴胺穴位注射。治疗 5 次后面部发紧感减轻；治疗 2 周后感面部发紧减轻明显，肌肉萎缩有所减轻，口角歪斜症状减轻。继续门诊巩固治疗。

**【按语】**

中医认为本病多由人体正气不足，脉络空虚，卫外不固，风寒或风热乘虚侵袭，以致经气阻滞，经筋失养，经筋功能失调，筋肉纵缓不收而发病。本病责之于经筋病变，病本在经脉，病标在经筋。面部是手足三阳经筋散布结聚之处，凡面部与筋肉有关的疾病皆可从经筋论治。《灵枢·经筋》云："经筋之病，寒则反折筋急，热则筋弛纵不收。"筋急、筋纵均可引起本病。寒为阴邪，其性收引，经筋受寒则收缩而急，以致拘急疼痛，运动不利。所以本病的治愈关键在于经筋功能的恢复，因此，应以"祛外邪，调气血，通经筋"为治疗原则。

本案患者病程较长，病情较重，治疗方面应注重补益气血，重调神。《素问·异法方宜论》曰："故圣人杂合以治，各得其所宜。"张志聪亦说："民有居处衣食之殊，治有针灸药饵之异，故圣人或随天之气，或合地之宜，或随人之病，或用针灸毒药，或以导引按摩，杂合以治，各得其宜。"针刺治疗面瘫，疗效较好，但难治性面瘫由于病情严重或者病后失治误治，其病程日久，经脉失于濡养，正虚邪恋，经脉阻滞不通，病情复杂，症状较难改善。因此此例患者在治疗中选用多种疗法综合治疗。王师在临床中常采用普通针刺、穴位注射、刺血疗法及热敏灸综合治疗顽固性面瘫、面瘫后遗症，临床取得了较好疗效。

**【病例四】**

方某，男，68 岁，2017 年 11 月 8 日初诊。

病史摘要：右侧额纹变浅，口角向左歪斜 2 个月。患者 2 个月前劳累受凉后出现右侧面部不适、口眼歪斜，经多方治疗后症状未见明显改善。现症见：右侧面部不适，右眼闭合无力，右侧额纹浅，鼓腮漏气，右侧面部出现联带运动。查体：右侧额纹变浅，右眼闭合无力，鼻唇沟偏向左侧，伸舌居中。舌淡，苔腻，脉弦滑。

中医诊断：面瘫（风痰阻络证）。

西医诊断：周围性面神经麻痹。

治则：祛风化痰，养血通络。

处方：百会、阳白、四白、太阳、水沟、翳风、地仓、颊车、中脘、关元、足三里、丰隆。

灸法：阳白、四白、地仓、颊车、颧髎。

刺络放血：地仓、颊车、膈俞、胆俞。

治疗经过：四白、太阳、地仓、颊车均取患侧，太阳透刺四白，太阳透刺颊车，地仓透刺颊车，中脘、关元、足三里、丰隆重刺激，治疗3周后诸症始减，面部不适感减轻，鼓腮漏气减轻；继守上方继续治疗，治疗8周后，右侧额纹及口角歪斜基本恢复正常，患者满意。

【按语】

周围性面神经麻痹，属中医学"面瘫""口僻""卒口僻"等，以口眼歪斜为主要表现，其发生一般认为是经络空虚，气血津液不足不能濡养络脉、经筋，复感风寒之邪，外邪乘虚而入，侵袭阳明、少阳经脉以致经气阻滞，失于营运，经筋失养，遂致局部肌肉弛缓不收，对侧失去平衡而向健侧歪斜。《诸病源候论·偏风口㖞候》说："偏风口㖞是体虚受风，风入于颊口之筋也。足阳明之筋，上夹于口，其筋偏虚，而风邪乘之，使其经筋急而不调，故令口㖞僻也。"可见本病多由正气不足，营卫不调，经脉空虚，风邪乘虚侵袭面部阳明、少阳脉络，致使经络阻滞，气血运行不畅，经脉失养，肌肉纵缓不收而致。

该患者年龄较大，素体肥胖，气血渐虚，加之受凉，致使风邪入侵其络脉，从而发于面部。治宜化痰通络，调气散寒。地仓透颊车，疏利阳明经之气血，祛风散寒。面口合谷收，合谷为手阳明经之原穴，可通调气血，疏散风寒。翳风穴可增强少阳生发之气、经气畅通，气行血行。本次患者病程较长，久病多瘀，故采取刺血疗法配合针刺治疗。《针灸大成》云："人之气血凝滞不通，可用刺血法以祛除其凝滞，活血化瘀。"王师临床治疗病程较久的疾病常配以刺血疗法，疗效颇佳。气血的失常或经络运行气血的功能发生障碍，则会导致机体出现一系列的病理变化，因此《素问·调经论》有"血气不和，百病乃变化而生"的论断。针对这种情况，《素问·阴阳应象大论》提出"血实者宜决之"的治疗原则来"通其经脉，调其血气"，通过刺络放血的方法疏通经络中壅滞的气血，协调虚实，调整紊乱的脏腑功能，从而达到积极的治疗作用。而在临床上，若辨证准确，使用刺血疗法治疗疾病确有如桴应鼓的效果。

# 第二节　中　风

【病例一】

张某，男，55 岁，2016 年 7 月 18 日初诊。

病史摘要：身体左侧半身不遂 2 个月。患者 2 个月前无明显诱因突然出现左半身肢体活动不灵，急送至某三甲医院初诊，CT 检查诊断为双基底节缺血灶、脑梗死，经住院治疗后症状缓解。现症见：左侧肢体麻木无力，伸舌偏歪，神志清，计算力、定向力可，左上肢肩关节周围压痛明显，抬举困难，左下肢感觉无力，不能独自站立，纳可，眠可，小便调，大便干。

查体：神志清楚，精神可，面色正常，左侧肢体偏瘫，左上肢肌力 1 级，左下肢肌力 2 级，左侧巴宾斯基征（＋）。舌淡，苔白腻，脉弦滑。

中医诊断：中风（中经络），证型为风痰阻络证。

西医诊断：脑梗死。

治则：醒脑开窍，祛痰通络，平肝息风。

处方：百会、头维、人迎、人中、内关、极泉、风池、完骨、天柱、手三里、尺泽、委中、足三里、丰隆、三阴交、太溪、合谷、太冲。

治疗经过：取双侧风池、完骨、天柱捻转补法 1 分钟；人中雀啄泻法至眼球湿润为度；取患侧内关捻转提插泻法 1 分钟；取患侧极泉、尺泽、委中提插泻法至肢体抽动 3 次为度（不留针）；取患侧三阴交提插补法至肢体抽动 3 次为度；取患侧太溪捻转补法 1 分钟；余穴平补平泻。

以上方为主治疗，每周治疗 6 次，针刺第 5 次肩关节疼痛减轻，左下肢感觉恢复，但仍抬举无力，可轻微平移；治疗 2 周后左上肢可抬离床面，有人搀扶情况下可走 4~5 步，左下肢感觉较前敏感，继续治疗。

【按语】

《内经》称该病为"卒中"，《金匮要略》才提出"中风"之名。该病发病急骤，病情严重，病程较长，治疗较难，而又比较常见。该病是人体在内外病因的作用下，脏腑经络阴阳气血失调，由于正气亏虚，饮食、情志、劳倦内伤等引起气血逆乱，产生风、火、痰、瘀，导致脑脉痹阻或血溢脑脉之外为基本病机，以突然昏仆、半身不遂、口舌歪斜、语言謇涩或不语、偏身麻木为主要临床表现的病证。其病位在脑，与心、肾、肝、脾密切相关。《景岳全书·非风》说："卒倒多由昏愦，本皆内伤积损颓败而然。"

该患者年逾五十，脏腑功能虽然渐复，但经络仍阻滞不通，故见半身不遂，活动不利，正气不足，肝肾阴虚，风阳上扰，加之素体肥胖，痰湿内生，风火夹痰湿上蒙清窍，而发中风，证属风痰阻络。故多选用厥阴少阳经及多气多血之阳明经穴位，内关，心包经络穴，八脉交会穴通阴维脉。合谷，手阳明经所过为"原"。《外经微言》曰："岐伯曰：原者，脉气之所注也。"丰隆祛痰利湿。三阴交可滋补肝肾。同时，采用醒脑开窍法配合合谷、太冲、头维、人迎、足三里诸穴，平肝降逆，活血散风，标本兼治。诸穴合用，共奏醒脑开窍、疏通经络之效，使肢体活动能力日渐恢复正常。

【病例二】

王某，女，68岁，2019年3月2日初诊。

病史摘要：左侧半身不遂20天。患者20天前农田劳作后回家，自觉疲乏无力，休息后稍好转，随即准备做饭，走路时感左脚走路不灵活，左上肢抬举困难，左半身肢体麻木不仁，无头痛，头晕，神志清，遂由家人送至某三甲医院就诊，颅脑MRI示脑出血。收入院治疗半月余，左半身麻木症状有所减轻，但仍感肢体活动不灵。为求进一步中医系统治疗，来我院就诊。现症见：左侧肢体活动不灵，语言不利，目赤口干，心烦易怒，无头痛，时有头晕。查体：血压156/102 mmHg，神志清，精神可，左侧上下肢活动不利，抬举困难，搀扶可行走数步，左上肢肌力为0级，左下肢肌力1级。小便调，大便干结。舌红苔黄，有瘀点，脉弦数。

中医诊断：中风（中经络），证型为肝阳上亢证。

西医诊断：脑出血。

治则：醒脑开窍，平肝潜阳，活血通络。

处方：右侧运动区、百会、风池、完骨、天柱、水沟、内关、极泉、尺泽、委中、合谷、阳陵泉、足三里、三阴交、太冲、太溪。

治疗经过：人中雀啄泻法至眼球湿润为度；内关捻转提插泻法1分钟；取双侧风池、完骨、天柱捻转补法1分钟，补益脑髓；取患侧极泉、尺泽、委中提插泻法至肢体抽动 3 次为度（不留针），疏通经络；取患侧三阴交提插补法至肢体抽动 3 次为度，滋补肝肾；取患侧太溪捻转补法 1 分钟，平肝潜阳；余穴平补平泻。

以上方为主治疗，每周 3 次，针刺 5 次后可以起坐，左上肢可抬举 15°；针刺 10 次后左上肢可抬举至鼻，左下肢能够屈伸；针刺 15 次后左下肢屈伸灵活，继续治疗。

**【按语】**

中风又名卒中，是由于气血逆乱，上扰清窍，以突然昏仆、不省人事、半身不遂、口眼歪斜、言语不利等为主要临床表现的病证。中风具有起病急、变化快的特点，分为中经络、中脏腑两类。多见于中老年人，四季皆可发病，但以冬春两季最多见。该患者平素忧思恼怒，情志不畅，肝气不舒，气郁化火，致肝阳上亢，气血上冲于脑，发为中风，半身不遂；上犯清窍，致脑血溢脉外，而扰乱神机，精神失守。肝气上逆，血气并走于上，气血郁滞，舌红苔黄，有瘀点，脉弦数，故属肝阳上亢证。治疗应以平肝息风，疏调督脉经气，疏经活络为主，配以阳明经穴，醒启痿废不用之肢体，手法补泻兼施，以泻为主。太溪为足少阴肾经之原穴，具有滋肾阴补肾阳、培土生金之功，为滋阴潜阳之要穴。脑为元神之府，督脉入脑，水沟、百会为督脉之穴，可醒脑开窍，调神气；太冲泻肝火行气血；内关为心包络穴，可促进气血的运行；三阴交为足三阴经交会穴。诸穴合用，发挥醒脑开窍、疏通经络的作用，从而恢复肢体的正常功能。

**【病例三】**

翟某，女，74 岁，2018 年 10 月 19 日初诊。

病史摘要：右侧肢体活动不利 2 个月。患者 2 个月前突发右侧肢体活动不灵，伴语言不利，口眼歪斜，送至某三甲医院初诊，经 MRI 检查后诊断为脑梗死，收入院治疗。经治疗后患者病情稳定，右侧肢体活动有所恢复，但仍有活动不灵，言语不清晰，为进一步中医系统治疗来我科就诊。现症见：右侧肢体活动不灵，右上肢肌张力高，右下肢无力、麻木，言语不清晰，纳可，眠安，小便调，大便干。查体：右上肢肌力 1 级，右下肢肌力 2 级，右侧巴宾斯基征（＋）。舌暗红，苔薄黄，脉细数。

中医诊断：中风（中经络），证型为肝肾阴虚证。

西医诊断：脑梗死。

治则：醒脑开窍，滋补肝肾，补脑益髓。

处方：人中、百会、水沟、廉泉、极泉、尺泽、委中、风池、完骨、天柱、手三里、内关、通里、合谷、太冲、太溪、足三里、三阴交、照海。

治疗经过：人中雀啄泻法至眼球湿润为度；取双侧风池、完骨、天柱捻转补法1分钟，补益脑髓；取患侧极泉、尺泽、委中提插泻法至肢体抽动3次为度（不留针），疏通经络；取患侧三阴交提插补法至肢体抽动3次为度，滋补肝肾；取患侧内关捻转提插泻法1分钟；取患侧太溪捻转补法1分钟，平肝潜阳；余穴平补平泻。

以上方为主治疗，每周6次，针刺2周后，患者肌力有所增强，言语渐改善，右上肢可抬离床面，右下肢可抬离床面40°。继续依上法治疗。

**【按语】**

本病多是在内伤积损的基础上，复因劳逸失度、情志不遂、饮酒饱食或外邪侵袭等触发。年老气血本虚，或劳倦过度，使气血再衰，气虚则血行不畅，风阳动越，夹气血火痰上冲于脑，蒙蔽清窍，发为中风。醒脑开窍针刺法可滋补肝肾，疏通经络，益气活血。内关、人中、三阴交可醒脑开窍；极泉、尺泽、委中可疏通经络；督脉入脑络，水沟、百会为督脉之穴，可醒脑开窍，调神导气；内关为心包络穴，可调理心气，促进气血运行；通里为心经络穴，通于舌，照海为八脉交汇穴，通于阴跷脉，又是肾经的穴位，肾经夹舌本，二穴相配，濡养清窍，治疗言语不利；三阴交为足三阴经之交会穴，太溪为肾经原穴，可滋补肝肾。《医述》曰："诸脏受邪至盛，必进入于心，而乱其神明，神明无主，则舌纵难言，廉泉开而流涎沫也。"心主神明，开窍于舌，心主别络舌本，故针刺廉泉对脑血管疾病所致的舌强语謇症状有较好的疗效。

**【病例四】**

张某，男，70岁，2017年11月15日初诊。

病史摘要：左侧半身不遂3个月。患者3个月前在公园散步回家后突发左侧肢体无力，发软，口舌歪斜，语言謇涩，偏身麻木，急送至当地医院初诊，给予检查后诊断为脑梗死，经治疗病情稳定后转入我院。现症见：左半身肢体无力，不能自主活动，言语不利，气短乏力，自汗便溏，情绪低落，食少纳呆。查体：左侧肢体上肢肌力1级，下肢肌力2级，巴宾斯基征（＋）。舌质暗淡，舌苔薄白，脉沉细。

中医诊断：中风（中经络），证型为气虚血瘀证。

西医诊断：脑梗死。

治则：醒脑开窍，补气活血，疏通经络。

处方：百会、内关、人中、三阴交、极泉、尺泽、委中、太溪、风池、完骨、天柱。

中药方剂：补阳还五汤加减，益气活血，日1剂。

治疗经过：取患侧内关捻转提插泻法1分钟；人中雀啄泻法至眼球湿润为度；取患侧三阴交提插补法至肢体抽动3次为度，滋补肝肾；取患侧太溪捻转补法1分钟，平肝潜阳；取双侧风池、完骨、天柱捻转补法1分钟，补益脑髓；取患侧极泉、尺泽、委中提插泻法至肢体抽动3次为度（不留针），疏通经络；余穴平补平泻。

以上方为主治疗，每周5次，针刺5次后患者情绪有所改观，感左上肢较前有力；针刺10次后言语改善明显，患者肢体麻木得到缓解，继续依上法治疗。

【按语】

《诸病源候论》曰："夫劳损之人，体虚易伤风邪。风邪乘虚客于半身，留在肌肤，未即发作，因饮水，水未消散，即劳于肾，风水相搏，乘虚偏发，风邪留止，血气不行，故半身手足枯细，为偏枯也。"本患者年老体衰，气血不足，故治则应以升补阳气、活血祛风。舌质暗淡，舌苔薄白，脉沉细，证属气虚血瘀，应以醒脑开窍、补气活血、疏通经络为治则。醒脑开窍针刺法可滋补肝肾，疏通经络，益气活血。针刺运用醒脑开窍法，取穴以内关、人中、三阴交、极泉、尺泽等阴经穴为主，以醒神开窍，滋阴通阳，神复肢应。风池、完骨、天柱等有改善椎－基底动脉系统供血的穴位，临床疗效显著。临床中可配合功能锻炼，对肢体运动、语言、吞咽等神经恢复有一定的促进作用。同时，饮酒、吸烟等不良嗜好，为导致和诱发脑梗死的最常见危险因素。

# 第三节　头　痛

【病例一】

崔某，男，54岁，2016年8月7日初诊。

病史摘要：头痛 10 余天。患者诉于 10 天前因劳累受凉后出现左侧太阳穴处疼痛，疼痛可放射至左耳后，昼夜疼痛，呈持续性，严重影响睡眠，曾在当地卫生院初诊，给予口服止痛药（具体不详），疗效不佳，故来我院就诊。现症见：患者左侧太阳穴处疼痛伴有向左耳方向放射痛，二便正常，饮食佳，眠差。舌红，苔薄白，脉弦紧。

中医诊断：头痛（风寒外袭证）。

西医诊断：头痛。

治则：疏风散寒，通络止痛。

处方：

（1）针刺：百会、风池、完骨、上星、太阳、头维、翳风、合谷、列缺、外关、足临泣。

（2）毫火针点刺：百会、大椎、身柱、至阳、命门、腰俞、长强。选用毫火针点刺法，嘱患者取俯卧位，毫火针依次点刺百会、大椎、身柱、至阳、命门、腰俞、长强，不留针。

治疗经过：风池、完骨、太阳、足临泣均取双侧，头维、翳风、合谷、列缺、外关均取患侧。合谷、列缺、外关、足临泣重刺激，用泻法，其余穴位平补平泻，经第 1 次治疗后头痛及睡眠均改善较明显；给予 3 次治疗后头痛症状缓解。

【按语】

头痛病是指由于外感或内伤致使脉络拘急或失养，清窍不利所引起的以头部疼痛为主要临床特征的疾病。我国对头痛病认识很早，在殷商甲骨文就有"疾首"的记载，《内经》称本病为"脑风""首风"。《素问·风论》认为其病因乃外在风邪寒气犯于头脑。《素问·五脏生成》还提出"是以头痛巅疾，下虚上实"的病机。感受外邪多因起居不慎，坐卧当风，感受风、寒、湿、热等外邪上犯于头，清阳之气受阻，气血不畅，阻遏络道而发为头痛。外邪中以风邪为主，因风为阳邪，"伤于风者，上先受之"，"巅高之上，唯风可到"，且"风为百病之长"，常挟寒、湿、热邪上袭。头痛的治疗"须分内外虚实"。头痛的治疗，外感所致属实，治疗当以祛邪活络为主，视其邪气性质之不同，分别采用祛风、散寒、化湿、清热等法，外感常夹风邪，故强调风药的使用。内伤所致多虚，治疗以补虚为要，视其所虚，分别采用益气升清、滋阴养血、益肾填精之法。若因风阳上亢则治以息风潜阳，因痰瘀阻络又当以化痰活血为法。虚实夹杂，当扶正祛邪并举。

本案患者因受凉后出现左侧太阳穴处疼痛，恶风寒，舌红，苔薄白，脉弦紧属风寒型头痛，应以疏风散寒、通络止痛为治则。百会为总督一身之阳，且运用王师"温督调神"针刺法温阳散寒，通络止痛。太阳散风祛邪、解痉止痛。《通玄指要赋》言："风伤项急，始求于风府；头晕目眩，要觅于风池。"均说明风池对头部病证的重要作用，风池为足太阳、阳维之会，且为枕大神经穿出之处，针刺可调整局部神经血管代谢，广泛运用于临床偏正头痛，是治疗头项痛之要穴。头维属足阳明经与足少阳、阳维脉相交之穴。上星穴是治疗头痛的传统选穴，古代针灸学专著中载述甚多。外关为手少阳之络穴，具有疏通经络、调和阴阳之功效。足临泣为足少阳之输，是胆经所注之处，具有调畅气血、止痛的作用。诸穴合用，风寒得散，气血调畅，筋脉得养，则诸症自消。

【病例二】

吕某，男，53岁，2018年6月19日初诊。

病史摘要：头痛1月余。患者于1个月前生气后出现头痛，头胀，以两侧为主，疼痛甚则需口服止痛药。患者诉昨日头痛症状加重，疼痛剧烈难忍，故同事介绍特来寻求针灸治疗。现症见：头痛，以两侧为主，头昏，烦躁易怒，伴有胸胁胀痛，纳可，眠差。舌红，苔黄，脉弦数。

中医诊断：头痛（肝阳上亢证）。

西医诊断：头痛。

治则：平肝潜阳息风。

处方：

（1）针刺：百会、印堂、风池、完骨、上星、率谷、头维、太阳、合谷、三阴交、太溪、太冲。

（2）点刺放血：耳尖、角孙。

中药汤剂：天麻钩藤饮加减。

治疗经过：风池、完骨、率谷、太阳、合谷、三阴交、太溪、太冲均取双侧。风池、完骨、率谷、头维、太冲重刺激，用泻法，耳尖、角孙点刺放血，以血颜色变为鲜红为度。患者初诊时头痛难忍，胸胁胀满，第1次针刺后头痛减半；后连续治疗2次，头痛症状明显减轻。在家口服中药以进一步缓解症状。

**【按语】**

头痛是临床常见的症状之一，一般泛指头颅上半部，即眉毛以上至枕下部这一范围内的疼痛。因外感或内伤，以致气血不和，清浊相干，表现为全头或头的某一局部疼痛。头痛既可单独出现，也可并见于多种急慢性疾病。头为"诸阳之会"，清阳之府，又为髓海所在。凡五脏精华之血，六腑清阳之气，皆上注于头，故脏腑发生病变，均可直接或间接地影响头部而发生头痛，引起头痛的病因较多，概言之，可分为外感和内伤两大类。

本病患者情志不遂，肝失疏泄，郁而化火，肝阳妄动，上扰清窍，故发头痛；肝火偏亢，扰乱心神，则心烦易怒，夜眠不宁；肝胆气郁化火，肝阳上亢，故胁肋胀痛，口苦面红；苔黄，脉弦数均为肝阳亢盛之象。百会、印堂调神止痛；风池、印堂、上星、太阳可疏导头部经气，通络止痛。其中风池乃治头痛之经验穴，可以调理肝胆之经气，使上亢之阳气宜熵下行；三阴交、太溪滋补肝肾；合谷、太冲为四关穴，可清热泻火，解郁止痛。刺络耳尖和少阳经穴角孙放血以泻有余之热气。上述诸穴共用，共收平肝潜阳息风之效。

**【病例三】**

刘某，男，48岁，2016年9月10日初诊。

病史摘要：头痛10余天。患者诉10天前无明显诱因出现头部疼痛，昏蒙，不欲饮食，在外诊所口服药物治疗，效不佳。为求针灸治疗故来我院就诊。现症见：头痛，昏蒙，胸脘部满闷不适，痰多。舌胖大、有齿痕，苔白腻，脉弦滑。

中医诊断：头痛（痰浊阻滞证）。

西医诊断：头痛。

治则：健脾化痰，降逆止痛。

处方：百会、风池、太阳、头维、合谷、列缺、中脘、丰隆、阴陵泉、内关、公孙、足三里。

治疗经过：取双侧风池、太阳、头维、合谷、列缺、丰隆、阴陵泉、内关、公孙、足三里，丰隆、阴陵泉重刺激泻法，其余各穴平补平泻，3次治疗后头痛症状减轻；针刺6次后头痛及头部昏蒙感均明显减轻，按上方继续巩固治疗。

**【按语】**

头痛病是指由外感六淫、情志失调、饮食劳倦、久病体虚、先天不足或头部外伤等，引起的以患者自觉头部疼痛为主要临床特征的疾病。饮食不节，素嗜肥甘厚味，暴饮暴食，或劳伤脾胃，以致脾阳不振，脾不能运化转输水津，聚而痰湿内生，以致清阳不升，浊阴下降，清窍为痰湿所蒙；或痰阻脑脉，痰瘀痹阻，气血不畅，均可致脑失清阳、精血之充，脉络失养而痛，如《丹溪心法·头痛》所言"头痛多主于痰"。

本案患者以头痛昏蒙、胸脘部满闷为主要症状，脾失健运，痰浊中阻，上蒙清窍，清阳不展，故头痛昏蒙；痰阻胸膈，故胸脘满闷；痰浊上达，则呕恶痰涎；苔白腻，脉滑或弦滑均为痰湿内停之征象，治以健脾化痰、降逆止痛为治则。百会、太阳可疏导头部经气，通络止痛。中脘为胃之募穴，又是八会穴之一，腑会中脘，取穴中脘可疏通胃气，温化痰饮，升清降浊，治疗痰浊头痛。内关为手厥阴心包经之络穴，又为阴维交会穴，手厥阴经下膈，历络三焦，阴维主一身之里，故有宣通上、中、下三焦气机的作用，公孙属足太阴脾经络穴，又为冲任交会穴，脾胃相表里，取之能调中焦而平冲逆之气，两穴均为八脉交会穴，配伍应用具有和胃降逆作用。足三里健脾和胃，丰隆穴蠲痰除饮。诸穴配合应用，痰饮既除，则胃气和降而呕吐可止，头痛自消。

**【病例四】**

张某，女，43岁，2016年8月19日初诊。

病史摘要：头痛半年余。患者诉近半年左颞侧头痛明显，以胀痛为主，疼痛有针刺感，伴有眩晕，多方治疗，效果不佳，为求中医治疗故来诊。现症见：左颞侧头痛明显，痛如针刺，易烦躁，纳可，眠差，二便调。舌暗红，苔薄黄，脉弦。

中医诊断：头痛（瘀血阻络证）。

西医诊断：头痛。

治则：行气活血，通络止痛。

处方：

（1）针刺：百会、风池、印堂、头维、率谷、合谷、列缺、外关、足临泣。

（2）刺络拔罐：膈俞。

治疗经过：取患侧风池、头维、率谷、合谷、列缺、外关、足临泣，头维透刺率谷，合谷、列缺用泻法，其余各穴平补平泻，连续3次治疗后头痛有所减轻；针刺1周后头痛明显减轻，门诊继续巩固治疗。

【按语】

头为神明之府，"诸阳之会"，"脑为髓海"，五脏精华之血，六腑清阳之气皆能上注于头，即头与五脏六腑之阴精、阳气密切相关，凡能影响脏腑之精血、阳气的因素皆可成为头痛的病因。病位虽在头，但与肝、脾、肾密切相关。风、火、痰、瘀皆可为致病因素。邪阻脉络，清窍不利，瘀血阻滞，不通则痛。该患者平素易烦躁，肝郁气滞，气血运行不畅，故头痛以胀痛为主，出现烦躁、舌暗红、脉弦等症。督脉为"阳脉之海"，通于任脉，可通调阴阳。王师选用百会、印堂调神定志。头维、率谷为局部取穴，通络止痛。外关、足临泣为八脉交会穴，外关属手少阳三焦经通阳维，足临泣属足少阳通带脉，二穴同用可疏通少阳经气机。膈俞为八会穴之血会，予以刺络拔罐可调和气血。运用本法治以疏解少阳、活血化瘀、通络止痛为主，局部及远端取穴相配合，加膈俞刺络拔罐，令血出邪尽而奏效。

# 第四节 三叉神经痛

【病例一】

姬某，男，53岁，2020年3月5日初诊。

病史摘要：左侧面颊阵发性、烧灼性疼痛1个月。疼痛呈阵发性、烧灼性且难以忍受，鼻旁及唇旁有触痛点，发作时突然疼痛，无明显先兆，以颜面部中、下部疼痛为主，每日发作15~20次，每次发作持续10~30秒。就诊于某三甲医院被诊断为三叉神经痛，给予口服卡马西平、维生素B、地西泮等治疗效果不佳。口干，小便赤、涩。舌质红，苔黄燥，脉弦数。

中医诊断：面痛（风热挟痰证）。

西医诊断：三叉神经痛。

治则：清热豁痰，通络止痛。

处方：

（1）针刺：下关、迎香、颧髎、四白、颊车、阳陵泉、丰隆、曲池、行间、内庭、合谷、太冲。

（2）刺络拔罐：颊车、地仓、颧髎、膈俞、胆俞。

治疗经过：取患侧下关、迎香、颧髎、四白、颊车，取双侧阳陵泉、丰隆、曲池、行间、内庭、合谷、太冲。行间、内庭、合谷、太冲用泻法，其余各穴平补平泻。颊车、地仓、颧髎、膈俞、胆俞，每次选取 2 穴，刺络拔罐，每次出血量为 3~5 mL，每周 1~2 次。治疗 2 周后疼痛明显减轻；门诊继续巩固治疗。

【按语】

《黄帝内经》认为三叉神经痛属"头痛""面痛"等范畴，古医书中有"首风""脑风""头风"等名称记载，如《素问·风论》："首风之状，头面多汗恶风，当先风一日则病甚"。因为巅顶之上，唯风可即，外感风寒之邪，寻经上犯巅顶清窍引起本病，精神因素亦可诱发此病。肝郁气滞，郁久化火，火热风动，风火夹痰上扰致清阳不得舒展，阻遏经络，亦可导致"不通则痛"。面痛的发生与肝、肾、胆、脾、胃有关。由于肝郁化火上冲，或过食炙煿辛热之物，引起胃火熏蒸，循经上攻头面，或风寒外侵，寒凝血滞头面，或痰浊内盛，郁滞化火，痰随火升，气血与痰上凝于头面，或瘀血内阻，肝阳上亢而发为此病。

三叉神经痛发作部位主要是面颊及额部，是阳明经和大肠经循行的区域，合谷、曲池为手阳明大肠经腧穴，宣气行血，疏风散邪，能使清阳之气上升面部。迎香为手足阳明之交会穴，能散风邪清火气。颧髎为手太阳小肠经腧穴，可疏导面部经气。少阳经阳陵泉、太冲，"经脉所过，主治所及"，共同调整面部气血运行。合谷又为四总穴之一，取"面口合谷收"之意，太冲亦为肝经原穴，善于调血止痉止痛。二穴相配为四关穴，具有调气活血止痛之功。行间、内庭合用取其滋阴清热泻火之功。

【病例二】

高某，女，43 岁，2020 年 6 月 23 日初诊。

病史摘要：右侧面颊阵发性疼痛半年。右侧面颊呈阵发性疼痛，疼痛呈烧灼感，每次持续约 30 秒，可自行停止，每于说话、吃饭、刷牙洗脸或受寒时加重，得热则轻，鼻流清涕。舌淡苔白，脉浮。

中医诊断：面痛（风寒阻络证）。

西医诊断：三叉神经痛。

治则：疏风散寒，通络止痛。

处方：

（1）针刺：攒竹、四白、下关、地仓、合谷、列缺、太冲。

（2）毫火针点刺：百会、大椎、身柱、至阳、命门、腰俞、长强。

（3）热敏灸：四白、下关、夹承浆。

治疗经过：取患侧攒竹、四白、下关、地仓，取双侧合谷、列缺、太冲。热敏灸每日1次，每次选取1~2个穴位，10次为1个疗程，疗程间休息2~5天。应用上述方法治疗1周后疼痛减轻，生活质量明显提升，患者自信心增加；继续治疗3周后疼痛基本消失。巩固治疗1周，随访1年未复发。

**【按语】**

三叉神经痛属于中医学"面痛""眉棱骨痛""颊痛"等范畴。中医学认为，三叉神经痛多因面部三阳经受阻而发病。多由外感风邪、情志不遂、久病外伤有关，各种致病因素使面部气血痹阻，经络不通，气血不和，"不通则痛"而发病。风寒之邪侵袭面部阳明、太阳经脉，寒性收引，凝滞筋脉，气血痹阻。四白、下关、地仓，疏通面部经络；合谷为手阳明大肠经原穴，"面口合谷收"，与太冲相配可祛风、通络、止痛；加列缺疏散风寒。火针采用王师"温督调神"针刺法，毫火针点刺百会、大椎、身柱、至阳、命门、腰俞、长强，温督脉，调神志，复阳气，增强人体正气，驱邪外出。本案患者为风寒阻络证，故又选取热敏灸祛寒通络镇痛。对患侧四白、下关、夹承浆予以单点温和灸，嘱患者体会热感深透并向四周扩散之感觉，至热敏灸感消失。诸法合用，调和阴阳，祛寒通络，故效如桴鼓。

# 第五节　眩　晕

**【病例一】**

姜某，男，57岁，2019年3月18日初诊。

病史摘要：头晕恶心伴颈项部疼痛6个月。患者6个月前无明显诱因出现头晕恶心伴颈项部疼痛，偶伴耳鸣，心烦急躁则眩晕加重，颈部不适，$C_4 \sim C_6$左侧伴有压痛，偶有失眠，口干舌燥。舌红，苔黄稍腻，脉弦。

中医诊断：眩晕（肝阳上亢证）。

西医诊断：颈性眩晕。

治则：平肝潜阳，通络止痛。

处方：百会、风池、完骨、颈夹脊、曲池、太冲。

治疗经过：风池、完骨、颈夹脊、曲池、太冲均取双侧，风池、完骨采用重刺激，其余各穴平补平泻，以上方为主治疗，针刺 1 周后，眩晕症状改善明显，颈部僵硬疼痛亦减轻。治疗 2 周后，诸症基本消失，门诊继续巩固治疗。

**【按语】**

眩晕是由于情志、饮食内伤、体虚久病、失血劳倦及外伤、手术等病因，引起风、火、痰、瘀上扰清窍或精亏血少，以清窍失养为基本病机，以头晕、眼花为主要临床表现的一类病证。眩即眼花，晕是头晕，两者常同时并见，故统称为"眩晕"，其轻者闭目可止，重者如坐车船，旋转不定，不能站立，或伴有恶心、呕吐、汗出、面色苍白等症状。眩晕病证，历代医籍记载颇多，《内经》对其涉及脏腑、病性归属方面均有记述，如《素问·至真要大论》认为"诸风掉眩，皆属于肝"，指出眩晕与肝关系密切。

本患者眩晕耳鸣，遇恼怒则加重，眩晕病位虽在清窍，但与肝、脾、肾三脏功能失常关系密切。肝阴不足，肝郁化火，可导致肝阳上亢，本虚标实，眩晕的治疗原则主要是补虚而泻实，调整阴阳。百会位居脑海顶端，对于头晕目眩具有良好的清镇作用；风池及颈部夹脊穴疏理颈部气血，改善后椎-基底动脉循环；曲池为手阳明经穴，可泻人体有余之气血；太冲为足厥阴肝经原穴，有调和气血、疏肝理气、平肝息风、通经活络之功。诸穴共用，共奏平肝潜阳、通络止痛之功，使阴平阳秘，而病告痊愈。

**【病例二】**

陈某，男，32 岁，2019 年 6 月 7 日初诊。

病史摘要：头晕耳鸣 3 个月，加重 1 周。患者 3 个月前突然出现眩晕，不敢睁眼，头重昏沉，自觉天旋地转，恶心呕吐，多方治疗，效果不佳，就诊于某三甲医院被诊断为梅尼埃病。1 周前又出现头晕耳鸣，为寻求中医治疗，故来我院就诊。现症见：头晕，目眩，耳鸣，食少，身体倦怠，大便黏腻。舌淡，苔白腻，脉弦滑。

中医诊断：眩晕（痰浊上蒙证）。

西医诊断：梅尼埃病。

治则：健脾祛湿，化痰止眩。

处方：百会、印堂、风池、听宫、中脘、内关、丰隆、解溪、足三里。

治疗经过：风池、听宫、中脘、内关、丰隆、解溪、足三里均取双侧，采用平补平泻手法，以上方为主治疗，治疗1周后，头晕症状减轻；治疗2周后，头晕、目眩基本消失，偶有耳鸣。治疗3周后，诸症基本消失。

**【按语】**

《丹溪心法·头眩》说："头眩，痰挟气虚并火，治痰为主，挟补气药及降火药。无痰不作眩，痰因火动，又有湿痰者，有火痰者。"《景岳全书·眩运》："丹溪则曰无痰不能作眩，当以治痰为主，而兼用它药。余则曰无虚不能作眩，当以治虚为主，而酌兼其标。孰是孰非，余不能必，姑引经义，以表其大意如此。"百会、印堂清神宁志，息风止眩；中脘，胃经募穴，八会穴之腑会，合足三里健脾胃、利湿化痰；听宫通窍聪耳，止耳鸣；内关，心包经络穴，八脉交会穴——通阴维脉，有和中安神、和胃止呕的作用；丰隆和胃化痰。诸穴合用，使痰消胃和，诸症得解。

**【病例三】**

李某，女，60岁，2019年7月1日初诊。

病史摘要：头晕头痛1个月。患者诉1个月前始头晕头痛，痛有定处，时痛时止，颈肩部酸痛不适，偶有健忘，失眠，精神欠安，纳可，平素易紧张，大便可，稍干，小便。舌暗，苔有瘀点或瘀斑，舌下脉络迂曲，脉弦涩。

中医诊断：眩晕（瘀血内阻证）。

西医诊断：颈椎病。

治则：活血化瘀，通络止眩。

处方：

（1）针刺：百会、印堂、风池、率谷、太阳、内关、阳陵泉、足三里。

（2）刺络拔罐：膈俞。

治疗经过：以上方为主治疗，风池、率谷、太阳、内关、阳陵泉、足三里均取双侧，百会、率谷重刺激，其余各穴平补平泻，每周3次。双膈俞刺络放血，每次出血量为3~5 mL，隔日1次，治疗1周后，头晕症状减轻，头痛频率减少，睡眠得以缓解。治疗2周后，诸症完全消失。

**【按语】**

眩晕是指由情志内伤、饮食不节、年高肾亏、病后体虚、跌仆、外伤等引起的以患者头晕眼花为主要临床表现的一类病证。眩即眼花或眼前发黑，视物模糊；晕指头晕或感觉自身或外界物体旋转。本案患者年事已高，出现气血不足、肾精亏虚，则见失眠健忘，精神欠安；气虚不足，瘀血阻滞，则见舌下脉络迂曲、舌暗。患者因为气血肾精亏虚，脑髓失养，瘀血阻滞，清阳不升，浊阴不降，引起眩晕。王师认为此病与督脉、肝、心、胆、脾、肾相关。因此，选用督脉的百会、印堂通调督脉之气血，且百会位于巅顶，可清头目、止眩晕；风池位于头部，疏调头部气机；八脉交会穴中通阴维脉的内关和筋会阳陵泉相配合，治疗肩颈之痛，舒筋活络，调畅气血。膈俞为八会穴之血会，此穴刺络拔罐可活血通络。针灸治疗本病效果较好，但应分清标本缓急。眩晕急重者，先治其标；眩晕较轻或发作间歇期，注意求因之本。治疗的同时应注意做相关检查以确定病因。

【病例四】

江某，女，46岁，2019年7月23日初诊。

病史摘要：头晕5个月。患者平素伏案工作，头晕目眩，颈部酸痛，精神恍惚，疲惫不堪，面色淡白或萎黄，神倦乏力，心悸少寐，腹胀纳呆。舌淡，苔薄白，脉弱。

中医诊断：眩晕（气血亏虚证）。

西医诊断：椎动脉型颈椎病。

治则：补益气血，舒筋活络。

处方：主穴：风池、完骨、天柱、颈椎夹脊穴、膈俞、脾俞；配穴：百会、头维、率谷、太阳、气海、关元、足三里、三阴交。

治疗经过：以上方为主治疗，风池、完骨、天柱、膈俞、脾俞、头维、率谷、太阳、足三里、三阴交均取双侧，平补平泻，每周3次。关元、气海温针灸，两组穴位交替应用。治疗1周后，头晕改善。治疗3周后，头晕基本消失，无心悸乏力，纳可眠安。嘱患者颈部勿过度劳累。

【按语】

椎动脉型颈椎病属中医"眩晕"范畴，其病位在清窍，气血不能上荣于头目，清阳上升受阻，脑失所养则发为眩晕，故《景岳全书·眩运》中说："头眩虽属上虚，然不能无涉于下。盖上虚者，阳中之阳虚也。"针灸治疗可改善局部微循环，扩张椎动脉，改善椎动脉血流，降低交感神经兴奋性，从而达到治疗眩晕的目的。风池、完骨、天柱具有通利枢纽之功，三穴合用可率诸经之气血上升濡养脑髓，髓海充实，元神自安；颈夹脊疏通经络；百会醒神健脑；头维、率谷、太阳可以改善头面部血液循环，增加脑血流量；气海、关元滋补肝肾，培补、振奋和升发元气。针灸治疗颈椎病有一定疗效，对于缓解颈项痛、肩背痛、头晕头痛等效果尤为明显。

# 第六节　失　眠

【病例一】

矫某，男，63 岁，2018 年 4 月 5 日初诊。

病史摘要：患者失眠 3 年余。主要表现为入睡困难，多梦，睡后易醒，醒后无法入睡，烦躁易怒，时有头晕、面红目赤，焦虑，纳差，口服镇静安眠药物效不佳，自己逢人便打听治失眠之法，为求中医治疗，故来我院就诊。舌红苔黄，脉弦数。

中医诊断：不寐（肝火扰心证）。

西医诊断：失眠。

治则：疏肝泻火，镇心安神。

处方：

（1）针刺：百会、四神聪、神庭、印堂、膻中、神门、三阴交、申脉、照海、太冲。

（2）刺络拔罐：膈俞、肝俞。

治疗经过：神门、三阴交 、申脉、照海、太冲均取双侧，平补平泻，每周 3 次。取双侧膈俞、肝俞刺络拔罐，隔日 1 次，直至血液颜色变为鲜红后，改为 1 周刺络放血 1 次。以上方治疗为主，治疗 1 周后，入睡时间较前缩短；治疗 1 个月后，病情明显好转，入睡时间明显缩短，睡眠质量改善，醒后可以再次入睡，无面红目赤，情绪稳定，自述心态较前明显平和。继续门诊巩固治疗。

【按语】

失眠是临床常见病和多发病，属于中医"不寐""不得卧""目不瞑"等范畴。其病因常与情志失常、劳逸失调及病后或年老体虚有关，失眠的基本病机为阳盛阴衰，阳不入阴，如《灵枢·大惑论》中言："卫气不得入于阴，常留于阳，留于阳则阳气满，阳气满则阳跷盛；不得入于阴，则阴气虚，故目不瞑矣。"盖心藏神，"神安则寐，神不安则不寐，其所以不安者，一由邪气之扰，一由营气之不足耳。有邪者多实证，无邪者皆虚证……则凡思虑劳倦，惊恐忧疑，及别无所累而常多不寐者，总属其阴精血之不足，阴阳不交，而神有不安其室耳"（《景岳全书·不寐》），神不归心，则心神不安，则表现有"烦心、短气卧不安"（《针灸逢源·胀论》），也有"肝火不得卧之因，或因恼怒伤肝，肝气怫郁；或尽力谋虑，肝血所伤……则夜卧不宁矣"（《症因脉治·内伤不得卧》）。总之，失眠的病位主要在心，并与肝、脾、肾等脏腑阴阳功能失调密切相关。

本案患者辨证为肝火扰心证。百会、四神聪、神庭健脑宁神以调神志；膻中宽胸理气；神门为心之原穴，可宁心安神；跷脉主寤寐，司眼睑开阖，照海通阴跷脉，申脉通阳跷脉，可通过调节阴阳跷脉以安神；三阴交为肝、脾、肾三经交会穴，可益气养血安神；太冲疏肝解郁、清肝泻火；膈俞为八会穴之血会，属阴，肝俞为肝之背俞穴，属阳，肝俞还能疏肝理气，调节一身之气，二穴一阴一阳，一气一血，刺络拔罐可行气活血化瘀，滋阴除烦，调整阴阳。诸法合用，使神归于舍，夜寐得安。

【病例二】

周某，女，42岁，2018年4月23初诊。

病史摘要：失眠2月余。患者近来工作压力较大，诸事缠身，自行服用安眠药遂能入睡，精神恍惚，疲惫不堪，纳差，易腹胀，小便调。观双眼白睛近内、外眦处络脉深红明显。舌淡苔薄白，脉细弱。

中医诊断：不寐（心脾两虚证）。

西医诊断：失眠。

治则：补益心脾，养血安神。

处方：

（1）针刺：百会、神门、四神聪、安眠、内关、足三里、三阴交、申脉、照海。

（2）毫火针点刺：百会、大椎、身柱、至阳、命门、腰俞、长强。

（3）热敏灸：心俞（双侧）、脾俞（双侧）。

治疗经过：神门、安眠、内关、足三里、三阴交、申脉、照海均取双侧，平补平泻，每周3次。热敏灸每次约40分钟，以产生灸感为度。以上方为主治疗，每周3次。针刺1周后，睡眠质量得到改善；治疗2周后，患者睡眠质量大为提高,次日精神疲惫感已不明显,纳可,腹胀不明显。门诊继续巩固治疗。

**【按语】**

"不寐"首见于《灵枢·口问》。"目不瞑"的病机:"阳气尽阴气盛,则目瞑,阴气尽而阳气盛,则寤矣。"认为是"卫气不得入于阴,常留于阳"所致,并具体提出了治法和方药:"补其不足,泻其有余,调其虚实,以通其道,而去其邪,饮以半夏一剂,阴阳已通,其卧立至"。

本案患者失眠2个月,精神恍惚,疲惫不堪,头晕目眩,面色无华,纳差,舌淡苔白,脉细弱。治疗首选心经原穴神门、心包经之络穴内关穴心安神,为治疗失眠主穴;百会穴位于巅顶,入络于脑,可清头目宁神志;安眠为治疗失眠的经验效穴。加心俞、脾俞、三阴交补益心脾、益气养血。火针采用王师"温督调神"针刺法,嘱患者取俯卧位,运用毫火针依次点刺百会、大椎、身柱、至阳、命门、腰俞、长强,不留针,温督脉,升阳气,调神志。背俞穴是脏腑之气输注于背腰部的穴位,灸之可温经散寒、活血通络,并对针灸治疗效果起到巩固作用。诸法合用,养心安神,恰合病机。

**【病例三】**

赵某,女,47岁,2018年5月3日初诊。

病史摘要:失眠半年余。患者因亲人去世后出现睡眠障碍6个月,具体表现为入睡困难、梦多、易醒,记忆力不佳,心慌胆怯,善惊善虑,易发脾气。就诊于某三甲医院,予以口服艾司唑仑片,为寻求中医治疗,故于今日来我院就诊。现症见:失眠,入睡困难,梦多易醒,心慌胆怯,伴口干,无口苦,纳可,大便可,小便调。舌淡苔白,脉弦细。

中医诊断:不寐(心胆气虚证)。

西医诊断:失眠。

治则:镇惊安神,益气养心。

处方:

(1)针刺:百会、印堂、神门、安眠、内关、三阴交、丘墟。

(2)热敏灸:心俞(双侧)、胆俞(双侧)。

治疗经过:神门、安眠、内关、三阴交、丘墟均取双侧,平补平泻。以上方为主治疗,每周4次。针刺1次后,患者复诊诉当晚睡眠较前踏实;针刺2周后,情绪较前改观,与人交流顺畅,面目气色较前红润,夜梦减少明显，纳可。门诊继续巩固治疗。

【按语】

失眠属中医学"不寐"范畴，病因主要是七情所伤，思虑劳倦太过、心胆气虚等引起心神被扰或心神失养，神不守舍而成不寐。《杂病源流犀烛·不寐多寐源流》所说："有心胆惧怯，触事易惊，梦多不祥，虚烦不寐者。"督脉为"阳脉之海"，又与任脉相通，可调整阴阳。王师取穴百会、印堂意在安神定志，直取其病。百会居人体头部正中最高点，乃诸阳之会，与脑关系密切，具有调节情志之功用；印堂为经外奇穴，针刺此穴可醒脑调神、宁心益智。神门为手少阴心经之原穴，功可宁神安眠。内关为心包经络穴、八脉交会穴之一，可宁心安神，镇静止惊；三阴交为肝、脾、肾三经之交，可培补气血生化之源，加刺治疗不寐的经验效穴安眠，旨在疏调脏腑、宁心安神；丘墟为足少阳胆经原穴，《针灸大成》"胆虚实皆拔之"，具有通利胆经功效。灸法具有激发人体正气、补充阳气的功能，心俞、胆俞运用灸法能够补心壮胆、安神定志。总之，针刺、艾灸或结合拔罐、耳穴等疗法治疗失眠，见效快，无副作用，患者易于接受。

【病例四】

张某，女，43岁，2018年6月23初诊。

病史摘要：失眠1年。患者1年前加班过多、熬夜后出现不寐，后治愈。半年来又因用脑过度出现失眠，口服艾司唑仑片等安眠药效果已不佳。为求中医诊治故来我院就诊，现症见：失眠，心烦急躁，咽干口燥，时耳鸣，两眼干涩，健忘，手足心热，易汗出。舌质红，苔薄黄，脉细数。

中医诊断：不寐（阴虚火旺证）。

西医诊断：失眠。

治则：滋阴降火，交通心神。

处方：神门、百会、四神聪、安眠、内关、三阴交、复溜、太溪。

治疗经过：安眠采用重刺激手法，其余穴位平补平泻，以上方为主治疗，每周6次。针刺1周后，心烦急躁及咽干较前好转；针刺2周后睡眠好转，手足心热减轻，汗出减少；治疗4周后能熟睡，且入睡容易，时耳鸣；治疗6周后，诸症消失；半年后随访，睡眠良好。

【按语】

失眠乃临床多发难治之疾，针药不效者多矣。该案乃肾水不足，真阴不升，心火独亢，肾水居于下，心火居于上，不能下交于肾，火亢水亏，阴阳失交，水火不济，阴虚火旺，热扰神明故致失眠。正如《景岳全书·不寐》所说："真阴精血之不足，阴阳不交，而神有不安其室耳。"故泻手少阴心经的原穴、子穴神门，取实则泻其子之意，具有清心安神的作用；佐督脉与足厥阴肝经会穴百会以平息肝风，使火无风动，以利心火下降；补足少阴肾经本经的母穴复溜，为虚则补其母，具有滋阴补肾的作用。诸穴相配，阴足则上通于心而纳心阳，水火相恋，共奏滋阴清火、交通心肾之功而失眠自愈。

# 第七节 痹 证

【病例一】

杨某，女，47 岁，2020 年 8 月 27 日初诊。

病史摘要：腰痛 1 天。患者昨日因搬动重物突发腰部不适，休息后略减轻，未做处理。今晨起弯腰突发腰部疼痛，伴随右侧下肢放射痛，腰背部活动严重受限，故急来我院就诊，腰椎 CT 示"1. $L_4/L_5$、$L_5/S_1$ 椎间盘突出；2. 腰椎退行性病变"。现症见：腰部疼痛，右下肢放射痛，纳眠可，二便调。舌质边尖红，苔薄白，脉弦。

中医诊断：腰痛（气滞血瘀证）。

西医诊断：腰椎间盘突出症。

治则：活血化瘀，通络止痛。

处方：

（1）手针：腰痛点、养老。

（2）针刺：肾俞、命门、大肠俞、秩边、腰阳关、环跳、委中、承山、昆仑。

（3）刺络放血：腰部压痛点。

治疗经过：初诊首先给予手针治疗，留针 20 分钟，嘱其来回走动，深呼吸缓慢蹲起、屈伸，起针后腰部活动已基本不受限。予以腰部压痛点刺络拔罐。继以普通针刺为主治疗，每周 3 次，针灸 2 次后腰部疼痛减轻大半，针灸 5 次后症状基本消失。嘱其巩固治疗 3 次，腰部已无不适感。

**【按语】**

腰椎间盘突出症是指腰椎间盘纤维环部分或全部破裂，髓核向外突出，压迫神经根或脊髓，引起腰痛和一系列神经症状。本病属于中医学"腰腿痛"范畴，其发生常与感受外邪、跌仆闪挫有关，本案病位主要在足太阳经，基本病机为经络不通、气血瘀滞。腰椎间盘突出症中医证型一般分有四型，即气滞血瘀型，风寒阻络型，湿热下阻型，肝肾两虚型。腰在经属太阳，在脏属肾。又为冲任督带之要会，因用力不均扭伤，则气滞血瘀，经络痹阻而剧痛。本案患者腰部疼痛严重，活动受限，先使用手针双手腰痛点及养老穴使其可轻微活动，以方便下一步的治疗并及时减轻患者痛苦。《灵枢·经脉》论述了足太阳膀胱经与腰的关系，曰："膀胱足太阳之脉……是动则痛……脊痛，腰似折，髀不可以曲"，肾俞、命门、大肠俞均为足太阳膀胱经穴位，故取之可疏通腰背部经气，行气活血止痛。腰阳关为督脉经穴，又位于腰骶部，为治疗腰痛的经验穴。环跳穴归属足少阳胆经，位于人体臀部，用以治疗腰胯部疼痛，下肢痿痹，闪挫腰痛。在临床中，对于病情好转后的患者，王师常嘱患者做拱桥、飞燕等运动进行腰背部肌肉的功能锻炼，更好地维护腰椎状态。

**【病例二】**

李某，女，71岁，2020年9月13日初诊。

病史摘要：双膝关节疼痛10余年，加重1个月。患者膝关节疼痛时轻时重，上下楼及下蹲困难、疼痛加重，曾服中西药物治疗，疗效不佳。1个月前劳累受凉后膝关节疼痛加重，晨起双膝关节僵硬，活动片刻后可缓解，自觉膝关节冷痛难忍，纳眠可，二便调。为求针灸治疗来我院就诊。查体：双膝关节无红肿、无畸形，肤色及肤温正常，关节活动范围轻微受限并存在广泛压痛点，髌骨摩擦试验（＋），浮髌试验（－），半月板挤压试验（－）。X线片提示双膝关节骨质增生。舌暗红，苔白，脉弦涩。

中医诊断：痹证（肝肾亏虚证）。

西医诊断：双膝关节骨性关节炎。

治则：补益肝肾，散寒止痛。

处方：血海、梁丘、鹤顶、犊鼻、阳陵泉、阴陵泉、足三里、阿是穴。

治疗经过：阳陵泉透刺阴陵泉，足三里温针，每周治疗6次。以上方案治疗为主，治疗1周后，疼痛稍缓解；治疗3周后，膝关节疼痛明显减轻，关节冷痛感明显减轻；治疗 5 周后，患者上下楼梯及下蹲已不困难，膝关节疼痛基本消失。3 个月后随访，未见反复。

**【按语】**

膝关节骨性关节炎属于中医"痹证""骨痹""膝痹"范畴，其发生主要与膝关节软骨变性、骨质增生等因素有关。本病病位在膝部筋骨，属本虚标实之证。基本病机是气血瘀滞，筋骨失养。本病多发生于中老年人，是临床常见的疾病。随着年龄的增大，患病率迅速上升，大于 65 岁人群中 50% 以上有骨性关节炎的 X 线表现，是中老年人关节疼痛和致残的主要原因。据 WHO 统计，本病在女性疾病中的患病率占第四位，在男性疾病中的患病率占第八位，我国 60 岁以上人群本病发病率高达 49%。该疾病所导致的疼痛、关节功能障碍严重降低了中老年人的活动能力，大大增加了患者的医疗费用和社会负担，因而备受重视。

本案患者为老年女性，久病体虚，肝肾精血亏损，肝主筋，肾主骨，筋骨失养，不通则痛，劳则耗气伤精，寒则收紧凝滞，故遇劳、寒则疼痛更甚。《素问·痹论》曰"风寒湿三气杂至，合而为痹"，总属本虚标实，外因感受风寒湿邪，内因肝肾亏虚，筋骨失养，瘀血阻滞。血海、梁丘、鹤顶、犊鼻为膝关节局部取穴，可改善局部气血运行。梁丘穴属足阳明胃经穴，具有通经止痛之功效；犊鼻穴具有理气活血、散寒止痛之功；《灵枢·邪气藏府病形》曰"筋急，阳陵泉主之"，故阳陵泉能够舒筋活络，散寒止痛。阴陵泉为足太阴脾经的合穴，且脾经"上膝股内前廉"，对"风寒湿三气杂至"的膝关节痹证有一定疗效。

**【病例三】**

欧某，女，54 岁，2020 年 12 月 6 日初诊。

病史摘要：左肩背疼痛 3 月余。患者 3 个月前每于劳累、受凉后出现左肩背部疼痛，曾于社区医院推拿治疗，效果不明显，为求针灸治疗于今日来我院就诊。现症见：左颈肩背部肌肉僵硬，沉重感，酸痛，局部怕冷，不能吹风，纳眠差，二便调。查体：$C_5 \sim C_7$ 左侧椎旁压痛，左肩背部广泛压痛，可触及条索状结节。舌淡红，苔白，脉弦细。

中医诊断：痹证（寒痹），风寒袭络证。

西医诊断：肩背肌纤维组织炎。

治则：疏风散寒，通络止痛。

处方：

（1）针刺：颈夹脊、风池、完骨、肩井、肩髃、肩髎、肩贞、天宗、曲池、阳陵泉。

（2）热敏灸：风池、天宗及局部压痛点。

治疗经过：风池、完骨、阳陵泉均取双侧，其余穴位取患侧，平补平泻。热敏灸每次要产生向上肢传导的灸感，普通针刺及热敏灸每周均治疗6次。以上方为主治疗，1周后肩背部疼痛稍缓解；治疗2周后疼痛明显缓解，门诊继续巩固治疗。

【按语】

颈肩肌筋膜炎又称为颈肩肌纤维织炎、颈肩肌筋膜疼痛综合征或肌肉风湿症，属中医"痹症""伤筋"范畴。该病发病缓慢，病程长，危害大，为因潮湿、寒冷、慢性劳损等引起的颈肩部筋膜、肌肉、肌腱和韧带等软组织发生充血、水肿、渗出和变性、增生，而出现的无菌性炎症。其临床表现以颈肩背部广泛性疼痛酸胀、沉重、麻木、僵硬发紧、运动受限及软弱无力等。

本案患者年逾5旬，正气不足，故易受外邪侵袭，其肩部疼痛与天气变化相关，风、寒、湿之邪合而为病，颈肩部肌肉气血闭阻不通而发为本病。因此，王师选用颈肩部局部穴位如风池、完骨、颈夹脊、肩井通利局部气机，行气止痛；肩井、肩髃、肩髎为治疗肩关节疾病的经验配穴，可通过散寒除湿、通经活络、散结行血而止痛；曲池是手阳明大肠经的穴位，具有舒筋活络、散结止痛之效；《类经》有云："足之少阳，胆经也；机关者，筋骨要会之所也"，故取阳陵泉调理肌肉筋脉、加强活血止痛作用。同时对风池、天宗及局部压痛点予以热敏灸治疗。热敏灸是指采用点燃的艾热悬灸热敏态穴位，激发透热、扩热、传热、局部不（微）热远部热、表面不（微）热深部热、非热感觉等热敏灸感和经气传导，并施以个体化的饱和消敏灸量，从而提高艾灸疗效的一种新疗法。热敏灸通过激发经络感传，促进经气运行，使气至病所，从而达到调理脏腑经络气血的功效。本案诸法合用，使邪祛寒散，经气流畅，卫外有权而痹痛得以解除。

# 第八节　痿　证

【病例】

李某，男，58 岁，2020 年 11 月 27 日初诊。

病史摘要：双下肢麻木无力半年。患者半年来无明显诱因出现双下肢麻木感，以右侧下肢更为明显，双侧下肢均有困重无力感，双足部温度感觉不灵敏，就诊于某三甲医院诊断为"糖尿病周围神经病变"，予以口服甲钴胺等营养神经药物，未见明显疗效，经病友推荐来我院针灸科就诊。现症见：双下肢麻木，困重无力，右下肢症状较重，踩棉花感，双小腿肌肉萎缩，腰膝酸软无力，夜尿频多，多食易饥，眠可，二便可。既往糖尿病病史 16 年。舌红苔少，脉沉细。

辅助检查：2020 年 11 月 27 日空腹血糖 9.2 mmol/L，双下肢肌电图显示双侧运动及感觉神经传导速度减慢。

中医诊断：痿证（肝肾阴虚证）。

西医诊断：糖尿病周围神经病变。

治则：滋养肝肾，活血通络。

处方：髀关、伏兔、足三里、风市、阳陵泉、三阴交、肝俞、肾俞、腰 3 夹脊穴、腰 4 夹脊穴、腰 5 夹脊穴。

治疗经过：所有穴位均双侧取穴，足三里、三阴交温针，每次 30 分钟，以上方为主治疗，每周治疗 6 次。治疗 4 周后麻木感稍减轻；治疗 2 个月后，双下肢困重无力及踩棉花感均减轻，肌肉萎缩较前恢复；继续治疗 3 个月后，诸症均明显减轻，嘱患者改为每周治疗 3 次，继续巩固治疗。

【按语】

糖尿病周围神经病变的确切发病机制目前尚不清楚，根据其现有的研究推测，其发病机制与微血管病变、代谢紊乱、神经生长因子减少、自身免疫功能、血液流变学、遗传因素等各种因素的相互作用有关，临床上主要表现为肢体麻木、疼痛，患者的肌肉萎缩、乏力，腱反射减弱甚至消失。糖尿病周围神经病变归属于中医"消渴痿证"范畴。本案患者糖尿病病史 16 年之久，久病累及肝肾，肝肾不足，筋骨不坚，软弱无力，当属早期之"痿证"。阳明经多血多气，选取下肢阳明经穴位，可疏通经络，调理气血，取

"治痿独取阳明"之意；夹脊穴位于督脉之旁，又与膀胱经第一侧线的脏腑背俞相通，可调脏腑阴阳，行气血；阳陵泉乃筋之会穴，能通调诸筋；三阴交可健脾、补肝、益肾；肝俞、肾俞补益肝肾。诸法合用，使脏腑经络阴阳调和，气机通畅，从而加速诸症缓解。

# 第九节  癔  病

【病例一】

李某，女，44 岁，2006 年 9 月 23 日初诊。

病史摘要：患者突然失语 2 天。从其家属代诉得知，2 天前因与丈夫生气后出现不能说话，遂就诊于我院耳鼻喉科，经检查声带及咽喉无明显阳性体征，耳鼻喉科建议针灸治疗。现症见：失语，神情郁闷，默默不语，纳眠差，二便调，舌红，苔黄腻，脉弦。查体：无颅神经损害，无运动及感觉障碍，生理反射存在，病理反射未引出。

中医诊断：癔病（肝气郁结证）。

西医诊断：癔病性失音。

治则：疏肝解郁，醒脑开窍。

处方：神门、内关、期门、心俞、合谷、太冲、人中。

中药：柴胡疏肝散加减。5 剂，日 1 剂。

治疗经过：神门、内关、期门、心俞、合谷、太冲均取双侧。取人中时针尖向上刺向鼻中隔方向，并行雀啄样强刺激手法，如此操作 3 分钟后患者当时眼泪流出，并微弱喊出"啊"字。继续强刺激手法 5 分钟后，患者吐字逐渐清晰。余穴采用平补平泻法。

【按语】

癔病是由精神刺激或不良暗示引起的一类神经、精神障碍。临床表现复杂多变，表现为精神、运动、感觉等方面的症状，但无器质性病变基础。癔病性失音，亦即功能性或精神性失音，多由情绪过度紧张或极大波动引起。突然失音或耳语或言语微弱，哭笑咳嗽有声而言语无声，诊断时应首先排除全身及喉部的器质性病变。晋代皇甫谧撰《针灸甲乙经》中有"暴暗症"的记载，说明我国在很早以前就用针灸治疗癔病性失音。取心经原穴神门宁心安神为主；配心包经之络穴内关宽胸解郁；再加心之背俞补益心气而安神；用肝之募穴期门、原穴太冲疏肝理气以解郁；合谷配太冲为"开四关"之法，有醒神开窍作用。人中为督脉经穴，督脉上循入脑，有醒脑开窍之功。《内经》曰"告之以其败，诱之以其善，导之以其所便，开之以其所苦"，说明此病的治疗还需要开导或心理治疗。

王师认为，癔病患者一般性格内向，语言暗示在癔病治疗中的作用至关重要，通过说理开导，解除疑惑，可使治疗起到事半功倍的效果。在做语言暗示时态度要严肃，语气要坚定、确切，切忌含糊、疑问，尽最大努力取得患者信任。并取中药汤剂柴胡疏肝散加减，疏肝理气，配合针灸治愈后嘱咐患者多做体育锻炼，增强体质，并保持身心愉快、舒畅，以巩固治疗效果。

【病例二】

王某，女，35岁，2018年10月16日初诊。

病史摘要：失语10余日。家属代诉，患者10天前与邻居发年生口角后突然晕倒，呼之不应，口噤拳握，呼吸气粗。遂拨打120就诊于某三甲医院，在本院急诊科住院期间，做血糖、生化、颅脑CT、脑电图等辅助检查，均无异常，排除器质性病变。苏醒后发现失语，余症皆愈，输液对症支持治疗，未见明显疗效，遂出院。出院后仍不语，情绪低落，时时悲泣，就诊于我院，尝试针灸治疗。现症见：神志清，对话不语，咽部无充血水肿，运动正常，纳眠差，二便调。舌质淡红，舌下脉络青紫，苔微黄，脉弦紧。其他检查亦未发现阳性体征。

中医诊断：癔病（肝气郁结证）。

西医诊断：癔病性失语。

治则：醒脑开窍，行气解郁。

处方：

（1）针刺：百会、膻中、神门、内关、合谷、太冲、人中、劳宫、涌泉。

（2）刺络放血：舌下点刺放血。

治疗经过：神门、内关、合谷、太冲、劳宫、涌泉，均取双侧。针刺每周治疗6次，刺络放血每周1~2次。人中、劳宫及涌泉均采用强刺激手法，操作3分钟后患者摇头以示疼痛，未再有任何反应。三穴继续强刺激，8分钟后患者病情始有起色，能发"啊"音，但语声低微。继续刺激，10分钟后发音已见清晰。余穴用平补平泻法。门诊继续巩固治疗。

**【按语】**

本病临床屡见不鲜，但持久不愈者较少。该患者乃由怒气暴伤，郁怒不解，气机阻滞，窍道闭阻而失语。因人中为督脉之经穴，督脉上循入脑，有醒脑开窍之功，一般患病之初针刺人中穴多能获效。但此患者病情较重，故又加刺劳宫、涌泉穴。劳宫穴，手厥阴经穴也，而舌又为心之苗，故取劳宫清心利舌；涌泉为足少阴肾经之穴，肾经之脉行于咽喉，抵达舌本，故取涌泉补肾气，清舌利咽。内关具有宁心和胃、宽胸理气、安神解郁之功能。膻中为八会穴之一，能开胸顺气。神门为手少阴心经原穴，心藏神主人的精神情志，为临床调神、治神的要穴，是治疗各种精神、情志疾病首选穴位。同时，因患者舌下脉络迂曲，有气滞血瘀之证，故予以舌下点刺放血，菀陈而除之，则瘀去而气行。以上诸法配合以开窍醒脑、利舌通咽、调理气机、养心安神，使阴阳平衡，从而获得较好的治疗效果。

# 第十节　感　冒

**【病例一】**

强某，女，67岁，2014年5月20日初诊。

病史摘要：发热、头痛2天。患者2天前在家洗澡受凉，出现头痛，打喷嚏，流清涕，未药物治疗，2天后出现咽部疼痛，鼻塞流黄浊涕，头痛，体温37.5 ℃，微咳。患者信任中医，故来我院就诊，尝试针灸治疗。现症见发热37.5 ℃，头痛，微咳，咽部疼痛，鼻塞流黄浊涕。查体：双侧扁桃体Ⅱ度肿大，口干，饮食可，睡眠欠佳，小便可，大便干。舌苔白腻黄，舌尖红，脉浮数。

中医诊断：感冒（风热证）。

西医诊断：上呼吸道感染。

治则：疏风解表，清热利咽。

处方：

（1）针刺：大椎、风池、风门、肺俞、曲池、外关、列缺、合谷。

（2）刺血：双少商、双商阳点刺放血；大椎穴刺络拔罐。

治疗经过：双少商、双商阳点刺放血，血液颜色变为鲜红为止，大椎穴刺络拔罐，出血量2～5 mL。每日治疗1次。针刺1次后鼻塞，头痛，刺络放血后咽部疼痛明显减轻，当晚体温降至正常，未再发热。第2日治疗后，夜间诸症基本消失。

**【按语】**

感冒是指因感受风邪，引起肺卫功能失调，出现鼻塞、流涕、喷嚏、咳嗽。头痛、恶寒、发热及全身不适等为主要临床表现的一种外感病证，感冒病情有轻重之分，轻者多称伤风或冒风、冒寒；重者多因感受非时之邪所致，称为重伤风。本病一年四季均可发生，但以冬春季多见。感冒的发生与外邪侵袭及正气失调有关。风、寒、暑、湿、燥、火六淫之邪，均可侵袭人体而致病。风邪为主因，在不同季节，常与其他当令时气相兼伤人，如冬季多风寒，春季多风热，夏季夹暑湿，秋季兼燥邪，其中尤以风寒、风热为多见。感受外邪是否发病，关键在于正气的强弱，正气不足，卫外能力减退易感受邪气而发病。风夹时邪从口鼻或皮毛而入，侵犯肺卫，卫阳被遏，营卫失和，邪正相争，肺气失宣而致感冒。本病的主要机制是表卫失司，肺气失宣。

本案患者洗澡后受凉，失治而传少阳化热，故咽喉肿痛，咽燥口渴。肺失宣发，郁而化热，鼻窍不利则鼻塞、流黄涕；肺失肃降，则咳嗽。舌边尖红、苔薄黄、脉浮数，为风热之象。大椎穴是手三阳经和足三阳经交会穴，统领一身之阳气，具有祛风解表、退热之功效，刺络拔罐可清泻热邪。手太阴肺经与手阳明大肠经相表里，取手阳明大肠经之原穴合谷，原主气，故有清肺利气的作用。"伤于风者，上先受之"，风池、风门为治风要穴，其为风邪出入之门而得名。肺俞穴是肺气通于体表之处，用肺俞可以宣通肺气以解表。少商、商阳乃古今治疗热病要穴。曲池为手阳明之穴，手阳明与手太阴相为表里，配伍应用有解表宣肺之功。诸穴合用可达到疏风解表、清热利咽之功。

**【病例二】**

刘某，女，45岁，2017年6月20日初诊。

病史摘要：恶寒、流清涕3天。患者3天前受凉，自诉昨晚口服生姜水，效果不明显，故来我院寻求中医治疗。现症见：恶寒，畏风，打喷嚏，流清涕，咽痒，咳痰稀薄色白，鼻塞，后背有"钻风感"，肢体酸楚，无汗，口不渴，二便调，纳可。舌苔薄白，脉浮紧。

中医诊断：感冒（风寒束表证）。

西医诊断：上呼吸道感染。

治则：辛温解表。

处方：

(1) 针刺：风池、风门、大椎、肺俞、外关、列缺、合谷、经渠。

(2) 毫火针点刺：百会、大椎、身柱、至阳、命门、腰俞、长强。

(3) 拔罐：取肺俞、风门、大椎、陶道、身柱。每次选 2~3 穴，留罐 10 分钟，每日 1 次。

治疗经过：风池、风门、肺俞、外关、列缺、合谷、经渠均取双侧，采用平补平泻法。以上方为主治疗，每日治疗 1 次。1 次治疗后背"钻风感"消失，恶寒，畏风好转。治疗 3 次后，感冒症状消失。

**【按语】**

感受外邪是否发病，关键在于正气的强弱，正气不足，卫外能力减退易感受邪气而发病。风夹时邪从口鼻或皮毛而入，侵犯肺卫，卫阳被遏，营卫失和，邪正相争，肺气失宣而致感冒。本病的主要机制是表卫失司、肺气失宣。风门为治风要穴，其为风邪出入之门而得名，表邪属阳，故取诸阳之会大椎以解一身表邪，肺俞为肺之背俞穴，为专治肺经感冒咳嗽之效穴，三穴均居背部高处。风邪先从上受，肺居五脏六腑之上，为华盖，故外邪侵肺之时，当取身体上部之穴位，以疏解肺部风寒为主。外关为手少阳三焦经的络穴，又为八脉交会穴，通于阳维脉，"阳维为病苦寒热"，取之可通利三焦，疏风祛邪解表；合谷祛风解表清热，列缺宣肺止咳，二穴相配乃原络配穴之法，加强宣肺解表作用。又风寒袭表，故取毫火针点刺督脉之穴位，乃温督调神之针刺法，合拔罐以散寒邪，使邪从表解。

# 第十一节　咳　嗽

**【病例一】**

王某，女，41 岁，2016 年 4 月 12 日初诊。

病史摘要：阵发性咳嗽 1 个月。患者 1 个月前因受凉出现咳嗽、鼻塞、流涕、咳痰等症状，经治疗后鼻塞、流涕、咳痰等症状消失，但仍有咳嗽阵作，就诊于某三甲医院，行血常规、胸部 CT 检查未见明显异常，诊断为支气管炎。为寻求中医治疗，故来我院就诊。现症见：阵发性咳嗽，咳时气促不能平卧，咽痒即咳，夜间及凌晨发作，突发突止，无咳痰，无发热恶寒，口不干，饮食、大小便正常。舌淡红，苔薄白，脉浮滑。

中医诊断：咳嗽（风寒袭肺证）。

西医诊断：支气管炎。

治则：疏风散寒，宣肺止咳。

处方：

（1）针灸：肺俞、列缺、太渊、合谷、三阴交、阴陵泉。

（2）热敏灸：大椎、肺俞、至阳、命门。

治疗经过：以上穴位均取双侧，采用平补平泻法。热敏灸肺俞、命门，以局部透热为度，以上方治疗为主，针灸3次后咳嗽稍有改善，睡眠较前略有改善，胸闷憋气症状消失。治疗6次后，咳嗽基本消失，睡眠明显好转，继续巩固治疗。

【按语】

咳嗽是肺系疾病的常见病证，以咳嗽、咳痰为主要症状。"咳"指肺气上逆作声，有声无痰；"嗽"指咳吐痰液，有痰无声。临床上一般多声痰互见，故并称"咳嗽"。根据发病原因，本病可分为外感咳嗽和内伤咳嗽两大类。外感咳嗽多为急性病证，调治失当，可转为慢性咳嗽；内伤咳嗽多为慢性病证，复感外邪，亦可急性发作。若迁延不愈，或老年体弱，肺气大伤，则可并发喘息，遂成"咳喘"。常见于西医学的上呼吸道感染，急、慢性支气管炎，支气管扩张等。中医古籍对于寒邪在咳嗽尤其是久咳嗽中的作用有诸多描述，如《素问·咳论》首提"五脏各以治时，感于寒则受病，微则为咳，甚者为泄为痛"理论；《难经》言"形寒饮冷则伤肺"；《诸病源候论》云"肺感于寒，微者即成咳嗽，久咳嗽，是连滞岁月，经久不瘥者也"；《医学心悟》载"经云：微寒微咳，咳嗽之因，属于风寒者，十居其九"。临床中，许多咳嗽患者表现为遇寒而咳、遇温咳减，另有部分患者存在背部怕冷情况。因此，王师提出"寒邪"在发生、发展及演变过程中发挥重要作用，故散寒祛邪是治疗咳嗽的重要治则。

本例患者虽咳嗽1个月，病因仍责之于风寒之邪，故治疗重在疏风散寒，宣肺止咳。肺俞为肺气所注之处，位邻肺脏，可调理肺脏气机，使其清肃有权，该穴泻之宣肺、补之益肺，无论虚实及外感内伤的咳嗽，均可使用；列缺为手太阴经络穴，合谷为手阳明经原穴，两穴原络相配，表里相应，可疏风祛邪，宣肺止咳；太渊为肺之原穴，本脏真气所注，可肃理肺气；三阴交为肝、脾、肾三经之交会穴，可疏肝健脾，使肝脾共调，肺气肃降，痰清咳平。阴陵泉属足太阴脾经穴，属表里配穴法，可健脾利湿，补后天之本，使"正气存内，邪不可干"。同时配合热敏灸温阳散寒，疏风宣肺止咳，首先对肺系疾病穴位热敏高发部位大椎、肺俞、至阳、命门等穴区进行穴位热敏探查，标记热敏穴位。大椎、至阳、命门穴循经往返灸和接力灸，振奋督脉阳气，可觉热感沿头项背腰部督脉传导，灸至热敏感消失；肺俞穴双点温和灸，可觉热感透至胸腔或扩散至整个背部，灸至热敏灸感消失。针灸配合热敏灸治疗咳嗽及缓解期和慢性持续期哮喘均有满意疗效。由其他心肺疾病等其他疾病引起的咳嗽、喘息、胸闷等症状，要积极治疗原发病。

【病例二】

陈某，女，26岁，2017年4月6日初诊。

病史摘要：咳嗽，咳白痰4天。患者4天前因受凉后出现打喷嚏，流清涕，咳嗽，咳痰，于社区医院初诊，口服蒲地蓝口服液，疗效欠佳，患者正处于哺乳期，因患者母亲信任针灸，故来我科就诊。现症见：患者咳嗽咳痰明显加重，咳声重浊，痰白，胸闷憋气，口渴，纳呆，小便可，大便干，睡眠差。舌红苔腻，脉濡滑。

中医诊断：咳嗽（痰湿蕴肺证）。

西医诊断：急性支气管炎。

治则：疏风解表，健脾化痰。

处方：

（1）针刺：百会、肺俞、身柱、中脘、列缺、太渊、合谷、三阴交、阴陵泉、丰隆。

（2）耳穴：肺、脾、肝、气管、神门。每次选用2~3穴，穴位压豆法。

治疗经过：肺俞、列缺、太渊、合谷、三阴交、阴陵泉、丰隆，均取双侧，采用平补平泻法。以上治疗为主，针灸3次后咳痰稍有改善，睡眠较前略有改善，胸闷憋气症状消失。治疗6次后，咳嗽基本消失，睡眠明显好转，继续巩固治疗。

【按语】

肺为娇脏，喜清肃，恶风寒亦恶风热。因肺外合皮毛，最易感受外邪侵袭，使人体毛窍束闭，腠理不通，影响肺气的宣发肃降功能。因患者正处哺乳期，王师针刺百会治病调神，缓解患者紧张之情绪。肺俞为肺气所注之处，可使肺清肃有权，该穴泻之宣肺、补之益肺，无论虚实及外感内伤的咳嗽，均可使用；列缺为手太阴经络穴，合谷为手阳明经原穴，两穴原络相配，表里相应，可疏风祛邪，宣肺止咳；太渊为肺之原穴，本脏真气所注，可肃理肺气；阴陵泉属足太阴脾经穴，合中脘、丰隆可健脾胃而化痰湿，补后天之本，使"正气存内，邪不可干"。身柱系督脉经穴，督脉为诸阳之海，又皮毛在表属阳，故针刺此穴可解表散寒肃肺。配合耳穴压豆这一简便验廉之法，使外邪除，肺气宣通，咳平喘止。

# 第十二节　胃　痛

【病例一】

王某，女，40岁，2011年8月1日初诊。

病史摘要：胃脘部疼痛半年余。患者自诉胃脘部疼痛半年余，曾多方治疗，时轻时重，疗效不佳。近1个月来，胃脘痛突然加剧，随即前往本地附属医院就诊，经钡餐、胃镜等检查，诊为"慢性萎缩性胃炎"。现症见：胃脘胀闷疼痛，波及右胁，食少纳呆，伴有口苦干呕，大便干燥。舌红，苔薄黄，脉弦。

中医诊断：胃痛（肝火犯胃证）。

西医诊断：慢性萎缩性胃炎。

治则：疏肝和胃，解郁止痛。

处方：中脘、内关、足三里、公孙、期门、太冲。

治疗经过：内关、足三里、公孙、期门、太冲，均取双侧，采用平补平泻法，中脘穴采用重刺激手法。以上方为主治疗，每周5次，针刺1周后，胃脘疼痛明显减轻；治疗3周后，疼痛基本消失，纳可，门诊继续巩固治疗。

【按语】

胃痛，是以上腹胃脘部近心窝处疼痛为主症的一种病证。《素问·六元正纪大论》谓："木郁之发……民病胃脘当心而痛，上支两胁，膈咽不痛，食饮不下。"《素问·至真要大论》亦曰："厥阴司天，风淫所胜，民病胃脘当心而痛。"说明胃痛与木气偏胜、肝胃失和有关。《杂病源流犀烛·胃病源流》谓："胃痛，邪干胃脘病也……唯肝气相乘为尤甚，以木性暴，且正克也。"肝胆郁热日久，可化火犯中，邪热犯胃，导致肝胃郁热而痛。

中脘穴为胃之募穴，腑之会，穴居胃脘部，故王师选用中脘穴健运中州，调理胃气。《席弘赋》云："肚疼须是公孙妙，内关相应必然瘳"，《拦江赋》亦曰："心胸之病内关担，脐下公孙用法拦"，内关为手厥阴心包经之络穴，沟通三焦，功擅理气降逆；又为八脉交会穴之一，通于阴维脉，"阴维为病苦心痛"，取之可畅达三焦气机，和胃降逆止痛；公孙为足太阴脾经之络穴，调理脾胃而止疼痛，也为八脉交会穴之一，通于冲脉，"冲脉为病，逆气里急"，与内关相配，专治心、胸、胃病证。《医宗金鉴》"三里膝眼下，三寸两筋间，能除胸胁痛，腹胀胃中寒"，足三里为胃之下合穴，故凡胃脘疼痛，不论其寒热虚实，均可用之通调腑气、和胃止痛。足三里为胃之下合穴，故凡胃脘疼痛，不论其寒热虚实，均可用之通调腑气、和胃止痛。中脘穴是胃之募穴，足三里是足阳明胃经的合穴，这两个穴位是治疗一切胃病的要穴。期门、太冲泻肝以制木培土。

【病例二】

陈某，男，36 岁，2015 年 10 月 3 日就诊。

病史摘要：胃痛 1 日。患者自诉 1 日前因参加家庭聚会暴饮暴食后，胃脘疼痛，胀疼难忍，就诊于我院急诊科，急诊科在常规治疗的同时请针灸科会诊。现症见疼痛拒按，不思饮食，无恶心呕吐，二便正常。舌苔厚腻，脉滑有力。

中医诊断：胃痛（饮食积滞证）。

西医诊断：急性胃炎。

治则：消食化积，和胃止痛。

处方：中脘、天枢、合谷、足三里、梁丘、建里。

治疗经过：天枢、合谷、足三里、梁丘均取双侧。中脘、下脘、足三里、梁丘穴用泻法，余穴平补平泻法。治疗结束，疼痛即缓解大半，急诊科继续常规治疗。2 个月后随访，身体健康，无不适。

【按语】

本患者因饮食不节，暴饮暴食，损伤脾胃，饮食停滞，致使胃气失和，胃中气机阻滞，不通则痛，《素问·痹论》曰："饮食自倍，肠胃乃伤。"积滞腑气,不通则脘痛,故取胃募穴中脘、足阳明胃经之合穴足三里以通胃腑,使通则不痛。胃为六腑之中心,以通降为顺,中脘为胃之募穴、腑之会穴,足三里为胃之下合穴,故凡胃脘疼痛,不论其寒热虚实,均可用之通调腑气、和胃止痛;通胃必泻肠,是釜底抽薪之法,故取手阳明大肠经之原穴合谷及大肠募穴天枢合梁丘、建里通泄积滞,和胃止痛。

针灸治疗胃痛有显著疗效,但是胃痛的临床表现有时可与肝胆疾病、胰腺炎、心肌梗死等相似,须注意鉴别,以免延误病情。另外,应注意查明病因,若是因为溃疡病出血、胃穿孔等重症所引起的胃痛,应及时采取相应的急救措施或转外科治疗。

【病例三】

刘某,女,45 岁,2020 年 3 月 26 日。

病史摘要:上腹部疼痛反复发作 1 年余,加重 1 周。患者自诉 1 年前受凉后胃脘部疼痛,后反复发作,曾在某三甲医院行胃镜、钡餐等相关检查后,诊断为"慢性胃炎",口服药物效果不显,不愿再服,故来我院针灸科就诊。现症见:胃脘部疼痛,时轻时重,得温则减,喜按恶寒,近 1 周来,食后腹胀,纳呆,大便溏薄,小便可。舌淡苔薄白,脉弦缓。

中医诊断:胃痛(脾胃虚寒证)。

西医诊断:慢性胃炎。

治则:健脾养胃,温中止痛。

处方:

(1)针刺:中脘、气海、关元、足三里、内关、公孙。

(2)温和灸:中脘、至阳、脾俞、胃俞。

治疗经过:足三里、内关、公孙均取双侧,采用平补平泻法。以上方为主治疗,每周 5 次。针刺 1 周后,胃脘疼痛稍减;治疗 3 周后,间断胃痛好转,发作时疼痛程度明显减轻;治疗 4 周后,后继续治疗 1 周后,畏寒、大便溏薄等兼症大减。继续门诊巩固治疗。

【按语】

《素问·至真要大论》指出"太阳之胜,凝溧且至……寒厥入胃,则内生心痛……太阳之复,厥气上行……心胃生寒,胸膈不利,心痛痞满",表明寒水气盛,心胃生寒,寒凝气滞,可发为胃痛。《素问·举痛论》云:"寒气客于肠胃,厥逆上出,故痛而呕也",亦阐述了寒邪凝滞引起气血壅滞不通而作痛的机制。

胃俞、中脘分别为胃之俞穴和募穴，属俞募配穴法，可使阴阳调和，以收脾胃调、疼痛止之效果。足三里是足阳明胃经合穴，可温中止痛，调和脾胃，使脾健、寒去、痛止，治疗胃肠疾病效果良好；内关为手厥阴心包经之络穴，沟通三焦，功擅理气降逆，又为八脉交会穴之一，通于阴维脉，"阴维为病苦心痛"，取之可畅达三焦气机，和胃降逆止痛；公孙为足太阴脾经之络穴，调理脾胃而止疼痛，也为八脉交会穴之一，通于冲脉，"冲脉为病，逆气里急"，与内关相配，专治心、胸、胃病证。气海、关元意在下焦，滋补肝肾，培补、振奋和升发元气。至阳穴，顾名思义，为督脉经阳气隆盛之处，有振奋宣发全身阳气、宽胸膈、和五脏、补泻兼施之功。脾胃为后天之本，灸脾俞、胃俞以调整脾胃升降之枢，健脾燥湿。用灸法予以腧穴以温热性刺激，具有温经散寒、益气扶阳之功效，王师临床重用灸法激发人体正气，使气血调和，经脉畅通以疗疾。

# 第十三节　呕　吐

【病例一】

王某，女，45 岁，2009 年 6 月 12 日就诊。

病史摘要：恶心呕吐 1 月余。患者 1 周前与家人生气后出现胁肋胀痛，第二日开始出现干呕，就诊于某三甲医院予以脑 CT 排除脑出血，胃部钡餐检查诊断为"胃炎"，因患者不想服用药物治疗，故来我院针灸科就诊。现症见：嗳气频作，干呕，咽喉异物感，胸胁胀满，烦闷不舒，不欲饮食，神疲乏力，眠差，纳差，二便可。舌边红，苔薄白，脉弦。

中医诊断：呕吐（肝气犯胃证）。

西医诊断：①胃炎；②胃神经官能症。

治则：疏肝理气，和胃止呕。

处方：中脘、内关、足三里、膻中、太冲、期门。

治疗经过：内关、足三里、太冲、期门均取双侧。双侧太冲重刺激，用泻法，以上方为主治疗，每周 5 次。患者第 1 次治疗结束即干呕减轻；继续治疗 4 次后即干呕未再见发作，心情舒畅。

**【按语】**

本案患者为生气郁怒而致呕吐。因怒伤肝，故肝失调达，肝木犯胃，思伤脾，脾运失常，脾病势必及胃，致使胃中阳伤，食物不能及至小肠，变化失司，上逆为呕吐。治疗首取胃的募穴中脘以和胃止呕；内关功擅理气降逆，为止呕要穴；足三里为胃腑下合穴，"合治内腑"，通调腑气、降逆止呕；太冲是肝经的原穴，原主气，故有理气解郁的作用；膻中、期门是心包与肝的募穴，募穴是脏腑气血聚集之所，分布在所属脏腑附近，所以二穴有清肝理气的作用。

**【病例二】**

乔某，女，29岁，2018年9月10日初诊。

病史摘要：胃脘隐痛，呕吐频频3天。患者3天前因食冰淇淋后出现胃痛，热敷后胃痛减轻，但出现呕吐频频，无发热头痛，无腹泻，就诊于我院急诊排除妊娠，诊断为"急性胃炎"，患者拒绝西医药物治疗，急诊科遂请针灸科会诊。现症见：胃脘隐通，呕吐频频，泛吐清水，脘腹不舒，喜温喜按，纳差，二便可。舌质淡，苔薄白，脉濡缓。

中医诊断：呕吐（寒邪犯胃证）。

西医诊断：急性胃炎。

治则：温胃散寒，降逆止呕。

处方：

（1）针刺：中脘、天枢、胃俞、足三里、内关。

（2）灸法：中脘、涌泉穴。温和灸，每日1次，每次45分钟。

治疗经过：天枢、胃俞、足三里、内关均取双侧，采用平补平泻法。以上方为主治疗，每周治疗5次。针刺、艾灸1次后，患者即感胃脘舒畅，呕吐减轻；5次治疗结束，诸症痊愈。

**【按语】**

饮食生冷，伤及胃腑，影响消化，则食滞不化，胃失顺降。上逆而呕吐。《济生方》指出："饮食失节，温凉不调……动扰于胃，胃即病矣，则脾气停滞，清浊不分，中焦痞满，遂成呕吐之患。"本例患者为饮食生冷，寒邪停滞于胃，胃失和降，胃气上逆则呕吐频频，故首取胃的募穴中脘配胃之背俞为俞募配穴法，以和胃止呕；足三里是足阳明胃经的合穴，它与胃之募穴中脘配伍，是局部与远道循经取穴的有效配穴法，也是治疗一切胃部疾病的有效配穴法。天枢为大肠之募穴，可运转腹部气机；内关为手厥阴经络穴，又为八脉交会穴，通于阴维脉，可宽胸理气，和胃降逆，为止呕要穴。因患者为饮食生冷所致，故在常规针刺的基础上，治以温肾暖脾之法，灸中脘以振脾胃之阳，灸肾经井穴涌泉既可温肾暖脾，又能降胃之逆气。诸法共用，共奏温胃散寒、降逆止呕之功。

# 第十四节　郁　证

【病例一】

梁某，女，35 岁，2020 年 2 月 1 日初诊。

病史摘要：精神抑郁倦怠 3 年余。患者自诉 3 年前因家庭变故，精神抑郁倦怠，曾在省内某医院神经内科、心理科等就诊，服用相关镇静安神药物，为系统治疗，遂来就诊。现症见：精神抑郁，情绪不宁，胸部满闷，胁肋胀痛，痛无定处，脘闷嗳气，随情绪波动时症状明显增强，不思饮食，大便不调，苔薄腻，脉弦。

中医诊断：郁证（肝气不舒证）。

西医诊断：焦虑症。

治则：疏肝理气，解郁安神。

处方：风池、内关、中脘、天枢、气海、阳陵泉、足三里、三阴交、行间。

中药：柴胡疏肝散加减，日 1 剂。

治疗经过：风池、内关、天枢、阳陵泉、足三里、三阴交、行间均取双侧，采用平补平泻法。以上方为主治疗，每周 5 次，针刺 1 周后，胃脘舒畅，饮食改善，但情绪还需稳定，继续治疗 2 周后，症见好转，嘱咐继续服用中药。

【按语】

郁证是情志不舒、气机郁滞所致，以心情抑郁、情绪不宁、胸部满闷、胁肋胀痛，或易怒易哭，或咽中如有异物梗塞等症为主要临床表现的一类病证。《金匮要略·妇人杂病脉证并治》记载了属于郁证的脏躁及梅核气两种病证，并观察到这两种病证多发于女性，所提出的治疗方药沿用至今。明代《医学正传》首先采用郁证这一病证名称。自明代之后，已逐渐把情志之郁作为郁证的主要内容。如《古今医统大全·郁证门》说："郁为七情不舒，遂成郁结，既郁之久，变病多端。"《景岳全书·郁证》将情志之郁称为因郁而病，着重论述了怒郁、思郁、忧郁三种郁证的证治。情志内伤是郁证的致病原因。但情志因素是否造成郁证，除与精神刺激的强度及持续时间的长短有关之外，也与机体本身的状况有极为密切的关系。正如《杂病源流犀烛·诸郁源流》说："诸郁，脏气病也，其原本于思虑过深，更兼脏气弱，故六郁之病生焉。"说明机体的"脏气弱"是郁证发病的内在因素。理气开郁、调畅气机、怡情易性是治疗郁证的基本原则。

肝失疏泄，气血郁结，日久化火扰及心神，表现为烦躁不安、情绪不宁、胸部满闷、胁肋胀痛、痛无定处、脘闷嗳气。肝气横逆犯脾，脾失健运，则食少纳呆，生化之源不足，营血亏虚，在内不能濡养心神，导致精神抑郁，对日常生活无兴趣。治疗上以调阴阳为本，治神志为先。根据《内经》中所述"用针之要，在于知调阴阳"。对于本病例，阴阳失衡、肝脾失和、痰郁气阻为病机关键，故治疗宜针药结合，以调阴阳、和肝脾、祛痰理气为主，达到阴阳平和、气机调畅之效。

【病例二】

董某，女，32 岁，2020 年 4 月 7 日初诊。

病史摘要：急躁易怒 3 年余。患者 3 年前因生气引起头痛头胀，情绪急躁易怒，不愿与人交往，后通过自我心理开导，稍有减轻，但未从根本解决问题，经朋友介绍来诊。现症见：精神抑郁，情绪易波动，头痛，失眠，健忘，胸背疼痛，脸颊晦暗有斑痕，舌质紫黯，苔薄白，稍有瘀点，脉弦。

中医诊断：郁证（瘀血阻络）。

西医诊断：抑郁症。

治则：活血祛瘀，解郁安神。

处方：水沟、大陵、劳宫、涌泉、上星、百会、印堂、内关、足三里、三阴交、合谷、太冲。

治疗经过：大陵、劳宫、涌泉、内关、足三里、三阴交、合谷、太冲均取双侧，采用平补平泻法。上星向百会方向透刺，每周针刺 6 次。治疗 1 周后，胸背疼痛症状改善，情绪好转。继续治疗 1 个月后，诸症好转，嘱咐继续服用中药。

**【按语】**

郁证由精神因素所引起，以气机郁滞为基本病变，是内科病证中最为常见的一种。元代《丹溪心法·六郁》提出了气、血、火、食、湿、痰六郁之说，创立了六郁汤、越鞠丸等相应的治疗方剂。情绪抑郁，即肝失条达，气机不畅，以致肝气郁结而成气郁，脾失健运，肾精亏虚，蕴湿成痰，痰气郁结而变生诸症。水沟为阴阳开窍之要穴，刺之能醒神启闭；劳宫清心包而泻心火，安神定志。大陵为心包之输、原穴，原穴为经气汇集之处，补大陵可补助心包之气，心包气盛则心气亦盛，心神得养，抑郁得减；涌泉为肾经井穴，刺之可启阴水之源，济阴以降火，二穴合用，交通心肾，水火相济。配内关心包经之络穴，助宽胸理气，使烦闷自消；上星"如星悬天"，取此穴可增强安神、利窍之功；百会穴位于巅顶，入络于脑，可清头目宁神智；印堂位于两目之间，重在调神；三阴交为足三阴交会处，刺之可调补肝脾肾，足三里补益后天化生气血以助生髓之源。合谷配太冲为"开四关"，有醒神开窍之功。诸穴合用，阴阳调和，肝气得舒，心肾相交，诸症自消。

**【病例三】**

张某，男，41岁，2020年9月12日初诊。

病史摘要：烦躁易怒6个月，加重半个月。患者近6个月来因工作压力大，时常情绪烦躁易怒，夜不能寐，曾服用相关疏肝理气的药物，时轻时重，为进一步治疗，前来就诊。现症见：性情急躁，胸胁胀满，口苦而干，口渴喜饮，偶有头痛，面红目赤，偶有耳鸣，大便秘结，舌质红，苔黄，脉弦数。

中医诊断：郁证（气郁化火证）。

西医诊断：焦虑症。

治则：疏肝解郁，清心泻火。

处方：

（1）针刺：中脘、内关、丰隆、公孙、水沟、大椎、身柱、长强、合谷、太冲。

（2）刺络拔罐：肝俞、胆俞、膈俞。

（3）中药方剂：丹栀逍遥散加减，日1剂。

治疗经过：内关、丰隆、公孙、合谷、太冲均取双侧，采用平补平泻法。取双侧肝俞、胆俞、膈俞刺络拔罐，每周3次，血液颜色变为鲜红后，改为每周 1 次。以上方为主治疗，每周 5 次，针刺 2 周后，口苦头痛皆有改善，情绪较前稳定，后嘱继续治疗 2 周及服用中药巩固。

**【按语】**

郁证为病名，首见于《赤水玄珠·郁证门》，是指以心情抑郁，情绪不宁，夜眠不安，胸部满闷，胁肋胀痛，或易怒易哭，或咽中如有物堵塞等为主要表现的疾病。郁证除药物治疗外，精神治疗极为重要。正如《临证指南医案·郁证》所说："郁证全在病者能移情易性也。"《丹溪心法·六郁》："气血冲和，万病不生，一有怫郁，诸病生焉。故人身诸病，多生于郁。"《类证治裁·郁症》："七情内起之郁，始而伤气，继必及血，终乃成劳。"中脘、内关、公孙、丰隆诸穴具有醒神开窍之功。水沟、大椎、身柱均为督脉之穴，督脉总督一身之阳，凡由阳气过亢引起的病变，针刺督脉诸穴可达到泻其邪热。合谷、太冲具有疏肝解郁、镇静安神之功，以合谷的清热泻火、太冲的疏肝解郁，可以加强中脘、丰隆的化痰之功。

《素问·咳论》曰："治脏者治其俞。"背俞穴与脏器组织邻近，是脏腑经气输注聚集的地方，其中膈俞、胆俞亦为"四花穴"（经外奇穴名，出自《骨蒸病灸方》）。王师强调，对于一些因气郁之机所致诸病，皆可选用四花穴刺络拔罐以解郁活络。

**【病例四】**

廖某，女，40 岁，2019 年 7 月 6 日初诊。

病史摘要：患者 1 年前因家庭变故，情绪受刺激，对事情瞻前顾后，心存疑虑，经朋友介绍前来就诊，现症见：多思善虑，心悸胆怯，偶有健忘，面色少华，头晕神疲，食欲不振，夜不能寐，舌质淡，苔薄白，脉细弱。

中医诊断：郁证（心脾两虚证）。

西医诊断：神经衰弱症。

治则：养心安神，理气养血。

处方：

（1）针刺：神门、四神聪、心俞、脾俞、三阴交、足三里、内关、太冲。

（2）毫火针点刺：至阳、心俞、脾俞。

（3）中药方剂：小柴胡汤加减，日 1 剂。

治疗经过：神门、心俞、脾俞、三阴交、足三里、内关、太冲均取双侧，采用平补平泻法。以上方为主治疗，每周 5 次，针刺 1 周后，睡眠、饮食有改善，后嘱继续治疗 2 周及服用中药巩固。

**【按语】**

心为君主之官，主血而藏神，五志过极，皆可损耗心之气血，扰乱心神。由于忧虑太过，耗伤心气，心营亏虚，以致心神失养、神无所归。情志不遂，肝郁抑脾，耗伤心气，营血渐耗，心失所养，神失所藏，即所谓忧郁伤神，可以导致心神不安。正如《黄帝内经灵枢·口问》中说："悲哀愁忧则心动，心动则五脏六腑皆摇。"若久郁伤脾，饮食减少，生化乏源，则气血不足，心脾两虚。治则当以补气养血、通经活络为主，王师首选神门，神门系心气出入之门，为手少阴心经之输穴、原穴，针此处可开心气，使心神有所依附。四神聪穴为经外奇穴，四穴居于巅顶，前后二穴在督脉循行线上，左右二穴旁及足太阳经脉，而督脉"贯脊属肾""入属于脑"（《难经·二十八难》），足太阳膀胱经"上额，交巅""从巅入络脑"（《灵枢·经脉》），故针四神聪能补益元气、振奋元阳、益脑安神。心俞、脾俞是重要的背俞穴，针此二穴能够补益心气，健脾安神。三阴交可调补肝、脾、肾，并与神门上下配伍，增强宁心安神之功。

毫火针具有针和灸的双重作用。其一，针刺穴位，本身有调整作用。其二，温热属阳，阳为用，有祛寒助阳的作用。而人身之气血喜温而恶寒，如《素问·调经论》："血气者，喜温而恶寒，寒则泣不能流，温则消而去之。""寒独留则血凝泣，凝则脉不通。"血气遇寒则凝聚不通，借助火热，得温则流通。王师选用毫火针针刺至阳、心俞、脾俞能够温通经脉，益气养血，培元固本。

# 第十五节　腹　痛

**【病例一】**

程某，男，15 岁，2019 年 8 月 12 日初诊。

病史摘要：腹部冷痛 2 月余。患者自 2 个月前出现下腹部痉挛性疼痛，每星期发作 1 次以上，历时 1~2 小时，部位不固定，时于脐周，或左上腹，或右下腹，发则面色苍白，蜷卧捂腹，得温稍减。外院多次腹部检查未见明显异常。平素面色苍白，双目少神，神情郁郁，少言寡语，语声低怯，郁郁不乐，沉默寡言，嗜食生冷，纳可，大便正常。舌淡，苔薄白，舌体瘦小，脉细。

中医诊断：腹痛（寒邪入络证）。

西医诊断：慢性痉挛性腹痛。

处方：

（1）针刺：中脘、天枢、关元、承浆、足三里、三阴交、阳陵泉。

（2）艾灸：关元、足三里。

治疗经过：天枢、足三里、三阴交、阳陵泉均取双侧。以上方为主治疗，每周3次，关元穴、足三里用艾条灸20分钟。治疗第1周，患者腹痛发作2次，每次发作2～3小时。治疗第2周，患者腹痛发作2次，每次发作1小时左右。治疗第3周，患者腹痛发作1次，发作时间半小时左右。治疗第4周，未发生腹痛，继续治疗1周以巩固疗效。

【按语】

腹痛是指胃脘以下、耻骨毛际以上部位发生的疼痛。《诸病源候论》中指出："腹痛者，因府藏虚，寒冷之气，客于肠胃暮原之间，结聚不散，正气与邪气交争相击故痛。"《临证指南医案·腹痛》中指出："腹处乎中，痛因非一，须知其无形及有形之为患，而主治之机宜，已先得其要矣。所谓无形为患者，如寒凝火郁，气阻营虚，及夏秋暑湿痧秽之类是也。所谓有形为患者，如蓄血食滞，癥瘕蚘蛲内疝，及平素偏好成积之类是也。"

脉证合参，本例患者概由寒邪入里所致，乃营卫之气俱虚，风寒之邪入里痹阻经脉，促成阳气不通，不通则痛。《灵枢·杂病》云："腹痛，刺脐左右动脉，已刺按之，立已。"天枢位于脐之左右动脉，属大肠之募穴，可通调腑气而止痛。关元、三阴交、足三里三穴同用，振奋三阴经气，灸治以复胃肾之阳，可祛寒止痛。承浆穴能够治疗绕脐痛，乃见于《中医实验录》卷三·针灸实验歌诀载："腹痛尺泽三阴交，绕脐承浆效最灵。"

【病例二】

张某，女，41岁，2019年9月10日初诊。

病史摘要：腹部疼痛2小时。午饭后半小时腹部疼痛，伴呕吐3次，排水样便5次。B超检查排除阑尾炎等疾病。现症见：腹平软，中上腹压痛明显，反跳痛（－），肠鸣音稍亢进。舌红，苔厚腻，脉滑。

中医诊断：腹痛（饮食停滞证）。

西医诊断：急性胃肠炎。

处方：阿是穴、天枢、足三里。

治疗经过：天枢、足三里取双侧，以上方为主治疗，阿是穴、天枢穴用泻法，足三里用补法。针刺 5 分钟后，患者腹痛减轻，治疗期间未出现呕吐及腹泻，次日针刺时告知，自昨日针刺后，未出现呕吐，腹泻 2 次，非水样便，治疗 3 次后痊愈。

**【按语】**

本案患者腹痛发生于饭后，与饮食密切相关，暴饮暴食，伤及脾胃，食滞内停；或恣食肥甘厚腻辛辣之品，湿热积滞，蓄结肠胃；或误食馊腐不洁之物；或过食生冷，遏阻脾阳等，均可影响脾胃之健运，使之气机失于条畅，腑气通降不利，而发生腹痛。王师首先针刺阿是穴，针刺阿是穴疏通局部气血。经气通，气血调，痛可止也。足三里、天枢均为胃经腧穴，经脉的所过主治所及，足三里又是胃之下合穴，刺之可疏通胃气，导滞止痛，天枢为大肠募穴，可通调胃肠，理气止痛，所以胃肠腹痛又可取此两穴。

**【病例三】**

王某，男，10 岁，2021 年 1 月 12 日初诊。

病史摘要：患者反复腹部疼痛 3 年余，患者自 3 年前出现腹部疼痛，常反复发作，曾于外院诊为肠系膜淋巴结炎。患者常突发腹部疼痛，发作时疼痛异常，难以忍受，无恶心、呕吐，无腹泻，疼痛缓解后则如常人，平素食欲不振，面色黄，近 1 周发作次数增加故来诊。症见腹痛，痛处喜温喜按，时作时止，面色少华，手足清冷，大便不调，唇舌淡白，脉沉缓。

中医诊断：腹痛（脾胃虚寒型）。

西医诊断：肠系膜淋巴结炎。

处方：

（1）针刺：天枢、中脘、关元、足三里，每周针刺 3 次。

（2）刺血：四缝穴（共 8 穴），点刺后以迅速挤出少量黏液为佳。

（3）脐灸

治疗经过：天枢、足三里均取双侧，采用平补平泻法，每周 3 次，刺血每周 1 次，脐灸每周 2 次。以上方治疗为主，治疗 2 周后，患者腹痛减轻，治疗 4 周后，已无明显腹痛，继续治疗 1 周，以巩固疗效。

**【按语】**

小儿肠系膜淋巴结炎是以腹痛为主要临床表现，且伴有肠系膜淋巴结不同程度的肿大。目前，关于小儿肠系膜淋巴结炎的病因及发病机制尚未完全明确，已知的因素主要有病毒感染、支原体细菌感染、饮食因素、环境因素等。治疗方法主要有抗病毒、抗生素、对症支持疗法、中药内服、中药穴位贴敷、推拿疗法、针刺疗法等，治疗时间长，容易出现反复发作的情况。

小儿肠系膜淋巴结炎属中医学"腹痛"范畴，病因病机为感受寒邪、乳食积滞、脏器虚冷、气滞血瘀等因素引起脏腑经脉失调、气机运行不畅、经脉滞涩而发生腹痛。主要病变脏腑在肠胃。足三里为足阳明胃经的合穴，古人常用于治疗肚腹诸症。针刺足三里对胃蠕动具有双向调节作用，以疏调胃气而止痛。四缝穴为经外奇穴，其在儿科应用早有记载，《奇效良方·针灸门》："四缝穴，在手四指内中节是穴，三棱针出血。"现代研究表明，针刺四缝可以改善胃肠道的血液循环，刺激胃液分泌，提高蛋白酶、胰淀粉酶和胰脂肪酶在肠中的含量，起到加强胃肠道蠕动的作用。王师临床应用四缝穴多采用点刺法，并挤出黏液，具有健脾和胃、消食导滞、燥湿化痰、调节脏腑气机、退热除烦的功效，而挑治四缝穴具有提高机体免疫力、助生长发育、健脾胃、清温热、解毒、调冲任、平阴阳的作用，其中包含的刺血疗法具有调整阴阳、疏通经络、泻热解毒、调和气血、扶正祛邪等功效。

在治疗过程中，感受寒邪为本病的主要病理因素，故温中散寒为治疗本病的主要治疗原则。神阙穴位于脐中，为任脉穴位，与五脏六腑、十二经脉及奇经八脉均有密切的联系。《难经》中提出脐下肾间动气为"五脏六腑之本，十二经之根，呼吸之门，三焦之原""主通行三焦，经历于五脏六腑"，为脐疗防治全身的疾病提供了重要的理论依据。同时，神阙穴周围特殊的生理结构，有明显凹陷，容易储存药物，周围皮肤组织疏松并有褶皱，使药物与皮肤的接触面积增加，而深部又有丰富的血管和神经组织，易于药物的吸收。脐灸选择的药物具有温中散寒止痛、芳香易透的特点。艾叶能通行十二经，而尤为肝、脾、肾之药，《备急千金要方》："艾火可以灸百病，杀鬼邪。"艾叶点燃后具有强烈的温热作用，可以使神阙穴周围的皮肤温度升高，促进皮肤对药物的吸收，同时对神阙穴又起到一定的刺激作用。穴位、药物及艾灸三者共同作用，激发了机体的自我调节作用，从而对淋巴结肿大的患者起到很好的治疗作用。

# 第十六节 泄 泻

【病例一】

王某，女，43岁，2019年8月6日初诊。

病史摘要：反复腹泻1年余。每于早晨4点至5点腹痛肠鸣且必作泻、泻下完谷，泻后则安，每日大便2~3次，脐腹冷痛，喜暖喜按，怕冷，四肢怕凉，面色㿠白。舌胖而淡，苔白，脉沉细。

中医诊断：泄泻（肾阳虚衰证）。

西医诊断：慢性肠炎。

处方：

（1）针刺：百会、中脘、天枢、曲池、足三里、三阴交。

（2）热敏灸：大肠俞、肾俞、脾俞、命门。

（3）脐灸：每周2次。

治疗经过：天枢、曲池、足三里、三阴交均取双侧，采用平补平泻法。以上方为主，每周针刺3次，治疗2周后，患者晨泻即减轻，大便次数减为每日1~2次，治疗4周后大便基本恢复正常，自觉症状减轻，为巩固疗效又治疗2周，一切恢复正常。

【按语】

泄泻的发生常与饮食不节、感受外邪、情志失调、脾胃虚弱、年老体弱等因素有关，病位在肠，与脾、胃、肝、肾等脏腑密切相关，脾失健运是关键，基本病机是脾虚湿盛，肠道分清泌浊，传导功能失司。本案患者每于凌晨4点至5点腹痛作泻，此证当属五更泻，又名"鸡鸣泻"，五更泻多由脾肾阳虚、命门火衰而致，肾司二便，肾阳虚则阴寒独盛，命门之火不能温运脾土，湿邪偏胜，故于子丑五更之后阳气未复、阴气盛极之时，即令人洞泻不止。治以温补下焦元阳，涩肠止泻。

百会是督脉与三阳经气的交会穴，气为阳，统于督脉，故针灸之阳气旺盛，有升提收摄之功；天枢、中脘为大肠与胃的募穴，是腑气募集之所；曲池、足三里是手足阳明的合穴，"合治内腑"，肾俞、脾俞健脾温肾。热敏灸通过激发人体经络能量以艾火的热力和药物给人体以温热刺激，经络腧穴的传导，来调节脏腑的阴阳平衡，扶正祛邪，以调动机体本身的防御能力，调和阴阳、气血、脏腑功能，以达到治疗疾病目的。热敏灸作为一种新灸法，与普通灸法的区别在于对腧穴的热敏化及以灸性感传作用为目标。根据热敏灸理论，对热敏化后的穴位施以灸性刺激，能高效激发灸性感传，快速达到"气至病所"而治病防病。诸法合用则脾肾得以温补，大肠得以固涩，水谷得以运化，湿邪得以疏导，标本兼治，五更泻止。

**【病例二】**

李某，男，53 岁，2020 年 3 月 29 日初诊。

病史摘要：泄泻反复发作 4 年余。大便每日 3 ~ 7 次，便质稀薄，或有不消化食物残渣，量不多，便中无脓血，腹部隐痛肠鸣。近来饮食减少，进食不慎或受寒后症状加重，神疲乏力，面色萎黄。曾于外院做钡灌肠，结果示结肠充盈良好，外形较细，肠袋变浅，尤以降结肠和乙状结肠明显，大便细菌培养阴性。舌质淡，苔薄白，脉细弱。

中医诊断：泄泻（脾胃虚弱）。

西医诊断：慢性结肠炎。

处方：

（1）针刺：天枢、大肠俞、上巨虚、三阴交、脾俞、足三里。

（2）毫火针点刺：百会、大椎、身柱、至阳、命门、腰俞、长强。

治疗经过：天枢、大肠俞、上巨虚、三阴交、脾俞、足三里均取双侧，采用平补平泻法。以上方治疗为主，每周 3 次，治疗 4 周后，患者症状减轻，门诊继续巩固治疗。

**【按语】**

慢性结肠炎以腹泻为主症，当属中医"泄泻"范畴。《素问·阴阳应象大论》曰："清气在下，则生飧泻……湿胜则濡泻。"《素问·举痛论》指出："寒邪客于小肠，小肠不得成聚，故后泄腹痛矣。"《灵枢·师传》曰："胃中寒，则腹胀，肠中寒，则肠鸣飧泻，胃中寒，肠中热，则胀而且泄。"《素问·至真要大论》说："暴注下迫，皆属于热……澄澈清冷，皆属于寒。"本案患者泄泻日久，为脾胃虚弱型泄泻，王师配合"温督调神"针刺法，运用毫火针点刺百会、大椎、至阳、命门、长强诸穴，温补阳气，健脾益肾。百会养心安神，益气升提。大肠俞与天枢穴，俞募相配，调和气血阴阳，协调脏腑气机，疏调肠胃。与大肠之下合穴上巨虚合用，可调理肠腑而止泻；三阴交健脾利湿，兼调理肝肾。

【病例三】

陈某，女，36岁，2019年6月22日初诊。

病史摘要：大便次数增多半年余，每日5～10次，平时进食或饮水后常常出现便意；大便不成形甚至呈稀水样，粪便中可见未消化食物，便前腹痛腹胀明显，排便后缓解，常见便带黏液，精神紧张或天气寒冷时症状加重，曾于外院行结肠镜检查，未见明显异常。舌红苔白，脉弦细。

中医诊断：泄泻（肝脾不调证）。

西医诊断：肠易激综合征。

处方：大肠俞、天枢、中脘、期门、合谷、太冲。

治疗经过：大肠俞、天枢、期门、合谷、太冲均取双侧。以上方治疗为主，每周3次。治疗3周后，患者症状减轻，继续治疗2周，患者症状基本消失，继续巩固1周。

【按语】

腹泻型肠易激综合征属中医学"腹胀""腹泻"范畴，本病与情志关系密切，当责之于肝、脾、胃、肾，现代医学认为本病主要与胃肠动力异常、内脏感觉异常、脑－肠轴调控异常、炎性反应和精神心理等多种因素共同作用有关。目前对于腹泻型肠易激综合征患者的治疗主要针对"腹痛、腹胀、腹泻"等消化道症状，对于患者的精神情志因素关注较少。此外，长期而反复的腹部不适感及腹泻等症状会进一步加重患者的不良情绪，使症状躯体化，加重患者的消化道症状，两者之间相互影响。本案患者病情与情志密切相关，所以此治疗在常规取穴的基础上配期门、太冲疏肝理气。合谷为大肠经原穴，太冲为肝经原穴，两穴合用称为四关穴。两穴相配能够通调气血，平衡阴阳。诸穴合用共奏畅达脏腑气机、安神止泻止痛之功。

# 第十七节　便　秘

【病例一】

张某，男，62岁，2020年10月11日初诊。

病史摘要：患者便秘6年，加重2个月。平素3～5日排便一次，排便困难，每次如厕，用力努挣，便后乏力，排出粪便质软，不干结，曾服用多种泻药治疗，效不佳。患者平素体质虚弱，面白神疲，肢倦懒言，纳差，眠可。舌淡苔白，舌体胖大，脉细弱。

中医诊断：便秘（虚秘）。

西医诊断：功能性便秘。

处方：

（1）针刺：大肠俞、中脘、天枢、大横、关元、支沟、气海、上巨虚、足三里、阴陵泉、照海。

（2）脐灸：隔药（虚秘方）灸脐，每周2次。

治疗经过：大肠俞、天枢、大横、支沟、上巨虚、足三里、阴陵泉、照海均取双侧，采用平补平泻法。以上方治疗为主，每周针刺3次。治疗1周后，患者自觉排便症状好转。治疗3周后，大便每日一次，便后稍有乏力感，继续治疗2周，每日排便一次，便后无乏力感。

【按语】

功能性便秘属中医学"便秘"范畴，中医学对于便秘的认识早有记载，《内经》称为"大便难""后不利"，《伤寒论》则以"阳结""阴结"来命名。中医学认为该病的病机主要责之于大肠传导失常，与肝脾肾功能紊乱、气血津液不调等密切相关。本案患者属虚秘，并非大便干结之便秘，实为气虚不足以推动糟粕下行，治疗以健脾益气，促进肠腑传导。王师治疗本病注重辨证，善用俞募配穴法。天枢属于足阳明胃经穴，手阳明大肠经募穴，该穴为升清降浊之枢纽，可通调人体上下气机，主治肠胃疾病。天枢与大肠俞同用为俞募配穴法，上巨虚为大肠之下合穴，三穴共用可通调大肠腑气，腑气通则大肠传导功能复常；支沟宣通三焦气机，照海滋阴，取之可增液行舟，两穴均是治疗便秘的要穴。气海、关元、足三里、阴陵泉健脾益气。脐灸法以健脾益气中药方，补阳、温经通络以改善便秘。脐灸是一种神阙穴穴位治疗结合药物、艾灸的治疗方法，神阙穴位于腹中央，内连五脏六腑，外达四肢百骸而通达百脉。神阙穴表皮角质层最薄，脐下角膜还分布丰富静脉网，有利于药物的渗透。艾灸本身能起到温中、补气、行气，疏通全身经络，调节全身气血、阴阳平衡的作用。针刺结合脐灸治疗本病，针灸并用，取得良好疗效。

【病例二】

林某，女，58岁，2019年11月10日初诊。

病史摘要：便秘5个月，加重20余日。5~6天排便一次，排出困难，粪质干硬，呈栗状。曾于外院肠镜检查，未见异常。平素饮食、运动都比较注意，常服三黄片、麻仁丸、比沙可啶、芦荟胶囊等多种药物辅助排便，但药停则秘，近20天便秘加重，服用药物，疗效不佳。纳少，眠差。舌红，苔厚，脉滑数。

中医诊断：便秘（实秘）。

西医诊断：习惯性便秘。

处方：天枢、大肠俞、关元、支沟、上巨虚、足三里、内庭、曲池。

治疗经过：天枢、大肠俞、支沟、上巨虚、足三里、内庭、曲池均取双侧，采用平补平泻法。以上方为主治疗，每周3次，治疗1次后，觉腹胀减轻；治疗2周后，症状减轻，粪便干燥症状好转；治疗4周之后，排便频率和质地症状好转。门诊继续巩固治疗。

【按语】

患者5~6天排便一次，排出困难，粪质干硬，呈栗状。中医学认为，习惯性便秘属"便秘、腹痛、阴结、阳结"等范畴，多因饮食失节、情志不调、年老体衰、外邪侵犯致病，病灶为肠腑，主要受肺、脾、胃、肝、肾功能影响。如胃部积热，肠道津液损耗严重致大便燥结，排便不畅；脾肺气虚，肠道传导失职；肝郁气滞，气机升降失调，甚则郁而化火，肠腑津亏传化不能；平素肾阴匮乏，使肠腑失润；或肾阳虚衰，寒结于肠，津液阻塞，大肠失运发为本病。本患者舌红，苔厚，脉滑数，属热秘范畴。便秘病位在肠，故取天枢与大肠俞同用，属俞募配穴；再加下合穴足三里、上巨虚，"合治内腑"，四穴共用，更能通调大肠腑气；支沟调理三焦气机以通腑气；内庭、曲池以泻腑热。

【病例三】

苏某，女，38岁，2020年1月13日初诊。

病史摘要：排便困难4年余，加重半个月。患者4年前无明显诱因出现排便困难，经常3~5日解大便一次，甚至一周一行。曾于外院行肠镜检查未见异常。期间患者服用中西医泻下通便药物，服药时效果尚可，停药则便秘又复，严重影响生活质量。患者半个月前出现排便困难加重，伴气短乏力。现症见：排便困难，5~7日排便一次，排便费力，每次如厕均努挣汗出，便后乏力。纳眠差，面色萎黄。舌淡胖，苔薄，脉细涩。

中医诊断：便秘（气虚秘）。

西医诊断：功能性便秘。

处方：中脘、天枢、大横、丰隆、水道、归来、脾俞、胃俞、大肠俞。

治疗经过：天枢、大横、丰隆、水道、归来、脾俞、胃俞、大肠俞均取双侧，采用平补平泻法。以上方为主治疗，一周5次，第1次治疗结束后约1.5小时，患者有便意，并随即排便1次，便质不干，如厕结束后未发现汗出；继续治疗2次后，每2～3日可排便1次，排便较前顺畅，乏力减轻，纳眠较前改善；患者信心大增，继续治疗3周后，患者1～2日排便1次，便质稍干，纳眠可，无汗出、乏力不适。门诊继续治疗以巩固疗效。

【按语】

《灵枢·平人绝谷》记载"胃满则肠虚，肠满则胃虚，更虚更满，故气得上下"，则表示气机调畅才能够使得空仓脏腑所具有的正常传导功能得到有效的维持。《脾胃论》的"夫脾胃不足，阴血受火邪则阴盛，阴盛则上乘阳分"，将便秘的致病原因高度概括为内生火邪，灼干肾水，由此导致津液枯竭，肠胃枯燥。该患者以排便困难为主症，大便虽不干硬，但解出费力，属于气虚便秘。病位在肠，根源在于脾胃之气不足。脾为后天之本，气血生化之源。脾主运化，小肠主受盛化物。受盛化物，是脾主运化功能的延伸。今脾气亏虚，脾之运化乏源，气虚乏力，而发为便秘。治疗时在常规取穴的基础上配以脾俞、胃俞培补脾胃之气以资其源，取大肠俞通腑调气以治其标。

相关研究证明，针刺能通过调整阴阳来通便开结，具体表现在针刺能明显增加肠道蠕动，增强大脑皮层和腰骶部脊髓内低级中枢对排便反射的调节，提高腹肌、肛提肌、结肠平滑肌的紧张性，从而逐渐改善胃肠道平滑肌的运动障碍，以达到加速肠内废物的排泄作用。

【病例四】

张某，男，29岁，2020年11月11日初诊。

病史摘要：排便困难2年余，加重1个月。患者2年前开始出现大便困难，初起为排便间隔时间变长，2～3日排便1次，后发展为排便间隔和如厕时间变长，4～7日排便1次，每次需半小时以上，大便坚涩难解，便质坚硬干燥。患者于外院行肠镜检查未见异常，予以口服药物对症治疗，但疗效欠佳。一直以来，患者靠开塞露帮助排便。患者平素性格急躁，稍有不顺心便怒摔东西，纳眠差，入睡困难，睡后易醒，胁肋胀闷，善太息，舌边暗红，苔薄腻，双关脉弦数，余弦细。

中医诊断：便秘（肝郁气滞证）。

西医诊断：功能性便秘。

处方：大肠俞、天枢、上巨虚、合谷、太冲。

治疗经过：以上穴位均取双侧，采用平补平泻法。以上方为主治疗，每周 5 次，患者首次治疗结束后，自觉腹部肠道蠕动，欲排气，有如厕感，解下少量干燥硬臭便，胀闷感减轻，次日晨起时有便意，解时仍觉困难。治疗 3 次后，患者排便顺利，便量增多，便质稍觉干硬粘马桶且臭，仍有胁肋胀闷感，当晚入睡尚可。治疗 10 次后，患者大便每日 1 解，不粘马桶，睡眠精神可。后每周予以撤针埋针久留针治疗 1 次，治疗 3 周后因开学而结束治疗。随访半年，患者无排便困难症状。

【按语】

肝主疏泄，调畅气机；大肠主津，主传导糟粕；全身气机升降和饮食消化、水液代谢依赖于肝的疏泄。如《素问·经脉别论》云："食气入胃，散精于肝……经气归于肺……饮入于胃……上归于肺，通调水道，下输膀胱。"水谷之气入胃以后，化生水谷精微，经过肝气的疏泄，到达于肺，通过肺的宣肃，清气濡脏腑皮毛，浊气通过与肺相表里的大肠的传导作用，清升浊降，化为糟粕而排出体外。故而，水谷之气的吸收消化代谢与肝气条达疏泄有着密切的关系。肝气条达则大肠传导顺畅，肝失疏泄易致大便秘结，治疗便秘，调治肝和大肠，是一个重要的治法。此如《医经精义·脏腑通治》所云："肝与大肠通，肝病宜疏通大肠，大肠病宜平肝为主。"天枢为大肠募穴，大肠俞为大肠的背俞穴，上巨虚使大肠传导功能恢复。合谷为大肠经原穴，太冲为肝经原穴，两穴合用称为四关穴。两穴相配能够通调气血，平衡阴阳。诸穴相配，体现了肝通大肠之意。

# 第十八节　单纯性肥胖

【病例一】

邵某，女，34 岁，2020 年 7 月 19 日初诊。

病史摘要：肥胖半年余。患者半年前因感情问题受打击，饮食无规律，暴饮暴食，体重比原来增加20余斤，情绪急躁易怒，失眠多梦，月经量少，有黑块，经期乳房胀痛，小便可，大便干，舌红，苔白腻，脉弦。

中医诊断：肥胖（肝郁气滞证）。

西医诊断：单纯性肥胖。

治则：疏肝解郁，健脾化湿。

处方：

（1）针刺加电针：中脘、气海、滑肉门、外陵、大横、梁丘、天枢、足三里、期门、太冲、支沟、丰隆、脾俞、肝俞、膻中、三阴交。

（2）埋线：中脘、天枢、气海、滑肉门、外陵、大横、梁门、天枢、足三里、支沟、丰隆、脾俞、肝俞。

治疗经过：以上治疗为主，针刺6次后，患者感觉身轻，大便有好转，继而穴位埋线1个月1次，继续支持治疗。嘱咐饮食宜清淡为主，少量食用鱼类、肉类、油炸食物、碳酸饮料等高热量、高糖、高脂肪类食物。

**【按语】**

中医认为，单纯性肥胖的主要原因是：其一，饮食不节，食量过大，善食肥甘。其二，久坐少动，久坐伤气，气血流行不畅，水谷精微滞留化为膏脂。其三，遗传因素。此患者因情志失调，肝气失于疏泄条达，气机不畅，气滞而痛，导致经前期乳房胀痛；郁怒不舒，肝木不能遂其条达之性，气失疏泄传导失司从而导致便秘。中脘穴具有消食导滞、和胃健脾之功。肥胖之症，多责之脾胃肠腑。天枢和支沟两穴相配，可通利肠腑，降浊消脂。丰隆为祛痰之要穴，可分利水湿。大横穴健脾利湿，有助消化，促进身体营养吸收和水谷运化。肝俞穴配期门穴，为俞募配穴法，合太冲穴疏肝理气，调畅气机。

临床研究表明，针灸减肥的作用机制在于：阻断下丘脑信息，抑制饥饿感，提高机体能量代谢速度，改善糖、脂代谢，促进脂肪分解。王师采用针刺配合穴位埋线治疗单纯性肥胖，取得了良好效果。

**【病例二】**

刘某，男，46岁，2019年10月20日初诊。

病史摘要：形体肥胖13年。患者采取控制饮食、锻炼等多种方法，均疗效不显。现体重105 kg。现症见：患者形体肥胖，面肥颈臃，项厚背宽，腹大腰粗，易饥，食欲亢进，口干喜饮，怕热多汗，便秘，小便短黄。舌红苔腻，脉滑数。

辅助检查：总胆固醇 10.01 mmol/L，三酰甘油 6.67 mmol/L。尿酸 860 μmol/L。血糖（空腹）15.5 mmol/L。

中医诊断：肥胖（胃肠积热证）。

西医诊断：单纯性肥胖。

治则：清热祛湿，化痰消积。

处方：

（1）针刺：中脘、天枢、大横、上巨虚、阴陵泉、丰隆、内庭、曲池、支沟、合谷。

（2）埋线：中脘、下脘、上脘、滑肉门、外陵、大横、梁丘、天枢、足三里、丰隆、脾俞、曲池、阴陵泉、阳陵泉、上巨虚。

（3）拔罐：大腹部留罐30分钟，每周3次。

治疗经过：以上治疗为主，针刺2周后，患者食欲亢进减轻，大便稍有好转；继而穴位埋线半个月1次，继续支持治疗。嘱咐饮食宜清淡为主，少量食用鱼类、肉类、油炸食物、碳酸饮料等高热量、高糖、高脂肪类食物。治疗6个月后，患者体重减至80 kg，上述化验指标均有下降，未述其他不适。

【按语】

本病的发生与脾、胃、肾三脏功能失调有关。脾胃功能失常，肾元虚惫则引起气血偏盛偏衰、阴阳失调，导致肥胖。胃肠腑热则食欲偏旺，水谷精微反被炼成浊脂；脾胃虚弱则水湿不化，酿生痰浊；真元不足则气不行水，凝津成痰，遂致痰湿浊脂滞留皮腠而形成肥胖。本例患者辨证为胃肠积热证。中脘乃胃募、腑会，曲池为手阳明大肠经的合穴，天枢为大肠的募穴，上巨虚为大肠的下合穴，四穴合用可通利肠腑，降浊消脂；大横健脾助运；阴陵泉分利水湿，蠲化痰浊；支沟疏调三焦，清泻胃腑；内庭、丰隆为化痰要穴；合谷清泻胃肠。诸穴共用可收健脾胃、利肠腑、化痰浊、消浊脂之功。

【病例三】

任某，女，45岁，2021年4月5日初诊。

病史摘要：肥胖1年余。患者因生产二胎，饮食结构发生变化，营养过剩，体型发生变化。喜静恶动，少气懒言，动则汗出，一年未来月经，面色㿠白，失眠多梦，头晕腰酸，畏寒怕冷，二便调，舌淡苔薄，脉沉细。

中医诊断：肥胖（脾肾阳虚证）。

西医诊断：单纯性肥胖。

治则：健脾利湿，温肾助阳。

处方：

（1）针刺：中脘、滑肉门、外陵、大横、天枢、关元、气海、足三里、阴陵泉、丰隆、三阴交。

（2）毫火针点刺：百会、大椎、身柱、至阳、命门、腰俞、长强。

（3）埋线：天枢、大横、带脉、中脘、梁门、滑肉门、水道、气海、关元、梁丘、血海、足三里、阴陵泉、三阴交、丰隆。

操作：

（1）毫火针点刺：患者取俯卧位，毫火针依次点刺百会、大椎、身柱、至阳、命门、腰俞、长强，不留针。

（2）毫针刺法：患者取仰卧位，毫针针刺中脘、滑肉门、外陵、大横、天枢、关元、气海、足三里、丰隆、三阴交等穴，平补平泻，留针30分钟。

（3）埋线治疗，半个月治疗1次。

治疗经过：毫火针及常规针刺，每周3次。以上治疗为主，治疗2周后，患者腰围减小，头晕、失眠症状较前好转，面色稍有改善，汗出和怕冷未见改善；治疗4周后，汗出减轻，但不能过多活动，怕冷明显好转；转为埋线治疗，半个月1次；治疗12周后，体重基本恢复正常。嘱患者控制饮食并适当锻炼。

【按语】

《素问·宣明五气》曰"久卧伤气"，《医学入门》也强调久卧久坐"尤伤人也"。久卧、久坐，气虚、气郁必使运化无力，输布失调，膏脂内聚，使人肥胖。另外，外感湿邪，入里内蕴，侵袭脏腑和内伤七情，影响脏腑功能，也常为发生肥胖的因素。脏腑之中以脾、肾、肝、胆与肥胖的关系密切。脾气不足，不能正常化生精血，输布精微，充养周身，而变成膏脂痰湿，蓄于肌肤，发为肥胖。肾气不足，不能正常化气行水，助脾健运，通调水道而湿浊内聚，溢于肌肤加重肥胖。七情所伤，常致肝气郁滞，而使肝胆疏泄失于调畅，影响脾之健运，气机之升降转输。而胆不能正常泌输精汁，净浊化脂，则浊脂内聚而肥胖。由于脾肾气虚，肝胆失调，不仅造成膏脂痰浊，水湿停蓄，也使气机失畅，脉道不利，可有气滞，或血瘀。因此，肥胖者既有本虚证，又有标实证，本虚标实相互联系，同时并存。总之，病位以脾为主，次及肾与肝胆，亦可及心肺，但总以脾肾气虚为多见，肝胆疏泄失调也可见。临床表现多为本虚标实，本虚以气虚为主，标实以痰浊、膏脂为主，常兼水湿，亦兼有气滞，血瘀。肥胖症通过中医的辨证论治，施针治疗。针灸具有针对性强、兼顾合并症、毒副作用小、组方灵活，起效快、效果好等优点。

本例患者肾阳不足，脏腑经络失于温养，气血运行无力，不能上荣于面，故面色㿠白；肾阳虚衰，不能温煦肌肤，故畏寒怕冷；肾阳虚弱，无力振奋神气，故精神不振；肾主骨，腰为肾之府，肾阳虚衰，不能温养腰府及骨骼，故腰膝酸软。中脘配足三里，健脾和胃，治疗胃胀；配天枢，健脾化湿；足三里是"足阳明胃经"的主要穴位之一，乃强壮身心之大穴，传统中医认为，针刺足三里有调理脾胃、补中益气、通经活络、扶正祛邪的作用。丰隆为祛痰之要穴，可分利水湿。滑肉门有缓急止痛、和胃降逆、运化脾土的作用，能改善脾胃运输功能；大横穴具有缓解治疗腹痛、泄泻、便秘等，能转运脾经水湿，健脾利湿，有助消化，促进身体营养吸收和水谷运化。大横穴配足三里穴、天枢穴治疗腹痛。阴陵泉化湿健脾行气。天枢、关元乃大小肠之募穴，能通调大小肠之气机，升清降浊；足三里、丰隆、三阴交，健脾和胃，化湿利水。

穴位埋线疗法是用特制的医疗针具将羊肠线植入相应的穴位，一般15天左右可自行吸收，是针灸的一种延伸和发展，起到"疏通经络气血、调和阴阳"的作用。从西医的角度，穴位埋线是可调整患者的神经、内分泌等系统功能，达到祛病强身、保健美容目的的一种治疗方法。埋线可达到长期刺激经络穴位的作用，一次埋线相当于针刺十次或数十次治疗，因此，省时方便，且疗效持久。穴位埋线后，羊肠线在人体穴位内软化、分解、液化和吸收，这一过程会对穴位产生长达10天或更长时间的刺激，使机体生理、化学等发生一系列反应。进而对穴位产生一种缓慢、柔和、持久、良性的"长效针感效应"。穴位埋线一般每10～15天一次，避免针灸之痛苦，减少就诊次数。因而，穴位埋线是一种长效、低创痛的针灸疗法，它特别适用于肥胖症与各种慢性、顽固性疾病及惧怕针灸痛苦的人。

# 第十四章　骨伤科疾病

## 第一节　扭　伤

【病例一】

张某，女，62 岁，2018 年 3 月 6 日初诊。

病史摘要：患者 2 天前在家做家务时不慎扭伤腰部，疼痛剧烈，久坐及久立后疼痛加重，经休息后未见缓解。现症见：腰部疼痛，左侧髋关节疼痛，左下肢疼痛，纳可，眠一般，苔白，脉弦涩。

查体：腰椎生理曲度存在，$L_3 \sim S_1$ 棘突双侧 2 cm 处压痛（＋），$L_4 \sim L_5$、$L_5 \sim S_1$ 左侧可引出下肢放射痛，仰卧挺腹试验（＋）、双侧 4 字试验（－），左侧直腿抬高试验（－），右侧直腿抬高试验（－）。辅助检查：腰椎间盘 CT 示腰椎退行性变。

中医诊断：伤筋（气滞血瘀证）。

西医诊断：急性腰扭伤。

治则：活血化瘀，通络止痛。

处方：

（1）针刺：百会、腰 2～骶 1 夹脊穴、肾俞、大肠俞、秩边、外关、委中、阳陵泉、太溪、后溪等。

（2）毫火针点刺：百会、大椎、腰阳关、长强等。

（3）刺络放血：大肠俞。

治疗经过：大肠俞、秩边采用重刺激泻法，以针感传导至左下肢为最佳，以上方为主，每周治疗 3 次，治疗 1 周后疼痛症状明显缓解，继续治疗 1 周，疼痛基本痊愈。

【按语】

急性腰扭伤多为剧烈转动躯体，腰部肌肉用力失调所致。本病属于中医学"腰部伤筋"范畴，又称"闪腰""岔气"。病位在腰部经筋，与膀胱经、督脉等经脉关系密切。基本病机是腰部经络气血壅滞，不通则痛。温督调神针刺法是王师 30 年临床经验的总结，提出在治疗疾病过程中温通督脉、调畅神志，"温督调神"是中医整体观的体现，是激发机体自身的保护能力、应变及对抗能力来抵御各种疾病的过程。颈腰椎病的发生与经络、脏腑的失调息息相关，其病机与督脉的生理病理变化密切联系，督脉空虚是颈腰椎病的经络学基础。采用"温督调神"针刺法，是通过温通督脉，调脑、心神及脊椎，以达到形神协调、阴阳平衡的目的。督脉的循行路线沿脊背中央而行，贯穿整个脊柱，督脉循行正是脊神经分布区域，"经脉所过，主治所及"，督脉为诸阳经总汇，总督诸阳。毫火针点刺督脉经穴可温经通络、活血止痛，可用于治疗包括颈腰椎病在内的各种痹证。

外关为手少阳三焦经络穴，八脉交会穴之一，通于阳维脉，而阳维脉沿足少阳经行于两侧腰胁部，有通络止痛功效。阳陵泉为足少阳胆经合穴，八会穴之筋会，有舒筋活络之功能。二穴共用可止腰痛、舒筋络。委中穴为足太阳经合穴，舒筋活络，主治腰背膝痛。肾俞、大肠俞为足太阳膀胱经的穴位，调利肾气、通利腰脊。太溪为足少阴肾经原穴，足少阴肾经所注为"输"，滋阴补肾，主治腰脊痛等。

【病例二】

孙某，女，54 岁，2018 年 9 月 10 日初诊。

病史摘要：患者半年前被电动车撞伤右侧脚踝，局部肿胀疼痛，当时行 X 线检查示无骨折，予以活血化瘀药物及外贴膏药治疗，疼痛稍缓解，但每于久立及行走稍多时疼痛加重。查体：右侧外踝局部压痛，可触及花生米大小结节。舌暗，苔薄白，脉弦。

中医诊断：伤筋（气滞血瘀证）。

西医诊断：右踝扭伤。

治则：活血化瘀，通络止痛。

处方：

（1）针刺：昆仑、丘墟、申脉、解溪、阿是穴。

（2）毫火针点刺：阿是穴。

（3）刺络拔罐：结节处刺络拔罐。

治疗经过：昆仑、丘墟、申脉、解溪均取患侧，昆仑透刺丘墟，重刺激采用泻法，其余各穴平补平泻，以上方为主，每周 3 次，治疗 1 次后疼痛减轻，3 次后疼痛明显减轻，巩固治疗 1 周，症状基本消失。

**【按语】**

本案患者外伤后出现疼痛，无骨折之病，属"筋伤"范畴，虽及时治疗，但患者未给予重视，过早劳累，导致疼痛未愈，局部结节出现，不通则痛。王师临床遇到此种情况多局部取穴与毫火针、刺络拔罐同用，毫火针作为中医特色疗法，具有温通、温养和温散作用。《灵枢·九针十二原》曰"菀陈则除之"，刺络拔罐具有出恶血、辟浊气、通经脉和调血气的作用，刺络拔罐可通过刺激局部达到强通经脉、祛瘀生新和邪除病愈的作用。《针灸聚英·肘后歌》言："打仆伤损破伤风，先于痛处下针攻。"扭伤多为关节伤筋，属经筋病，"在筋守筋"，故治疗当以扭伤局部取穴为主，以疏通经络，散除局部的气血壅滞，通则不痛。以局部阿是穴为主；又因病损部位位于外踝，故加选足太阳与足少阳经穴，取昆仑、丘墟、申脉、解溪；外加刺络拔罐，增强活血祛瘀消肿功效。

**【病例三】**

梁某，男，56 岁，2017 年 10 月 12 日初诊。

病史摘要：患者于 3 月前下楼时不慎扭伤右侧脚踝，当时局部肿胀疼痛，初诊于骨伤医院，行 X 线检查示无骨折，予以活血化瘀药物及乳膏外用，疼痛稍缓解，但后每于久立及行走稍多时疼痛加重。查体：右侧外踝局部压痛，局部发热，疼痛拒按，右脚踝活动不利。舌暗，苔薄白，脉弦。

中医诊断：伤筋（气滞血瘀证）。

西医诊断：右踝扭伤。

治则：活血化瘀，通络止痛。

处方：

（1）针刺：昆仑、丘墟、申脉、解溪、阿是穴。

（2）毫火针点刺：阿是穴。

（3）刺络拔罐：疼痛处刺络拔罐。

（4）灸法：昆仑、丘墟、申脉、解溪、阿是穴。

治疗经过：昆仑、丘墟、申脉、解溪均取患侧，昆仑透刺丘墟，重刺激采用泻法，其余各穴平补平泻，以上方为主，每周 3 次，治疗 1 次后疼痛减轻，嘱患者回家继续行灸法治疗；2 周后疼痛消失。

**【按语】**

本案亦是踝关节扭伤，患者扭伤后出现肿痛，经检查无骨折，属中医学"筋伤"范畴，治疗后，患者未注意休息，仍劳累关节，导致疼痛未愈。扭伤多为关节伤筋，属经筋病，《灵枢》"在筋守筋"，故治疗当以扭伤局部取穴为主，以疏通经络，散除局部的气血壅滞。取穴以局部阿是穴为主；又因病损部位位于足外，故加选足太阳与足少阳经穴，取昆仑、申脉、丘墟、解溪；外加刺络拔罐，加强活血祛瘀消肿效果。艾灸对踝关节有较好的温阳舒筋通络、活血止痛作用，热敏灸温度不易过高，以温和舒适耐受为度，体弱多病者时间酌减，湿气重者谨防水疱，循序渐进。

**【病例四】**

李某，女，34岁，2019年1月3日初诊。

病史摘要：患者诉于2日前骑车外出时不慎摔倒，右手着地，随即出现右手腕部肿胀疼痛，活动受限。初诊于骨伤医院，行X线检查，未见明显异常。给予药物口服及膏药外用，症状缓解不明显。现患者右手腕部及大鱼际处疼痛明显，腕部肿胀，有明显压痛点，活动受限。舌暗，苔薄白，脉弦。

中医诊断：伤筋（气滞血瘀证）。

西医诊断：右腕关节损伤。

治则：活血化瘀，通络止痛。

处方：

（1）针刺：合谷、阳溪、大陵、外关、丘墟、阿是穴。

（2）毫火针点刺：阿是穴、阳溪、大陵。

（3）刺络拔罐：阿是穴刺络拔罐。

治疗经过：合谷、阳溪、大陵、外关、阿是穴均取患侧，丘墟穴取健侧，以上方为主，每周3次，治疗1次后疼痛减轻；第3次治疗后肿胀及疼痛均减轻；6次后疼痛基本消失。

**【按语】**

扭伤是指四肢关节或躯体软组织，如肌肉、肌腱、韧带、血管等损伤，而无骨折、脱臼、皮肉破损等情况。主要表现为受伤部位疼痛肿胀和关节活动受限。扭伤起因多为剧烈运动或负重不当，或不慎跌仆、外伤、牵拉和过度扭转等原因，引起肌肉、肌腱、韧带、血管等软组织的痉挛、撕裂，以致气血壅滞局部，经气运行受阻，导致局部肿胀疼痛，甚至关节活动受限。该例手腕软组织损伤，肿胀疼痛难忍，证属气滞血瘀、壅阻经脉。因此治疗上应遵照《素问·阴阳应象大论》中所指出的"阳病治阴，阴病治阳，定其血气，各守其乡，血实宜决之，气虚宜掣引之"等治疗大法。王师临床遇到此种情况多局部取穴，辅以毫火针、刺络拔罐。毫火针在应用中温通局部经筋，促进受损的经筋恢复。《灵枢·九针十二原》曰："菀陈则除之"，刺络拔罐具有出恶血、通经脉和调血气的作用，刺络拔罐可通过刺激局部达到强通经脉、祛瘀生新作用。大陵、阳溪穴为腕部局部经穴，针刺可舒筋活络；外关为手少阳三焦经络穴，八脉交会穴之一，通于阳维脉，而阳维脉沿足少阳经行于两侧腰胁部，有通络止痛功能。此患病变在阳池穴附近，乃手少阳经脉局部因外伤而闭阻所致，不通则痛。而手少阳和足少阳脉气相通，故取足少阳经穴丘墟透照海治之。此处亦有"上病下取"之意。远端取穴，更能疏通闭阻之经脉，以利舒筋活血，通则不痛也。

# 第二节　腰　痛

【病例一】

刘某，男，45岁。2019年6月1日初诊。

病史摘要：患者腰部疼痛半年，加重半个月，久坐后疼痛加重，自行贴膏药治疗，未见明显缓解，今来诊，现症见腰部疼痛，左侧为甚，无双下肢不适，腰部疼痛导致无法长时间坐位工作，腰部怕冷，受凉后疼痛加重，纳可，眠差，舌红苔白，脉弦细。查体：腰肌紧张，$L_2 \sim L_4$ 椎旁左侧1.5寸处压痛，双侧直腿抬高试验（-），仰卧挺腹试验（-）。

中医诊断：腰痛（寒湿证）。

西医诊断：慢性腰痛。

治则：祛湿散寒。

处方：热敏灸：大肠俞、腰阳关。

治疗经过：患者畏针，既往有晕针史，故选择热敏灸治疗，每天1次，每次治疗40～50分钟。治疗2次后，患者腰痛明显减轻，治疗第5次时，患者诉近半年来，每于凌晨3点多到5点出汗，考虑患者腰部疼痛症状已明显减轻，遂热敏灸肺俞穴20分钟，治疗8次后患者几无腰痛，不影响正常工作。继续巩固治疗 2 次。

【按语】

慢性腰痛的发生与脊柱周围肌肉组织肌力及协调性、神经肌肉控制能力降低紧密相关。随着现代生活节奏加快及工作方式、生活习惯的改变，长期保持不良姿势导致腰背部肌肉紧张、功能异常，甚至萎缩，其神经传导速度减慢，不足以支撑一定的负荷，最终导致疼痛及活动受限。慢性腰痛属传统中医学"腰痛""腰脊痛"范畴，外伤、负重、劳损等引起局部气血瘀滞；或外邪侵袭、痹阻筋脉，局部脉络不通，不通则痛。治疗则宜疏通经络、祛瘀止痛。

腰为肾之府，腰痛病位在肾，与督脉、膀胱经等密切相关。《脉经》曰："督之为病，脊强而厥。"《素问·刺腰痛》记载曰："足太阳脉令人腰痛，引项脊尻背如重状。"热敏灸通过刺激腧穴，调整经络及脏腑的功能，具有外以祛湿止痛、温通经脉，内可温阳散寒、调理脏腑等功效。现代研究证实艾绒在燃烧时具有较高的穿透能力，通过透热而起治疗作用。大肠俞为足太阳膀胱经穴，穴下分布有骶棘肌、腰方肌、腰大肌、背阔肌等肌群，大肠俞深部分布有 $L_4$、$L_5$ 神经，其支配臀部及下肢的肌肉和皮肤；腰阳关为督脉上穴位，该穴为阳气通行的关隘，总督腰及下肢运动。刺激上述穴位及局部阿是穴可以调节平衡全身的气血阴阳，促进炎性物质代谢与吸收、加速局部血液循环、缓解神经水肿、舒缓挛缩的肌肉。本案患者素有凌晨 3 到 5 点出汗之症，此时乃寅时，肺经当令，故热敏灸肺俞穴，取得满意疗效。

【病例二】

梁某，男，40 岁。2019 年 7 月 23 日初诊。

病史摘要：患者腰痛及左下肢痛反复发作 3 年，加重 1 周。患者腰痛及左下肢疼痛每于劳累、受凉后加重，休息及按摩治疗后缓解，1 周前症状再次出现，经口服抗炎止痛类药物及按摩效果不佳来诊。查体：$L_4$、$L_5$ 棘间及棘突左侧压痛，并向左下肢后侧放射，左侧直腿抬高试验（＋），屈颈试验（＋），仰卧挺腹试验（＋），腰椎间盘 CT 示 $L_4/L_5$ 椎间盘突出。纳可，眠差，二便可，脉弦。

中医诊断：腰腿痛（寒凝血瘀证）。

西医诊断：腰椎间盘突出症。

治则：活血化瘀，温通经络。

处方：

（1）针刺：腰 2～腰 5 夹脊穴、肾俞、大肠俞、阿是穴、秩边、委中、阳陵泉、昆仑。

（2）毫火针点刺：百会、大椎、身柱、至阳、命门、腰俞、长强。

（3）刺络拔罐：阿是穴、委中。

治疗经过：取双侧腰 2～腰 5 夹脊穴、肾俞、大肠俞，阿是穴、秩边、委中、阳陵泉、昆仑均取患侧，取阿是穴、委中刺络拔罐，每周 3 次。以上方为主治疗，每周 3 次。治疗 2 周后，疼痛减轻，治疗 4 周后，几无疼痛，继续巩固治疗 1 周。

【按语】

本病属于中医学"腰腿痛"范畴，其发生常与感受外邪、跌仆闪挫有关。本案病位主要在足太阳经，基本病机为经络不通，气血瘀滞。腰夹脊为治疗腰腿疾病的要穴，可疏通局部气血，以治病求本；本案患者为腰腿痛之足太阳经型，故取足太阳经诸穴可以疏通本经闭阻不通之气血，达到"通则不痛"的治疗目的。王师治疗本病注重整体及调神，以温督调神针刺法，加强治疗作用，刺络拔罐可强通气机、祛瘀止痛，诸法合用，共奏良效。张志聪云："夫足之三阳，循腰而下，足之三阴及奇经之脉，循腰而上，病则上下不通，阴阳间阻，而为腰痛之症。"腰痛之远道取穴主要为足六经下肢穴位，尤其是足三阳经之穴。《四总穴歌》所言："腰背委中求。"腰部是症状反应部位，腰部用穴有三种类型，一是选择压痛点，即"以痛为输"，直接在痛处施针或灸，如宋代王执中："点肾俞酸痛，其令灸而愈"。二是腰部太阳经穴位，以疏通经络，激发太阳经气，常用腧穴有肾俞、大肠俞、志室等。三是腰部督脉经穴，常用命门、腰俞两穴。单纯腰部疼痛取肾俞、大肠俞、命门等，痛及臀部取环跳，痛及尻股取承扶，腰痛并小腹有疾者，取下腹部穴。如《针灸甲乙经》："小腹胀满，痛引阴中，月水至则腰脊痛，胞中瘕……水道主之。"

【病例三】

王某，男，41 岁。2020 年 3 月 7 日初诊。

病史摘要：反复腰痛 2 个月，口服布洛芬缓释胶囊、活血止痛胶囊等止痛药能缓解腰痛。腰部冷痛重着，转侧不利，逐渐加重。静卧痛不减，遇阴雨天则加重。苔白腻，脉沉而迟缓。

查体：L₄、L₅ 棘间及棘突左侧压痛，并向左下肢后侧放射，左侧直腿抬高试验（+），屈颈试验（+），仰卧挺腹试验（+），腰椎间盘 CT 示 L₄/L₅、L₅/S₁ 椎间盘突出。纳可，眠差，二便可，脉弦。

中医诊断：腰腿痛（寒湿证）。

西医诊断：腰椎间盘突出症。

治则：祛湿散寒。

处方：

（1）针刺：腰2～腰5 夹脊穴、肾俞、大肠俞、阿是穴、秩边、委中、阳陵泉、昆仑。

（2）毫火针点刺：百会、大椎、身柱、至阳、命门、腰俞、长强。

（3）刺络拔罐：大肠俞、阿是穴。

治疗经过：肾俞、大肠俞均取双侧，其余穴位均取患侧，采用平补平泻法，每周3次。以上方为主，刺络拔罐每周3次，经针灸治疗1周腰痛症状减轻，继续治疗2周，症状明显减轻，随访2个月未复发，天气变化时无不适。

**【按语】**

腰痛，是不同原因造成的腰部骨骼和软组织损伤所引起的常见临床症状，以腰部出现一侧或双侧或脊中部位疼痛，伴下肢麻木、活动受限。腰痛是一种常见病，多发病，不受年龄和性别限制，是指背以下、骶以上部位的疼痛。腰痛的发生主要与感受外邪、跌仆损伤和劳欲过度等因素有关。包括腰部软组织损伤、腰肌风湿、腰椎病变和部分内脏病变。与肾、膀胱经、督脉的关系密切。病机是腰部经络不通，气血瘀阻、肾精亏虚，腰部失于濡养、温煦。腰为肾之府，肾俞为肾的背俞穴，属足太阳膀胱经；委中为足太阳膀胱经之合穴；昆仑为足太阳膀胱经之经穴；阳陵泉为筋之会；阿是穴属近部取穴法；诸穴合用，以达通经止痛之效。命门是督脉之穴位，可壮阳祛寒湿。针灸治疗腰痛，能起到立竿见影之功效，是保守治疗的首选方法之一。

# 第三节　坐骨神经痛

**【病例一】**

康某，男，48岁，2020年1月18日初诊。

病史摘要：患者自诉腰臀部疼痛 1 年余，曾用膏药贴敷，时轻时重，反复发作。现症见腰臀部疼痛剧烈，痛如针刺及麻木，左肢不可屈伸，按压腰腿后外侧之经线穴点，多有明显之压痛。脉细涩，舌见紫色瘀斑。

中医诊断：腰痛（气血瘀滞证）。

西医诊断：坐骨神经痛。

治则：理气活血，祛瘀止痛。

处方：

（1）针刺：秩边、环跳、殷门、委中、阳陵泉、腰夹脊、次髎、承山、昆仑、申脉。

（2）热敏灸：环跳、腰夹脊、次髎。

（3）刺络拔罐：腰俞、委中。

（4）毫火针点刺：环跳、委中、腰阳关、腰俞、长强。

治疗经过：秩边、环跳、殷门、委中、阳陵泉、承山、昆仑、申脉均取患侧，次髎取双侧，采用平补平泻法。刺络拔罐每周 3 次，毫火针每周 2 次，以上方为主，针刺治疗 2 周，每周 5 次，症状减轻，后嘱继续针刺等 2 周，以巩固疗效。

【按语】

坐骨神经痛为西医病症名，指沿坐骨神经通路及其分布区的疼痛，即在臀部、大腿后侧、小腿后外侧和足外侧的疼痛，是坐骨神经根受压所致。疼痛可以是锐痛，也可以是钝痛，有刺痛，也有灼痛，可以是间断的，也可以是持续的。通常只发生在身体一侧，可因咳嗽、喷嚏、弯腰、举重物而加重。坐骨神经痛是常见的周围神经疾病，属中医学"痹证"范畴。本病多由坐骨神经通路的邻近组织病变，对坐骨神经产生刺激、压迫、粘连或破坏所引起，亦可由感染、受寒、中毒等原因直接损害坐骨神经所引起。多见于青壮年，男性较多。

本案患者证属气血瘀滞，治则当以活血化瘀止痛，故王师选秩边穴，《针灸甲乙经》："腰痛骶寒，俯仰急难，阴痛下痛，不得小便。"环跳，足少阳、太阳经交会穴。《针灸甲乙经》："腰胁相引痛急，髀筋瘛，胫痛不可屈伸，痹不仁，环跳主之。"委中，膀胱经合穴，古有"腰背委中求"之语，出自《四总穴歌》。阳陵泉是筋之会穴，为筋气聚会之处。《难经·四十五难》云："筋会阳陵泉。"腰夹脊、次髎，《针灸甲乙经》："腰痛怏怏不可以俯仰，腰以下至足不仁，入脊，腰背寒，次髎主之。"刺络委中，

"血都也，凡热病汗不出，小便难，衄血不止，脊强反折，瘛疭癫疾，足热厥逆不得屈伸，取其经血立愈"。腰俞，《备急千金要方》"腰背不便，转筋急痹筋挛。"《针灸甲乙经》："腰以下至足清不仁，不可以坐起，尻不举。"王师强调环跳及委中穴，对于坐骨神经痛的治疗意义，以及环跳穴侧卧位时取穴针刺效果更好。

【病例二】

柳某，男，59岁，2020年7月12日初诊。

病史摘要：患者自诉右胯腿放射性疼痛1周。1年前曾有腰部扭伤史，1周前因劳累而症状加重，右侧腰臀部向下肢后外侧及足部放射性剧痛，以致彻夜难眠，面容憔悴。曾服药物治疗（药名不详）效果不明显，故前来寻求针灸治疗。查体：患者跛行，表情痛苦，脊柱向健侧轻度侧弯，右侧 $L_4$、$L_5$ 棘突旁压痛、叩击痛且向右下肢放射。右下肢直腿抬高试验（＋），背屈试验（＋），跟臀试验（＋）。肌张力减低。

中医诊断：腰腿痛（气血瘀滞证）。

西医诊断：坐骨神经痛。

治则：活血化瘀，行气止痛。

处方：

（1）针刺：腰部夹脊穴、腰阳关、大肠俞、环跳、风市、阳陵泉、悬钟、足临泣。

（2）热敏灸：环跳、腰夹脊。

（3）刺络拔罐：大肠俞、腰阳关。

（4）毫火针点刺：腰阳关、环跳、风市。

治疗经过：环跳、风市、阳陵泉、悬钟、足临泣均取患侧，采用平补平泻法。刺络拔罐每周3次，毫火针每周2次，以上方为主，针刺治疗2周，每周5次，症状减轻，后嘱继续针刺等2周，以巩固疗效。

【按语】

坐骨神经痛多为一侧腰腿部阵发性或持续性疼痛。其主要症状是臀部、大腿后侧、小腿后外侧及足部发生放射性、烧灼样或针刺样疼痛，行动时加重，直腿抬高试验阳性，跟腱反射减弱。坐骨神经痛，病因复杂多样，且可反复发作。现代西医学主要以对症治疗为主，效果尚不理想。本患者曾有扭伤史，且证属气血瘀滞，故治疗原则当以活血通络为主，王师穴选腰阳关、大肠俞、环跳，《针灸甲乙经》："腰胁相引痛急，髀筋瘈，胫痛不可屈伸，痹不仁，环跳主之。"风市，《胜玉歌》说："腿股转酸难移步，妙穴说与后人知。环跳风市及阴市，泻却金针病自除。"阳陵泉，八会穴之筋会，足少阳之合穴。悬钟，八脉交会穴之髓会。足临泣，足少阳胆经输穴，属木，足少阳带脉之会。

刺络放血大肠俞及腰阳关，《灵枢·九针十二原》曰："菀陈则除之"，刺络放血具有出恶血、辟浊气、通经脉和调血气的作用，刺络放血可通过刺激局部瘀斑达到强通经脉、祛瘀生新和邪除病愈的作用。王师强调毫火针法穴取腰阳关、环跳、风市，其中风市为治疗风邪的要穴，中医认为临床上采取"治风六穴"来治疗这类疾病，治风可起到同治诸邪的作用，内风外风同治，"风"字穴对预防这类疾病也有一定作用。

【病例三】

马某，女，60岁，2020年9月20日初诊。

病史摘要：患者自诉右下肢疼痛，疼痛多沿右侧腰腿外侧放射，为求针灸治疗特来诊，遇寒加剧，得热则舒，局部常有冷感，入夜尤甚，肢体沉重，面容痛苦，不能久立，脉沉紧，苔薄白。查体：右侧直腿抬高试验（+），右侧腰部及臀部、右下肢皆有压痛点。

中医诊断：腰腿痛（寒邪入络证）。

西医诊断：坐骨神经痛。

治则：活血化瘀，温经止痛。

处方：

（1）针刺：腰阳关、大肠俞、环跳、风市、膝阳关、阳陵泉、悬钟、腰部夹脊穴。

（2）热敏灸：环跳、腰阳关、风市。

（3）毫火针点刺：腰阳关、大肠俞、环跳、风市。

治疗经过：大肠俞取双侧，环跳、风市、膝阳关、阳陵泉、悬钟取患侧，环跳穴采用重刺激手法，针感以局部酸胀，向患侧下肢放射为佳，其余穴位采用平补平泻法。毫火针点刺，每周3次，以上方为主，针刺治疗2周，每周5次，症状减轻，后嘱继续针刺等1周，以巩固疗效。

【按语】

早在《黄帝内经》中就有关于痹证的专论，虽然所涉及面较广，其中也包括本病在内。汉代张仲景从实践中总结出了治疗历节病、风湿痹的甘草附子汤、乌头汤等，至今仍应用于本病临床。隋代巢元方在《诸病源候论·贼风候》中对于本病有明确描述："其伤人也，但痛不可得按抑，不可得转动，痛处体卒无热。"唐宋时期，治疗方法有较大的拓展，除内服药外，还广泛采用针灸、药酒、膏摩等法，宋代又扩充虫类药物，使疗效进一步提高。至金元时期，将本病另立"痛风"一名，对病因病机作了较深入的探讨。明清时期，认识更趋深入，特别是清代王清任提出血瘀致痹的观点及所创制的身痛逐瘀汤，对现代医家仍有重要的影响。

此证为寒湿之邪阻滞经脉，气血运行不畅，不通则痛。寒湿均为阴邪，寒主收引，湿性黏滞，故本病腰腿痉挛疼痛，难以屈伸，多麻木发凉，易反复发作，病情缠绵。故治则应以温通经脉、活血止痛为主，王师穴选腰阳关、大肠俞经络所过，主治所及。环跳，足少阳、太阳经交会穴。《针灸甲乙经》："腰胁相引痛急，髀筋瘼，胫痛不可屈伸，痹不仁，环跳主之。"阳陵泉，八会穴之筋会，足少阳之合穴。悬钟，八脉交会穴之髓会。热敏灸重点灸取环跳、腰阳关、风市等枢纽穴位，艾草乃纯阳之物，"阳化气，阴成形"，艾草能助阳化气，阳气通则寒湿散。

【病例四】

张某，男，57岁，2020年10月23日初诊。

病史摘要：患者自诉左腰及胯腿放射性疼痛1周。10年前曾有腰部外伤史，1周前因不明原因加重，左侧腰臀部向下肢后外侧疼痛，无夜间疼痛，查体：腰骶部肌肉僵硬，脊柱向健侧轻度侧弯，$L_1 \sim L_5$棘突左侧压痛、叩击痛且向左下肢放射。左下肢直腿抬高试验（＋），背屈试验（＋），跟臀试验（＋）。肌张力减低。

中医诊断：腰腿痛（气滞血瘀证）。

西医诊断：坐骨神经痛。

治则：活血化瘀，行气止痛。

处方：

（1）针刺：秩边、环跳、殷门、委中、阳陵泉、腰夹脊、次髎、承山、昆仑、申脉、肾俞、大肠俞。

（2）热敏灸：肾俞、大肠俞、秩边、环跳。

（3）刺络拔罐：委中。

（4）毫火针点刺：肾俞、大肠俞、秩边、环跳、腰阳关、命门、委中。

治疗经过：肾俞、大肠俞均取双侧，环跳穴采用重刺激手法，针感以局部酸胀，向患侧下肢放射为佳，其余穴位采用平补平泻法。刺络拔罐每周2次，毫火针每周3次，以上方为主，针刺治疗2周，每周5次，症状减轻，后嘱继续针刺等2周，以巩固疗效。

**【按语】**

患者因有外伤史10年，后期没有坚持巩固治疗，所以导致经脉阻塞，血不能行，久而变生瘀血，停留筋骨之中，血瘀痹阻，痛有定处。故治疗原则当以活血祛瘀，温通经脉。

王师强调热敏灸温经散寒、刺络放血活血祛瘀、毫火针温通经络，三者合一是王师独创三联疗法，诸法结合功效增倍。

# 第四节　落　枕

**【病例一】**

徐某，女，33岁，2018年7月4日初诊。

病史摘要：右侧颈部疼痛，伴活动受限3天。曾在外院接受治疗，无明显改善。查体：头偏向左侧，局部无红肿，头部活动时疼痛较重。$C_2 \sim C_6$棘旁压痛，舌质淡红、苔白、脉弦紧。

中医诊断：落枕（风寒袭络证）。

西医诊断：颈部肌肉痉挛。

治则：疏风散寒。

处方：

（1）针刺：外劳宫、阿是穴、肩井、后溪、悬钟、风池、合谷、百会、中渚。

（2）毫火针点刺：局部阿是穴。

（3）拔罐：患侧项背部行闪罐及拔罐。

治疗经过：以上穴位均取患侧，外劳宫、后溪穴采用重刺激，行针的同时，并嘱其活动颈部，其余各穴采用平补平泻法。针灸治疗1次后疼痛明显减轻，继续巩固治疗3天。

**【按语】**

落枕又称"失枕"，是以颈部一侧疼痛、颈项僵硬、转侧不便为主要表现的颈部软组织急性扭伤或炎症。中医认为，落枕多因风寒外袭、颈部扭伤、颈肌劳损，导致经络闭塞不通，按摩阿是穴可疏通筋络、运行气血，达到治疗目的。

外劳宫是治疗本病的经验穴。手太阳、足少阳循行于颈项侧部，后溪、悬钟分属两经腧穴，与局部阿是穴合用，远近相配，可疏调颈项部经络气血，舒筋通络止痛。《针灸大全》："颈项拘急引肩背痛，取后溪、承浆、百会、肩井、中渚。"戴氏曰："项痛非是风邪即是气挫，亦有落枕而成痛者，宜服和气之剂，亦有挫闪及久睡失枕而致项强不可转移者，此由肾虚不能生肝，肝虚无以养筋，故机关不利，宜服补肾之剂。亦有患筋急项不能转侧者，此必从足起。"《经》言："十二经各有筋，惟足太阳之经自足至项故也。"《证治准绳》曰："颈项强急、发热恶寒之症，多因风寒客三阳经也，寒搏则筋急，风搏则筋弛，左多属血，右多属痰，并宜驱邪汤。若动则微痛，脉弦而数实，右为甚，此痰热客三阳经也，若动则微痛，脉弦而涩，左为甚，作血虚邪客太阳阳明经治。"

落枕是指急性单纯性颈项强痛、活动受限的一种病证，系颈部伤筋。轻者4~5日自愈，重者可延至数周不愈；如果频繁发作，常常是颈椎病的反映。西医学认为本病是各种原因导致颈部肌肉痉挛所致。遵"输主体重节痛""经络所过，主治所及"之训，取循行过颈项部的阳明经、少阳经、太阳经的腧穴三间穴、中渚穴、后溪穴，施术使气至病所收舒筋通络、散瘀止痛、调和气血之功，再配可疏解少阳经筋，善治颈项强痛、活动受限之症的悬钟穴，辅以留针期间患者自行颈部活动，促进受损局部气血运行加速，共同达到"经气通畅，通则不痛"之效。

**【病例二】**

杨某，男，34岁，2019年6月8日初诊。

病史摘要：昨夜睡眠时因枕头过高，临窗而卧，颈部受凉，晨起即感右颈部疼痛并向右肩部放射，头部不能右侧转动来诊。查体：右侧胸锁乳突肌及斜方肌痉挛、僵硬，触之疼痛，颈部活动受限。舌质淡红、苔白、脉弦紧。

中医诊断：落枕（风寒袭络证）。

西医诊断：颈部肌肉痉挛。

治则：疏散风寒。

处方：

（1）针刺：外劳宫、阿是穴、肩井、后溪、悬钟、风池、合谷、承浆、百会、中渚。

（2）毫火针点刺：局部阿是穴、肩井。

（3）拔罐：患侧项背部行闪罐法。

（4）耳针：颈、颈椎、神门。

治疗经过：以上穴位均取患侧，外劳宫、后溪穴采用重刺激，行针的同时，并嘱其活动颈部，其余各穴采用平补平泻法。针灸治疗 1 次后疼痛明显减轻，继续巩固治疗 3 天。

【按语】

落枕是指患者颈项部强痛、活动受限的一种病证，又称"失枕""失颈"。主要为项部肌肉感受寒邪或长时间过分牵拉而发生痉挛所致。多见于成年人，中老年患者落枕往往是颈椎病变的反映，且易反复发作。西医学的颈肌劳损、颈肌风湿病、颈部扭挫伤、颈椎退行性变，以及颈椎小关节滑膜嵌顿、半脱位或肌肉筋膜的炎症等疾病所引起的颈项强痛、活动障碍。落枕是日常生活中的一种常见病，多数是睡觉时头部姿势不当，局部受寒或轻度扭伤所致。落枕的临床表现为晨起突感颈后部、上背部疼痛不适，以一侧为多，或有两侧俱痛者，或一侧重，一侧轻。多数患者可回想到昨夜睡眠位置欠佳，或有受凉等因素。由于疼痛使颈项活动欠利，不能自由旋转，严重者俯仰也有困难，甚至头部强直于异常位置，使头偏向病侧。检查时颈部肌肉有触痛，浅层肌肉有痉挛、僵硬，摸起来有"条索感"。

《针灸大全》："颈项拘急引肩背痛，取后溪、承浆、百会、肩井、中渚。"一般多在早晨起床后，突感一侧颈项强痛，不能俯仰转侧。疼痛可向同侧肩背及上肢扩散。检查时，局部肌肉痉挛，压痛明显，但无红肿。若痛在项背，头部俯仰受限，项背部压痛明显者病变以督脉、太阳经为主；若痛在颈、臂，颈部不能左右回顾和向两侧偏斜，颈的侧部压痛明显者病变以少阳经为主。《医学纲目》："颈项痛，后溪……项强，承浆、风府。"《备急千金要方》："少泽、前谷、后溪、阳谷、完骨、昆仑、小海、攒竹，主项强急痛不可以顾。"《针灸资生经》："肩井，治颈项不得顾……天牖、后溪，治颈项不得顾……天柱，治颈项筋急不得顾……天井，疗颈项及肩背痛。"

【病例三】

韩某，男，24岁，2010年8月7日初诊。

病史摘要：头项强痛、颈项部活动受限3天来诊，患者因睡觉时枕头过高，晨起时出现颈部疼痛，左右转头受限。查体：项背处压痛明显，未见肿胀，苔薄白，脉弦紧。

中医诊断：落枕（风寒袭络证）。

西医诊断：颈部肌肉痉挛。

治则：疏风散寒。

处方：

（1）针刺：大椎、阿是穴、后溪、悬钟、落枕。

（2）毫火针点刺：局部阿是穴、肩井。

（3）刺络拔罐：取大椎、肩井、天宗、阿是穴。在局部用皮肤针叩刺出血，再拔火罐。

治疗经过：取后溪穴针之，行随咳进针法，并于患处施灸，项背强痛即刻减轻，颈项活动较前灵活。续治2次而愈。

【按语】

"落枕"之名首见于《素问·骨空论》，又名"失颈""失枕"。多因睡卧姿势不当，或颈部感受风寒，或外伤引起。症见颈部酸痛不适，俯仰转动不灵，重者疼痛延及患侧肩背及上肢，头向一侧歪斜，并有患侧颈部压痛等。

大椎穴属于督脉，位于项背部，与阿是穴合用疏通局部经气，使脉络通畅，通则不痛；后溪属手太阳经，又为八脉交会穴，通于督脉，针之可疏通项背部经气；悬钟是足少阳经穴，能疏通经络、宣通气血；落枕穴是治疗落枕的经验效穴，有活血通络、解痉镇痛作用。

【病例四】

张某，男，34岁，2021年9月8日初诊。

病史摘要：颈项强痛3天。3天前晨起感颈项强痛，经贴膏药稍见好转，但目前低头和头稍向左转时仍感牵痛，并向肩背部放散。舌质淡红，苔薄白，脉弦。查体：颈居中，活动前20°，后5°，左10°，右10°；旋转：左40°，右60°，右侧$C_4 \sim C_7$间斜方肌压痛，肌张力略高，颈椎无明显压痛，余（-）。

中医诊断：落枕（风寒外袭证）。

西医诊断：斜方肌劳损。

治则：疏风散寒。

处方：

（1）针刺：大椎、阿是穴、后溪、悬钟、落枕、列缺、支正、外关、合谷、三间。

（2）毫火针点刺：局部阿是穴、肩井。

（3）拔罐：取大椎、肩井、天宗、阿是穴。

治疗经过：经首次治疗，颈项痛减，活动好转。2次治疗后症状消失而愈。

【按语】

落枕，古称"失枕"，在《素问·骨空论》首次论述："失枕在肩上横骨间，折使揄臂齐肘正，灸脊中。"指出了本病的发病病位及治疗方法。清代胡廷光在《伤科汇纂·旋台骨》中载有："因挫闪及失枕而颈强痛者。"中医认为落枕多与患者平素肝肾亏虚，身体衰弱，气血不足，循行不畅，筋骨萎弱；或颈项旧伤不愈，或睡姿不良、疲劳过度；或颈肩裸露外感风寒致经筋不舒，气血凝滞、僵凝痹阻不通则痛。

落枕亦称"项筋急"，多因外邪侵入经络或局部不慎扭伤，或内伤致使气血不和，筋脉拘急所致，针刺液门透中渚，使经络气血得以调和，拘急之症得以缓解，对病变范围大，筋脉拘急重而用此法针刺后，颈仍不能前后左右活动者，则加取列缺或支正，以强化治疗效果。外关穴为手少阳三焦经络穴，又是八脉交会穴，不但可沟通表里阴阳二经，而且可通过阳维脉联络全身诸阳，诸阳皆会于头，阳维脉交于督脉的风府、哑门，督脉入胞，故针刺外关对落枕及急性腰扭伤等均有理想效果。据文献介绍，针刺后溪穴可治疗落枕，但在临床上针刺后溪穴患者疼痛难忍，后采用合谷透后溪相对减轻疼痛，最后发现只针合谷一穴亦可获效。

针灸取悬钟穴。头部转动受限，肩关节不能高举，疼痛点位于脊柱、肩胛处、肩髃部手阳明经筋循行线上者加取三间穴。颈部作痛拘紧，颈不能向两侧顾视，牵引并绕肩胛的手太阳经筋证，可加后溪穴。疼痛、僵硬感由后项向肩部、上臂外侧放散为手少阳三焦经筋证，当加取中渚穴。

# 第五节　颈椎病

【病例一】

仲某，女，62岁，2020年6月13日初诊。

病史摘要：患者于2年前无明显诱因出现颈项部不适伴口唇麻木，2018年于外院行颅脑加颈椎间盘磁共振示："1.颅脑未见异常；2.右侧上颌窦小囊肿；3. $C_3$~$C_7$椎间盘向后突出"，未给予治疗，麻木一直未能明显缓解，今来诊。现症见：颈项部刺痛不适，伴口唇、牙齿等麻木，左上肢麻木不安，无踩棉感，近日时感头晕，偶有恶心心慌，纳眠可，二便调，舌淡红，苔白，脉弦细。查体：颈肌紧张，颈椎活动度可，$C_4$~$C_7$双侧棘突压痛（+），$T_1$~$T_3$双侧棘突旁压痛（+），放射痛（+-），臂丛神经牵拉试验：左侧（+），右侧（+-）；旋颈试验（-）；椎间孔挤压分离试验（+）；四肢肌力5级，肌张力正常，深浅感觉正常，肱二头肌肌腱反射（++），膝腱反射正常（++），双侧霍夫曼征（-），巴宾斯基征（-）。

中医诊断：项痹（气滞血瘀证）。

西医诊断：颈椎病（混合型）。

治则：活血化瘀，通经止痛。

处方：

（1）针刺：百会、风池、风府、天柱、颈夹脊、大椎、肩井、曲池、外关、合谷。

（2）热敏灸：大椎、风池。

（3）刺络拔罐：大椎、膈俞。

（4）毫火针点刺：大椎、至阳、腰阳关、长强。

治疗经过：刺络拔罐每周2次，毫火针每周3次，以上方为主治疗，每周3次，针刺2周后，患者颈部疼痛减轻，口唇及牙齿麻木未见减轻，继续治疗1个月后，患者颈部已无明显头痛，口唇及牙齿麻木减轻，嘱继续门诊巩固治疗。

【按语】

颈椎病，中医称本病为"颈肩痛""痹证"。本病属气血耗伤导致气血瘀滞，经脉痹阻。治疗当活血化瘀，通经止痛。在常规针刺穴位的同时，王师运用毫火针点刺督脉大椎，主治五劳七伤乏力。至阳属督脉，循督脉上传灵台穴及外散于脊背各部。腰阳关、长强等穴位以温通督脉，温养督脉之阳气，振奋一身之阳；颈椎病出现的疼痛、麻木和眩晕等症状均为气滞血瘀所致，《灵枢·九针十二原》曰"菀陈则除之"，刺络放血具有出恶血、辟浊气、通经脉和调血气的作用，刺络放血可通过刺激局部瘀斑达到强通经脉、祛瘀生新和邪除病愈的作用。《素问·生气通天论》云："阳气者，精则养神，柔则养筋"，指出阳气能"内养五脏之神，出而荣养筋骨"。大椎穴位于颈部，为阳脉所聚之处，热敏灸大椎可升一身之清阳，使得阳气充足，柔筋养神，筋肉强劲有力。

热敏灸与刺络放血一升一降、一补一泻，结合可达到"活血化瘀、以通为用、调整阴阳"的功能，从而使阳气升、气血行、经脉通和脑髓充，诸法合用，共奏活血化瘀、通经止痛之功。

王师强调温督调神针刺法治疗颈椎病有独到之处，头颈部是诸阳之会，与奇恒之腑——脑有关联，故使用温督调神针刺法，调节督脉阳气运行，以改善头颈部血液微循环，血脉畅通则脏腑气血充盈。

【病例二】

任某，女，47岁，2020年3月11日初诊。

病史摘要：患者2年前无明显诱因出现胸闷症状，每于忧虑、劳累、受凉后胸闷症状加重，背部疼痛，心肺检查未见异常，多方求治，未见明显疗效。现颈背部疼痛，胸闷、背痛，无头晕、头痛，无恶心、呕吐，纳眠尚可，二便调，舌暗红，苔白，脉弦。无其他病史。查体：$C_4 \sim C_7$ 右侧椎旁压痛，$T_3 \sim T_4$ 右侧椎旁约1.5寸处触及条索状硬结，压痛（＋），其余未见异常。

中医诊断：项痹（风寒痹阻证）。

西医诊断：颈椎病（交感型）。

治则：活血化瘀，散寒止痛。

处方：

（1）针刺：百会、颈夹脊穴、肺俞、风门、肩井、肩中俞、列缺、合谷。

（2）热敏灸：大椎、肺俞、膏肓。

（3）刺络拔罐：大椎、肺俞、阿是穴。

（4）毫火针点刺：风池、风府、大椎、至阳。

治疗经过：肺俞、风门、列缺、合谷均取双侧，其余各穴采用平补平泻法。刺络拔罐每周 2 次，毫火针每周 3 次，以上方为主治疗，每周 3 次，治疗 2 次后憋喘明显减轻，继续治疗 3 次，已无明显胸闷现象。

【按语】

本患者当属颈椎病之交感型，《素问·痹论》："风寒湿三气杂至，合而为痹""所谓痹者，各以其时，重感于风寒湿之气也"。王师指示治疗之时颈部局部取穴与憋喘辨证取穴相结合，病久必累及神志，故除选颈肩部穴位外，另加列缺，"头项寻列缺"；合谷，手阳明经所过为"原"，《针灸聚英》"所过为原"，《外经微言》"雷公问于岐伯曰：五脏六腑各有原穴，诊之可以知病，何也？岐伯曰：诊脉不若诊原也……原者，脉气之所注也"，配合温督调神针刺法，取大椎、至阳、风池（足少阳、阳维之会）、风府。刺络放血疗法，是以中医理论为指导，通过针具刺破穴位处皮肤使其出血，随后在穴位处进行拔罐放血，对诸多疾病的即时效应显著。颈椎病出现的疼痛、麻木和眩晕等症状均为气滞血瘀所致，《灵枢·九针十二原》曰"菀陈则除之"，刺络放血具有出恶血、辟浊气、通经脉和调血气的作用，刺络放血可通过刺激局部瘀斑达到强通经脉、祛瘀生新和邪除病愈的作用；诸法合用，共奏止痹痛平喘之功。

热敏灸穴选肺俞是肺气转输、输注之处，为治疗肺脏疾病的重要腧穴。王师强调膏肓穴，《备急千金要方》中说："膏肓能主治虚羸瘦损、五劳七伤及梦遗失精、上气咳逆、痰火发狂、健忘、胎前产后等，百病无所不疗。"当遇到外感寒邪引起的颈部不适，当以先解肌发表，后调和气血方能总治全身。

【病例三】

马某，男，53 岁，2020 年 6 月 21 日初诊。

病史摘要：颈部疼痛不适半年余，加重伴心慌 2 天。劳累后症状加重，无恶心呕吐，自感乏力，纳可眠差，二便调，舌暗红，苔白腻，脉结代。查体：颈部双侧肌肉压痛（＋），臂丛神经牵拉试验（－），其余未见异常。

中医诊断：项痹（气滞血瘀证）。

西医诊断：颈椎病（交感型）。

治则：养心活血，祛瘀止痛。

处方：

（1）针刺：百会、风池、风府、天柱、完骨、颈夹脊、大椎、心俞、内关。

（2）热敏灸：大椎、膏肓。

（3）刺络拔罐：大椎、膈俞。

（4）毫火针点刺：百会、大椎、身柱、至阳、命门、腰俞、长强。

治疗经过：风池、天柱、完骨、心俞、内关均取双侧，采用平补平泻法。刺络拔罐每周2次，毫火针每周3次，以上方为主治疗，每周3次，治疗2次后，心慌明显减轻，巩固2次，颈部疼痛及心慌几无大碍。

【按语】

颈椎病又称颈椎综合征，是一种以椎间盘及椎体退行性病理改变为基础的疾病，主要是由于椎管狭窄压迫脊髓、椎动脉、神经及周围组织肌肉而引起一系列功能障碍的临床综合征，临床表现多样，除本案患者以颈部疼痛伴心慌为主要表现，当属颈椎病之交感型。其病位在颈，治疗原则以舒筋活络、养心活血之法。在常规取穴的同时，鉴于该患者存有心系疾病的症状，遂选用内关，心包经络穴，八脉交会穴通于阴维脉，"内关总治心胸胃"；心俞，《素问·咳论》曰："治脏者治其俞"。背俞穴与脏器组织邻近，是脏腑经气输注聚集的地方，用于内脏病变治疗。

热敏灸穴选膏肓，《备急千金要方》中说："膏肓能主治虚羸瘦损、五劳七伤及梦遗失精、上气咳逆、痰火发狂、健忘、胎前产后等，百病无所不疗。"王师指出此病配合温督调神针刺法，取百会、大椎、身柱、至阳、命门、腰俞、长强。

【病例四】

韦某，女，24岁，2020年9月13日初诊。

病史摘要：患者颈项部疼痛半月余，加重3天。因长期伏案学习、作画，时感颈项部疼痛不适，并向肩背部放射，颈部僵硬，转动不利，活动及按摩、热敷后可减轻，活动受限，纳可，大小便正常，脉紧弦，苔薄白，无其他症状。查体：颈肩部肌肉压痛明显，可触及结节，冈上肌及上斜方肌压痛明显。

中医诊断：项痹（气血瘀滞证）。

西医诊断：颈椎病（颈型）。

治则：活血行气，通络止痛。

处方：

（1）针刺：百会、风池、风府、天柱、翳风、完骨、颈夹脊、大椎、肩井、外关。

（2）热敏灸：大椎、肩井、膏肓。

（3）刺络：大椎、肩井。

（4）毫火针点刺：风池、大椎、至阳。

治疗经过：风池、天柱、完骨、翳风均取双侧，采用平补平泻法。刺络拔罐每周2次，毫火针点刺每周3次，以上方为主，每周治疗3次，治疗3次后疼痛明显减轻，但长时间学习、作画时仍疼痛，继续治疗2次，几无疼痛。嘱患者切勿长时间工作，学习工作中途适当休息，活动颈肩部。

【按语】

颈椎病是一种临床常见的软伤疾病之一，主要是因颈椎间盘退变引起颈椎骨关节、软骨及其周围韧带、肌肉、筋膜等损伤及其继发性改变，如关节增生、椎间隙变窄等，刺激或压迫了神经根、脊髓、椎动脉、交感神经及其周围组织而引起的一系列复杂综合征。

王师指出患者颈肩部疼痛，伴有僵硬活动不利，为肌肉经筋失于濡养，经脉拘挛不舒，气血运行不畅，不通则痛，治宜活血行气、通络止痛。风池（足少阳、阳维之会）、风府、天柱、翳风、完骨（足太阳、少阳之会）、颈夹脊、大椎为遵循循经及邻近选穴的原则，可缓解颈项部局部肌肉痉挛，缓解局部疼痛；肩井穴（足少阳、阳维之会）下方有斜方肌，深层有肩胛提肌与冈上肌，主治肩背痹痛、颈项强痛；外关为八脉交会穴，手少阳、阳维脉之会，治疗颈肩疾病，可疏通气机、通经活络。刺络拔罐可通调气机、祛瘀止痛，缓解肩背部肌肉强痛。

热敏灸大椎、肩井穴可温经散寒、活血行气，加快局部血液微循环。膏肓，《备急千金要方》中说："膏肓能主治虚羸瘦损、五劳七伤及梦遗失精、上气咳逆、痰火发狂、健忘、胎前产后等，百病无所不疗。"四法共用，达到气行痛止的效果。

# 第六节　肩关节周围炎

【病例一】

杨某，男，64岁，2020年11月21日初诊。

病史摘要：患者1个月前无明显诱因出现右肩疼痛，以肩前外部疼痛为主，活动困难，夜间痛甚，甚则影响睡眠。查体：右肩肩髃穴处压痛明显，右上肢主动被动旋转、外展活动均受限。纳可，眠差，二便调。舌暗红，苔白，脉弦。

中医诊断：漏肩风（风寒袭络证）。

西医诊断：肩关节周围炎。

治则：温经散寒，祛瘀止痛。

处方：

（1）针刺：肩髃、肩髎、肩前、手三里、阳陵泉、外关、合谷。

（2）热敏灸：大椎、阿是穴。

（3）刺络：肩髃、肩髎、肩前。

（4）毫火针点刺：大椎、肩前。

治疗经过：以上穴位均取患侧，采用平补平泻法。刺络拔罐每周2次，毫火针每周3次，以上方为主，每周治疗3次，并指导患者回家后进行相关的功能锻炼，手臂划圈、摸耳、搭背、爬墙每天2次；经过第1周治疗后，患者夜间睡眠基本不受影响，治疗2周后，疼痛明显减轻，门诊继续，巩固治疗。

【按语】

肩关节周围炎俗称"漏肩风"，是肩关节囊及其周围韧带、肌腱和滑囊的慢性特异性炎症。大多发生于50岁左右的人，故该病又有"五十肩"之称。其发病多由积累性损伤或感受风寒所引起。主要临床表现为肩部疼痛，加压或撞击时加剧上臂活动如上举、外旋、外展、后伸等受限，影响穿衣梳头等日常生活及生产劳动。如不及时治疗，日久可引起肩关节周围软组织粘连，导致功能障碍、肌肉萎缩。一般来说短期内发作比较容易缓解，而发病半年以上的慢性肩周炎则比较难治疗。王师指出本病属经筋病变，治疗以《灵枢·经筋》"以痛为输"为原则，主穴取肩周炎的常用效穴"肩三针"：肩髃（手阳明经与阳跷脉交会穴）、肩前、肩后；再取手三里、阳陵泉（八会穴之筋会，足少阳之合穴）、外关（三焦经络穴别走心主厥阴脉，八脉交会穴中通阳维脉）及手指远端的合谷穴（手阳明经所过为"原"，《外经微言》"雷公问于岐伯曰：五脏六腑各有原穴，诊之可以知病，何也？岐伯曰：诊脉不若诊原也……原者，脉气之所注也"）。肩髃、肩髎、肩前穴刺络拔罐，有出恶血、辟浊气、通经脉和调血气的作用。诸法合用，共奏止痹痛之功。

【病例二】

毕某，男，52 岁，2020 年 11 月 17 日初诊。

病史摘要：患者于半年前感左肩臂疼痛，每于阴天及夜间疼痛加重，抬举困难，肩关节活动受限，尤以臂外展和摸背时困难，纳可，睡眠欠佳，舌淡，苔白腻，脉沉细。查体：肩关节周围广泛压痛。

中医诊断：漏肩风（气虚血瘀证）。

西医诊断：肩关节周围炎。

治则：温经活血，通络止痛。

处方：

（1）针刺：肩髃、肩髎、肩前、手三里、阳陵泉、合谷、中渚、后溪、阿是穴。

（2）热敏灸：大椎、阿是穴。

（3）刺络拔罐：肩髃、肩髎、肩前。

（4）毫火针点刺：大椎、肩前、天宗。

治疗经过：以上穴位均取患侧，采用平补平泻法。刺络拔罐每周 2 次，毫火针每周 3 次，以上方为主，每周治疗 3 次，并指导患者回家后进行相关的功能锻炼；经过第 1 周治疗后，患者夜间疼痛减轻；治疗 2 周后，疼痛明显减轻，继续治疗 1 周，基本痊愈。

【按语】

此患者人过中年，阳气虚弱，正气渐损，肝肾不足，气血虚弱，营卫失调，以致筋脉肌肉失去濡养，遇有风湿寒邪外侵，羁留经络关节之中，使气血凝滞，阳气不布，脉络不通，不通则痛。王师指出本病属经筋病变，治疗以《灵枢·经筋》"以痛为输"为原则，主穴取肩周炎的常用效穴"肩三针"：肩髃、肩前、肩髎，再取手三里、阳陵泉（八会穴之筋会，足少阳之合穴）、合谷穴、后溪（手太阳经所注为"输"；八脉交会穴之一，通督脉）、中渚（三焦经输穴），中渚、后溪，为手三阳经的输穴，因为五腧穴中"输主体重节痛"，善于治疗肢体各种疼痛；此外，阳经的输穴具有宣通阳气、散寒止痛的功效。

毫火针取穴大椎（主治五劳七伤乏力）、天宗，天宗是手太阳小肠经常用的腧穴之一，《针灸甲乙经》："肩重，肘臂痛不可举，天宗主之。"王师强调督脉气衰，则阳气不通，阳气不通则瘀血内生，故选取八脉交会穴之后溪穴，以温通督脉，活血祛瘀。

【病例三】

姜某，女，48 岁，2020 年 9 月 29 日初诊。

病史摘要：患者 2 个月前因劳累过度出现左肩关节疼痛，当时未予重视，此后疼痛逐渐加重，且酸重不适，夜间尤甚，关节活动受限，上举、外展、后伸困难。查体：被动及主动上举、外展、后伸受限。舌质黯，脉涩。

中医诊断：漏肩风（血瘀证）。

西医诊断：肩关节周围炎。

治则：温经活络，祛瘀止痛。

处方：

（1）针刺：肩髃、肩髎、肩前、手三里、肩贞、臂臑、外关、合谷。

（2）热敏灸：大椎、天宗、阿是穴。

（3）刺络拔罐：肩髃、肩髎、肩前。

（4）毫火针点刺：大椎、肩前。

治疗经过：以上穴位均取患侧，采用平补平泻法。刺络拔罐每周 2 次，毫火针每周 3 次，以上方为主，每周治疗 3 次，并指导患者回家后进行相关的功能锻炼；治疗 1 周后，患者夜间睡眠好转；治疗 3 周后，疼痛几无疼痛。

【按语】

《金匮要略》云："风寒湿三气杂至，合而为痹也。其风气胜者，为行痹；寒气胜者，为痛痹；湿气胜者，为着痹。"《疡科心得集》亦曰："漏肩风，肩骱酸楚，或疼痛漫肿，亦因风寒湿阻络而发。"本病若以肩前中府部疼痛为主，后伸疼痛加剧者，证属太阴经证；以肩外侧肩髃、肩髎处疼痛为主，三角肌压痛，外展疼痛加剧者，证属阳明、少阳经证；以肩后侧疼痛为主，肩内收时疼痛加剧，证属太阳经证。王师指出本患者为肩前疼痛，故穴选"肩三针"：肩髃（手阳明经与阳蹻脉交会穴）、肩前、肩髎，加手三里、肩贞、臂臑、外关（为八脉交会穴，手少阳、阳维脉之会）、合谷通经络活，舒筋止痛。

王师强调热敏灸大椎，主治五劳七伤乏力，为手足三阳、督脉之会，总督调节一身阳气。大椎不仅能治疗颈肩疾病，还可以补虚劳，是温督调神针刺法的重要选穴。天宗是手太阳小肠经常用的腧穴之一，《针灸甲乙经》：

"肩重，肘臂痛不可举，天宗主之。"

【病例四】

马某，女，51 岁，2020 年 11 月 23 日。

病史摘要：患者于 2 日前感受寒邪后，肩背部疼痛，未予重视，次日加重。症见肩背部剧烈疼痛，活动不利，入夜尤甚，难以入睡，遂来诊。查体：左肩关节上举、内旋、外展均受限。舌质黯红，脉弦。

中医诊断：漏肩风（寒凝血瘀证）。

西医诊断：肩关节周围炎。

治则：活血化瘀，通络止痛。

处方：

（1）针刺：肩髃、肩髎、肩前、后溪、天宗、秉风、肩中俞、肩外俞、大椎。

（2）热敏灸：大椎、天宗。

（3）刺络拔罐：天宗、膈俞。

（4）毫火针点刺：大椎、天宗。

治疗经过：以上穴位均取患侧，采用平补平泻法。刺络拔罐每周 2 次，毫火针每周 3 次，以上方为主，每周治疗 3 次，并指导患者回家后进行相关的功能锻炼；治疗 2 周后，疼痛明显减轻，继续治疗 1 周，几无疼痛。

【按语】

肩关节周围炎俗称"漏肩风"，是肩关节囊及其周围韧带、肌腱和滑囊的慢性炎症。大多发生于 50 岁左右的人，故该病又有"五十肩"之称。其发病多由积累性损伤或感受风寒所引起。主要临床表现为肩部疼痛，上臂活动如上举、外旋、外展、后伸等受限，影响穿衣梳头等日常生活及生产劳动。如不及时治疗，日久可引起肩关节周围软组织粘连，导致功能障碍、肌肉萎缩。一般来说短期内发作比较容易缓解，而发病半年以上的慢性肩周炎则比较难治疗。因本患者症状出现肩后痛，故选穴后溪（手太阳经所注为"输"；八脉交会穴之一，通督脉）、天宗（手太阳小肠经常用的腧穴之一，《针灸甲乙经》："肩重，肘臂痛不可举，天宗主之"）、秉风（手三阳与足少阳经交会穴）、肩中俞、肩外俞，经络所过，主治所及。

# 第七节 肘 劳

【病例一】

王某，男，41岁，2021年1月5日初诊。

病史摘要：右肘关节疼痛1个月，加重3天。患者1个月前右侧肘关节处略有酸胀疼痛不适，因症状不甚严重，未做处理，3日前因工作劳累疼痛加重，前来初诊。现患者右侧肘关节外侧疼痛明显，自觉握力减弱，偶有关节弹响声，活动受限，用力握拳及伸腕时疼痛难忍，昨日自行热敷后未见明显缓解，今晨起疼痛较前一天略有加重。纳眠可，二便调。查体：患者肘外侧有明显压痛点，伸肌腱牵拉试验（＋），伸腕抗阻试验（＋）。舌红苔黄，脉弦紧。

中医诊断：肘劳（气滞血瘀证）。

西医诊断：肱骨外上髁炎（右）。

治则：行气活血，舒筋止痛。

处方：

（1）针刺：曲池、手三里、肘髎、合谷、小海、支正、阿是穴。

（2）毫火针点刺：肘髎、天井、手三里、阿是穴。

治疗经过：以上穴位均取患侧，采用平补平泻法。针刺每周6次，毫火针点刺每周3次，以上方为主治疗，每周3次，连续治疗2周后疼痛减轻，局部压痛点（－）。嘱其继续治疗2周，疼痛已基本消失，肘部活动自如。

【按语】

网球肘又称肱骨外上髁炎，是因外伤、慢性劳损导致的前臂部分肌肉与肱骨外上髁连接处的无菌性疾病，其实质是肌腱组织的退行性改变。多因长期、反复用力活动腕部（可导致前臂过度旋前或者旋后）发生。在中医属于"肘劳"的范畴，亦有认为其应属于"伤筋"，基本病机为经络痹阻，气血运行不畅，筋脉失于濡养。手肘外侧主要循行经络为手三阳经，故手三阳经受损是本病的主要原因。治疗原则以舒筋活络、活血止痛为主。《备急千金要方》："臑会、支沟、曲池、腕骨、肘髎，主肘节痹。"《灵枢·经筋》："手阳明之筋，起于大指次指之端，结于腕；上循臂，上结于肘外；上臑……当所过者支痛及转筋，肩不举。"曲池、手三里、肘髎、合谷为手阳明经穴位，手阳明经分布于上肢外侧前部，其经络循行经过肱骨外上髁。肘髎在桡骨外上髁上缘肱肌起始部，肱三头肌外缘，有桡侧副动脉，分布有前臂背侧皮神经及桡神经，《针灸资生经》中记载"肘髎，治肘节风痹"。手少阳经循行于上肢外侧中部，外关穴为其经络中的穴位，《铜人药方》中写道外关穴"治手臂不得屈伸，手五指尽痛不能握物"。

毫火针围刺压痛点法治疗肱骨外上髁炎，疗效显著，其主要作用机制为：①借火助阳，温通经络。火针疗法是应用加热烧红的针体，通过腧穴、经脉，将火热直接导入人体。王师认为这种被导入的火热，可以激发人体内经气并鼓舞血气运行，进而温壮脏腑阳气。另外，针灸疗法具有沟通表里上下、调节脏腑组织功能活动的作用，而火针则通过对针体的加热烧红，增强了疏通经络的作用。②开门祛邪，散寒除湿。火针疗法通过灼烙人体腧穴腠理而开启经脉脉络之外门，予贼邪以出路。总而言之，火针既可开泄腠理，使外感寒湿之邪从表而出；又可驱散内寒，温助人体内在阳气，使"阴霾自散"，而属阴的痰湿之邪，得火热之力不除而自化。随针刺所向则气至病所，诸法共用，肘劳可愈。

【病例二】

常某，女，53岁，2020年10月19日初诊。

病史摘要：患者右侧肘关节疼痛不适6年余，曾于他院采取封闭治疗，治疗后症状基本消失，现无明显诱因出现右肘关节疼痛不适，活动受限，因为疼痛而致前臂无力，握力减弱，甚至持物落地，休息时疼痛明显减轻或消失，常自行按揉，按揉后疼痛减轻。查体：右肘关节无明显肿胀，握拳及腕关节背伸、旋转可诱发疼痛，肱骨外上髁处压痛（＋）、前臂伸肌群紧张试验（＋）、前臂伸肌群抗阻试验（＋），X线片显示右肘部未见异常。纳可，眠差，小便略黄，大便时有不爽，且粘马桶，舌红，苔黄腻，脉弦数。

中医诊断：肘劳（气血亏虚证）。

西医诊断：肱骨外上髁炎。

治则：活血止痛、调补气血。

处方：

（1）针刺：阿是穴、肘髎、曲池、尺泽、手三里、合谷、足三里、气海、中脘。

（2）毫火针点刺：阿是穴。

（3）热敏灸：阿是穴。

治疗经过：肘髎、曲池、尺泽、手三里、合谷均取患侧，采用平补平泻法。毫火针每周3次，以上方为主治疗，治疗2周后，肘关节疼痛减轻，活动自如。嘱其继续治疗2周，握力基本恢复，握拳及腕关节背伸、旋转时不再诱发疼痛。

【按语】

网球肘又名肱骨外上髁炎，多发于体力劳动者、运动员及家庭妇女等人群中，一般认为是由肱骨外上髁伸肌总腱的慢性劳损及牵扯损伤引起的，尤其是桡侧伸腕短肌最易损伤，影响前臂旋前和伸腕功能，给患者的日常生活带来不便。临床上治疗网球肘的方法很多，现代医学多以激素封闭为主，然而激素的应用常常具有一定的不良作用。王师认为针灸治疗网球肘疗效好，不良作用少。由于肱骨外上髁部位肌肉浅薄，血液循环较差，常规的局部治疗效果不甚理想且容易复发。王师采取针灸配合艾灸等方案治疗该病取得较为满意的临床疗效。"百病所起，皆起于荣卫，然后淫于皮肉筋脉，是以刺法中但举荣卫……则皮骨筋肉之治在其中矣。"因此调和营卫是治疗皮肉筋骨病证的一个重要途径。《素问·痹论》中云："卫者，水谷之悍气也，其气慓疾滑利，不能入于脉也，故循皮肤之中，分肉之间。"而"分肉之间"概念，即指各肌肉之间筋膜间隙，取毫火针快刺法进针比较表浅，主要作用于筋膜上，针刺后容易调动卫气，直指病所，使得邪气得以祛除，卫气得以布散，并且利用毫火针的温热作用，加速局部经络恢复。热敏灸可通过悬灸热敏化穴位，使皮肤出现透热，并诱发经络传导感，促使灸热以施灸的穴位为中心向周围扩散，直至病灶，从而达到改善患者血气运行情况的目的。

【病例三】

蔡某，男，57岁，2020年11月7日初诊。

病史摘要：右肘酸痛3年余，时轻时重，持重物则疼痛加重，一周前因天气变化疼痛加剧伴随冷重感，伸屈不便，肘端按痛，纳眠可，二便调。舌苔薄腻，脉弦细。

中医诊断：肘劳（气滞血瘀证）。

西医诊断：肱骨外上髁炎（右）。

治则：活血行气、舒筋止痛。

处方：

（1）针刺：手三里、手五里、外关、合谷、天宗、少海。

（2）毫火针点刺：阿是穴。

（3）热敏灸：阿是穴。

治疗经过：以上穴位均取患侧，采用平补平泻法。毫火针每周3次，以上方为主治疗1周后疼痛略有减轻，怕冷改善明显，嘱其继续治疗2周后，疼痛基本消失，屈伸自如。

【按语】

中医学认为，肱骨外上髁炎患者的肘部经络气血阻滞、筋脉损伤、瘀血内停，从而产生疼痛和功能障碍，手阳明之筋气滞血瘀或气血不荣，病因为劳损，营卫不固或寒湿侵袭使经络不通而产生疼痛，治疗以疏通经气、通络活血为主。手三里属于手阳明大肠经，有疏经通络、消肿止痛、清肠利腑的作用，临床上主要用于配合治疗手臂无力、上肢不遂、腹痛、腹泻、齿痛、颊肿等病证。手五里属手阳明大肠经，可通经散瘀止痛，主治咳嗽、咯血、心下胀满、中风偏瘫、治肘臂疼痛挛急、寒热疟疾、身黄嗜卧、瘰疬等。外关穴属手少阳三焦经，联络气血、补阳益气，主治胁肋痛、上肢痿痹不遂。合谷为大肠经原穴，属阳主表，取宣泄气中之热、升清降浊、疏风散表、宣通气血之功。天宗穴属手太阳小肠经，具有散风、舒筋、止痛之功。少海穴是手少阴心经合穴，本穴治病极为复杂，牵及多经之病，其所治病为表里虚实寒热及七情志意等病，如癫狂、吐涎、项强、臂痛、齿痛、目眩、头风、气逆、瘰疬等，即"海"之含意也。诸穴配合可散寒舒筋、温通经络、行瘀散结，寒散邪祛后则诸症全消。能迅速消除和改善病变网球肘患者局部组织的水肿、渗出、粘连、钙化、挛缩等病理改变，达到迅速止痛和恢复正常功能的目的。

火针又被称为焠刺、燔针或烧针，属于温通疗法，针借火力，胜于气针，以热治寒、火郁发之，集温灸、针刺于一身。曲池位于手阳明大肠经，该穴位于上肢，可治疗上肢的局部病证，例如上肢不遂、手臂肿痛等。肘髎属于手阳明大肠经，有通经活络、舒筋利节的作用，临床上主要配合治疗肘臂部疼痛、麻木、挛急等局部病证。

# 第八节 腱鞘囊肿

【病例一】

刘某，女，36岁，2020年8月13日初诊。

病史摘要：患者1个月前不慎扭伤左侧踝关节，于外院初诊后发现无骨折骨裂，口服三七胶囊2周后症状明显减轻，但左踝关节扭伤部位有一囊性凸起未见明显减小，遂来诊。现患者左侧踝关节外踝前下方有一囊性凸起，大小如五角硬币状，推之可动，与周围组织无粘连，压之有酸胀及痛感。纳眠可，二便调。舌红苔薄白，脉弦。

中医诊断：筋结（气滞血瘀证）。

西医诊断：腱鞘囊肿。

治则：舒筋活血、行气散结。

处方：

（1）针刺：阿是穴、解溪、太冲、昆仑、阳陵泉。

（2）毫火针点刺：阿是穴。

（3）刺络放血：阿是穴。在囊肿局部进行常规消毒，医者左手掐持囊肿，右手用三棱针与囊肿高点迅速刺入，将表皮囊壁刺破，但不要透过囊壁下层，后快速出针，双手用力挤压囊肿，尽量使其内部黏稠脓液排出干净，后拔罐处理，并常规消毒、加压包扎3~5天。

（4）超短波治疗：腱鞘囊肿局部。

治疗经过：以上方为主治疗，治疗2周后，疼痛减轻，囊性物质减小；治疗4周后，几无疼痛，嘱其继续巩固治疗1周。

【按语】

腱鞘囊肿是发生于关节部腱鞘内的囊性肿物，内含有无色透明或橙色、淡黄色的浓稠黏液。常见于腕部和足背部及指、趾附近。属于中医学"筋结""筋瘤"的范畴，其发生多与关节过度活动、反复持重、外伤等因素有关。本病病位在筋，属于经筋病。基本病机为经筋劳伤，气津凝滞。腱鞘囊肿多由外感寒湿或劳伤筋膜，筋膜肌骨失于濡养，水液聚积瘀滞，骨节经络间形成筋结导致。囊壁坚硬，囊液黏稠自身组织很难吸收，治愈需开门祛邪。配合毫火针祛风除湿、温通经络、软坚散结、活血化瘀、消肿止痛的作用，使其在刺络祛脓的状态下，更快速地恢复。与针刺比较，毫火针对腧穴刺激量大、刺激作用时间长，治疗作用持久。火针疗法以热引热，具有引气和发散功效。王师认为毫火针点刺可促进慢性炎症吸收，激发自身对坏死组织的吸收，直接刺激病灶及发射点使受损神经和组织修复，具有改善血流动力学状态、微循环和血液流变的作用，且通过多次针刺，减少了复发的可能性。如明代高武《针灸聚英》言"盖火针大开其孔，不塞其门，风邪从此而出"，即水湿、痰浊、瘀血、痈脓等有形之邪，以及风、寒、暑、湿、燥、火等无形之邪，均直接可从针孔排出体外。

针刺局部阿是穴，促进伤口祛瘀生新。《难经·四十五难》云："筋会阳陵泉。"故阳陵泉是治疗筋病的要穴，特别是下肢筋病，临床较为常用。具有舒筋和壮筋的作用。解溪为足阳明胃经之经穴，为经气正盛运行经过的部位，且阳明经为多血多气之经络，刺之加速经络循行。超短波疗法的适应证有很多，最常见的就是对于细菌感染的局部吸收作用。对于无菌性的炎症，例如骨关节炎、风湿性关节炎、腱鞘囊肿等，也可以起到促进局部血液循环、改善症状的作用。

【病例二】

谢某，男，41 岁，2020 年 8 月 30 日初诊。

病史摘要：患者由于常年伏案工作，3 个月前发现右手手背处有一肿物，于外院检查后诊断为"腱鞘囊肿"，嘱其自行按压之后用冰块外敷，外敷后囊肿减小，但反复发作，时有明显疼痛感，活动基本不受限。今为求进一步治疗来诊。局部症状检查时右手手背腕横纹尺侧端可摸到一外形光滑、边界清楚的圆形包块，有表面皮肤可推动，无粘连，囊肿区域存在明显压痛感，关节活动度尚可。B 超显示囊肿大小约 2.5 cm×3 cm。自得病以来：纳眠可，二便调，舌红苔薄白，脉弦。

中医诊断：筋结（气滞血瘀证）。

西医诊断：腱鞘囊肿。

治则：活血消瘀，舒筋散结。

处方：

（1）针刺：阿是穴、合谷、中渚、后溪、手三里、风池、大椎。

（2）毫火针点刺：阿是穴、大椎、风池。

（3）超短波治疗：囊肿局部区域。

治疗经过：以上方为主治疗，1 周后疼痛减轻，囊肿变小。继续治疗 3 周后囊肿基本消失，未再反复发作。

【按语】

本患者因长期久坐并腕关节活动较多，腱鞘囊肿呈反复发作，治宜疏散局部气血，改善整体循环。故取穴除局部阿是穴外应配伍远端穴位，用以改善长期伏案工作带来的颈项部循环差。超短波治疗技术为一种辅助治疗方案，可加强局部受伤部位的血液循环，疏通经络，刺激局部肌肉新陈代谢，改善局部微循环，将囊肿内的坏死物质尽快吸收掉，更好地减轻患者不适感。诸法合用，共奏良效。

【病例三】

冯某，女，21 岁，2020 年 12 月 17 日初诊。

病史摘要：左手腕背侧腱鞘囊肿如枣大一年多，用力或手腕活动时疼痛加重。某院以可的松封闭，针灸及理筋手法治之效果不甚明显。并见胸满心烦，纳眠差，二便调，舌红苔薄白，脉弦。

中医诊断：筋结（气滞血瘀证）。

西医诊断：腱鞘囊肿。

治则：行气活血、消肿止痛。

处方：

（1）针刺：阿是穴，太冲、关元、天枢、期门。

（2）毫火针点刺：阿是穴。

（3）刺络放血：肝俞、胆俞。

治疗经过：太冲、天枢、期门均取双侧，采用平补平泻法。以上方为主治疗 2 天，肿胀疼痛减轻大半，嘱其继续治疗 1 周，基本痊愈。

【按语】

腱鞘囊肿是针灸科的常见病，中医称为"筋聚"或"筋结"。患者多因扭伤起病，初起症状不显，然日久疼痛愈重，致影响正常生活。其根据为肝主筋，肝藏血，肝血不足，筋脉失养，则挛缩为聚为结之意。该患者于他院治疗后效果不甚明显，王师根据其具体症状认为，局部梳理经络还应配合引邪外出之法。《灵枢·官针》言："九曰焠刺，焠刺者，刺燔针则取痹也。"《素问·调经论篇》言："病在骨，焠针药熨。"开辟了火针治疗的历史。在《伤寒论》中称火针为"烧针""温针"。明代张景岳在《类经》中言："燔针者，盖纳针之后，以火燔之使之暖也，此言焠针者，用火光赤其针而后刺之，不但暖也，寒毒固结，非此不可。"以后经过历代医家的不断总结和完善，火针可用于治疗寒痹、筋痛、瘰疬、阴疽等寒性病证。王师经过多年临床证实，火针疗法具有温通经络、祛风除湿、活血化瘀、软坚散结、消肿止痛的作用，而且与针刺比较，火针对腧穴刺激作用时间长、刺激量大、能持久产生治疗作用。火针疗法具有针和灸的双重作用，具有以热引热、引气和发散之功。不仅用于治疗痛证、寒证、虚证，也可治疗如带状疱疹、痛风等热证。瘀血、痰浊、水湿为致病的病理产物，均有形属阴，善凝聚，一旦形成，就会停滞于经络，阻碍气血、阳气，不能温煦脏腑肌腠，使脏腑肌腠功能低下，出现各种病证。同时，阻滞的阳气、气血及功能低下的脏腑，又进一步产生新的瘀血、痰浊等有形之邪，使局部病变加重。如此恶性循环，形成痼疾顽症，往往终年不愈。一般的药物和针灸治疗，因关门缉邪而事倍功半。

火针疗法通过加热的针体，经腧穴将火热之气直接导入人体，可直接激发经气，鼓舞气血运行，温壮脏腑阳气，治疗经气虚损、阳气衰弱的各种病证，又可散寒除湿，温化痰浊，治疗寒湿痰浊所致的各种痼疾顽症。火针借助火力，灼烙腧穴，出针之后，针孔不会很快闭合，加之针具较粗，针孔较大，瘀血、痰浊、水湿等有形之邪及风、寒、暑、湿、燥、火等外邪，均可从针孔排出体外，使痼疾顽症得以治疗。火针通过其独特的开门祛邪、借火助阳、鼓舞脏腑经络功能，扶正益本的同时又可直接排除有形之邪，打破恶性循环，使许多顽疾得以缓解或解除。腱鞘囊肿病发于关节腱鞘，囊内黏液聚结，病在筋骨，属寒湿凝结。正如《素问·调经论》中指出："病在筋，调之筋，病在骨，调之骨，燔针劫刺其下及与急者。"《针灸聚英》中指出："凡症块结积之病，甚宜火针。"其次，腱鞘囊肿因囊肿饱而盛属实证，慢性劳损又有经络虚、气血弱的原因，《医宗必读》曰："积之成也，正气不足而后邪气踞之"。囊液黏稠，囊壁坚硬自身组织很难吸收，必须开门驱逐，方可治愈。火针"借火助阳"以补虚，又可"开门祛邪"以泻实。既排除了囊液，又可温通经脉，标本共治，力专效宏。粗火针针孔大，加之烧灼，针孔愈合慢，有利于囊液的排泄，外在的按压也有利于胶状黏液的彻底排出，要挤干净黏液，按压是防止复发的一个因素。其次火针作用囊壁，使囊壁碳化、萎缩，囊液难以复生，可避免再发。研究表明，火针疗法具有改善血流动力状态、血液流变及微循环，以及抗炎消肿、修复组织创伤等多种作用，临床证实火针治疗该病治愈率高，治疗次数少，不易复发，可节省时间并更好地减轻患者痛苦。

# 第九节　外伤性截瘫

【病例一】

杨某，男，51岁，2020年10月30日初诊。

病史摘要：2019年6月被砸伤头部、腰背部，当即双下肢失去知觉，二便失禁，送本地某医院后行手术治疗：$L_1$ 复位及 $T_{12} \sim L_2$ 钢板固定。2020年1月取出钢板，患者病情未见好转，于2020年7月转入我科，现者双下肢瘫痪，二便失禁。磁共振显示：$T_{12}$、$L_1$ 轻度压缩性骨折。查体：自腰以下不能活动，腰骶段各椎体压痛、叩击痛明显；下肢肌力均为0级，轻1度肌萎缩；提睾反射、肛门反射、膝跳反射、跟腱反射、足跖反射均消失；踝阵挛（＋），巴宾斯基征（－），克氏征（－）。纳眠差，舌红苔黄，脉弦。

中医诊断：痿证（经脉瘀阻证）。

西医诊断：①脊柱损伤；②完全性截瘫。

治则：舒筋通络，活血行瘀。

处方：

（1）针刺：肾俞、脾俞、胃俞、环跳、足三里、阳陵泉、委中、承山、风市、伏兔、膝眼、解溪。

（2）毫火针点刺：百会、大椎、身柱、至阳、命门、腰俞、长强。

（3）穴位注射：取受伤椎体上、下各1寸处，每处注射"甲钴胺"0.5 mL。

（4）督灸：大椎至长强隔姜灸。

治疗经过：以上穴位均取双侧采用平补平泻法，针刺每周6次，每日1次，毫火针点刺每周3次，穴位注射每周6次，每日1次，督灸每周1次。以上方为主治疗，每周为1个疗程。治疗4个疗程后，患者能自行坐卧、下床及上下轮椅；10个疗程后能扶单杠站立，二便自控；18个疗程后能用拐独立行走；治疗6个月后生活基本可以自理，后好转出院。

【按语】

外伤性截瘫是指脊柱由于受外力而导致脊髓损伤部位以下的肢体发生瘫

痪的疾病。多因直接或间接暴力引起，损伤部位易发生在脊柱活动频繁的节段或生理弧度转换处，损伤程度一般与暴力大小成正比。中医学将本病归属于"痿证""痹证"等范畴，在治疗上较困难，针灸对该病的康复治疗有一定疗效。中医学认为，本病乃由督脉和肾经的损伤而起。《难经·二十八难》云："督脉者，起于下极之俞，并于脊里，上至风府，入于脑。"督脉贯脊，主全身之阳气，为足三阳经之会。若督脉受损，导致气血、经气运行不畅，出现肢体筋痹、二便失禁等症。督脉旁 1.5 寸为膀胱经循行第一侧线，膀胱经在周身为最长的经脉。"起于目内眦，上额交巅……还出别下项。"取督脉、足少阴经、足太阳经腧穴为主针刺，具有补肾益髓、强筋健骨、活血通络之功效，结合穴位注射及功能锻炼，针药并用，综合治疗。王师在临床实践中观察总结到：治疗效果与脊髓受损程度及初诊时间密切相关，尽早针药并用治疗，有利于神经功能的早日恢复。

【病例二】

朱某，女，42 岁，2020 年 11 月 14 日初诊。

病史摘要：患者半年前因意外摔伤导致颈椎段脊髓损伤，术后左侧肢体运动正常，但是左臂没有温觉，左手有麻木感，右手肌张力略高，精细动作有难度，右腿走路姿势基本正常，踝阵挛（＋）。

中医诊断：痿证（气滞血瘀证）。

西医诊断：外伤性截瘫。

治则：行气活血，舒筋活络。

处方：

（1）针刺：风府、风池、大椎、手三里、关元俞、八髎穴、解溪、环跳及病变部位上下邻近夹脊穴（2～3 穴，双侧）等。

（2）督灸：大椎至长强隔姜灸。

治疗经过：针刺每周 6 次，每日 1 次，督灸每周 1 次。以上方为主治疗 1 个月后患者左臂温觉基本恢复，麻木感减轻，右手精细动作较前改善明显；嘱其继续治疗半年后麻木感及踝阵挛基本消失。

【按语】

外伤性截瘫多是指脊柱由于受外力而导致脊髓损伤部位以下的肢体发生瘫痪的疾病。多因直接或间接暴力引起，表现为脊髓损伤平面以下的运动、感觉及反射出现严重功能障碍，常遗留截瘫及二便功能障碍，直接影响患者生存质量。截瘫，是指胸腰段脊髓损伤后，受伤平面以下双侧肢体感觉、运动、反射等消失和膀胱、肛门括约肌功能丧失的一种疾病。颈椎脊髓损伤往往引起四肢瘫痪。其中，上述功能完全丧失者，称完全性截瘫；还有部分功能存在者，称不完全性截瘫。早期为弛缓性瘫痪，3～4周后，逐渐转为痉挛性瘫痪。中医学将本病归属于"痿证""痹证"等范畴，在治疗上较困难，针灸对该病的康复治疗有一定疗效。

本病属于难治之证，在治疗恢复过程中，虽经西医手术，但绝大部分患者治疗效果不理想，生活仍不能自理。针灸对本病中后期的康复治疗是中医的特长，疗效不错，国内外学者通过大量实验研究表明，针刺刺激脊髓和神经干可恢复神经组织功能，针尖刺激穴位可促使休眠的神经组织早日苏醒，促使受损神经元蛋白合成与纤维再生；王师认为针刺可改善患病部位的微循环与组织代谢，提高脊神经细胞对病变造成的压迫、缺氧等的耐受性。外伤性截瘫由脊椎骨折致督脉损害，督脉循背而行，主一身阳气，督脉伤则阳虚，故临床多选取督脉穴治疗，使督脉上下贯通，阳气通达，从而达到促进肢体功能恢复的目的。其次常选取夹脊穴，以调理上下肢阴阳平衡、疏通脏腑气血。"治痿独取阳明"，取穴中也侧重选取了阳明经的穴位，与他经穴位配合使用，从而发挥针灸治疗的优势。

# 第十节　足跟痛

【病例一】

王某，女，34岁，2020年6月17日初诊。

病史摘要：患者自诉半年前出现左脚跟疼痛，近1周加重。现疼痛感加重，长时间走路后，疼痛更加明显。休息后疼痛缓解。现初诊于我院，体格检查示足底有明显的压痛点。痛处固定，拒按。左脚X线检查显示有明显的骨刺。患者睡眠可，饮食可，二便正常。舌质暗，苔黄，脉弦紧。

中医诊断：骨痹（气滞血瘀证）。

西医诊断：足跟骨刺。

治则：理气活血，化瘀止痛。

处方：

（1）针刺：太溪、昆仑、承山、阿是穴。

（2）毫火针点刺：阿是穴。

治疗经过：以上穴位均取患侧，采用平补平泻法。毫火针点刺每周3次，以上方治疗为主，治疗3次后疼痛感减轻，步行久后可出现疼痛。治疗1周后疼痛感减轻明显，步行久后出现的疼痛较之前改善较显著。

【按语】

中医学没有"足跟痛"这一病名，其归属于中医学"筋伤""骨痹"等范畴。《诸病源候论》称足跟痛为"脚跟颓"，书云："脚跟颓者脚跟忽痛，不得着也，世俗呼为脚跟颓"。《丹溪心法》及后世医家都称为"足跟痛"。如清代张璐在《张氏医通》中说："肾脏阴虚者，则足胫时热而足跟痛""阳虚者，则不能久立而足跟痛"。中医学多认为本病乃年老体衰、肝肾不足，以及各种原因造成足部经脉和瘀血阻滞，不通则痛所致。治疗原则以温经散寒、补肾壮阳、活血化瘀、祛风除湿、强筋壮骨、通痹止痛为法。针刺可使毛细血管通透性增强，血管紧张度降低，血流量增强，使局部血液循环加速，代谢功能增强，从而加快了炎性物质的吸收，使变性软组织逐渐修复而达到治愈目的。治疗取穴以阿是穴为主，体现了"以痛为输"的选穴原则。《千金要方》云："有阿是之法，言人有病痛，即令捏其上，若里当其处，不问孔穴，即得便快成痛处，即云阿是，灸刺皆验，故曰阿是穴也。"在痛点周围斜刺3~5针属于针刺当中的围刺法，是在病变部位周围进行包围式针刺以达到提高疗效目的的刺法，不仅加强了受刺穴位和部位的刺激量，还扩大了受刺穴位和邻位的作用面积，使治疗的范围得以扩展，增强了通络止痛的作用。

火针疗法古称"焠刺""燔针"等，是用火将针尖烧红迅速刺入人体腧穴内以治疗疾病的一种方法。烧红后的火针携高温直接刺激病变局部的阿是穴，可使针体周围微小范围内的病变组织被烧焦碳化，粘连的组织瞬间得到松解，经筋痉挛的状态迅速缓解，疼痛亦随之消除。综上，火针阿是穴治疗足跟痛疗效确切，且简便易行、无不良反应，治疗结束后不影响生活和工作，患者易接受。

【病例二】

刘某，男，64岁，2019年12月1日初诊。

病史摘要：患者自诉双脚后跟疼痛多年，2个月前加重。不敢着地，劳累后疼痛加重，休息后疼痛缓解。行动无力，伴腰膝酸软，头晕耳鸣，面色无华。舌淡白，脉弦紧。

中医诊断：骨痹（肾阴虚证）。

西医诊断：足跟痛。

治则：滋阴补肾止痛。

处方：

（1）针刺：太溪、申脉、昆仑、阳陵泉、养老、委中、下巨虚、涌泉、承山、神门。

（2）毫火针点刺：昆仑、阿是穴、太溪。

（3）热敏灸：涌泉、阿是穴。

治疗经过：以上穴位均取双侧，采用平补平泻法。毫火针每周3次，以上方治疗为主。患者治疗1周后，疼痛症状减轻，活动有力，腰膝酸软症状有所缓解。治疗1个月后，疼痛症状减轻显著，久行、久站后才会出现疼痛。面色红润，腰膝酸软症状基本缓解。

【按语】

足跟痛属中医"痹证"的范围，痹症的发生与体质因素、生活环境、饮食习惯、气候等有较大的关系。正气不足是痹证发生的内在基础，感受外邪是痹证发生的外在条件，邪气痹阻经脉和气血不足为其病机的根本。正如《素问·举痛论》中提到："经脉流行不止，环周不休，寒气入经而稽迟，泣而不行……故卒然而痛……脉泣则血虚，血虚则痛。"古代医籍中针刺足跟痛的穴位主要有委中、承山、下巨虚、昆仑等穴，且大多选用足太阳膀胱经的穴位。针灸疗法治疗足跟痛临床疗效肯定。王师认为足跟痛多因年老肝肾虚损，筋骨失养，复感风寒湿邪，或因损伤及筋骨，导致气血瘀滞，痰瘀内阻，久之内舍于肾，入侵于骨，使足跟骨关节活动受损而成，即《灵枢》谓："邪在肾则病骨痛"。治疗中王师采用下病取上、上病取下的原则，足跟内侧为足少阴肾经循经部位，"足少阴之脉起于足小趾之下，斜走足心……循内踝之后，别入跟中"。根据手足太阴经脉相通且上下对应，取神门穴治疗足跟内侧痛，神门穴为手少阴经所注"输"穴，"输主体重节痛"，而足跟痛又因肾虚所致者多，故针刺神门穴可以疏通经脉，调补气血，和畅气血，补肾壮骨。足跟外侧为足太阳经循行部位，"足太阳之筋起于足小指，上结于踝，邪上结于膝。其下循足外踝，结于踵，上循于跟，结于腘"。根据手足太阳经相通且上下对应，取养老穴治疗足跟外侧痛，养老为手太阳经的"郄穴"，郄穴经气聚集，主急性痛症，刺之重在行气止痛。足跟正中，下部疼痛，取手针足跟痛点，其机制在于针刺的部位和病变的部位形态相似，功能相似，寓意于"远道按部位取穴"。由于足跟部位肌肉较少，针刺疗法，往往使患者痛上加痛，而不易被接受。远道取穴由于远离患部，避免了直接针刺患者的疼痛区。加之热敏灸具有温经通络、活血散瘀的作用，艾条熏灸疼痛部位，火力温和持久，缓缓透入肌肤深层，患者有明显的温热感，自觉寒气随烟而去而疼痛缓解。故针刺加灸相辅相成，相得益彰，疗效满意。

【病例三】

张某，男，54 岁，2020 年 7 月 21 日初诊。

病史摘要：张某，自诉 2 年前由于受凉导致左足跟疼痛，期间在家自用外敷汤剂洗，疼痛减轻。现左足跟疼痛加重 2 个月，甚则肿胀，下肢沉重，畏寒肢冷，得温痛减，伴乏力，全身酸痛。舌淡白，脉弦紧。

中医诊断：骨痹（寒湿证）。

西医诊断：足跟痛（左）。

治则：祛寒散湿止痛。

处方：

（1）针刺：太溪、昆仑、申脉、合谷、阿是穴、肾俞。

（2）毫火针点刺：阿是穴、昆仑、太溪。

治疗经过：合谷、肾俞取双侧，其余穴位取患侧，采用平补平泻法。毫火针点刺每周 3 次，患者治疗 3 次后左足疼痛减轻，肿胀稍减，下肢沉重感减轻。治疗 7 次后左足疼痛感基本消失，肿胀完全消失，下肢沉重感完全消失。精神体力恢复正常。嘱咐患者再继续治疗 1 个疗程，并注意生活习惯，注意保暖，以免病情反复。

【按语】

足跟痛是指跟骨结节周围慢性劳损引起的疼痛，患者多为 40 岁以上中老年人，女性多于男性；可由足跟脂肪垫萎缩、跖腱炎、跟骨骨刺、跟下滑囊炎及跟骨高压症等引起。其根本病因归于骨内静脉淤滞，血液循环不畅，跟骨骨内压增高，造成微循环变化和血流流变学异常，与内分泌和年龄有关。中医学认为，足跟痛属中医学的"骨痹"范畴，多因感受风寒湿邪并滞留足跟；或外伤、劳损而损伤足跟；或气血虚弱而不能濡养；或肾气不足不能主骨，经脉痹阻，气血运行不畅，不通则痛。肾气亏虚、筋脉失养，是本病发生的主要内因；劳损或外伤经筋，或寒湿入络则是常见的外因。足跟部是足少阴肾经经脉和经筋循行分布的部位。肾经的经脉入肺中，而肺经与大肠经互为表里，大肠经与肾经通过肺脏有机联系在一起，经气相通。阳明为多气多血之腑，原穴是真元之气及营卫之气留聚之处，具有增强机体抵抗力的作用，"合谷"穴为手阳明大肠经原穴，可调血气、起痿痹，可振奋元气、益气养血。根据"缪刺法"中"下病上治"的原理，病在足跟，远取手部"合谷"以益气活血，针刺合谷穴可以清热止痛。肾经与膀胱经的经脉互相络属，太溪穴为足少阴肾经的输穴、原穴，此穴能温补肾气、强筋壮骨，故取肾经原穴"太溪"与膀胱经之肾俞，俞原配穴，可补肾壮骨、活血通络，此为治本之法。热敏灸，可温经、祛湿逐寒、散瘀通络、活血止痛。针灸共用可补肾益气，活血止痛。本方针刺取穴避开局部取穴，可减少患者疼痛。针灸同用，相得益彰，标本兼治，疗效满意，值得临床推广。其原因可能是患者年老久病，肾气亏虚，筋脉失养，针刺上述腧穴可补肾壮骨、益气活血而止痛。在临床治疗中，应嘱患者注意自我防护、减少站立和行走时间、避免过多负重、忌受风寒等，这对提高治愈率及防止复发尤为有益。

## 第十一节　颞下颌关节功能紊乱综合征

【病例一】

寻某，女，42岁，2020年9月29日初诊。

病史摘要：患者3个月前因进食坚硬食物后出现右侧颞颌关节疼痛不适，张口困难，影响进食，曾多次于外院初诊，予止痛药口服后疼痛稍减轻，受凉或者进食寒凉、坚硬食物后病情反复发作。3天前又进食寒凉食物后复发，右侧颞颌关节处压痛明显，张口严重受限，咀嚼食物疼痛加重，伴有弹响声，不能大笑及打哈欠，下关穴处有明显压痛，余无明显异常，纳眠差，舌淡红，苔白，脉细。

中医诊断：颌痛（寒湿痹阻证）。

西医诊断：颞下颌关节功能紊乱综合征。

治则：祛寒散湿，止痛利节。

处方：

（1）针刺：下关、颊车、合谷、足三里。

（2）热敏灸：下关穴附近寻找热敏点。

治疗经过：合谷、足三里取双侧，其余穴位取患侧，采用平补平泻法。以上方治疗为主，每日 1 次，治疗 1 次后，疼痛减轻，可进食软食，治疗 3 次后，疼痛明显减轻，继续巩固治疗 2 次，已无疼痛，嘱患者改变不良的饮食习惯、咀嚼方式，以减少病情的反复发作。

【按语】

颞下颌关节功能紊乱综合征属中医"颌痛""颊痛""口噤不开"范畴。多因风寒湿之邪入侵面颊，经脉受阻，气血不畅，瘀滞不通所致。针灸治疗可通畅气血，舒筋活络。王师治疗本病遵循近治、远治相结合的取穴原则，主穴下关穴属足阳明胃经腧穴。《灵枢·经脉》云："胃足阳明之脉……出大迎，循颊车，上耳前，过客主人。"《针灸甲乙经》记载："失欠……下关主之。"深刺下关穴有通经活络、消肿止痛、通关利窍之效。健侧手阳明大肠经原穴合谷为遵循手阳明大肠经在面部循行"左之右，右之左"及"面口合谷收"之义，可疏通阳明经气，活血化瘀，通络止痛。足三里为足阳明胃经腧穴，可调补阳明经脉之气血，濡润阳明经筋之失养。热敏灸下关穴，可温经通络，行气活血，祛湿逐寒。腧穴热敏化是江西省中医院陈日新、康明非教授发现的腧穴敏化的一种形式，处在敏化态的腧穴对外界相关刺激呈现腧穴特异性的"小刺激大反应"，临床使用热敏灸疗法对颞下颌关节功能紊乱综合征患者"热敏点"施灸时，易激发出感传，气至病所。热敏灸可温阳通络、活血止痛，使经筋得气，从而达到开通经络的作用。

【病例二】

王某，女，34 岁，2019 年 7 月 9 日初诊。

病史摘要：患者右侧颞颌关节区疼痛、张口受限半月余，服用药物效果不佳，局部持续疼痛，易疲劳，拒按。查体：右侧颞颌关节部位压痛明显，张口活动受限，有轻度弹响，局部无红肿，X 线检查关节间隙无明显异常，纳眠可，二便可，舌紫黯，脉涩。

中医诊断：颌痛（瘀血阻滞证）。

西医诊断：颞下颌关节功能紊乱综合征。

治则：活血化瘀，舒筋活络。

处方：

（1）针刺：听宫、下关、合谷、通里、太阳、足三里、耳门、颊车、阿是穴。

（2）热敏灸：听宫、颊车、耳门、阿是穴。

治疗经过：合谷、足三里取双侧，其余穴位取患侧，采用平补平泻法。以上方治疗为主。治疗1周后右侧颞颌关节区疼痛减轻，张口活动受限减轻，治疗半个月后，颞颌关节区疼痛完全消失，张口活动功能完全恢复。张口弹响声消失。嘱咐患者养成良好的生活习惯，不吃太硬的食物，以免反复。

**【按语】**

本病属中医学"颊车骱痛""颌痛""口噤不开"等范畴，如《针灸甲乙经·手足阳明脉动发口齿》载："有伤酸，齿床落痛，口不可开"。关于本病病机，中医学认为，风寒外袭面颊可致局部经筋拘急；或因面颊外伤、张口过度致颞颌关节受损；或由先天不足、发育不良均可致牙关不利，弹响而酸痛。治疗上以疏风散邪、通络止痛、调和气血为主，针灸以行气活血，通络调筋。颊车在面颊部，下颌角前上方，耳下大约一横指处，咀嚼时肌肉隆起时出现凹陷处，左右各一。下颌角前方，有咬肌；有咬肌动、静脉；有耳大神经、面神经及咬肌神经，主治牙痛、面神经麻痹、腮腺炎、下颌关节炎。《针灸甲乙经》："颊肿，口急，颊车痛，不可以嚼。"配合听宫、下关、合谷、通里、太阳、足三里、耳门等穴以舒缓肌肉，缓急止痛，疏风散寒，通络调经。清代吴亦鼎《神灸经论》曰："取艾之辛香作炷，能通十二经，入三阴，理气血。以治百病，效如反掌。"热敏灸又称热敏悬灸，全称"腧穴热敏化艾灸新疗法"，属于针灸的一种，是江西省中医院陈日新教授临床多年的科研成果、专利技术，不用针、不接触人体，无伤害、无副作用。其中灸法取穴：下关为足阳明、足少阳之会，足阳明之脉布于面部，位于下颌关节附近，疗效可直接作用于患部，有活络止痛之功。

**【病例三】**

李某，女，34岁，2021年11月23日初诊。

病史摘要：患者1个月前因张口太大导致无法闭合，但在轻微活动后可闭合，后经常出现关节区的异响、疼痛、下颌活动障碍。在张闭口的时候有疼痛感，有时发出关节区的弹响，早晨醒来以后咀嚼肌群会有疼痛，大张口比较困难，颞下颌关节区疼痛，疼痛以中度的酸痛、钝痛为主。精神不振，四肢倦怠，面色少华。舌淡苔薄，脉细弱。

中医诊断：颌痛（气血亏虚证）。

西医诊断：颞下颌关节功能紊乱综合征。

治则：健脾益气，通络止痛。

处方：

（1）针刺：下关、听宫、耳门、上关、合谷、颊车、翳风、足三里、阿是穴。

（2）热敏灸：局部阿是穴。

治疗经过：合谷、足三里取双侧，其余穴位取患侧，采用平补平泻法。以上方治疗为主。治疗3次后疼痛减轻，关节区的异响减轻。治疗10次后，疼痛基本消失，关节区的异响消失，关节活动功能恢复正常。嘱咐患者平常注意生活习惯。避免过度张口。

【按语】

颞下颌关节功能紊乱综合征属于中医学"筋伤""痹证"等范畴。《素问》载"风寒湿三气杂至，合而为痹也"，"风寒湿邪留连于筋骨，则疼痛难已"，各种因素综合作用引起机体的气血不足，营卫不固，外邪乘虚而入，导致气血凝滞，经络痹阻，使得筋骨、肌肉出现酸胀疼痛；或气血亏虚，经脉失于濡养，经络气血不通则痛，肌肉、关节不荣则痛，表现为关节、周围肌肉软组织的疼痛及张口受限。中医学多认为诸阳经筋，皆在于头，络于颞颌。诸阳经受风寒侵袭或外伤经筋，导致经筋拘急，而致张开不利，伴随弹响音。西医认为，颞下颌关节功能紊乱综合征与其关节、咬合关系、神经肌肉的功能失调有关，与心理、免疫和外伤等因素关系密切。王师提出"补益气血、活血通络、开噤止痛"的治疗原则，同时强调由于颞下颌关节功能紊乱综合征病位深，病灶局限，遵循"药之不达，针之所及"之理。

在"面六针"中听宫可活血通络，舒筋止痛。下关、颊车同属于阳明经穴，能疏通阳明经气血，下关穴能通调经气、开关启闭、通络止痛；颊车穴可开关通络，《针灸甲乙经》载："颊肿、口急、颊车痛，不可嚼，颊车主之"，"失欠……下关主之"。耳门、阿是穴是病变局部取穴，具有活络消肿、舒筋止痛、通关利窍的功能。翳风能祛风止痉，舒筋止痛。合谷为原穴，善治头面诸疾，有解表活血、平衡经脉、镇痛通络之功。足三里属合穴，可调理脾胃、补益气血、培元固本、通经活络。艾灸时其药性通过热力达穴位渗透到体内，随经络的传导起到祛寒除湿、活血化瘀、温经止痛的作用。现代研究表明，针刺可以促进局部的血液循环、增进炎性反应物质的吸收和激活内源性吗啡样物质以缓解疼痛，使咀嚼肌收缩，改善局部周围血供。

【病例四】

李某，男，34岁，2020年2月7日初诊。

病史摘要：患者双侧颞颌关节处疼痛，张口受限3个月，加重3天。在家中自行按揉、热敷后有所缓解。患者3个月前因受风寒出现双侧颞颌关节疼痛，张口受限，咀嚼、说话时疼痛明显，伴有轻度弹响，自己在家服用消炎镇痛药物及外搽药酒，但疗效不明显。查体：双侧颞颌关节处疼痛，咀嚼肌附着处有压痛，有关节弹响，X线片未见异常，同时见有纳呆腹胀，眠差，二便可。舌淡，苔薄白，脉弦滑数。

中医诊断：颌痛（风寒凝滞证）。

西医诊断：颞下颌关节功能紊乱综合征。

治则：祛风散寒，通络止痛。

处方：

（1）针灸：听宫、下关、颊车、合谷、三间、足三里、三阴交。

（2）热敏灸：阿是穴。

（3）中药：葛根汤。

治疗经过：合谷、足三里、三阴交取双侧，其余穴位取患侧，采用平补平泻法。以上方治疗为主。治疗3次后，患者自述疼痛有所减轻。针刺治疗7次后，疼痛及张口受限明显减轻，咀嚼功能有所改善。针刺治疗10次后，诸证消失。关节区恢复正常的功能活动。并嘱患者食用易咀嚼的食物，避免过度张口。

【按语】

颞下颌关节功能紊乱综合征的发病不外乎"不通则痛"和"不荣则痛"，病因以风寒外袭最为常见，以温针灸下关穴为主治疗本病，可起到疏风散寒、舒筋活络的作用。下关、足三里同属足阳明胃经，经络所过主治所及，足阳明经"循颊车，上耳前，过客主人"，足阳明经筋"从颊结于耳前"；下关位于面颊部，可疏通面部经气，属局部取穴，足三里扶正培元，通经活络，属远端取穴。合谷穴属手阳明大肠经，自古以来被认为是治疗头面部疾病的要穴，"面口合谷收"，同时手阳明经分支"贯颊，入下齿中"，手阳明经筋"直者上出于手太阳前，上左角，络头，下右颔"。三阴交属足太阴脾经，为肝、脾、肾三经交会穴，可调脾胃、益肝肾。诸穴合用，共奏舒筋活络之效。如《素问·异法方宜论》曰："北方者……风寒冰冽，其民乐野处而乳食，藏寒生满病，其治宜灸焫"，以达到温经散寒、通络止痛之效。

《金匮要略》曰："太阳病，无汗，而小便反少，气上冲胸，口噤不得语，欲作刚痉，葛根汤主之。"由于人体血虚津伤，或阳气虚弱；阴精亏损，或外伤而气血瘀阻；或感外邪而气血不畅，致筋脉失养、痉挛强急、牙关紧张而见口噤。在葛根汤中，君药葛根，秉性轻清，赋体厚重，轻而去实，重而镇动，取其生津舒筋之功效；芍药、甘草、大枣合用，益气化阴滋津，以缓筋脉挛急；生姜、桂枝、麻黄，解肌发表，随证加减。诸药合用以达到生津舒筋、缓急止痛的目的。

# 第十五章　妇科疾病

## 第一节　月经不调

【病例一】

谭某，女，31 岁，2017 年 4 月 13 日初诊。

病史摘要：月经周期延长 2 个月。患者半年前行人工流产术后，再次月经来潮时出现月经周期延长、量多，且经行绵绵不断，持续 10 日以上。经色黯黑有血块、腹痛、食欲不振，初诊于外院，给予西药口服（具体药物不详），疗效不明显。现患者经期长，伴腹痛，有血块。舌黯，有瘀点，苔腻，脉弦涩。

中医诊断：月经过多（血瘀气滞证）。

西医诊断：月经不调。

治则：活血化瘀，固冲止血。

处方：

（1）针刺：百会、中脘、子宫、归来、血海、足三里、地机、脾俞、膈俞、太溪、太冲、关元、三阴交。

（2）灸法：隐白穴麦粒灸，每次施灸 5 壮。

（3）中药汤剂：桃红四物汤加减。

治疗经过：子宫、归来、血海、足三里、地机、脾俞、膈俞、太溪、太冲均取双侧，采用平补平泻法。以上方为主方，每周治疗 3 次，治疗 1 个月经周期后，月经来潮，腹痛明显减轻，经量减少，血块减少，身体较前有力。继续治疗 3 个月经周期，月经来潮时经量、经色、行经天数均已基本正常。

【按语】

本案患者则是流产后致使瘀血积聚，其症状多为月经量多，血液颜色紫黯，而且质稠有血块，瘀血阻于冲任，新血难安，故经行量多；瘀血内结，故经色紫黯有块；瘀阻胞脉，"不通则痛"，故经行腹痛，或平时小腹胀痛。治以活血化瘀，固冲止血为治则。同时施以灸法，能达到见效快、疗效好的目的。如《灵枢》曰"谨候其时，病可与期"。辰巳乃脾胃经之主时，脾为统血之脏，胃乃多气多血之腑，脾胃又相互为表里。温灸隐白穴，以助脾气，使脾统摄有权，运行有度，使血行正常而病愈。关元属任脉，为调理冲任的要穴；血海清泻血分之热；三阴交为三阴经的交会穴，调理肝、脾、肾，为调经之要穴；足少阴肾经之太溪、足厥阴肝经之太冲补益肝肾兼疏肝利胆以助活血化瘀。足太阳与肾经相表里，激发膀胱经之经气，既能增强自身正气，又能滋养肾精，故取膀胱经之膈俞，其为血会，可活血化瘀。诸穴相配，冲任调和，经血按时而行。配合中药治疗，针药合并，加强疗效。

【病例二】

贾某，女，36 岁，2016 年 8 月 16 日初诊。

病史摘要：患者近半年出现月经周期或提前 1 周或错后 10 余天，并于经前小腹疼痛，月经来潮之后疼痛才能稍减，颜色暗。经期伴有情志抑郁，善太息，每于行经前后出现胸胁及乳房胀痛。期间先后就诊于某三甲医院，均给予药物口服，效不佳。现症见：纳可，眠安，小便调，大便黏。舌黯，苔薄白，脉弦细。

中医诊断：月经先后无定期（肝郁气滞证）。

西医诊断：月经先后不定。

治则：疏肝解郁，调理冲任。

处方：

（1）针刺：百会、四神聪、神庭、关元、三阴交、肝俞、肾俞、次髎、期门、太冲。

（2）耳针：皮质下、内分泌、肝、脾、肾。

治疗经过：三阴交、肝俞、肾俞、次髎、期门、太冲均取双侧，采用平补平泻法。以上方为主方，每周针刺 3 次。经 5 次针刺后，月经来潮，此次未伴有胸胁及乳房胀痛，痛经减轻，颜色变淡。继续针刺 2 个月经周期，月经逐步趋于正常，周期相对稳定，痛经症状不明显，颜色均趋于正常。

【按语】

月经不按正常周期来潮，时或提前，时或延后 7 天以上，且连续 3 个月经周期者，称为"月经先后无定期"，亦称"经水先后无定期""经乱"等。如仅提前或错后3～5天，不作"月经先后无定期"论。主要机制是冲任气血不调，血海蓄溢失常。患者平素情志抑郁，疏泄失常，或肝气不舒，血瘀气滞。本病病位在胞宫，与冲、任二脉及肾、肝、脾关系密切。基本病机是冲任失调，肝郁气结，气机逆乱，冲任失司，血海蓄溢失常，故月经或先或后；肝气郁滞，经脉不利，故经行不畅，色黯有块；肝郁经脉涩滞，故胸胁、乳房、少腹胀痛；气机不利，故精神郁闷，时欲太息；肝强侮脾，脾气不舒，故嗳气食少；脉弦，为肝郁气滞之证。神庭、百会及经外奇穴之四神聪醒脑安神。关元补肾培元，通调冲任。三阴交为足太阴脾经之穴，又是足三阴经之交会穴，能补脾、益肝肾、调气血。肝俞乃肝之背俞穴，有疏肝理气之作用，三穴共用可调理经血。期门属于足厥阴肝经之募穴，针灸此穴位有疏肝、和胃、理脾、利胁、调节气血的作用。太冲穴主要作用为疏肝气、调气血，可疏肝解郁、平肝潜阳。诸穴合用，以达到疏肝解郁、调理冲任之功效。

【病例三】

邱某，女，43岁，2016年5月17日初诊。

病史摘要：患者1年前开始出现月经不规律，经期错后，经期延期10天余，40～45天一行，经量少，经期第一天出现下腹部疼痛，伴有血块，颜色深，乏力。多处求诊，未见明显效果。现症见：月经后期，经量少，面色少华，纳可，眠可，二便调。舌淡，苔白，脉涩。

中医诊断：月经后期（肝肾亏虚证）。

西医诊断：月经稀发。

治则：补益肝肾，养血调经。

处方：

（1）针刺：百会、中脘、关元、子宫、归来、膈俞、肝俞、肾俞、次髎、足三里、三阴交、太溪、太冲、天枢。

（2）灸法：隔物灸（脐灸）。

（3）热敏灸：取穴关元、子宫、次髎等。

治疗经过：子宫、归来、膈俞、肝俞、肾俞、次髎、足三里、三阴交、太溪、太冲、天枢均取双侧，将穴位分为两组，百会、中脘、关元、子宫、归来、足三里、三阴交、太溪、太冲、天枢为一组，膈俞、肝俞、肾俞、次髎为另一组，两组交替针刺，采用平补平泻法。每周 6 次。脐灸每周 2 次，热敏灸每周 3 次。次髎予以热敏灸，灸感传导至会阴部为最佳，治疗 15 天后患者经期腹痛症状较前缓解，面色较前红润，月经周期改善，经量增多，疲乏无力感较前改善，继守上方治疗。

**【按语】**

该患者是肝肾亏虚、血行不畅、冲任损伤所致。冲为血海，任主胞胎，冲任虚损，肝血不足，日久血行不畅，则月经量少，月经后期；血虚则血脉无以充盈，血行不畅易致血瘀，可见经期腹痛；肝藏血，血虚则肝失所养，无以上荣，日久肝阴亏虚不能制约肝阳，肝阳上亢；肾藏精，精血不足，营血亏虚，无以上荣于面，则面色少华；舌淡、脉细涩，为营血亏虚、血行不畅之象。治以补益肝肾，养血活血。足太阳与肾经相表里，激发膀胱经之经气，既能增强自身正气，又能滋养肾精，故取膀胱经之膈俞，其为血会，可活血化瘀；肝俞、肾俞等穴可以滋补肝肾，补益气血。百会、中脘、足三里、三阴交、太溪、太冲，共奏滋补肝肾、补益气血之功。脾胃为气血生化之源，故穴取天枢、足三里、三阴交以补益气血；百会醒脑安神；任脉穴关元补益气血，冲养任脉，任脉充盈，月事自下；足少阴肾经之太溪、足厥阴肝经之太冲补益肝肾兼疏肝利胆以助活血化瘀。关元小肠募穴，近女子蓄血之处，可调冲任、祛瘀通络、培本固肾。

**【病例四】**

黄某，女，43 岁，2016 年 2 月 23 日初诊。

病史摘要：患者近 5 个月前开始出现月经不规律，经期提前 10 天左右，20～25 天一行，量时多时少、经色深红，质稠，经行不畅，有血块。每于行经前有少腹胀痛，胸闷胁满，乳房胀痛，烦躁易怒。外院诊断为"功能失调性子宫出血"，经治疗亦未见明显效果，遂来我院就诊。现症见月经经期提前，伴经前胸胁胀痛，烦躁易怒，口苦咽干。舌红，苔薄黄，脉弦数。

中医诊断：月经先期（肝郁血热证）。

西医诊断：功能失调性子宫出血。

治则：疏肝清热，凉血调经。

处方：百会、膻中、中脘、关元、内关、血海、三阴交、期门、行间、太溪、太冲。

治疗经过：内关、血海、三阴交、期门、行间、太溪、太冲均取双侧，采用平补平泻法。以上方为主穴，治疗5次后，经前少腹胀痛、胸闷胁满、乳房胀痛均有所减轻，经期月经颜色稍变淡。患者效果明显，继守上方治疗。

**【按语】**

《景岳全书·妇人规·经脉类》："凡血热者，多有先期而至，然必察其阴气之虚实。若形色多赤，或紫而浓，或去多，其脉洪滑，其脏气饮食喜冷畏热，皆火之类也。""先期而至，虽曰有火，若虚而挟火，则所重在虚，当以养营安血为主。矧亦有无火而先期者，则或补中气，或固命门，皆不宜过用寒凉也。"关元属任脉，为调理冲任的要穴；血海清泻血分之热，三阴交为三阴经的交会穴，调理肝脾肾，为调经之要穴；足少阴肾经之太溪、足厥阴肝经之太冲补益肝肾兼疏肝利胆以助活血化瘀。诸穴相配，冲任调和，经穴按时而行。

# 第二节　痛　经

**【病例一】**

张某，女，32岁，2015年3月21日初诊。

病史摘要：患者因行经期间生气后开始出现小腹隐痛，后连续3个月，每逢行经期间出现小腹坠痛，经量时多时少，血色红紫夹血块，伴有胸胁胀痛，烦躁易怒。每次经期均口服止痛药。现为求中医治疗故来我院就诊。现症见：小腹疼痛，拒按，经量少，头胀，乳房胀痛。舌黯，苔薄，脉弦。

中医诊断：痛经（气滞血瘀证）。

西医诊断：痛经。

治则：行气活血，祛瘀止痛。

处方：

（1）针刺：百会、公孙、血海、太冲、中极、列缺、膈俞、肝俞、八髎。

（2）灸法：隔物灸（脐灸）。

治疗经过：公孙、血海、太冲、列缺、膈俞、肝俞、八髎均取双侧，八髎穴重刺激，针感以局部放射至会阴部为佳，其余穴位平补平泻，以上方为主方，月经前2周来治疗，每周3次，灸法每周2次。第1次针刺完小腹坠痛感明显减轻，经量增多，胸胁胀痛有所减轻；后连续治疗 2 次，疼痛进一步减轻，但仍稍有下腹部隐痛，按上方继续巩固治疗。

【按语】

痛经是指妇女在经期前后或经期，出现下腹部或腰骶部疼痛或剧烈疼痛，严重者伴有面色苍白，头面冷汗淋漓，恶心呕吐。其发病原因常与神经精神因素、内分泌失调及生殖器局部病变有关。本病的发生与冲任、胞宫的周期性生理变化密切相关。主要病机在于邪气内伏或精血亏虚，更值经期前后冲任二脉气血的生理变化急骤，导致胞宫的气血运行不畅，"不通则痛"，或胞宫失于濡养，"不荣则痛"，故使痛经发作。本案患者生气后出现小腹胀痛拒按，胸胁、乳房胀痛，经行不畅，肝郁气滞，瘀滞冲任，气血运行不畅，经前经时，气血下注冲任，胞脉气血更加壅滞，"不通则痛"，故经行小腹胀痛拒按；肝气郁滞，故胸胁、乳房胀痛；冲任气滞血瘀，故经行不畅，经色紫黯有块；血块排出后，胞宫气血运行稍畅，故腹痛减轻。舌紫黯或有瘀点，脉弦或弦涩有力，也为气滞血瘀之征象，应以行气活血、祛瘀止痛为治则。

八脉交会穴公孙，通于冲任，可理气活血，调理冲任以达到行瘀止痛功效，而且与十二经之气运行都有直接或间接的联系，并使"血海"起到溢蓄双向调节作用。奇经八脉中的督脉、任脉、冲脉皆起于胞中，同出会阴，称为"一源三岐"，其中冲任二脉对女子月经、生育至关重要。任脉与六阴经有联系，故称"阴脉之海"，具有调节全身阴经之气的作用，冲脉与任脉、督脉、足阳明、足太阴等经有联系，故有"十二经之海""血海"之称，具有涵蓄十二经气血的作用。八脉交会穴列缺通于任脉，沟通胞宫。太冲为足厥阴肝经原穴，有疏肝解郁、调理气血作用。中极属任脉经穴，通于胞官，有调理冲任、疏通胞脉之功效。太冲、中极配伍应用可调血通经止痛。

【病例二】

李某，女，23 岁，2016 年 4 月 3 日初诊。

病史摘要：患者诉 5 个月前正值经期时，淋雨后出现下腹部疼痛，经行不畅，有血块，伴发恶心、呕吐、手足冷，自行在家口服红糖水，腹痛稍有减轻。现每值经期均出现腹部疼痛，为求中医治疗故来诊。现症见：下腹部疼痛，经量少、颜色黯、有血块，恶心，手足冷。舌黯，苔白，脉沉紧。

中医诊断：痛经（寒凝血瘀证）。

西医诊断：痛经。

治则：温经散寒，祛瘀止痛。

处方：

（1）针刺：百会、关元、气海、内关、中极、次髎、地机、肾俞、命门。

（2）毫火针点刺：百会、大椎、身柱、至阳、命门、腰俞、长强，每周2次。

（3）灸法：隔物灸（脐灸）。

治疗经过：内关、次髎、地机、肾俞均取双侧，次髎穴重刺激，针感以局部放射至会阴部为佳，其余穴位平补平泻，以上方为主方，月经前2周来治疗，灸法每周2次。每周针刺5次。第1次治疗结束，小腹坠痛感明显减轻，经量增多，呕吐缓解；综合治疗2周后，手足冷症状明显缓解。门诊继续巩固治疗。

**【按语】**

凡在经期或经行前后，出现周期性下腹部疼痛、坠胀或腰酸痛等不适，影响生活和工作，称为痛经。中医学称"经行腹痛""经期腹痛""经痛"等。在《景岳全书》中对痛经有极为详细的论述："经行腹痛，证有虚实。实者，或因寒滞，或因血滞，或因气滞，或因热滞；虚者，有因血虚，有因气虚。突然痛者，多痛于经行之前，经通而痛减；虚者于行经之后，血去而痛未止，或血去而痛益甚。"寒客冲任，血为寒凝，瘀滞冲任，气血运行不畅，经行之际，气血下注冲任，胞脉气血壅滞，"不通则痛"，故痛经发作；寒客冲任，血为寒凝，故经血量少，色黯有块；得热则寒凝暂通，故腹痛减轻；寒伤阳气，阳气不能敷布，故畏寒肢冷，面色青白。舌黯，苔白，脉沉紧，为寒凝血瘀之征象。应以调神、温经散寒、祛瘀止痛为治则。百会以安神止痛。次髎穴居腰骶，治下焦生殖系统之病，可通络止痛。本例患者痛经腹痛时伴发恶心、呕吐、手足冷，证属寒邪入络，客于胞宫，经血寒湿所凝，运行不畅而痛。故取肾俞以益肾气；中极为足三阴、任脉之会，有调冲任、暖胞宫之功；加之次髎有利气止痛作用；地机是足太阴经之郄穴，能行血调经。

冲脉为血海，为十二经之海、五脏六腑之海，有调气和血的功能。冲脉失和，则逆气里急，气机升降失常则见恶心、呕吐。手足冷乃阳气亏虚，不能达四肢末端。王师配合"温督调神"针刺法，选用毫火针点刺百会、大椎、身柱、至阳、命门、腰俞、长强，温补督脉之阳气，祛寒止痛。《素问·宝命全形论》言："凡刺之真，必先治神。"而督脉又为"阳脉之海"，王师在临床中治疗寒邪所致疾病时，常采用"温督"之法可温通督脉而使阳气充盈，促进督脉及其所联系经络气血运行通畅，增强正气，从而促进疾病的好转，最终达到康复的目的。

【病例三】

马某，女，19岁，2016年11月6日初诊。

病史摘要：患者经行少腹疼痛2年余。每次月经来潮时，少腹剧痛，经期过后，疼痛消失，经多方治疗无效，故前来我院针灸治疗。患者自述经期血量较少，经色黯红有瘀块。查体：彩超示子宫及附件正常。舌暗，苔薄白，脉弦细。

中医诊断：痛经（气滞血瘀证）。

西医诊断：痛经。

治则：通经活血，理气止痛。

处方：主穴：气海、关元、三阴交、地机；配穴：次髎、十七椎、血海。

治疗经过：三阴交、地机、次髎、血海均取双侧，次髎穴重刺激，针感以局部放射至会阴部为佳，其余穴位平补平泻，以上方为主方。嘱患者每逢月经来潮前3~5日开始治疗，每日针刺1次，连续针刺治疗2个月经周期后，症状较前减半，月经来潮时少腹稍有不适，门诊继续巩固治疗。

【按语】

痛经是临床常见病和多发病，根据病因病机主要分为虚实两类，实者因冲任瘀阻或寒凝经脉，胞宫气血流通不畅，以致"不通则痛"；虚者因肝肾气血不足，冲任胞宫失养，属于"不荣则痛"。其病位在冲任、胞宫，病变在气血，表现为痛证。治疗当以调理气血为主，经期重在调血止痛以治标，平时应辨证求因治其本。临床针灸治疗痛经有其独到之处，既能镇痛，又能改善全身症状，调整内分泌功能。痛经的治疗，一般经前或经期腹痛者，宜在经前3~5天开始治疗，临经后1~2天即可停止。本病的发生与冲任、胞宫的周期性生理变化密切相关。主要病机在于邪气内伏，更值经期前后冲任二脉气血的生理变化急骤，导致胞宫的气血运行不畅，"不通则痛"，或胞宫失于濡养，"不荣则痛"，故使痛经发作。痛经病位在胞宫。气海、关元均属任脉，有通调下焦之功，上穴通过针刺能起到祛瘀通络和调理冲任的作用；三阴交为足三阴经的交会穴，调理脾、肝、肾；地机为足太阴脾经郄穴，足太阴经循于少腹部，郄穴治血证，可调血通经止痛；次髎、十七椎均为治疗痛经的经验效穴。血海为足太阴脾经治血证的要穴，有破血止痛之效。诸穴合用，共奏通经活络、调和气血之功。

【病例四】

王某，女，28 岁，2016 年 12 月 12 日初诊。

病史摘要：患者 3 个月以来，每次经期均出现小腹隐痛，喜按，月经量少，色淡质稀，倦怠乏力，头晕、心悸，多方治疗未见明显疗效，来我科寻求针灸治疗。现症见：小腹疼痛，时乏力，头晕，面色少华，失眠多梦。舌淡，苔薄，脉细弱。

中医诊断：痛经（气血亏虚证）。

西医诊断：痛经。

治则：益气养血，调经止痛。

处方：

（1）针刺：百会、子宫、中极、归来、关元、气海、血海、足三里、地机、次髎、三阴交。

（2）灸法：隔物灸（脐灸）。

治疗经过：子宫、归来、血海、足三里、地机、次髎、三阴交均取双侧，采用平补平泻法。每周 5 次，灸法每周 2 次，以上方为主方。治疗 1 周后患者月经来潮，腹痛减轻，倦怠乏力有所缓解；第二次月经前 1 周开始治疗，治疗 2 个月经周期，患者经期腹痛已不明显，偶有乏力。共治疗 3 个月经周期，患者月经正常，无痛经。

【按语】

本案患者经期或经后小腹隐痛喜按，月经量少，色淡质稀，神疲乏力，头晕心悸，失眠多梦，面色苍白，舌淡，苔薄，脉细弱。气血亏虚，经血外泻，胞宫、胞脉失于濡养，故经期或经后小腹隐痛喜按；气血亏虚冲任不足，血海不能满溢，故月经量少，色淡质稀；气虚中阳不振，故神疲乏力；血虚不养心神，故心悸，失眠多梦；气血亏虚不荣头面，故头晕，面色苍白。舌淡，苔薄，脉细弱，也为气血虚弱之征象。应以补气养血、和中止痛为治则。方中三阴交为足太阴经穴，为足三阴经之会，可补脾胃以资生血之源。足三里为足阳明经合穴，健脾益气，为强壮要穴，二穴合用一阴一阳，补脾胃益气血；血海属脾经，为气血归聚之海，与足三里、三阴交共用补法以加强养血益气之功；中极为任脉穴，子宫为奇穴，二穴同在下腹部，与胞宫位置相应，可调经止痛。

# 第三节　闭　经

【病例一】

段某，女，41岁，2018年9月20日初诊。

病史摘要：患者平素身体健康，经行正常。月经周期25～30天一行，行经5～7天，经色正常。上次来月经时，因受凉月经骤停，已停3个月。伴有腰酸，小腹冷痛拒按，热敷后疼痛可稍缓解。现症见：腰酸，下腹部疼痛拒按，四肢不温，偶有头痛。舌紫黯，苔白，脉沉紧。

中医诊断：经闭（寒凝经脉证）。

西医诊断：继发性闭经。

治则：温经散寒，活血调经。

处方：

（1）针刺：百会、关元、中极、三阴交、地机、腰阳关、命门、肾俞、公孙、列缺。

（2）毫火针点刺：百会、大椎、身柱、至阳、命门、腰俞、长强。

治疗经过：三阴交、肾俞取双侧，三阴交采用重刺激手法，针感以局部放射感为佳，其余穴位采用平补平泻法，毫火针每周2次，以上穴位为主穴，每周针刺6次，第1次给予针灸及毫火针治疗，腰部酸痛有所减轻，继续按上方治疗，5次后下腹部冷痛症状缓解。继续治疗8周后，月经复来。

【按语】

女子年逾18周岁，月经尚未来潮，或月经来潮后又中断6个月以上者，称为"闭经"，前者称原发性闭经，后者称继发性闭经，古称"女子不月""月事不来""经水不通""经闭"等。发病机制主要是冲任气血失调，有虚、实两个方面，虚者由于冲任亏败，源断其流；实者因邪气阻隔冲任，经血不通。导致闭经的病因复杂，有先天因素，也有后天获得，可由月经不调发展而来，也有因他病致闭经者。《金匮要略·妇人杂病》指出："妇人之病，因虚、积冷、结气为诸经水断绝"，本例患者月经停闭数月，小腹冷痛拒按，得热则痛缓，形寒肢冷，面色青白，寒邪客于冲任，与血相搏，血为寒凝致瘀，瘀阻冲任，气血不通，血海不能满溢，故经闭不行；寒客胞中，血行不畅，"不通则痛"，故小腹冷痛拒按，得热后血脉暂通，故腹痛得以缓解；寒伤阳气，阳气不达，故形寒肢冷，面色青白。舌紫黯，苔白，脉沉紧，也为寒凝血瘀之征象。

奇经八脉中的督脉、任脉、冲脉皆起于胞中，同出会阴，称为"一源三岐"，其中冲任二脉对女子月经、生育至关重要。任脉与六阴经有联系，故称"阴脉之海"，具有调节全身阴经之气的作用，冲脉与任脉、督脉、足阳明、足太阴等经有联系，故有"十二经之海""血海"之称，具有涵蓄十二经气血的作用。选八脉交会穴公孙，通于冲任，可理气活血，调理冲任以达到行瘀功效，因此取八脉交会穴公孙，不但通调冲脉经气正常运行，而且与十二经之气运行都有直接或间接的联系，并使"血海"起到溢蓄双向调节作用。另八脉交会穴列缺通于任脉，沟通胞宫。中极属任脉经穴，通于胞宫，有调理冲任、疏通胞脉之功效。王师运用"温督调神"针刺法，选取毫火针点刺法，依次点刺百会、大椎、身柱、至阳、命门、腰俞、长强，温督调神，补肾助阳，寒去瘀散则经血自来。

【病例二】

冯某，女，36岁，2018年11月18日初诊。

病史摘要：停经5个月。患者平素身体健康，经行正常。月经周期25～30天一行，行经4～5天，经色正常。上次来月经时，因生气后月经骤停，已停5个月。伴有小腹胀痛，拒按，烦躁易怒，胸胁胀满。期间曾初诊于某三甲医院，给予激素类药物口服，服药经行，停药经断。现症见：小腹胀痛，拒按，烦躁易怒，胁肋部胀满疼痛。舌紫黯，脉沉而有力。

中医诊断：经闭（气滞血瘀证）。

西医诊断：继发性闭经。

治则：行气活血，祛瘀通络。

处方：百会、关元、中极、三阴交、地机、膻中、内关、太冲、血海、膈俞、合谷。

治疗经过：三阴交、地机、内关、太冲、血海、膈俞均取双侧，太冲、三阴交采用重刺激手法，针感以局部放射感为佳，其余穴位采用平补平泻法，以上穴位为主穴，每周针刺6次，针刺3次后，胁肋部胀满有所减轻，继续按上方治疗，10 次后下腹部疼痛症状缓解。1 个月后，月经复来。继续治疗。

【按语】

月经的产生，是脏腑、气血、经络作用于胞宫的正常生理现象。月经的成分主要是血，妇人以血为本，经水以血所化生，而血的生成、统摄、运行，都有赖于气的生化与调节。本病的发病机制主要是冲任气血失调，瘀血阻滞，故月事不下。本案患者以月经停闭数月，小腹胀痛拒按；精神抑郁，烦躁易怒，胸胁胀满，嗳气叹息为主症。气机郁滞，气滞血瘀，瘀阻冲任，血海不能满溢，故月经停闭；瘀阻胞脉，故小腹胀痛拒按；气机不畅，故精神抑郁，烦躁易怒，胸胁胀满，嗳气叹息。舌紫黯或有瘀点，脉沉弦或涩而有力，也为气滞血瘀之征象。应以行气活血、祛瘀通络为治则。百会以升阳。关元具有温经活血、暖宫散寒之效。地机为太阴脾经郄穴，为血中之气，功能行血。合谷为手阳明原穴，多气多血，可行气活血。三阴交为足三阴交会穴，助脾胃，疏滞气，可调肝、脾、肾三经而调冲任、通胞脉，和合谷配合行气调血。太冲为足厥阴肝经原穴，有疏肝解郁、调理气血的作用。中极属任脉经穴，通于胞宫，有调理冲任、疏通胞脉之功效。太冲、中极配伍应用可调血通经止痛。

【病例三】

张某，女，38 岁，2018 年 5 月 7 日初诊。

病史摘要：患者诉停经半年余。平素身体健康，经行正常。月经周期 25～30 天一行，行经 5～7 天，经色正常。于半年前月经骤停，伴有带下量多，色白质稠，患者形体肥胖。现症见：停经，带下量多，伴有面浮肢肿，神疲肢倦，头晕目眩，心悸气短，胸脘满闷。舌淡胖，苔白腻，脉滑。

中医诊断：经闭（痰湿阻滞证）。

西医诊断：继发性闭经。

治则：豁痰除湿，活血通经。

处方：百会、关元、中极、中脘、子宫、归来、三阴交、地机、丰隆、阴陵泉、太冲、合谷。

治疗经过：子宫、归来、三阴交、地机、丰隆、阴陵泉均取双侧，丰隆、三阴交采用重刺激手法，针感以局部酸胀感或触电样感觉为佳，其余穴位采用平补平泻法。以上穴位为主穴，每周针刺 6 次，针刺 5 次后，疲劳乏力及头晕目眩症状有所减轻。继续治疗。

**【按语】**

本病病位在胞宫，与肝、脾、肾、胃有关。本案患者以月经停闭数月，带下量多，色白质稠，形体肥胖，面浮肢肿，神疲肢倦，头晕目眩，心悸气短，胸脘满闷为主症。痰湿阻于冲任，经血运行不畅，故月经数月不行；痰湿下注，损伤带脉，故带下量多，色白质稠；痰湿内盛，故形体肥胖；痰湿困阻脾阳，运化不良，水湿泛溢肌肤，故面浮肢肿，神疲肢倦；痰湿停于心下，清阳不升，故头晕目眩，心悸气短，胸脘满闷。舌淡胖，苔白腻，脉滑，也为痰湿之征象。以豁痰除湿、活血通经为治则。太冲为足厥阴肝经原穴，有疏肝解郁、调理气血作用。中极属任脉经穴，通于胞宫，有调理冲任、疏通胞脉之功效。中极属任脉，可以调理冲任，通经血。地机为太阴脾经郄穴，为血中之气，功能行血祛痰。合谷为手阳明原穴，多气多血，可行气活血。三阴交为足三阴交会，与合谷配合不但行气调血，还可以健脾利湿，理气化痰。丰隆健脾化痰。气血调和，冲任调达，闭经自然可愈。

**【病例四】**

刘某，女，43 岁，2016 年 9 月 12 日初诊。

病史摘要：停经半年余。患者 1 年前出现月经后期量少，伴有耳鸣、腰酸痛等症状，并于半年前停经。就诊于某三甲医院行子宫 B 超检查，未见明显异常，期间口服激素类药物月经即来，停药即停。现患者停经，头晕耳鸣，腰痛，畏寒肢冷，夜尿多，大便溏薄。舌淡，苔白，脉沉弱。

中医诊断：经闭（肾阳虚证）。

西医诊断：继发性闭经。

治则：温肾助阳，养血调经。

处方：

（1）针刺：主穴：中脘、天枢、关元、中极、子宫、归来、地机、三阴交、肝俞、脾俞、肾俞、命门、足三里。

（2）灸法：隔物灸。

治疗经过：子宫、归来、地机、三阴交、肝俞、脾俞、肾俞均取双侧，采用平补平泻法。以上穴位为主穴，每周针刺 6 次，灸法每周 2 次，针刺 5 次后，腰痛减轻，夜尿次数减少；针刺 10 次后怕冷症状有所减轻。治疗 6 周后月经复来。

**【按语】**

中医认为闭经主要与肝、脾、肾和任、冲经脉有关。肾阳虚衰，脏腑失于温养，精血化生之源不足，冲任气血不足，血海不能满溢，故月经初潮来迟，或后期量少，渐至停闭；阳气不布，故形寒肢冷；肾阳虚膀胱气化失常，故小便清长，夜尿多；肾阳虚不能温运脾阳，运化失司，故大便溏薄。舌淡，苔白，脉沉弱，也为肾阳虚之征象。中医学认为肝藏血，脾统血，肾为先天之本，故肝俞、脾俞、肾俞是治疗闭经的要穴。脾胃是后天之本，补脾俞能健脾生新，所以用脾俞穴、足三里、三阴交健脾补胃来调整生化之源。肾为先天之本，肾气旺精血自然充足，补肾俞能温肾壮阳，所以取肾俞穴、关元来调补肾气。肝藏血，脾统血，所以用肝俞穴，针刺肝俞以滋肝养血，针刺脾俞穴和膈俞穴用以调血。中脘为胃之募穴，又是腑会之处，用补法能温升诸之阳气，又能温中健脾以助运化而养万物。关元为三焦之气所发，又是小肠募穴，补之能温暖胞宫益三焦之气；三阴交为脾经穴，又是肝、脾、足三阴经之会穴，其三经循行又升到腹部，能温三阴经之阳气，可达治疗目的。

# 第四节 崩 漏

**【病例一】**

刘某，女，35岁，2019年3月19日初诊。

病史摘要：每值经期下血不止2年余。患者2年前出现月经提前，时间持续半月余，第一周经量多，后一周经量减少，淋漓不尽，色紫。在外院诊断为功能性子宫出血，曾多方治疗未愈，今尝试针灸治疗故来诊。现症见：少腹隐痛，喜按，腰酸痛，气短懒言，面色㿠白，神疲乏力，大便稀，小便清长。舌暗红，苔白，脉细涩。

中医诊断：崩漏（脾肾阳虚，气虚血瘀证）。

西医诊断：功能性子宫出血。

治则：健脾温肾，益气活血，温经止血。

处方：

（1）针刺：气海、关元、中极、三阴交、脾俞、肾俞、阴陵泉、足三里、太溪。

（2）毫火针点刺：气海、关元、中极、脾俞、肾俞。

（3）热敏灸：百会、气海、关元。

治疗经过：三阴交、脾俞、肾俞、阴陵泉、足三里、太溪均取双侧，采用平补平泻法。针刺、毫火针及热敏灸均每周 3 次，治疗 2 周后患者自述少腹隐痛、腰酸痛、气短懒言等症状减轻；综合治疗 4 周后患者月经来潮，经潮时间由半个月左右减至 1 周左右，但前 2～3 天经量仍较月经正常时大。上法治疗至第 9 周时，月经再次来潮，经量基本正常，经潮时间 7 日左右，无腰酸腰痛，说话有力，眠安，大小便正常，嘱患者门诊继续治疗以巩固疗效。

【按语】

崩，指不在经期突然阴道大量出血，来势急骤，出血如注；漏是出血量少，淋漓不止，或经期血来，量少而持续日久不止者，前人以其出血淋漓不断，如器之漏，故名。本例患者脾肾阳虚故牛诸症，同时，脾气亏虚，中气不足，统摄无权，冲任不固，气虚日久，又致血瘀。治疗宜健脾温肾，益气活血，温经止血。取脾俞、肾俞、中极、太溪培元固本，固经止血；气海、三阴交健脾益气，统摄经血。气海、关元、中极、脾俞、肾俞予以毫火针治疗温补阳气，健脾温肾。

热敏灸是采用点燃的艾草产生的艾热悬灸热敏状态，激发透热、扩热、传热、局部不热远部热、表面不热深部热、非热感觉等热敏灸感和经气引导，并施以个性化的饱和消敏灸量，从而提高艾灸疗效的一种新疗法。本病例热敏灸选穴百会升阳举陷，气海、关元、中极温通下焦，培元固本。诸法共用，共收佳效。

【病例二】

张某，女，30 岁，2020 年 6 月 10 日初诊。

病史摘要：月经持续量多 10 余天。患者本次月经已持续 10 余天不止，色淡质稀，神疲体倦，气短懒言，不思饮食，面色淡黄，舌淡胖，苔薄白，脉缓弱。

中医诊断：崩漏（脾气亏虚型）。

西医诊断：功能性子宫出血。

治则：健脾益气，固冲止血。

处方：

（1）针刺：气海、关元、三阴交、地机。

（2）温和灸：隐白。

（3）毫火针点刺：脾俞、肝俞、肾俞。

治疗经过：三阴交、地机均取双侧，采用平补平泻法。毫火针每周3次，针刺每周治疗6次；隐白穴只灸不针，每日温和灸穴30分钟，每侧15分钟。运用上述方法治疗2次，患者即述症状减轻，1周后经血完全停止。3个月后回访，述下次月经来潮时经量正常。

**【按语】**

中医学认为"崩漏"是妇女阴道大量出血，或持续下血，淋漓不断。《医宗金鉴》载："妇人行经之后，淋漓不止，名曰经漏。经血突然大下不止，名曰经崩。"脾主统血，脾气亏虚则清阳下陷，统摄无权，冲任不固，故出血量多，或淋漓不净。患者身体素虚，神疲体倦，气短懒言，不思饮食，可见其气不足。气海健脾益气，固经止血；关元穴为足三阴、冲任之会，可以补冲任二脉之气，加强固摄之功；三阴交为足三阴之交会，有滋阴养肝、补脾统血之功，为治疗妇科疾病要穴。隐白乃脾经井穴，并为经气发源之地，艾灸可补中益气，脾气足则统血有权，从而达到固崩止漏的目的。

# 第五节　带下病

**【病例】**

陈某，女，39岁，2019年8月19日初诊。

病史摘要：带下量多半年。患者诉半年前带下量开始增多，色白清冷，稀薄如水，淋漓不断。外院诊断为阴道炎，多方治疗未见明显疗效。现症见：白带增多，腰痛如折，畏寒肢冷，小腹冷感，小便频数，夜间尤甚，大便溏薄，面色晦暗。舌淡润，苔薄白，脉沉细。

中医诊断：带下病（脾肾阳虚证）。

西医诊断：阴道炎。

治则：温补脾肾，固涩止带。

处方：

（1）针刺：关元、中极、脾俞、肾俞、命门、白环俞、带脉、三阴交。

（2）毫火针点刺：百会、大椎、身柱、至阳、命门、腰俞、长强。

（3）灸法：隔物灸（脐灸）。

治疗经过：脾俞、肾俞、白环俞、带脉、三阴交均取双侧，采用平补平泻法。普通针刺每周3次，毫火针采用"温督调神"针刺法，予以毫火针点刺法：患者取俯卧位，毫火针依次点刺百会、大椎、身柱、至阳、命门、腰俞、长强，不留针；脐灸每周2次。

治疗1周后，患者感白带减少，小腹冷感、腰痛畏寒肢冷诸症均有改善；治疗4周后诸症明显减轻，门诊继续治疗。

【按语】

"带下"一词始见于《内经》，古有广义、狭义之分。广义带下是泛指妇女带脉以下部位的疾病，如经、带、胎、产等妇科疾病，《素问·骨空论》载"任脉为病……女子带下瘕聚"，此即为广义的带下病。又如《金匮要略心典》云"带下者，带脉之下，古人列经脉为病，凡三十六种，皆谓之带下病，非今人所谓赤白带下也。"《妇科证治约旨》"阴中有物，淋漓下降，绵绵而下，即所谓带下也"，此即狭义带下。历代带下病的名称演变有"漏下赤白""沥""赤沥""白沥""赤白沥""下赤白"等。直到隋代巢元方在《诸病源候论·带下候》中才明确提出"带下病"的病名。

本患者证属虚证，治则以温补脾肾、固涩止带为主。关元、三阴交调理脾、肝、肾；中极为任脉与足三阴经的交会穴，有健脾益肾、固任化湿之效。中极针刺宜向下斜刺，使针感传至耻骨联合下为佳。带脉穴属足少阳经，为足少阳、带脉二经交会穴，是带脉经气所过之处，可协调冲任，有止带下、调经血、理下焦的功效；白环俞属足太阳经，可调下焦之气，利下焦湿邪，有利湿止带的作用，白环俞直刺，使骶部酸胀为佳。

# 第六节　产后乳少

【病例】

张某，女，24岁，2018年6月8日初诊。

病史摘要：产后乳汁少，恶风头痛2个月。现症见：面色苍白，头晕目眩，四肢倦怠，气短懒言，食欲不振。舌质淡苔薄白，脉细弱。

中医诊断：缺乳（气血不足证）。

西医诊断：产后乳少。

治则：补气养血。

处方：

（1）针刺：乳根、膻中、少泽、脾俞、胃俞。

（2）温和灸：乳根、膻中、少泽、脾俞、胃俞。

（3）按摩手法：大拇指点按膻中穴、乳根穴、章门穴、大包穴、肩井穴，每日一次。

治疗经过：乳根、脾俞、胃俞均取双侧，采用平补平泻法。每日针刺、艾灸1次。教会患者自行按摩（方法见上），每日1～2次。治疗5次后，患者诸症皆除，乳汁通利，乳汁可满足婴儿吮吸。

【按语】

产后乳汁甚少或全无称为缺乳或乳汁不足。其发生或因身体虚弱，气血生化之源不足；或因肝郁气滞、乳汁运行受阻所致。临床根据病因病机分为两类：气血虚弱型，肝郁气滞型。在整体观的指导下辨证施护、配合治疗，收到满意效果。

缺乳为产后产妇乳汁分泌较少或全无，不能满足婴儿需要的病证。其病因病机在《诸病源候论·卷四十三·产后乳无汁候》已有记载："津液暴竭，经血不足者，故无乳汁也。"《三因极一病证方论·卷十八》云："产后有两种乳脉不行，有气血盛而壅闭不行者，有血少气弱涩而不行者。"《妇人大全良方》曰："妇人乳汁，乃气血所化。若元气虚弱，即乳汁短少……若怒气乳出，此肝经风热，若累产无乳，此内亡津液。盖乳汁资于冲任，若妇人疾在冲任，乳少而色黄者，生子则怯弱而多疾。"王师认为，乳汁生于气血，行于肝木，根于先天之肾，源自后天脾胃，受资于冲任两脉，提出"女子以肝为要"，产后妇女"多虚"，但也不乏实者，归纳起来病因不外乎虚实两端，虚有气血亏虚、脾胃虚弱、冲任虚损而见乳汁缺乏甚至无乳，实证则以肝气郁滞乳络而致乳汁不下。膻中为气之会穴，补法能益气养血生乳，泻法能理气开郁通乳；乳根位于乳下，属于足阳明胃经，足阳明胃经多气多血，刺之既能补益气血、化生乳汁，又能行气活血、通畅乳络；少泽为手太阳经井穴，善通乳络，为生乳、通乳之经验效穴。脾俞、胃俞健脾和胃，以滋气血生化之源。

针灸治疗产后缺乳效果较好。应积极早期治疗，在缺乳发生最迟不超过1周，缺乳时间越短针灸疗效越好。产妇应加强营养，适度休息，调摄精神，纠正不当的哺乳方法。对因乳汁排出不畅而有乳房胀满者应及时挤出积乳，以防患乳痈。可适当配合食疗（如猪蹄2只，通草24 g，炖熟，去通草，食蹄饮汤；或豆芽 60 g，生南瓜子 30 g，鲫鱼 100 g，通草 20 g，食鱼喝汤）。

# 第七节　更年期综合征

【病例一】

马某，女，47 岁，2020 年 8 月 7 日初诊。

病史摘要：患者月经时有时无 1 年。情绪急躁易怒，常与家人争吵，就诊于某三甲医院诊断为更年期综合征。现症见：心悸怔忡，失眠多梦，潮热汗出，五心烦热，情绪不稳，易喜易忧，腰膝酸软，头晕耳鸣。舌红，少苔，脉细数。

中医诊断：绝经前后诸证（心肾不交证）。

西医诊断：更年期综合征。

治则：交通心肾，理气解郁。

处方：主穴：百会、内关、膻中、太溪、太冲、三阴交、肝俞、肾俞。

治疗经过：内关、太溪、太冲、三阴交、肝俞、肾俞均取双侧，先针刺肝俞、肾俞穴；令患者仰卧位，针刺主穴，留针 30 分钟，每周 3 次。针刺 2 周后，患者诸证均有所减轻，情绪好转；继续治疗 8 周后，月经周期及色、质基本正常，经量较前减少。门诊继续巩固治疗。

【按语】

绝经前后诸证，中医认为，妇女经断前后，由于肾气日衰，天癸将竭，冲任二脉逐渐亏虚，精血日趋不足，肾的阴阳易于失调，导致脏腑功能失常而出现各种证候。治则当以交通心肾，理气解郁为原则。取肝之原穴太冲配其背俞穴肝俞，气之会穴膻中，疏肝理气解郁；取肾之原穴太溪，合其背俞穴肾俞，益肾气、调精气；辅以百会安神定志；内关是心包经之络穴，通阴维脉。《灵枢·经脉》曰："是动则病……心中澹澹大动……是主脉所生病者，烦心、心痛……"；又曰："手心主之别，名曰内关……循经以上系于心包，络心系，心系实则心痛，取之两筋间也"，故取内关穴可止眩定悸。三阴交乃脾、肾、肝三经交会之穴，具有交通心肾、滋阴潜阳的功效。诸穴共用，使肝肾得补，气行血畅，诸症得解。

【病例二】

陈某，女，49岁，2020年12月14日初诊。

病史摘要：月经不调2年，近来月经量时多时少，经色鲜红，伴腰膝酸软而痛，偶有腹痛，头晕目眩，烦热颧红。舌红，少苔，脉细数。

中医诊断：绝经前后诸证（肝肾阴虚证）。

西医诊断：更年期综合征。

治则：补益肝肾，清热止血。

处方：肾俞、太溪、关元、百会、三阴交、太冲、涌泉。

治疗经过：肾俞、太溪、三阴交、太冲均取双侧，采用平补平泻法。以上方为主，每周3次，治疗7次后，患者始觉诸证有所减轻。治疗13次后，月经复来，但经量较少，无腰酸腰痛，无头晕目眩及烦热颧红。门诊继续巩固治疗，嘱患者放松心态，诸症减轻即可，月经顺其自然即可。

【按语】

更年期综合征属内分泌－神经功能失调导致的功能性疾病，以绝经或月经紊乱、忧郁或烦躁易怒、情绪不稳定、潮热汗出、失眠、心悸、头晕、耳鸣等为主症，属于中医学"绝经前后诸证"的范畴。中医学很早就对本病有了明确认识，《素问·上古天真论》曰："女子……七七任脉虚，太冲脉衰少，天癸竭，地道不通。"任脉虚，太冲脉衰少，天癸竭是妇人自然衰老的生理现象，在此期间，肾气渐衰、精血不足、冲任亏虚为其本，而心肾不交、心火内扰、肝肾阴虚、阴虚内热、肝阳亢盛、脾虚不运、脾肾阳虚等则为发病的主要因素。

脉证合参，本例患者为肝肾阴虚证。肾俞为肾之背俞穴，太溪属肾之原穴，二穴合用，补肾气、养肾阴、充精血、益脑髓、强健腰膝；关元属于任脉，补益元气，调和冲任；百会位于巅顶，属于督脉，升清降浊，平肝潜阳，清醒头目；三阴交属于脾经，通于任脉和足三阴，健脾、疏肝、益肾，理气开郁，调补冲任。太冲、涌泉，疏肝理气，育阴潜阳。针刺诸穴能调整经脉气血，平衡阴阳，使逐渐衰老的脏腑经脉之气血调达充盈，制约而统一。

【病例三】

马某，女，50岁，2020年9月23日初诊。

病史摘要：月经不调 4 年。患者经血时有时无，经期前后不定。现症见：头昏，目胀，畏寒喜暖，神疲倦怠，腰酸肢冷，大便稀溏，小便清长。舌胖大，苔白滑，脉沉细。

中医诊断：绝经前后诸证（脾肾阳虚证）。

西医诊断：更年期综合征。

治则：温补脾肾，调经止血。

处方：

（1）针刺：神庭、印堂、关元、气海、足三里、太溪、三阴交。

（2）毫火针点刺：百会、大椎、身柱、至阳、命门、腰俞、长强。

治疗经过：足三里、太溪、三阴交均取双侧，毫火针点刺法：患者取俯卧位，毫火针依次点刺百会、大椎、身柱、至阳、命门、腰俞、长强，不留针。针刺：患者取仰卧位，针刺神庭、印堂、关元、气海、足三里、太溪、三阴交等穴进行针刺，平补平泻，留针 30 分钟。以上法为主治疗，每周 3 次，治疗 5 次后，诸证减轻。门诊继续巩固治疗，嘱患者放松心态。

【按语】

更年期综合征又称围绝经期综合征，指妇女绝经前后出现性激素波动或减少而导致的一系列自主神经功能紊乱的症状。中医认为该病机在于肾气不足、任脉虚、太冲脉衰、天癸将竭，以致阴阳平衡失调。本案患者病程较长，与阳气虚衰、经脉失于温养，脏腑功能紊乱相关，治疗时应以补肾气、调理阴阳为主，并兼顾肺脾等其他脏腑。

督脉为"阳脉之海"，王师在临床中治疗阳虚证疾病时，常采用"温督"之法可温通督脉而使阳气充盈，促进督脉及其所联系经络气血运行通畅，增强正气，从而促进疾病的好转，最终达到康复的目的。王师在多年的临床实践中，依据上述理论，提出了"温督调神"针刺法，用之临床对多种疾病均具有非常好的疗效，使其成为一种具有中医特色的针刺疗法。本例患者为脾肾阳虚证，王师采用"温督调神"针刺法，配合辨证取穴可振奋一身之阳气，调整阴阳，以期达到阴平阳秘之效。

# 第十六章　儿科疾病

## 第一节　遗　尿

【病例一】

李某，男，5 岁，2015 年 11 月 11 日初诊。

病史摘要：患儿 5 岁，夜间睡觉时不能自己醒来小便，平均每夜 2 次左右，曾多方治疗无效。现仍夜间小便不自知，醒后方知，乏力，面色㿠白。舌质淡，苔薄白，脉沉细无力。

中医诊断：遗尿（肾气不固证）。

西医诊断：小儿遗尿。

治则：健脾益气，温肾固涩。

处方：

（1）针刺：百会、关元、中极、膀胱俞、三焦俞、肾俞、命门、太溪。

（2）耳穴压豆：肾、膀胱、皮质下、神门。

治疗经过：膀胱俞、三焦俞、肾俞、太溪均取双侧，百会、命门、太溪采用重刺激补法，其余穴位平补平泻，每周 5 次。以上方为主方，治疗 2 周后夜间未尿床；继续治疗 1 周，可自行起床小便。嘱家长夜间定时叫醒患儿起床小便，继续 3 周治疗。

【按语】

《诸病源候论·小儿杂病诸候·遗尿候》说："遗尿者，此由膀胱有冷，不能约于水故也……肾主水，肾气下通于阴，小便者，水液之余也，膀胱为津液之府，既冷气衰弱，不能约水，故遗尿也。"《灵枢·九针》："膀胱不约为遗溺。"说明遗尿与肾、膀胱功能失调相关。故临床治疗以温补肾阳、振奋功能为主。本案患儿系肾气不固证，肾气虚弱，膀胱虚冷，不能制约，故睡中经常遗尿，且尿量多而清长。神疲乏力，面白肢冷，舌质淡，苔薄白，脉沉细无力，均为肾气不足、下元虚寒之象。治以温补肾阳，固涩小便为治则。根据王师的温督调神学术思想，取百会穴以安神定志；取肾俞、命门以温补肾阳，温补一身之阳气；关元为任脉与足三阴经交会穴，补关元培补元气，益肾固本。中极为膀胱募穴，配背俞穴膀胱俞，俞募相配，可促进膀胱气化功能。

【病例二】

王某，男，8岁，2016年6月19日初诊。

病史摘要：患儿夜间小便自遗半年余，一夜2次，醒来后可自知，夜间睡觉时不易被唤醒，曾在外院多次治疗无效，现来诊。现症见：患儿体型偏瘦，夜间小便不自知，醒后方知，乏力，面色㿠白。舌质淡，苔薄白，脉沉细无力。

中医诊断：遗尿（肾气不固证）。

西医诊断：小儿遗尿。

治则：健脾益气，温肾固涩。

处方：

（1）针刺：百会、关元、中极、膀胱俞、三焦俞、肾俞、命门、太溪。

（2）耳穴压豆：肾、膀胱、皮质下、神门。

（3）温和灸：百会、关元、中极、肾俞、命门等。

治疗经过：膀胱俞、三焦俞、肾俞、太溪均取双侧，命门、太溪采用重刺激补法，其余穴位平补平泻，每周5次。以上方为主方，治疗2周后夜间尿床次数减少，继续治疗1周，可自行起床小便。继续巩固治疗。

【按语】

遗尿是指年满3周岁以上，具有正常排尿功能的小儿，在睡眠中小便不能自行控制而排出，醒后方觉，并反复出现的一种病证。偶因疲劳或饮水过多而遗尿者，不作病态论。《杂病源流犀烛》："虚则不能气化为主，故不禁。"本病多因禀赋不足、病后体虚，导致肾气不足，下元虚寒，膀胱约束无权。本案亦为肾气不固证，王师在针刺关元、中极、太溪等穴基础上，补灸肾俞、关元、命门、中极以温补肾、膀胱之气，灸百会以醒脑升阳，共奏益气温肾固摄之功。

【病例三】

吴某，男，6岁，2018年9月23日初诊。

病史摘要：患儿从1年前开始出现夜间尿床，每晚2~3次，偶有停止。曾在外院行X线检查，无异常，经治疗亦无效。于1个月前遗尿加重，每晚均尿床，每夜2~3次，伴有精神不振，倦怠嗜卧，纳差。舌淡，苔白，脉沉细。

中医诊断：遗尿（肺脾气虚证）。

西医诊断：小儿遗尿。

治则：益气健脾，培元固涩。

处方：百会、关元、中极、膀胱俞、三焦俞、气海、肺俞、脾俞、足三里。

治疗经过：膀胱俞、三焦俞、肺俞、脾俞、足三里均取双侧，百会、关元采用重刺激补法，其余穴位平补平泻，每周5次。以上方为主方，针治4次后，夜尿次数减少，精神稍有好转；按上方继续治疗。

【按语】

遗尿是小儿常见病之一。《针灸甲乙经》："虚则遗溺，肾与膀胱相表里，肾气不足，则膀胱约束无权发为遗尿。"脾肺虚，上虚则不能制下，下虚则不能上承，膀胱约束无力，致使发为遗尿。本案患儿睡中遗尿，少气懒言，神倦乏力，面色少华，食欲不振，均为肺脾气虚之症，治疗以益气健脾、培元固涩为治则。取气海补下焦元气，足三里调畅气化功能，共奏补益固摄之效。取百会穴以醒脑；关元为任脉与足三阴经交会穴，补关元以益肾元之气。中极为膀胱之募穴，配膀胱俞，俞募相配，可促进膀胱气化功能。补肺俞、脾俞可补脾益肺以约束下焦。

【病例四】

王某，男，6岁，2018年12月23日初诊。

病史摘要：患儿从3个月前开始出现夜间尿床，每晚1~2次。未曾系统治疗，半个月前白天玩耍劳累后遗尿加重，每夜2~3次，伴有精神不振，倦怠嗜卧，纳差。舌淡，苔白，脉沉细。

中医诊断：遗尿（脾肾气虚证）。

西医诊断：小儿遗尿。

治则：益气健脾，培元固涩。

处方：

（1）针刺：百会、气海、关元、中极、命门、三阴交。

（2）耳穴压豆：肾、膀胱、皮质下、神门。

治疗经过：三阴交取双侧，百会、关元采用重刺激补法，其余穴位平补平泻，每周5次。以上方为主方，针刺4次后，夜尿次数减少，按上方继续治疗3周后未再遗尿。

【按语】

《素问·经脉别论》云："饮入于胃，游溢精气，上输于脾，脾气散精，上归于肺，通调水道，下输膀胱。"饮食入胃，经消化后，其中精微散布到脾，由脾上输于肺，通过肺的宣发肃降，使水道通畅，而体内多余的水分，则下输至膀胱成为尿排出体外，为水液代谢的过程。脾虚运化失职，不能转输精微，肺虚治节不行，三焦气化失司，则膀胱失约，津液不藏，而成遗尿。若脾虚失养，心气不足，或痰浊困蒙心神，亦可使小儿夜间困寐不醒而遗尿。王师选用督脉经穴百会、命门，以及任脉经穴气海引气归元通调任督气血，振奋一身之阳气，阴阳并调，培元补肾、固摄下元以止遗。根据王师温督调神学术思想，百会穴总督一身之阳，振奋诸阳，有醒神健脑之用。补三阴交滋补肺、脾、肾，益肾固本而止遗尿。

# 第二节 脑 瘫

【病例一】

王某，男，13岁。2018年6月11日初诊。

病史摘要：母亲代诉，不会讲话，智力低下，患儿自小发育迟缓，流口水，大小便不能自理，行走时横冲直撞，胃纳不佳，常患感冒，有时盗汗。

查体：面色苍白，身材瘦弱，表情稍呆滞，智力较低。舌苔白厚，脉沉。

中医诊断：五迟（脾肾两虚证）。

西医诊断：小儿脑瘫。

治则：补肾健脾。

处方：百会、大椎、哑门、上廉泉、肾俞、胃俞、照海、足三里、太溪。

治疗经过：肾俞、胃俞、照海、足三里、太溪均取双侧，采用平补平泻法。以上方为主方，每周治疗 3 次，经过 2 个月治疗后，纳可，表情丰富，行走稍稳。

**【按语】**

《医宗金鉴》云："小儿五迟之证，多因父母气血虚弱，先天有亏，致儿生下筋骨软弱，行步艰难，齿不速长，坐不能稳，皆肾气不足之故。"小儿脑瘫的治疗应以补法为主，培补先天胎禀不足。《素问·五脏生成篇》："诸髓者，皆属于脑。"头为诸阳之会，内藏脑髓，是脏腑经络汇聚之处。针刺头部穴位，可益智健脑，现代研究认为刺激局部可激发大脑潜能，改善、促进脑细胞代偿。据王师"温督调神"学术思想，认为督脉为阳脉之海，总督一身之阳气，刺之可激发人体阳气生成，督脉循行过头、颈背、腰骶，为人体之柱，刺之可强壮筋骨，促进患儿生长发育。此案王师提出，小儿脑瘫病损部位在脑，针刺取百会、哑门、上廉泉以醒脑开窍，肾俞、太溪以滋补先天之本，足三里、胃俞顾护后天生化之源。王师认为肢体瘫痪是主要症状，故治疗应治脑、治瘫，而督脉入络于脑，又为脊神经发出之处，故选穴应以头部及督脉穴位为主，四肢部随证加减。

**【病例二】**

王某，女，12 岁，于 2016 年 6 月初诊。

病史摘要：母亲代诉，患儿自小发育迟缓，智力低下，说话较迟，行走不稳，流口水，大小便能自理。查体：面色红润，身材正常，舌淡苔白，脉细，双尺弱。

中医诊断：五迟（脾肾两虚证）。

西医诊断：小儿脑瘫。

治则：补肾健脾。

处方：百会、风府、照海、肾俞、胃俞、太溪、足三里。

治疗经过：肾俞、胃俞、照海、足三里、太溪均取双侧，采用平补平泻法。以上方为主方，每周治疗 4 次，经过 2 个月治疗后，纳可，表情丰富，行走稍稳，继续巩固治疗。

**【按语】**

《活幼心书·五软》："爱自降生之后，精髓不充，筋骨痿弱，肌肉虚瘦，神色昏慢，才为六淫所侵，便致头项手足身软，是名五软。"此病由先天不足，后天失养，五脏精气不能上荣元神之府所致，其病位在脑，应在四肢，症状变化多端。所以针灸治疗时以"补益脑髓、通调督脉、醒脑开窍"为主。此案亦为脾肾不足证，取肾俞、太溪以滋补肾阴，温补肾阳，胃之下合穴足三里，以及背俞穴胃俞，益脾胃，强壮后天之本，针刺百会、风府调督脉之气，通督醒脑祛风，加照海以用于四肢懈怠，经1个月治疗后病情大为好转。

# 第三节　疳　证

【病例一】

裴某，男，7岁，2020年8月12日初诊。

病史摘要：患儿平素喜食生冷瓜果之物，近半年来食量大减，形体逐渐消瘦，面色萎黄，神疲肢困，夜卧不安，大便溏稀，日二三次，尿如米泔，频而不畅。脉濡弱，苔浊而腻，按之腹濡软。

中医诊断：疳积（脾胃虚弱证）。

西医诊断：消化不良。

治则：健脾和胃。

处方：

（1）四缝穴点刺：取四缝穴，术者左手握住患儿示、中、环指及小指，用75%酒精棉球消毒后，右手持一次性无菌采血针点刺患儿示、中、环指及小指掌面近侧指骨关节横纹中点约1 mm深，刺后用手挤，可挤出黄白色黏液或血液，直到挤不出黄白色黏液为止，最后用消毒干棉球揩净，按压针孔至血止。

（2）耳穴压豆：脾、胃、肝、大肠、三焦、神门及阳性反应点。

治疗经过：以上方治疗为主，每周1次，治疗2周后，患儿症状减轻，食量见增，继续治疗2周，患儿食量已如正常儿童，体重增长，继续治疗1周，巩固疗效。

【按语】

疳积，疳证和积滞的总称，是临床儿科多见的一类特殊性疾病。中医学认为小儿疳积病位在脾在胃，治疗当以补脾健胃、祛瘀散结。在临床中，王师采用针刺四缝穴联合耳穴贴压予以治疗。四缝穴为经外奇穴，亦是手三阴经所过之处，具有调理脾胃、消食导滞、祛痰化积之功。针刺四缝穴是治疗小儿疳积的经验方法，最早记载于《针灸大成》，因操作简便易行、疗效显而易见而流传至今。耳穴，是分布于耳郭上的腧穴，中医学认为耳与脏腑关系密切，各脏腑组织在耳郭均有相应的反应区（耳穴），《灵枢·口问》云："耳为宗脉之所聚"。通过刺激耳穴，以达到治疗相应脏腑的方法称为耳穴疗法。耳穴贴压为耳穴疗法的一种，属于中医外治法，该方法发挥药物治疗及穴位刺激的协同作用，通过在脾、胃、肝、大肠、三焦、神门及阳性反应点并选取王不留行籽进行耳穴贴压，起到通经活络、补益脾胃之功。

【病例二】

于某，女，3 岁，2020 年 5 月 19 日初诊。

病史摘要：患儿母亲代诉，患儿自幼贪食生冷，近 3 个月来，面黄肌瘦，毛发见稀，厌食，时常烦躁不安，腹部胀满，大便时干时溏，小便黄，手足心热，舌苔白腻，指纹淡红、滞。

中医诊断：疳积（脾胃虚弱证）。

西医诊断：消化不良。

治则：健脾和胃。

处方：

（1）四缝穴点刺：取四缝穴，术者左手握住患儿示、中、环指及小指，用 75% 酒精棉球消毒后，右手持一次性无菌采血针点刺患儿示、中、环指及小指掌面近侧指骨关节横纹中点约 1 mm 深，刺后用手挤，可挤出黄白色黏液或血液，直到挤不出黄白色黏液为止，最后用消毒干棉球揩净，按压针孔至血止。

（2）耳穴压豆：脾、胃、肝、大肠、三焦、神门及阳性反应点。

治疗经过：以上方治疗为主，每周 1 次，治疗 2 周后，患儿症状减轻，继续巩固疗效。

【按语】

《小儿药证直诀》云："五脏之中肝有余，脾常不足。"此例患儿平素贪食生冷，益伤脾胃，以致运化无力，厌食，腹部胀满。本病病位主要在脾、胃，常见精神疲惫、面色萎黄、食欲不振、脘腹胀满等。王师在治疗中首选四缝穴。其为经外奇穴，治疗疳积的经验效穴。配合耳部压豆治疗，共奏健脾益胃消积之功。

【病例三】

龙某，女，5 岁，2020 年 8 月 27 日初诊。

病史摘要：患儿自幼饮食不佳，面黄肌瘦，平素食欲不振、挑食，经常脐周隐痛，大便干燥 3 ~ 4 日一行 3 年余，平素体质较差，容易感冒，小便黄，舌尖红、剥苔。

中医诊断：疳积（脾胃虚弱证）。

西医诊断：消化不良。

治则：健脾和胃。

处方：

（1）四缝穴点刺：取四缝穴，术者左手握住患儿示、中、环指及小指，用 75% 酒精棉球消毒后，右手持一次性无菌采血针点刺患儿示、中、环指及小指掌面近侧指骨关节横纹中点约 1 mm 深，刺后用手挤，可挤出黄白色黏液或血液，直到挤不出黄白色黏液为止，最后用消毒干棉球揩净，按压针孔至血止。

（2）耳穴压豆：脾、胃、肝、大肠、三焦、神门及阳性反应点。

（3）小儿推拿：捏脊。

治疗经过：以上方治疗为主，每周 1 次，治疗 4 次后，症状好转，继续巩固疗效。

【按语】

本案例患儿自幼饮食不佳，平素食欲不振、挑食，以致正气不足，体质较弱，渐成脾胃虚弱证。王师选用四缝一穴，行点刺疗法，消食化积。平素体质弱，补加背部捏脊疗法。《难经·十八难》曰："督脉者，起于下极之俞，并于脊里，上至风府，入属于脑。"督脉与冲任二脉同出一源而分行于人之胸腹和背部，足太阳膀胱经夹脊而行，五脏六腑的俞穴都在背部，脏腑通过与背部俞穴的联属关系，构成经络相通、气血相注、阴阳相贯互相通应的统一体，采用捏脊疗法，可振奋督脉之阳气，通过疏通经络，条达气血，调和脏腑，调理全身阴阳之气而达到治疗疾病目的。

# 第四节 流行性腮腺炎

【病例】

谢某，男，6 岁，2020 年 11 月 10 日初诊。

病史摘要：患儿右侧腮部疼痛伴发热 1 天。患儿自诉昨夜右侧腮部疼痛，伴发低热，体温 37.5 ℃，今晨起疼痛加重，张口咀嚼时疼痛明显，家长发现右侧腮部有肿胀前来初诊。现症见：低热，无头痛、呕吐，饮食、二便正常，舌红，苔薄黄，脉浮数。查体：右侧腮部耳垂下微有肿胀，边缘不清，皮色不红，按之疼痛，左侧无肿胀，右侧颌下有花生米大小淋巴结 2 个，质软，活动，无压痛。咽红，扁桃体 I 度肿大。

中医诊断：痄腮（邪犯少阳证）。

西医诊断：流行性腮腺炎。

治则：和解少阳。

处方：

（1）针刺：角孙、翳风、颊车、合谷、外关、关冲。

（2）耳穴压豆：双侧腮腺、皮质下、肾上腺、面颊。

（3）耳尖点刺放血。

治疗经过：合谷取双侧，其余穴位取患侧，采用平补平泻法，以上方为主治疗，治疗 1 次后，患儿症状减轻，治疗 2 次后，患儿症状消失。

【按语】

本例患儿右侧腮部疼痛，伴发低热，舌红，苔薄黄，脉浮数，为邪犯少阳证。王师认为针灸治疗痄腮疗程短，疗效肯定。《针灸甲乙经》载："颊肿，口急，颊车痛……颊车主之。"穴位的选取包括局部取穴、辨证取穴、远道取穴、特殊穴位取穴等。局部穴位为角孙、翳风、颊车穴；远道取穴多为合谷、外关、关冲穴；特殊穴位多取耳尖穴。角孙穴有通经活络、清热解毒之功效。针刺或者点灸角孙穴治疗流行性腮腺炎效果显著。

# 第十七章　皮肤科病证

## 第一节　荨麻疹

【病例一】

王某，女，42 岁，2009 年 2 月 3 日初诊。

病史摘要：患者原有皮肤过敏史，近 3 日急性发作，全身起红色风团，奇痒，时隐时现，舌红苔白，脉浮。

中医诊断：瘾疹（风邪袭表证）。

西医诊断：荨麻疹。

治则：祛风解表。

处方：

（1）针刺：曲池、合谷、关元、足三里、风市、三阴交；风门、肺俞、膈俞、脾俞、肾俞、委中。两组穴位隔天交替使用。

（2）拔罐：取神阙穴，用大号或中号玻璃罐以神阙穴为中心，先用闪罐法反复拔罐 3 分钟至穴位局部充血红润后，留罐 5 分钟后起罐。

治疗经过：曲池、合谷、足三里、风市、三阴交；风门、肺俞、膈俞、脾俞、肾俞、委中均取双侧，采用平补平泻法，每周 3 次。治疗 3 次后瘙痒症状减轻，继续巩固治疗 1 个疗程后好转。

【按语】

荨麻疹，中医称为"瘾疹"，临床表现为皮肤突然发痒，自觉灼热、瘙痒剧烈，部分患者遇热痒甚，部分患者遇冷痒甚，继而出现高出皮肤的扁平风团，大小及形态不一，边界清楚，伴有痒感，晚间加重。

中医认为，本病是因先天禀赋不足、卫外不固、风邪乘虚侵袭导致。《诸病源候论》载："夫人阳气外虚则多汗，汗出当风，风气搏于肌肉，与热气并，则生瘰。"笔者临床体会，瘾疹急性发作时采用针刺配合拔罐的方法，可取得较好疗效。

曲池、合谷同属阳明，善于开泄；足三里、关元、脾俞、肾俞可补益先后天之气；膈俞、风市、三阴交、委中可调理营血，收"治风先治血，血行风自灭"之效。对于风邪引起的疾病，中医认为在治疗上不能仅仅局限于祛风，还要"治血"，因此有了"治风先治血，血行风自灭"一说。所以我们在对于荨麻疹的治疗中，除了取能够疏风泄热的穴位以外，往往还会再配伍能够活血的穴位，血海便是其中一个，它位于髌底内侧端上 2 寸的位置。治疗中配伍血海，便能够发挥出疏风、活血和止痒的功效。

《针灸甲乙经》谓："脐中，神阙也，为先天之结蒂，后天之气舍，元神之阙庭。"在此穴处拔罐，能祛风利湿，使病邪由此而出。《黄帝内经·玉机真脏论篇第十九》中就有记载："是故风者百病之长也。今风寒客于人，使人毫毛毕直，皮肤闭而为热，当是之时，可汗而发也。盛痹不仁肿痛，当是之时，可汤熨及火灸刺而去之。"

【病例二】

黄某，女，27 岁，2013 年 3 月 4 日初诊。

病史摘要：躯干、四肢出现红色风团半月余。现症见：风团色红，痒，口干饮多，大便秘结，舌红苔黄厚，脉数。皮疹呈深红色，常在天气温暖时发生，瘙痒难忍，全身发热，口干心烦，大便干，尿黄，舌苔黄。查体：患者皮肤呈现不均匀片状红斑，时隐时现，触碰后红肿，瘙痒加重。

中医诊断：瘾疹（胃肠积热证）。

西医诊断：荨麻疹。

治则：清热泻火、凉血解毒。

处方：

（1）针刺：曲池、合谷、内庭、天枢、肩髃、阳溪、血海、膈俞、委中、大椎、三阴交。

（2）拔罐：取穴神阙，用大号或中号玻璃罐，以神阙穴为中心，先用闪罐法反复拔罐 3 分钟至穴位局部充血红润后，留罐 5 分钟后起罐。

（3）耳穴：选取神门、肾上腺、肺、枕、胃，王不留行籽贴压，隔日 1 次。

治疗经过：曲池、合谷、内庭、天枢、血海、膈俞均取双侧，采用平补平泻法，每周 3 次。治疗 3 次后瘙痒症状减轻，继续巩固治疗 1 个疗程后好转。

**【按语】**

曲池、合谷同为阳明经穴位，既可疏风解表，又能清泻阳明。故凡风疹无论外邪侵袭还是胃肠积热者用之皆有效。血海、三阴交属足太阴，主血分病，理血和营。膈俞为血之会穴，活血祛风，取"治风先治血，血行风自灭"之义，配血海、三阴交理血调营。诸穴合用共奏疏风清热，活血调营之功。《诸病源候论·风瘙身体瘾疹候》中曰："邪气客于皮肤，复逢风寒相折，则起风瘙瘾疹。"

肩髃、阳溪治疗风疹见于《百症赋》的成方："肩髃阳溪，消瘾风之热极。"大肠与肺互为表里，肺主一身之皮毛，凡有关肌表皮肤的病变，一般都适宜在大肠经取穴。配用大椎，是为增强疏散风热；取用血海，意在理血和营祛风。

针灸、耳针、穴位注射、拔罐等治疗本病都有一定疗效，尤以急性者疗效较好。对慢性顽固性者，或用过大量激素的患者，效果大多不理想。宜采用穴位综合治疗，坚持较长时间，部分病例可能奏效。注意辨证论治，热者点刺放血，此所谓"热则疾之"，寒者久留针，或埋针法，此所谓"寒则留之"，虚寒者多用灸法。注意寻找病因，重视病因治疗，可以减少或避免复发。如有肠道寄生虫病者，应配合驱虫治疗，有过敏史者宜注意生活调理，避风寒，慎饮食。

**【病例三】**

秦某，男，72岁，2016年7月6日初诊。

病史摘要：风疹块反复发作，延续数月甚或数年，劳后加剧，神疲乏力，苔薄舌淡，脉濡细。查体：患者皮肤呈现不均匀片状红斑，时隐时现，触碰后红肿，瘙痒加重。

中医诊断：瘾疹（气血两虚证）。

西医诊断：荨麻疹。

治则：补气养血。

处方：

（1）针刺：曲泉、太溪、三阴交，气海。

（2）拔罐：取穴神阙，用大号或中号玻璃罐，以神阙穴为中心，先用闪罐法反复拔罐3分钟至穴位局部充血红润后，留罐5分钟后起罐。

治疗经过：曲泉、太溪、三阴交均取双侧，采用平补平泻法，每周3次。治疗3次后瘙痒症状减轻，继续治疗3个疗程后症状消失。

【按语】

发病原因不外乎内、外两端，内因禀赋不足，外因风邪为患。由于卫表不固，感受风寒或风热之邪，客于肌肤，致使营卫不和；或因饮食不节，内有湿热、食滞，外受风邪侵袭，使内不得疏泄，外不能透达，郁于肌肤而发。慢性荨麻疹多由情志不遂、肝郁不舒、郁久化火、耗伤阴血，或因脾气虚弱、湿热虫积，或因冲任失调、经血过多，或因久病耗气伤血等引起的营血不足、生风生燥、肌肤失养所致。

平素体弱、气血不足，或病久不复、气血耗伤，或劳欲过度、肝肾不足者都可导致肌肤失养，生风生燥；或因虚不能固表，风邪乘虚侵袭。曲泉为肝经合穴，太溪乃肾经原穴，二穴针用补法，意有调补肾以摄冲任，三阴交健脾，气海补气，二穴协同，益气和营。

【病例四】

刘某，女，48岁，2021年7月23日初诊。

病史摘要：全身起大小不一丘疹团块，色呈淡红，时起时消，无定时发作，剧烈瘙痒，反复而发5个月。经服多种中药西药，皮损仍反复再现，未能治愈。患者形体较瘦弱，面色萎黄不泽，述其半年来时常头晕、目眩、健忘，有时失眠，气短懒言，肢体乏力，纳食较差。舌质淡，苔薄白，脉细弱。查体：患者皮肤呈现不均匀片状红斑，时隐时现，触碰后红肿，瘙痒加重。

中医诊断：瘾疹（气血两虚证）。

西医诊断：荨麻疹。

治则：补气养血。

处方：

（1）针刺：曲池、合谷、血海、三阴交、风市、风池、足三里。

（2）拔罐：取穴神阙，用大号或中号玻璃罐，以神阙穴为中心，先用闪罐法反复拔罐3分钟至穴位局部充血红润后，留罐5分钟后起罐。

治疗经过：以上穴位均取双侧，采用平补平泻法，每周3次。治疗5次后瘙痒症状减轻，继续巩固治疗1个疗程后好转。

**【按语】**

瘾疹是一种常见的过敏性皮肤病，以皮肤上出现鲜红色或苍白片状疹块，并伴有瘙痒为特征。

本病由先天禀赋不足，卫外不固，风邪乘虚侵袭所致；或表虚不固，风寒、风热外袭，客于肌表，致使营卫失调而发；或饮食不节，过食辛辣肥厚；或肠道寄生虫，使肠胃积热，复感风邪，内不得疏泄，外不得透达，郁于皮毛腠理之间而发。此外，情志内伤，冲任不调，肝肾不足，血虚生风生燥，阻于肌肤也可生成。对食物、生物制品、肠道寄生虫等过敏亦发作本病。

西医认为本病特点是初起皮肤局部发生瘙痒，抓后皮肤潮红，迅即发生形状不一、大小不等的鲜红色或瓷白色风团，剧烈瘙痒，此起彼伏，越抓越多，数小时后逐渐消退，一日之内可发作数次。一般皮疹泛发全身，黏膜亦可受累。发生于胃肠部可伴有腹痛腹泻；发生在喉头黏膜，则可引起喉头水肿产生呼吸困难、胸闷憋气，严重者可窒息。反复发作者可迁延至数月或数年，应尽可能避免诱发因素，包括动植物性因子，化学、物理等因子。饮食宜清淡，多饮水。

曲池、合谷分别为手阳明大肠经之合穴、原穴，善于开泄散风清热；脾经之穴血海可清血中郁热，三阴交养血凉血；风市散风祛寒，风池祛风清热；足三里健运脾胃，调气养血。

# 第二节　湿　疹

**【病例一】**

兰某，女，46 岁，2013 年 3 月 19 日初诊。

病史摘要：患者 3 年前无明显诱因后背、前腹部出现丘疹、水疱，于外院诊断为"急性湿疹"，口服及外用药物 2 周后症状减轻，近一年来湿疹反复发作，瘙痒难耐，口服及外用药物，时轻时重，停药便即刻发作，为寻求进一步治疗，前来我院初诊。现患者背部、腹部及脖颈处均可见呈片状皮损，皮损表面附有鳞屑，部分皮肤肥厚粗糙，呈现苔藓样变，触之较硬，色暗红，部分皮损出现新的丘疹及水疱，瘙痒呈阵发性，夜间、紧张时及作息不规律等均可加重，纳眠差，乏力，偶有腹胀，小便可，大便稀溏。舌淡胖，苔白，脉弦细。

中医诊断：湿疮（血虚风燥，兼脾虚湿蕴证）。

西医诊断：湿疹（慢性）。

治则：养血润燥、健脾利湿。

处方：

（1）针刺：风池、曲池、血海、足三里、三阴交、阳陵泉、中脘、天枢、水分。

（2）毫火针点刺：大椎、肺俞、至阳、腰阳关、长强。

（3）刺络放血：肺俞、曲池、胆俞、膈俞。

（4）点刺放血：耳尖。

治疗经过：风池、曲池、血海、足三里、三阴交、阳陵泉、天枢、水分均取双侧，采用平补平泻法，以上方案为主治疗，每周3次，治疗2周后，瘙痒减轻，基本没有新的丘疹、水疱出现，治疗4周后，部分肥厚的皮损有脱落迹象。嘱其继续巩固治疗。

【按语】

湿疮是一种由多种内外因素引起的过敏性炎症性皮肤病。以多形性皮损，对称分布，易于渗出，自觉瘙痒，反复发作和慢性化为临床特征。本病多因外感风、湿、热邪，或脾失健运，湿热内生，内外合邪，两相搏结，浸淫肌肤所致，本病以清热利湿止痒为主要方法。急性者以清热利湿为主；慢性者以养血润肤为主。

本患者病程已久，反复发作，《医宗金鉴·血风疮》中记载："此证由肝、脾二经湿热，外受风邪，袭与皮肤，郁于肺经，致遍身生疮，形如粟米，搔痒无度，抓破时津脂水浸淫成片。"曲池为手阳明大肠经之合穴，此穴位于肘部，乃经气运行之关，可通里达表，既可清在外之风热，又可泻在内之火邪，大肠经与肺经相表里，而肺主皮毛，故本穴可卸除热毒郁遏肌表的各种皮肤疾病。宋代陈自明《妇人大全良方》中写道："治风先治血，血行风自灭。"故取血海行血祛风。足三里为足阳明经合穴，其作用：一是扶正培元，强脾健胃；二是促进新陈代谢，强壮肌体；三是提高内分泌系统功能，增强免疫能力。三阴交为足太阴、少阴、厥阴经交会穴，可滋阴降燥，疏通经络。取腹部中脘、天枢、水分等穴位强健脾胃，利湿泄热。曲池穴为手阳明经之合穴，具有清热解表，散风止痒，消肿止痛，调和气血，疏经通络的作用，大肠经与肺经相表里，肺主皮毛。此穴位于肘部，乃经气运行之大关，能通上达下，通里达表，既可清在外之风热，又能泻在内之火邪，是表里双清之要穴，具有疏散风热，解表散邪之功，善解全身风热表邪，取其刺络放血，加速气血循行，使积郁于体内的风、湿、热邪随刺血而出。耳尖穴点刺放血使邪有出路，邪热外泻，达到清热解毒、平肝息风、调和气血、调整阴阳的目的。

【病例二】

杨某，男，32 岁，2015 年 9 月 7 日初诊。

病史摘要：患者 2 天前因嗜食辛辣及大量饮酒后手部及小腿部出现大量红色丘疹，起初为单个小水疱，迅速融合成片，呈对称性分布，瘙痒剧烈，于本院皮肤科诊断为"急性湿疹"，并给予口服药物，为求进一步止痒及快速治愈前来本科初诊。现患者手背部及小腿均有大量红色丘疹，形状不规则，呈对称分布，基底潮红，中心部分皮损较重，由于搔抓，皮损边界不甚清晰，伴随心烦口渴，身热不扬，小便短赤，大便略干，纳可，眠差，舌红苔黄，脉数。

中医诊断：湿疮（湿热蕴肤证）。

西医诊断：湿疹。

治则：清热祛湿。

处方：

（1）针刺：风池、曲池、血海、足三里、三阴交、合谷、神门。

（2）毫火针点刺：阿是穴。

（3）点刺放血：耳尖、少商。

治疗经过：风池、曲池、血海、足三里、三阴交、合谷、神门均取双侧，采用平补平泻法。嘱其饮食清淡，稳定情绪，以上方案为主治疗，每周5 次，治疗 3 天后，瘙痒减轻，基本没有新的丘疹、水疱出现，治疗 2 周后，部分皮损有脱落迹象。嘱其继续巩固治疗 1 周，基本痊愈。

【按语】

急性湿疹原是火毒湿毒急聚而生，经络阻隔，气血运行受阻。"热毒""火毒""湿毒"是形成多种外科疾病的主要致病因素。热毒壅盛、经络阻隔、气血凝滞可形成本类疾病。火针以热引热，泄热散结、祛腐生新之功能可以治疗中、重度聚合性痤疮，急性亚急性湿疹，痈疽疮疡类皮肤病，故用火针点刺丘疹、水疱处，火针之热使气血运行无碍，气调血和。火针之针开腠理，引邪外出。宋代陈自明《妇人大全良方》有云"治风先治血，血行风自灭""气不透出，则郁而为痒，痒者，名为泄风。泄风者，风之半泄而未透也"。运用火针的活血祛风，透邪止痒之功可以有效治疗各类皮肤瘙痒，镇静安神，明显缓解患者症状。

【病例三】

王某，女，31岁，2018年11月7日初诊。

病史摘要：患者3周前因哺乳后未清洗发生乳头皲裂，于本地某院治疗后略有改善，今为求进一步治疗前来我院初诊。现患者右侧乳头干燥皲裂，伴随黄色渗出液，疼痛难忍，脾气急躁易怒，无恶寒发热。触诊右侧乳房部无明显结节。纳眠可，小便可，大便时而溏稀，舌红苔黄，脉弦数。

中医诊断：乳头风（肝经湿热证）。

西医诊断：乳头湿疹。

治则：疏肝解郁、清热利湿。

处方：

（1）针刺：乳根、期门、太冲、足三里。

（2）刺络放血：肝俞。

（3）中药汤剂：逍遥散加减。5剂，日1剂。

治疗经过：太冲、足三里取双侧，其余穴位取患侧，采用平补平泻法，每周3次，刺络放血，每周1次，以上方案为主，患者治疗3天后乳头部皲裂有改善，嘱其继续治疗，并外用青黛膏涂抹，2周后已基本痊愈。

【按语】

"乳头风"是指乳头和乳晕部分发生大小不等的皲裂，又称"乳头皲裂"。本病是哺乳期妇女的常见疾病，尤多见于初产妇。往往引发乳头、乳晕甚至乳房红肿疼痛。主要表现为乳头、乳晕部皮肤破裂或糜烂，痛如刀割，反复发作，缠绵不愈，有些患者直到停止哺乳后才能愈合。此病虽看起来是小病，但因为其疼痛明显，且影响哺乳，可诱发乳腺炎，故对产妇影响较大。一些产妇在哺乳期间反复出现乳头皲裂，痛苦异常。清代高秉钧在《疡科心得集》中对其临床表现、病因及治疗均做了详细论述："乳头风，乳头干燥而裂，痛如刀刺，或揩之出血，或流黏水，或结黄脂。此由暴怒抑郁，肝经火邪不能施泄所致，胎前产后俱有之。"中医认为，本病病因为暴怒或抑郁伤肝，以致肝失疏泄，久郁化火，或肝经湿热蕴结，外发于乳头肌肤而成。女子乳头属肝，肝火亢盛，易生本病。王师认为本患者急躁易怒，治宜清热燥湿，疏肝泻火。取肝经期门、太冲穴清肝泻火。并于肝俞穴刺络放血，加强疏肝功效。内服加味逍遥散，具有疏肝清热、解郁和营之功效。诸法合用，其病愈。

【病例四】

朱某，男，1岁，2020年10月9日初诊。

病史摘要：患儿半年前面部及上肢出现小红丘疹及红斑，基底水肿，很快变成丘疱疹及小水疱，水疱破溃后糜烂，有明显的黄色渗液或黄白色浆液性结痂，厚薄不一，外围可见散在小丘疹。面部皮肤可有潮红及肿胀。于本地某院治疗后减轻，但半年来反复发作，现患儿皮肤粗糙伴随局部色素沉着，时而瘙痒明显，烦躁不安。患儿纳眠可，舌红，苔白腻。

中医诊断：奶癣。

西医诊断：幼儿湿疹。

治则：清热，祛湿，止痒。

处方：

（1）针刺：曲池、合谷、血海、膈俞、天枢。

（2）外用：吴茱萸研细末加凡士林调成软膏外涂。

（3）小儿推拿：补脾土、揉板门、推上三关、泻心火、清肺经。

治疗经过：曲池、合谷、血海、膈俞、天枢均取双侧浅刺激，以上方案为主，治疗3次后，患儿局部结痂未再产生新的丘疹，治疗1周后陈旧丘疹区域成片结痂脱落，继续治疗2周后，患儿基本痊愈并未再发作。

【按语】

湿疹是儿科常见的疾病之一，是由多种内外因素引起的表皮及真皮浅层的炎症性、变态反应性皮肤病。常表现为红斑、丘疹、水疱、渗液糜烂、干燥脱屑、瘙痒剧烈，且迁延不愈。其病因与发病机制尚不完全明确，目前认为与免疫反应、皮肤屏障功能、超敏反应和外界环境等多种因素有关。

王师认为小儿脾常不足，脾失健运致湿热内生，而肝常有余，肝风易动，致肝阳上亢，故提出在健脾除湿的基础上疏肝理气、调养肝血，从肝脾不调论治小儿湿疹。小儿湿疹乃本虚标实之证，即脾气、肾阳两虚，风、寒、湿、热、瘀互结。针刺对于湿疹可能是一种能够有效减轻瘙痒程度的治疗方法，在改善患者整体症状方面可能优于传统西医汤药。针灸通过刺激局部穴位，调整卫气营血及脏腑功能，以达清热解毒、祛风除湿之效。对于小儿湿疹多采用浅刺、疾刺等操作手法，疼痛感轻，创伤小，耐受性较好，从而保证患儿配合度及临床疗效。

王师采用针灸速刺手法治疗小儿湿疹，以曲池、合谷、血海、膈俞、天枢为主，根据其面色、舌色配伍不同穴位进行针刺。中药外洗根据患儿临床表现辨证用药，使中药汤剂刺激局部毛窍、腠理、皮肤、经络，以达清热解毒、消风透疹之效。因其操作便捷，临床上常采用此法治疗小儿湿疹，或内服结合外洗以提高疗效。推拿作用于患儿局部经络脏腑，调节寒热阴阳，常结合药物治疗，以提高患儿体质，增强药物疗效，降低湿疹复发率。

# 第三节　痤　疮

【病例一】

王某，男，19 岁，2021 年 1 月 20 日初诊。

病史摘要：患者 1 年前无明显诱因出现颜面部针头大小毛囊性丘疹，色红，伴随瘙痒，起初为红色小丘疹，有的顶端出现小脓疱，未做治疗，现逐渐严重，偶有作息不规律或饮食不节则额头及面颊部长出红色脓包，疼痛严重，伴随口渴喜饮，现额头部丘疹绵延成片，颜面部多为脓包，无恶寒发热，小便短赤，大便时而秘结。舌红，苔薄黄，脉弦滑。

中医诊断：粉刺（肺经风热证）。

西医诊断：痤疮。

治则：疏风清热、养阴合营。

处方：

（1）针刺：大椎、肺俞、合谷、四白、太阳、下关、颊车、曲池、三阴交、太冲。

（2）毫火针点刺：每次选取较大丘疹点刺。

（3）刺络放血：肺俞、曲池、大椎。

（4）点刺放血：耳尖、少商。

（5）中药：连翘败毒汤加减。5 剂，日 1 剂。

治疗经过：肺俞、合谷、四白、太阳、下关、颊车、曲池、三阴交、太冲均取双侧，采用平补平泻法，以上方为主治疗，每周 5 次，治疗 2 周后，面部痤疮减轻，基本不再新发，治疗 4 周后，几无痤疮，陈旧痤疮结痂脱落，便秘改善明显。嘱其继续巩固治疗 2 周，基本痊愈。

**【按语】**

痤疮是青春期常见的一种毛囊皮脂腺慢性炎症性皮肤疾病，是青春期青年人常见的皮肤病，好发于面部、胸部、背部等皮脂腺丰富的部位，形成丘疹、粉刺、脓疱、结节或囊肿等损害。其中医分型为肺经风热、肠胃湿热及痰湿瘀滞，本患者其病因病机为肺经风热证。肺经蕴热，复受风邪，或素体血热偏盛，加之青春期天癸过旺，相火偏亢，上扰肺腑，而发于颜面，治则为疏风清肺。

《医宗金鉴》云："此证由肺经血热而成，每发于面鼻，起碎疙瘩，形如黍屑，色赤肿痛，破出白粉汁。"《外科正宗·肺风粉刺酒齄鼻》中记载："粉刺属肺……总皆血热郁滞不散。"故取背俞穴之肺俞穴；四白、太阳、下关、颊车为局部穴位，针刺其可加速局部经气循行，使肌肤疏泄功能得以条畅；三阴交穴是脾经、肝经、肾经三经的交会穴，具有清热利湿、滋肾调肝、行气、疏通下焦的作用。合谷穴善于行气、泄肺热，太冲穴能疏肝行气，上述穴位合用对内分泌具有良好的调节作用。火针取丘疹及脓疮周围，快速点刺，加快其排脓，促进结痂愈合。曲池穴为手阳明大肠经穴，大肠经与肺经相表里，肺主皮毛，大椎位于后背正中线第七颈椎棘突下凹陷中，归督脉所属。督脉总督诸阳，而大椎穴位于该经且又与手足三阳经相交会，称为"诸阳之会"，为全身退热之要穴，少商穴为手太阴肺经之井穴，《类经图翼》中讲少商穴"泄诸脏之热"。耳尖穴点刺放血使邪有出路，邪热外泻，达到清热解毒、平肝息风、调和气血、调整阴阳的目的。肺俞、曲池、大椎等穴合用具有消肿止痛、祛风止痒、开窍泻热、通经活络之功效，王师认为取其穴放血，其功效有别于在该穴针刺，放血疗法能够增强该穴的清热凉血、活血化瘀之作用，使久郁于颜面部的火瘀热毒之邪随穴位放血而消散。火热清、瘀毒散、经络畅，其病痊愈。

**【病例二】**

王某，女，29 岁，2020 年 11 月 17 日初诊。

病史摘要：患者半年前因工作连续熬夜颜面及后背部出现皮疹，自行使用护肤品后未见明显改变。现颜面、背后皮肤油腻，皮疹红肿疼痛严重，多呈脓包状，形体肥胖，消谷善饥，腹胀反酸，渴喜冷饮，偶有口臭，痰多，小便短赤，大便秘结或溏，时有不爽，眠尚可，舌红苔黄，脉弦数略滑。

中医诊断：粉刺（肠胃湿热证）。

西医诊断：痤疮。

治则：清热活血、健脾利湿。

处方：

（1）针刺：取肺俞、脾俞、胃俞、合谷、曲池、内庭、水分、外陵、滑肉门、中脘、足三里、丰隆、阴陵泉。快针：肺俞、脾俞、胃俞不留针。

（2）毫火针点刺：大椎，每次选取 10 处丘疹点刺。

（3）刺络放血：大椎、大肠俞、脾俞。

治疗经过：以上方案为主治疗，治疗 2 周后，面部脓包多结痂干瘪，疼痛减轻，无新发皮疹，治疗 3 周后，皮疹基本消失，腹胀反酸等均有改善，嘱其继续巩固治疗 1 周。

【按语】

王师认为本患者来诊虽为痤疮，但其本质属肠胃湿热引起的中焦失调，上蒸颜面。故其治则应为清泻胃肠湿热，健脾利湿兼顾调理脾胃功能。督脉为诸阳之会，大椎为督脉与三阳经的交会穴，可透达诸阳经的郁热；阳明经上循于面部，且手阳明经与肺经相表里，肺主皮毛，故取合谷、曲池、内庭，可清泻阳明邪热。刺络放血疗法，古代又称为"启脉""刺络"，是一种治疗疾病的中医传统方法，其方法是通过针具对特定腧穴、病灶处或病理反应点、人体浅表小静脉进行针刺，并放出少量血液。其作用机制为出恶血、通经脉、调气血，改变经络中气血运行不畅的病理变化，从而达到调整脏腑气血功能的作用；取"可泻诸脏腑之热"的大椎，可泻郁于胃肠道湿热的大肠俞以及健脾利湿的脾俞穴，加之刺络放血的"菀陈则除之"，清泻胃肠湿热，健脾利湿的效果更佳。诸法共用，故可达到更好的除病效果。

【病例三】

陈某，女，20 岁，2020 年 12 月 30 日初诊。

病史摘要：因"面部痤疮反复发作半年"求诊，曾外用祛痘西药无效。现症见：双侧面颊、额头、颌部出现成群红色丘疱疹，高出皮肤，疱疹红肿，自觉患处皮肤疼痛，纳差，眠可，小便可，大便秘结，舌红，苔薄黄，脉微数。

中医诊断：粉刺（痰湿凝滞证）。

西医诊断：痤疮。

治则：清热化湿、祛痰散结。

处方：

（1）针刺：取肺俞、风池、合谷、曲池、内庭、阳白、丰隆、三阴交、太冲。

（2）毫火针点刺：每次选取 10 处丘疹点刺。

（3）刺络放血：肺俞、曲池。

（4）耳针：取肺、脾、大肠、内分泌、肾上腺、耳尖。毫针中强刺激，捻转数秒后留针 15～20 分钟，并间歇行针。两侧耳穴交替使用。也可用耳穴压丸法。

（5）中药汤剂：清肺饮加减。

治疗经过：以上方案为主治疗，1 周后痤疮未再新发，疱疹结痂脱落，3 周后基本痊愈。

**【按语】**

痤疮多由肺经风热，熏蒸肌肤；或过食辛辣油腻之物，脾胃湿热蕴积，侵蚀肌肤；或因冲任不调，肌肤疏泄功能失畅而发。此为肺胃经郁热不散，上达头面。治当通气滞、泻热利湿。散刺患处皮肤，可通过刺血发挥泻热消肿、活血祛瘀、调理经气的作用，能够改善皮肤微循环，促进毛囊的脂质代谢。刺血法具有出恶血、辟浊气、通经脉、调血气的作用，能改变经络中气血运行不畅的病理变化，从而达到调整脏腑、经络、气血功能的目的。《内经》曰："病在脉，调之血；病在血，调之络。"并记载了用刺血法治疗感染性皮肤病。三阴交穴是脾经、肝经、肾经的交会穴，具有清热利湿、滋肾调肝、行气、疏通下焦的作用。合谷穴善于行气、泻肺热。太冲穴能疏肝行气。《杂病源流犀烛·鼻病源流》："鼻上红肿……亦有不饮酒而色赤者，名肺风疮，由血热郁肺不散也（宜清肺饮子，或四物、五苓二方合用，加黄芩、黄柏）。"

**【病例四】**

常某，男，25 岁，2021 年 1 月 15 日初诊。

病史摘要：患者面部痤疮 2 年，满布于前额和面颊，大如黄豆，红肿，稍痒。舌不知味，口渴，自觉头蒙不清，睡眠不实，大便每日 1～2 次。舌暗，苔白腻，脉略沉，滑急洪，左关无力，右尺弦。

中医诊断：粉刺（痰湿瘀滞证）。

西医诊断：痤疮。

治则：祛湿化痰、凉血解毒。

处方：

（1）针刺：取双侧足三里、丰隆、中脘、天枢、滑肉门、外陵、大横、安眠。

（2）刺络放血：脾俞、肺俞、大椎。

（3）中药汤剂：二陈汤加减。

治疗经过：以上方案为主治疗1周，未再有新发痤疮，但仍觉头昏沉不适，针刺穴位增加百会、四神聪、风池、完骨，继续治疗1周后症状明显减轻，痤疮大部分结痂脱落。

**【按语】**

王师通过临床辨证论治，认为此患者乃痰生脾胃伤及肝，郁而化火，外发为痤疮，故脉滑急洪，左关无力，痰已下趋伤及肾，故右尺弦，寐不佳。木伤不能疏土，脾胃痰盛，水谷精微不得正化，致使清阳不升，头窍不得濡而蒙，咽不得润而渴，痰阻舌之脉络故舌不知味且暗。故治宜调胃健脾，化痰祛湿。针刺治疗痤疮的最大特点是在于全身调整，因此，必须局部与全身取穴相结合，方有较好疗效。局部取穴可以通过活络，改善循环，促进表皮细胞新陈代谢以消除气血瘀滞，使痤疮不再发展，而全身取穴则着重于平衡脏腑，调节各系统的功能以达到根治痤疮并改善体质的目的。足三里、丰隆、天枢、滑肉门、外陵为足阳明胃经穴位，丰隆为足阳明胃经之络穴，《玉龙歌》："痰多宜向丰隆寻。"故取丰隆健脾化痰，足三里是胃经合穴，天枢为大肠募穴，取其和胃化湿功效。刺络放血疗法，古代又称为"启脉""刺络"，是一种治疗疾病的中医传统方法，其方法是通过针具对特定腧穴、病灶处或病理反应点、人体浅表小静脉进行针刺，并放出少量血液。其作用机制为出恶血、通经脉、调气血，改变经络中气血运行不畅的病理变化，从而达到调整脏腑气血功能的作用；取"可泻诸脏腑之热"的大椎，可泻肺胃郁热之肺俞及健脾利湿的脾俞穴，加之刺络放血的"菀陈则除之"，清泻胃肠湿热，健脾利湿的效果更佳，故可达到更好的祛病效果。

# 第四节　带状疱疹

【病例一】

颜某，女，70岁，2014年11月17日初诊。

病史摘要：患者右侧胁肋部疼痛1周，患者1周前右侧胁肋部带状疱疹，于外院予以抗病毒、营养神经治疗，疱疹减轻，但胁肋部仍疼痛，以刺痛为主，夜间较重，影响睡眠，纳可，二便可，舌暗红苔黄腻，脉弦。

中医诊断：蛇串疮（肝经郁热证）。

西医诊断：带状疱疹。

治则：清肝利胆、活血止痛。

处方：

（1）针刺：夹脊穴、曲池、血海、行间、大敦、太冲。

（2）刺络放血：胸7～胸9夹脊穴、疱疹密集处。

（3）毫火针点刺：疱疹密集处。

治疗经过：曲池、血海、行间、大敦、太冲均取双侧，采用平补平泻法，以上方案为主治疗，每周5次，第1周未再产生新的疱疹，刺痛、灼热等感觉均减轻，嘱其继续治疗2周，疱疹基本痊愈，未见明显后遗神经痛。

【按语】

带状疱疹是由水痘－带状疱疹病毒引起的急性疱疹性皮肤病，该病毒潜伏于脊髓后根神经节的神经元中，当细胞免疫功能下降时，被激活而发病。本病多为急性发病，临床表现为密集成群的水疱沿一侧周围神经呈带状分布，好发部位为肋间神经分布区域，常伴剧烈的神经痛及局部淋巴结肿痛，易发生后遗神经痛。王师认为患带状疱疹的早期，除了常规的内服抗病毒药物和外敷中药外，尽快应用针灸疗法可大大地缩短疗程，防止红疹继续扩散并预防出现后遗神经痛（带状疱疹最严重的后遗症之一）。中医认为，带状疱疹多为正气不足，湿热内蕴，壅阻肌肤，以致使气滞血瘀，经络失疏，循肝胆经外发而成，正合《类经》所说之"火郁证"。明代医家张介宾认为"火郁发之"，即治疗火郁证可采取发汗、发散、升发等因势利导的方法。王师认为火针可以使得邪有出路，刚刚出现红疹时治宜清肝利湿，解毒止痛，等水疱干水后，恐其余毒未尽，气滞血瘀，治疗宜扶正祛邪，化瘀止痛，透邪外出。针刺采取局部围刺的方法，主要是根据"以痛为输"的取穴原则，对皮损部位的斜刺。现代研究发现其可以改善局部血液循环，提高新陈代谢和微循环具有积极的改善作用，可以增加局部皮肤的血氧供应量，消除局部致痛因子，有效缓解患者疼痛。夹脊穴位于神经根部位，是脊神经分支，可以有效消除神经根部位的带状疱疹病毒，通过针刺夹脊穴能够对痛觉神经向脊髓传递疼痛信息过程进行有效抑制，对伤害性刺激的反应进行有效抑制。

刺络放血有助于局部血液循环，缓解局部组织水肿症状，并且可以促进受损的局部神经组织再生，修复受损的神经组织；采取刺络放血进行治疗，利用拔罐有负压作用，能够促使肌肉、血管及皮下腺体等发生神经内分泌反应；带状疱疹在人体免疫力低下的时候极易被诱发，即中医说的体虚或者正气不足之时，使用灸法可以鼓舞人体的正气，更有利于驱邪外出。并且，急性期的带状疱疹多见于实证，即火热之邪郁而发病，使用灸法可以引热外出，活血祛毒。

【病例二】

苏某，男，72 岁，2016 年 8 月 7 日初诊。

病史摘要：患者右侧面颊疼痛 2 月余。患者 2 个月前面部带状疱疹，于外院予以抗病毒、营养神经治疗，疱疹消失，但遗留疼痛，以刺痛为主，夜间较重，影响睡眠，纳可，二便可，舌暗红，苔白腻，脉弦。

中医诊断：蛇串疮（瘀血阻络证）。

西医诊断：带状疱疹后遗神经痛。

治则：活血化瘀、行气止痛。

处方：

（1）针刺：百会、神庭、印堂、合谷。

（2）毫火针点刺：面颊疼痛明显处。

（3）刺络拔罐：颈部压痛点。

治疗经过：以上方案治疗为主，治疗 1 次后，自觉疼痛减轻，当晚休息正常，但次日疼痛反复，坚持治疗 1 个月，疼痛明显减轻，几乎不影响睡眠，继续巩固治疗 1 周，基本痊愈。

【按语】

带状疱疹是由于感染水痘－带状疱疹病毒（VZV）而于身体单侧出现

带状成簇红斑、水疱并伴随明显神经疼痛的急性感染性皮肤病。该病毒主要以侵犯神经为主，病变部位多沿神经末梢分布，常在机体一侧，不超过正中线。患者常感患处皮肤灼热疼痛，并伴随一定程度的发热、烦躁易怒、纳差等症状。本病多为情志内伤，肝郁气滞，久而化火，肝经火毒，外溢肌肤而发；或饮食不节，脾失健运，湿邪内生，蕴而化热，湿热内蕴，外溢肌肤而生；或感染毒邪，湿热火毒蕴结于肌肤而成。带状疱疹后遗神经痛是带状疱疹皮损痊愈后，部分病毒潜伏于神经节内，造成所支配区域持续至少 1 个月的疼痛，是带状疱疹最常见并发症，发病率与年龄呈正相关。王师认为，带状疱疹属"蛇串疮"范畴，后遗神经痛属"蛇串疮"愈后痛范畴，为毒邪不散，余毒留滞经络，日久成瘀，气血运行受阻或肝气郁结化火，气血运行不畅及火毒耗伤阴津，气滞血瘀，不能托毒外出所致，治当以活血化瘀、散瘀通络、行气止痛为首则。火针以热引热、借火助阳、开门祛邪，借助火热之力开其腠理，引邪外出，有快速祛除肌肤湿热火毒之功，升高局部温度、温通经络、疏通血脉、调畅气血之效。《灵枢·九针十二原》曰："菀陈则除之。"刺络放血具有出恶血、辟浊气、通经脉和调血气的作用，可通过刺激局部瘀斑达到强通经脉、祛瘀生新和邪除病愈的作用。

【病例三】

张某，女，45 岁，2018 年 9 月 4 日初诊。

病史摘要：患者 1 周前出现左上肢疼痛，有水疱，疼痛难忍，遂来我院就诊，现症见：左上肢疼痛，夜间疼痛剧烈，握拳困难，伴见口苦，口干，咽干，盗汗，怕冷，眠差。纳可，二便调。查体：左上肢可见散在簇集样水疱，疱液清莹，中有正常皮岛，基底色潮红。舌质暗红，边有齿痕，舌苔白腻，脉弦细。

中医诊断：蛇串疮（脾经湿热证）。

西医诊断：带状疱疹。

治则：健脾运湿、化瘀止痛。

处方：

（1）针刺：血海、三阴交、神门、阴郄。

（2）毫火针点刺：颈 5 ~ 颈 7 夹脊穴、疱疹密集处。

（3）刺络放血：颈 5 ~ 颈 7 夹脊穴、疱疹密集处。

（4）中药汤剂：泻黄汤合黄连解毒汤加减。

治疗经过：以上穴位均取双侧，采用平补平泻法，以上方案为主治疗，2 天后即可握拳，疼痛减轻一半以上。现口干、怕冷、盗汗已，大便日 1 行，为不成形便，皮疹部分结痂。继续治疗 1 周后，皮疹全部结痂，已无疼痛，但有轻度胃脘部胀满不适，大便不畅快，口干不欲饮。舌质暗胖，舌苔薄白腻，脉弦细。泻黄汤合黄连解毒汤加减去苦寒之栀子，加用炒莱菔子 12 g，3 剂，水煎服。继之基本痊愈。

【按语】

带状疱疹是由水痘–带状疱疹病毒引起的急性炎症性皮肤病，中医称为"缠腰火龙""缠腰火丹"。中医认为本病多为情志内伤，肝郁化火，或肝胆湿热蕴毒所致。本病多为急性发病，临床表现为密集成群的水疱沿一侧周围神经呈带状分布，好发部位为肋间神经分布区域，常伴剧烈的神经痛及局部淋巴结肿痛，易发生后遗神经痛。本案初诊，疼痛剧烈，皮损水疱，结合舌苔白腻，辨为湿热毒滞似无疑议。但王师并没有因循辨为肝胆湿热，选用常规方案治疗，而是考虑病变发于上肢，"脾主四肢"，结合"诸痛痒疮，皆属于心"，认为本证当属心脾湿热毒滞，故除局部阿是穴外选用清心健脾之穴位，主用心经及脾经穴位，中药汤剂用泻黄汤合黄连解毒汤清心泻脾，化湿解毒。本病疱疹为心脾湿热郁于皮表，经络阻滞，气血壅滞继而发病。《医学源流论》："凡血络有邪者，必尽去之。"《黄帝内经》："菀陈而除之。"刺络放血疗法可疏通经络气血、扶正除邪、调整脏腑功能的失调和紊乱。通过将毫针针尖烧红，其高温灼刺皮损局部，凭借火针针身粗大及点刺针法的多针浅刺，能够使疱疹皮损局部完全开放，再加上火罐强力的吸附作用，使局部毒邪与恶血尽数裹挟而出，受损局部得到新血充分濡养，从而达到止痛和愈病之功。

【病例四】

崔某，女，65 岁，2021 年 10 月 19 日初诊。

病史摘要：患者 1 周前于他院诊断为"带状疱疹"，为求进一步治疗前来本院，现患者疼痛严重，痛苦貌。查体：右侧乳房正下方有一 5 cm × 7.5 cm 的皮损区，数个水疱，疱壁紧张发亮，疱液澄清，自述口苦咽干，心烦易怒，大便干燥，小便黄，纳眠差。患者血液检查肝肾功能均正常，口服抗病毒药物（阿昔洛韦片）0.4 克/次，一日 4 次。舌红，苔黄，脉弦紧。

中医诊断：蛇串疮（肝经郁热证）。

西医诊断：带状疱疹。

治则：疏肝解郁、清热利湿。

处方：

（1）针刺：大敦、行间、夹脊穴、阳陵泉、支沟、照海、隐白。

（2）毫火针点刺：百会、大椎、身柱、至阳、命门、腰俞、长强。

（3）中药：龙胆泻肝汤加减。

治疗经过：大敦、行间、隐白、夹脊穴均取双侧，阳陵泉、支沟、照海取患侧，采用平补平泻法，每周5次。以上方案为主综合治疗，2天后水疱干涸，5天后疼痛明显减轻，10天后皮损处结痂脱落，仅留有暂时性淡红斑或色素沉着。

**【按语】**

本病属于中医"蛇串疮""缠腰火丹""蛇丹""火带疮""蜘蛛疮"的范畴。患病早期多由于情志内伤，肝气郁结，聚久化火，火毒蕴积于肝经。后期则多因血虚肝旺，湿热毒蕴，致气血凝滞，经脉淤塞，不通则痛。大敦穴主治肌肋痛，行间穴主治胸胁胀痛，夹脊（胸5）主治肝热胸胁胀痛，阳陵泉治疗肝郁胁痛，支沟穴归属手少阳三焦经，缓解治疗胁肋痛、肘臂痛。针灸照海穴对目赤肿痛，阴虚火旺的症状有缓解。王师认为在带状疱疹急性期用火针治疗效果尤其显著，急性期病机主要是以实证为主，火针以热引热的原理使火毒、热毒外透，从而促进血络通畅，控制病情。老年人脏腑功能衰减，气血精亏，当感受带状疱疹病毒后，气血运行不畅或伤及阴血，经络失养，不荣则痛；或久病入络，脉络瘀滞，不通则痛。

本病为潜伏于脊髓神经后根神经节的神经元内的带状疱疹病毒侵害神经根所致，临床取穴以病变相应脊髓节段的夹脊穴和局部阿是穴。针刺阿是穴可直达痛处，"以痛为输"，通则不痛。夹脊穴位于督脉与足太阳膀胱经之间，借助于气街径路与上下、左右、前后经脉之气沟通，是两经脉气的转输点。督脉为"阳脉之海"，足太阳膀胱经为一身之巨阳，针刺夹脊穴可调节全身阳气、调理脏腑气血。王师利用30多年的临床经验总结出的"温督调神"之方案，既可通畅督脉，使邪有去处，又可安神定志，改善患者心烦眠差等症状。采用"温督调神"针刺法，是通过温通督脉调脑、心神及脊椎，以达到形神协调、阴阳平衡、身心和谐的目的。诸法共用，患者可速愈。

# 第十八章  五官科病证

## 第一节  目赤肿痛

【病例一】

王某，男，57岁，2016年7月3日初诊。

病史摘要：患者自诉右眼睛痒痛灼热，流泪畏光，结膜充血，分泌物增多，头额胀痛，舌红、苔薄白或薄黄，脉数。

中医诊断：目赤肿痛（肝胆火盛证）。

西医诊断：急性结膜炎。

治则：清肝泻火。

处方：

（1）针刺：太阳、攒竹、瞳子髎、大椎、合谷、太冲，隔日针刺1次。

（2）刺络：在太阳穴处点刺，双手挤压穴位，使之出血，血液颜色变为鲜红为止。

治疗经过：太阳、攒竹、瞳子髎均取患侧，取双侧合谷、太冲重刺激，用泻法，以上方为主治疗，每周5次，针刺1周后，症状改善明显。

【按语】

本证多由外感天行疫气所引起。或由于外感风热之邪，侵袭目窍，经气阻滞，火郁不宣，致目赤肿痛；或由于素体阳盛，脏腑积热，复感疫毒，内外合邪，循经上扰，交攻于目而发病。针刺治疗时选取局部穴位及与之相关经络的远端经穴。太阳穴功擅疏散风热邪气，为经外奇穴，位于眼旁，点刺出血可清热明目；攒竹正在目上，为足太阳经腧穴，能宣泄眼部之郁热，有通络明目作用；瞳子髎属足少阳经，可疏泻肝胆之火；合谷是治疗头面疾病的经验穴，可调阳明经气，疏泻风热；目为肝窍，太冲乃肝经原穴，以导厥阴经气，以降肝火而明目。

【病例二】

汪某，女，20岁，2017年6月12日初诊。

病史摘要：两眼红肿疼痛，畏光5天。滴眼药水、服西药治疗效果不显。两眼红肿疼痛，结膜中度充血、畏光，眼分泌物增多，迎风流泪，尿赤。舌尖红，苔黄腻，脉弦数。

中医诊断：目赤肿痛（风热外袭证）。

西医诊断：急性结膜炎。

治则：疏风清热。

处方：风池、曲池、攒竹、瞳子髎、太阳、合谷、太冲，隔日针刺1次。

治疗经过：上穴位均取双侧，每周3次，合谷、太冲重刺激，用泻法，次日两眼红肿疼痛减轻，续治3次而愈。

【按语】

目赤肿痛是眼病的常见症状。多为外邪侵袭，经脉不利，气血壅阻所致。目在头面，诸阳经之脉均循行于眼区。《杨敬斋针灸全书》："眼赤痛肿，风泪下不已，攒竹二穴，合谷二穴，小骨空二穴，临泣二穴。"攒竹为足太阳膀胱经穴，能宣泄患部之郁热，有通络明目作用；瞳子髎属足少阳胆经，可疏泄肝胆之火；太阳为经外奇穴，位于眼旁，点刺出血可清热明目；手阳明经合谷以调阳明经气，疏泄风热；目为肝窍，太冲乃肝经原穴，以导厥阴经气，降肝火而明目；风池、曲池以加强疏风散邪之功。针刺治疗目赤肿痛有显著的疗效，缓解病情快，可明显缩短病程。本例患者针刺1次后红肿疼痛明显减轻，3次针后痊愈。

【病例三】

马某，女，36岁，2020年8月8日初诊。

病史摘要：患者因"双眼红肿疼痛，畏光5天"来诊。查体：自诉眼睛痒痛灼热，流泪畏光，分泌物增多。舌红苔黄，脉弦数。

中医诊断：目赤肿痛（肝胆火盛证）。

西医诊断：急性结膜炎。

治则：清肝泻火。

（1）针刺：攒竹、风池、瞳子髎、太阳、合谷、太冲，隔日针刺1次。

（2）刺络：在太阳穴处点刺，双手挤压穴位，使之出血，血液颜色变为鲜红为止，每日1次。

（3）中药：予以小柴胡汤加减。

治疗经过：以上穴位均取双侧，采用平补平泻法，以上方为主治疗，每周5次，针刺1周后，痒痛症状改善明显，分泌物明显减少，2周后症状基本消失。

【按语】

目赤肿痛的发生常与感受四时不正之气、素体阳盛等因素有关。基本病机是热毒蕴结目窍。《灵枢·脉度》："盛而血者疾诛之，盛者泻之。"此例患者眼睛痒痛灼热，分泌物增多，舌红薄黄，为肝胆热盛证，予以太阳穴处刺络拔罐清热泻火明目，宣泄眼部之郁热。本病病位在眼，针刺攒竹、瞳子髎、太阳等眼部局部穴位以清泄眼部热邪，选取合谷、太冲为开四关，可疏散一身热邪。《伤寒论》中即有"少阳中风，两耳无所闻，目赤，胸中满而烦者"，此为邪热郁于少阳经，胆火上炎，清窍壅滞。用小柴胡汤酌加疏风清热之药，和解少阳，清利头目，调畅气机，则赤肿迅即清散。诸法并用，清热解毒消肿。

# 第二节　麦粒肿

【病例一】

孙某，女，46岁，2014年12月11日初诊。

病史摘要：患者右下眼睑疼痛3天。患者3天前无明显诱因出现右眼瘙痒，继而疼痛，眼睛干涩，自行使用眼药水（具体不详）后未见好转。现症见：右下眼睑红肿，巩膜轻微充血，红肿处可触及隆起的小硬结，形如小米粒，小便短少，色偏黄，大便干，睡眠欠佳，舌淡红，苔薄黄，脉浮数。

中医诊断：麦粒肿（风热客睑证）。

西医诊断：睑腺炎。

治则：疏风散热。

处方：

（1）攒竹、太阳、合谷、内庭。

（2）患侧耳尖、厉兑穴点刺放血。

治疗经过：攒竹、太阳取患侧、合谷、内庭取双侧，采用平补平泻法，以上方为主治疗，治疗 1 次，点刺放血后患者眨眼活动，眼睑疼痛干涩减轻；治疗第 2 日，患者诉其下眼睑疼痛明显改善，下眼睑硬结变软，红肿减退；治疗第 3 日，患者症状、体征消失。

**【按语】**

麦粒肿又称为"针眼"，通常表现为胞睑边缘生硬结，红肿疼痛。中医通过内服中药及外治法治疗该病。攒竹为足太阳经穴，与太阳穴均位于眼区，善于清泄眼部郁热而散结；内庭为足阳明经的荥穴，加强清热散结的作用。王师临床治疗麦粒肿常采用点刺放血疗法。放血疗法历史悠久，最早见于《黄帝内经》，《素问·针解》言："菀陈则除之者，出恶血也"，具有疏风散热、清热泻火、通络止痛的作用。耳穴治病属针灸学范畴，《灵枢·口问》言："耳者，宗脉之所聚也。"耳与脏腑经络关系密切，当疾病产生时，可在人体耳郭上寻找对应的反应点进行放血治疗。研究表明，通过耳部放血能改善机体血液循环，增加组织供氧，提高免疫力；耳尖或耳背静脉放血治疗麦粒肿疗效显著。根据十二经脉的循行走向分布，足阳明胃经经过下眼睑。《灵枢·经脉》言："胃足阳明之脉……入中趾内间；其支者……下入中趾外间；其支者……入大趾间，出其端。"可见足次趾为胃经所过，点刺放血可泻热，引火下行。王师临床点刺放血遵循"血变即止"，即点刺出血，所出之血初起为颜色较深甚至黑紫色，需出血变为正常颜色，才说明火热已除，方可停止。

**【病例二】**

随某，男，9 岁，2016 年 5 月 29 日初诊。

病史摘要：患者左眼上眼睑疼痛 2 天。患者 2 天前无明显诱因出现左眼瘙痒，继而疼痛，眼睛干涩，自行使用妥布霉素滴眼液后未见好转。现症见：左上眼睑红肿，红肿处可触及隆起的小硬结，小便短少，大便干，舌淡红，苔薄黄，脉数。

中医诊断：麦粒肿（风热外袭证）。

西医诊断：睑腺炎。

治则：疏散风热。

处方：

（1）太阳、鱼腰、丝竹空、四白、合谷、内庭、攒竹。

（2）耳尖点刺放血。

治疗经过：太阳、鱼腰、丝竹空、四白均取患侧，合谷、内庭、攒竹均取双侧，采用平补平泻法，以上方为主治疗，治疗1次，眼睑疼痛干涩减轻；治疗第2日，患者述其上眼睑疼痛改善不明显；按昨日之法再次治疗1次，治疗第2日上眼睑硬结变软，红肿减退；治疗第5日，患者症状、体征消失。

【按语】

攒竹为足太阳经穴，与太阳穴均位于眼区，善于清泻眼部郁热而散结；内庭为足阳明经的荥穴，具有加强清热散结的作用。局部取穴太阳、鱼腰、四白疏通经络，十二经脉与三百六十五络之别气行于耳，耳尖放血可使经气直达病所，达到消炎退热的作用。根据十二经脉的循行走向分布，足太阳膀胱经行于上眼睑，《灵枢·经筋第十三》所言"太阳为目上冈，阳明为目下冈"，《针灸聚英》所言"视其背上有红点如疮，以针刺破即瘥，实解太阳之郁热也"。上眼睑为足太阳膀胱经所过，所以上眼睑的麦粒肿在背部肩胛骨区足太阳膀胱经的循行区域出现小米粒大小的小红点，稍高于皮肤，少则一二个，多则数十个，用三棱针点刺出血，膀胱经放血可疏通太阳经气，疏泄足太阳经之热结，使气血得行，肿胀自消，治疗麦粒肿可获良效。本案患者火热之邪较重，故放血而收其功。

【病例三】

李某，女，7岁，2018年4月19日初诊。

病史摘要：患儿因"反复麦粒肿3个月"来诊，初诊时右侧下眼睑有一约0.5 cm×0.3 cm大小的红肿，烦躁易怒，夜寐欠安，多俯卧，手足心热，纳可，小便黄，大便干，时有羊粪状，每日1行。舌红苔厚腻。

中医诊断：麦粒肿（食积内热证）。

西医诊断：睑腺炎。

治则：泻火解毒。

处方：

（1）针刺：太阳、鱼腰、丝竹空、四白、合谷、曲池、行间、内庭。

（2）刺络放血：足次趾中点点刺放血，1周3次。

治疗经过：太阳、鱼腰、丝竹空、四白均取患侧、合谷、曲池、行间、内庭均取双侧，采用快针不留针的方法，治疗2次后，症状减轻。由于患儿年龄较小，不能配合，足次趾中点点刺放血治疗 3 次，明显消退。

**【按语】**

太阳、鱼腰、丝竹空、四白局部取穴，合谷、曲池、行间、内庭清热泻火，足阳明胃经经过下眼睑。《灵枢·经脉》言："胃足阳明之脉……入中趾内间；其支者……下入中趾外间；其支者……入大趾间，出其端。"可见足次趾为胃经所过，点刺放血可泻热，引火下行。"肝开窍于目"，古代医家素有"目无寒证""目为火户""目病属火""目不因火则不病"的说法，因而"目病多从火论治"。胞睑在"五轮学说"中被称为肉轮，南宋《仁斋直指方》有"眼者五脏六腑之精华……其上下肉胞属脾"的记载，由此可见胞睑疾病与脾关系较为密切。

**【病例四】**

王某，男，2 岁 6 个月，2019 年 9 月 23 日初诊。

病史摘要：因"左眼上睑红肿、疼痛 2 天"初诊。家属诉该患儿既往有反复多次"睑腺炎"病史，迁延难愈，此消彼长。平日脾气急躁，容易发怒，饮食不佳，体型偏瘦，睡眠易醒好翻身，大便 2~3 日一次，干结难解。查体：左眼上睑外眦部近睑缘红肿，局部皮温升高，可扪及一硬结，形似麦粒，压痛明显，无波动感，局部球结膜充血明显。

中医诊断：麦粒肿（食积内热证）。

西医诊断：睑腺炎。

治则：清热泻火，消食化积。

处方：

（1）耳尖点刺放血，1 周 2 次。

（2）穴位贴敷：吴茱萸适量，加入适量陈醋制成糊状，将准备好的药膏放入穴位贴，每晚就寝前敷于双足底涌泉穴，早起揭除。

治疗经过：由于患儿年龄较小，不能配合，耳尖点刺放血治疗 1 次，穴位贴敷每日 1 次，治疗 5 天，患儿麦粒肿消失，其他症状亦消失。

**【按语】**

麦粒肿因眼睑外部可扪及一硬结，形似麦粒得名。多由于热邪结聚于胞睑。临床中采用穴位贴敷治疗，患儿易接受。吴茱萸首载于《神农本草经》，性味辛、苦、热。临床常用其散寒止痛、降逆止呕、助阳止泻之功。《本草纲目》记载："其性虽热，而能引热下行，盖亦从治之义；而谓茱萸之性上行而不下行者，似不然也。"吴茱萸味辛、苦，其中辛体现了其升发温散之义，而味苦则体现了其沉降泻热之功。在治疗小儿麦粒肿这类上焦有热的疾病中，取吴茱萸苦泄降气之力，以清脾经郁火。涌泉为肾经的起始穴，是全身最低处的穴位。根据《灵枢》"病在上者下取之，病在头者取之足"的理论，取涌泉就能够从阴引阳，从阴之肾经引阳之火下行，引火归元，达到清热泻火的作用。《百症赋》曰："湿寒湿热下髎定，厥寒厥热涌泉清。"涌泉也是肾经的井穴，井穴可宣泻脏腑内热，取涌泉即可清泻小儿脾经之郁热。以上中医特色治法"上病下治、釜底抽薪、引火归元"共达清热导泄郁火之力。

# 第三节 眼睑下垂

【病例一】

杨某，男，65岁，2020年8月13日初诊。

病史摘要：双侧眼睑下垂5年。5年前患者无明显诱因出现双侧眼睑下垂，睁眼困难，晨轻暮重，于当地医院初诊，诊断为眼肌型重症肌无力，行胸腺切除术，予以溴吡斯的明（初服8片/日）及泼尼松治疗（初服泼尼松6片，现逐减至1片），现重症肌无力稍有缓解。现症见：神志清，精神尚可，双侧眼睑下垂，用力睁眼仍遮盖瞳孔一半（即上睑缘水平线，仍起止于3~9点处）。纳眠可，二便调。舌淡胖小、有齿痕，苔白腻有津，左关脉细弦，右关脉沉细滑，重取力弱。

中医诊断：睑废（脾肾阳虚证）。

西医诊断：眼肌型重症肌无力。

治则：健脾益肾。

处方：

（1）针刺：太阳、攒竹、四白、阳白、百会、风池、中脘、气海、关元、内关、足三里、阳陵泉、太冲。

（2）毫火针点刺：百会、风池、天柱、至阳、脾俞、命门、长强。

治疗经过：太阳、攒竹、四白、阳白、风池、内关、足三里、阳陵泉、太冲均取双侧，采用平补平泻法，以上方治疗为主，每周3次，治疗2周后，患者症状稍减轻，治疗4周后，患者症状明显减轻，继续每周1次，门诊治疗，以巩固疗效。

**【按语】**

该例患者双眼睑下垂 5 年，舌淡胖小、有齿痕，苔白腻有津，左关脉细弦，右关脉沉细滑，重取力弱辨为脾肾阳虚证。《黄帝内经》记载"治痿独取阳明"，阳明经主全身气血的生成与转化，为气血的生化之源，任督二脉统领全身阴阳，肝主疏泄，有疏通和调理脾肾气机运行的作用，针灸治疗以健脾补肾、行气活血为原则，取任督二脉、阳明经、少阴经穴为主，厥阴经穴为辅。针灸取穴百会、风池可改善头面部供血；气海、关元、足三里益气补气为君；配以中脘、阳陵泉、太冲、内关健脾补肾、疏肝理气。局部取穴太阳、攒竹、四白、阳白疏通经络。

**【病例二】**

患者，女，13 岁，2020 年 2 月 1 日初诊。

病史摘要：患者反复右侧眼睑沉重感 4 年余。现病史：2016 年患者因发现右眼睑无力，视物重影于外院初诊，确诊为眼肌型重症肌无力，住院予醋酸泼尼松联合溴吡斯的明治疗，出院后服用醋酸泼尼松 12.5 mg，每日 1 次，至今 4 年余。2020 年 2 月始出现夜间右眼睑沉重感明显，故前来初诊。现症见：每晚 8 点始出现右眼睑沉重感，轻度激素面容，无视物重影，无四肢乏力，纳可，寐欠安（入睡时间 >1.5 小时），连续睡眠尚可，二便调畅，舌红，苔黄厚腻，脉细滑，应指乏力。

中医诊断：睑废（湿热蕴脾证）。

西医诊断：眼肌型重症肌无力。

处方：

（1）针刺：百会、风池、大椎、太阳、攒竹、四白、阳白、中脘、天枢、气海、关元。

（2）毫火针点刺：百会、风池、风府、至阳、脾俞、命门、长强。

治疗经过：风池、太阳、攒竹、四白、阳白、天枢均取双侧，采用平补平泻法，以上方治疗为主，每周 3 次，治疗 2 周后，患者症状稍减轻，治疗 4 周后，患者症状明显减轻，继续每周 1 次，门诊治疗，以巩固疗效。

**【按语】**

该例患儿右侧眼睑沉重感，为中医学"睑废"范畴。与先天体质较弱，后天脾胃虚弱有关。舌红，苔黄厚腻为体内湿热内蕴，针刺以健脾胃，清湿热为主。太阳、攒竹、四白、阳白为局部取穴，合用可疏通局部经络，益气活血，取中脘、天枢利湿健脾，清热通肠消积，以强壮后天之本。选取百会、大椎以强骨安神镇静，配合脾俞、命门毫火针点刺，温阳活络，培元固本，增强先天之本，提升恢复眼睑力量。后项内部与眼相连，配合针刺后项部风池、风府，改善椎动脉供血，促进项部血液循环，乃至改善眼周血循环，起到养血柔筋升提眼部筋肉作用。

【病例三】

张某，女，7岁，2020年5月4日初诊。

病史摘要：由患儿母亲代诉左眼睁不开且无力下垂，伴晨轻暮重半年余。患儿半年前，因受凉后出现左眼睁开无力，晨轻暮重，于外院初诊，诊断为眼肌型重症肌无力，予以药物治疗，效果欠佳，遂来我院门诊初诊。现症见：患儿左眼睁眼无力，反复积食呕吐，大便稀稠不匀，每日1次，眠时易出汗，喜伏卧，且露体在外，反复受凉，时而感冒。本院胸部CT示无胸腺瘤。查体：右手食指寸口风关有深暗指络，左手食指风关有浮浅指络，舌质淡暗稍胖，略有齿痕，右脉细滑，左脉弦细。

中医诊断：睑废（久虚气陷证）。

西医诊断：眼肌型重症肌无力。

治则：益气健脾、升阳举陷。

处方：

（1）针刺：太阳、攒竹、丝竹空、四白、鱼腰、阳白、脾俞、章门、命门、足三里、气海、关元。

（2）毫火针点刺：百会、风池、风府、至阳、命门、腰俞。

治疗经过：太阳、攒竹、丝竹空、四白、鱼腰、阳白均取患侧，脾俞、章门、足三里均取双侧，采用平补平泻法。以上方治疗为主，每周3次，治疗4周后，患者症状稍减轻，继续每周1次，门诊治疗，以巩固疗效。

【按语】

《灵枢·大惑论》记载："五脏六腑之精气，皆上注于目而为之精，……肌肉之精为约束。"对于原文中提到的"约束"结构，《黄帝内经太素》注解为："脾精主肉，肉气之精以为眼之束约裹撷"；《类经》注解为："眼胞也，能开能合，为肌肉之精，主于脾也"。据此可知《黄帝内经》认为主司眼睑开合的结构"约束"与"肌肉"有关，而"肌肉"功能的正常则取决于脾，脾的功能可以间接影响眼睑的开合。金代李杲在《脾胃论·脾虚则九窍不通论》中"清阳出上窍"的机制进一步阐述为"脾胃既为阴火所乘，谷气闭塞而下流，即清气不升，九窍为之不利"。明确提出"脾升清阳"的功能障碍是"目窍之不利"的直接原因。针刺以健脾益气，升阳举陷为主。太阳、攒竹、丝竹空、四白、鱼腰、阳白为眼周穴，刺之以改善局部循环。脾俞、章门俞募配穴，刺之以健脾。足三里、气海补脾气，命门、关元合用温脾阳。诸穴合用，脾气足、脾阳升，眼睑下垂可改善。

# 第四节　近　视

【病例一】

苏某，女，13 岁，2020 年 3 月 29 日初诊。

病史摘要：4 年前始觉双目视物模糊不清，近年来逐渐加重，且前额闷胀，视物易于疲劳。现症见：视力下降，配戴眼镜 300 度，平素神情淡漠，健忘，脉弱，舌质淡红，苔少薄白。

中医诊断：近视（肾精不足证）。

西医诊断：近视。

治则：益肾固精。

处方：

针刺：睛明、风池、阳白、光明、承泣、太阳、瞳子髎、太冲、球后、头维、攒竹、足临泣、命门、肾俞。

治疗经过：以上穴位均取双侧，采用平补平泻法，以上方为主治疗，循经远近相伍，间日 1 次，交换治疗，采用平补平泻手法，以有酸胀感为度，留针半小时。10 次后前额闷胀消失，视物较前清楚，20 次后双眼视力上升至 1.0，基本恢复正常，取掉眼镜。

【按语】

传统医学认为肾具有贮存、封藏先天之精的功能，故肾精衰弱则身体的各脏腑形体官窍不能发挥正常功能。《素问·脉要精微论》曰："夫精明者，所以视万物，别黑白，审长短；以长为短，以白为黑，如是则精衰矣"，恰巧说明目之能视，有赖于五脏六腑精气之濡养，尤以肾为本，先天禀赋不足，则目视不明，易发生近视。肾精化肾气，肾气分阴阳。《审视瑶函》记载的"怯远症,肝经不足肾经病,光华咫尺视模糊……能近视而不能远视者,阳不足,阴有余,病于少火者也。无火,是以光华不能发越于远。"表明近视以肾阳虚为主。肾阳虚衰,则温煦功能减退,则精气血津液化生及运化输布障碍,目失精微物质的濡养,则失去正常生理功能而光华不能发越于远,形成近视。足太阳经穴睛明、攒竹因其脉起于目内眦,经筋结于目上纲,刺之疏通脉络,清利头目,球后为奇穴,承泣、头维属阳明,经别系目系,阳明气血俱多,刺之濡润筋脉之气血;风池、阳白、瞳子髎、光明、足临泣属少阳,太阳属奇穴,可归入少阳,太冲属厥阴,足少阳厥阴经别散于面系目系,肝连目系,肝胆经脉相通。命门、肾俞合用,温肾火,滋肾精。取此数穴,通经活络,气血得调,使目有所养,其病自然向愈。

【病例二】

齐某,女,11岁,2020年8月13日初诊。

病史摘要:家长代述,患儿于2019年12月发现双眼视物不清,于外院初诊为近视,予以配镜治疗,度数100 D,2020年3月复查,度数增长100 D,为求进一步治疗来诊。现症见:双眼视物不清,面色苍白,纳可眠差,二便调,舌淡红,苔白,脉细。

中医诊断:近视(肝血不足证)。

西医诊断:近视。

治则:柔肝养血。

处方:睛明、阳白、承泣、太阳、瞳子髎、球后、攒竹、太冲、光明。

治疗经过:以上方为主治疗,循经远近相伍,间日1次,交换治疗,采用平补平泻手法,有酸胀感为度,留针半小时。10次后视物较前清楚,2个月后双眼视力上升至1.0,基本恢复正常,取掉眼镜。

【按语】

肝在窍为目。目之所以能视,有赖于肝血的濡养及肝气的疏泄。肝的经脉上连目系,若肝贮藏充足的血液,肝之血气可循经上注于目,目得濡养方可正常发挥功能,如《素问·五脏生成篇》指出:"肝受血而能视"。肝主疏泄,调畅一身之气,表现在能促进血液与津液的运行输布及促进脾胃运化。若肝疏泄正常,全身精气血津液正常输布,目得充养,目之肌肉、经络正常可视物清楚。若肝不藏血或疏泄失常则肝血不足或精微物质不能正常运行输布全身,则目难得津液的濡养而不能发挥正常的生理功能,故可能会光华不能发越于远形成近视。以取眼区局部穴为主，睛明、阳白、承泣、太阳、瞳子髎、球后、攒竹均位于眼周，可疏通眼部局部经络，为治疗眼疾常用穴。太冲为肝经原穴、光明穴为足少阳胆经络穴，与肝相通，二穴合用可养肝明目。诸穴合用，阴血可足、目可得养。

【病例三】

段某，男，8岁，2020年11月8日初诊。

病史摘要：家长代述，患儿于2020年2月发现双眼视物不清，于外院初诊诊为近视，为求进一步治疗来诊。现症见：双眼视物不清，气短懒言，纳差，眠可，小便可，大便溏，舌淡红，苔薄白，脉细弱。

中医诊断：近视（脾气不足证）。

西医诊断：近视。

处方：

针刺：睛明、阳白、承泣、太阳、瞳子髎、球后、攒竹、地机，足三里。

治疗经过：以上穴位均取双侧，采用平补平泻法，以上方为主治疗，循经远近相伍，间日1次，交换治疗，双侧平补平泻手法，以有酸胀感为度，留针半小时。2个月后双眼视力上升至1.0，基本恢复正常，取掉眼镜。

【按语】

李东垣《兰室秘藏》曰："夫五脏六腑之精气，皆禀受于脾，上贯于目。脾者诸阴之首也，目者血脉之宗也，故脾虚则五脏之精气皆失所司，不能归明于目矣"，脾运化功能正常，精气血津液等营养物质得以化生，目得之濡养则发挥正常的生理功能，反之则可视物不清。脾气亏虚，不仅气血生化乏源难以濡养目窍而视物不清，而且不能升清，则精微物质不上输于目，目无清阳之气温阳也会视物不清。另外，脾主肌肉，脾气运化功能正常，全身各肌肉如睫状肌等得以濡养方能发挥正常生理作用，但若脾气亏虚，睫状肌无精微物质的濡养则萎废不用，导致近视。睛明、阳白、承泣、太阳、瞳子髎、球后、攒竹为局部取穴，滋养眼球局部气血。足三里为胃经合穴、下合穴，是足阳明胃经经气会合于脏腑的部位，地机为脾经郄穴，为脾经气血蕴藏之地。诸穴合用，脾气足，气血生，则目可明。

# 第五节　耳　鸣

【病例一】

丁某，女，45岁，2021年9月8日初诊。

病史摘要：患者自诉左耳耳鸣半年，音调低，晨起时最重；头部运动或变换体位时，耳鸣加重。曾在社区医院初诊，效果不明显。现于我院就诊诉近日耳鸣症状加重，既往肩颈痛病史，给予颈椎正侧位片显示寰枢关节不对称，$C_3 \sim C_5$ 椎间孔变窄。体格检查颈部肌肉僵硬。舌红，苔黄，脉滑。

中医诊断：耳鸣（痰湿阻络证）。

西医诊断：神经性耳鸣。

治则：化痰清火、和胃降浊。

处方：

（1）针刺：阳维、风池、头窍阴、颞后线、率谷、曲鬓。

（2）毫火针：颞后线。

治疗经过：风池穴取双侧，采用凤凰展翅行针手法，其余穴位均取患侧，采用平补平泻法，以上方治疗为主。治疗1周后耳鸣症状缓解，治疗半个月后耳鸣频率明显减少，颈部肌肉明显松软。继续治疗1周。嘱咐患者改变生活习惯，少低头，少玩手机。注意休息，保暖。

【按语】

根据经脉所过、主治所及的原则，从经典记载的文献中，不难看出，手足阳经和督脉经脉循行均经过颈项部，颈项部是人体气血精津输送至头窍的必经之路，故当颈项部及经脉阻滞时，气血运行失畅，导致耳窍失养，发为耳鸣，故耳鸣的发生与颈项部循行经脉、经筋的病变有很大关系。因此选用耳后三穴（阳维、风池、头窍阴）及颞后线主要是针对耳部局部的治疗，在临床治疗中此方法可以将针感直达病所（尤其是针刺阳维穴），疏通耳内部及耳周围的经脉气血，使经气条畅，清阳得升，髓海得充，濡养耳窍。阳维穴位于耳郭根部，首载于《千金翼方》："耳风聋雷鸣，灸阳维五十壮"，是治疗耳鸣、耳聋的奇穴。风池穴、头窍阴穴属于足少阳胆经，具有治疗耳鸣、颈项强痛的功效。颞后线位于颞部耳上角，自率谷穴向前下方，沿皮刺向曲鬓穴。此区有支配和改善内耳迷路的淋巴循环之功能，可能从听皮层对耳鸣适应性重塑方面来改善耳鸣，也是此方案的主要思路之一。率谷穴、曲鬓穴为足少阳经、足太阳经交会穴，两穴位之下皮下组织有耳上肌、颞肌，周围布有耳神经、颞浅动静脉分支，深层位于听皮层头皮反射区，具有治疗耳鸣、耳聋的作用。上穴合用，共奏疏通经络、疏导少阳经气、宣通耳窍之效。

【病例二】

郭某，男，60 岁，2020 年 12 月 3 日初诊。

病史摘要：患者 2 年前无明显诱因出现左耳耳鸣，初起为轰隆声，后期如蝉鸣，每于劳累及安静时耳鸣明显，有时影响入睡，1 个月前，右耳出现耳鸣，如鸣笛，伴堵闷感，影响休息，于外院诊断为神经性耳鸣，予以营养神经药物治疗，未见缓解。查体颈部肌肉僵硬，风池穴处压痛，$C_3 \sim C_7$ 双侧椎旁压痛。颈椎 DR 线检查示颈椎曲度变直，齿突偏左。纳可，眠差，入睡困难，神情焦虑，舌暗红，苔白腻，脉沉弦。

中医诊断：耳鸣（肾精亏虚证）。

西医诊断：神经性耳鸣。

治则：滋肾降火，收摄精气。

处方：

（1）针刺：百会、听宫、听会、翳风、风池、风府、颈夹脊、外关、中渚、悬钟。

（2）毫火针点刺：风池（双侧）、风府、大椎、至阳、长强。

治疗经过：听宫、听会、翳风、风池、外关、中渚、悬钟均取双侧，采用平补平泻法，以上方治疗为主，每周 3 次，治疗 2 周后，右耳耳鸣稍减轻，右耳几无闷塞感，左耳耳鸣无明显改善；继续治疗 1 个月后，右耳耳鸣基本消失，左耳耳鸣稍减轻，门诊继续巩固治疗。

【按语】

耳鸣是指外界无相应的声源或刺激，而患者主观上出现耳内或颅内有声音的一种感觉。可单侧或双侧同时发生，或患者自觉鸣声来自颅内，则称为"颅鸣""脑鸣"，在中医古籍内还有聊啾、苦鸣、蝉鸣等不同名称。病机分虚实两端，与肝、脾、肾密切相关。实证多为情志失调，肝郁化火，循经上逆，蒙蔽清窍；虚证多为脾胃虚弱，清气不升，耳部经脉空虚，或为肾精亏耗，精血不能上承，耳窍失养。本案患者左耳素有耳鸣之疾，右耳新发耳鸣，虚实夹杂之候并见，且患者颈肌僵硬，王师临床遇到耳鸣伴有颈部疼痛不适的患者，往往建议患者行颈椎影像学检查，患者多有颈椎改变及寰枢关节问题，本案患者齿突不正，故取穴以风池、风府、颈夹脊和耳部局部为主，针刺耳周穴位能疏通耳部经络，一定程度上改善耳周血液循环与听觉神经的营养状态，从而达到缓解或治愈耳鸣症状的目的，即"腧穴所在，主治所在"之体现，风池穴祛风清热，清利头目；百会升清提阳，使气血上荣于头面，醒神开窍；中渚穴为三焦经腧穴，疏风清热，开窍聪耳；悬钟为足少阳胆经腧穴，亦为八会穴之髓会，为远部取穴，此即"经脉所过，主治所及"，诸法合用，共奏良效。

【病例三】

刘某，男，76 岁，2020 年 7 月 8 日初诊。

病史摘要：双侧耳鸣如蝉 10 年，加重 1 周。患者畏寒肢冷，腰膝酸软，夜尿频（6～8 次）多而清长，神疲乏力，面色苍白，大便可，眠欠佳，舌淡，苔薄白，脉细弱。

中医诊断：耳鸣（肾阳不足证）。

西医诊断：神经性耳鸣。

治则：滋肾助阳，固摄精气。

处方：

（1）针刺：百会、四神聪、听宫、听会、耳门、翳风、风池、命门、肾俞、太溪。

（2）毫火针点刺：百会、大椎、身柱、至阳、命门、腰俞、长强。

（3）苇管灸：苇管灸 3 柱。

治疗经过：听宫、听会、耳门、翳风、风池、肾俞、太溪均取双侧，采用平补平泻法，以上方治疗为主，针刺每周 3 次，苇管灸每次灸 3 壮，每周 3 次，治疗 2 周后，双侧耳鸣稍减轻，夜尿起床次数（3～4 次）明显减少，睡眠明显好转。患者对效果非常满意，门诊继续巩固治疗。

【按语】

神经性耳鸣最早见于《黄帝内经》，属于中医学"耳鸣"的范畴。中医临床上对耳鸣的病因病机目前尚没有形成统一的看法，但都不外乎虚实两类。其中实证为风邪侵袭、痰湿困结、肝气郁结、气滞血瘀；虚证为气血亏虚、脾胃虚弱、肾精亏虚。肾为先天之本，是五脏六腑的根本。肾气不足、肾精亏虚，则耳窍不能得以荣养则不能听，故肾和耳的关系密切，然其余四脏也与耳有联系。《灵枢》："五脏不和，则七窍不通。"这表明耳病和五脏均有关系。《楚辞·九叹》记载："耳聊啾而恍慌"，而后又出现了"耳鸣""脑鸣""渐鸣""蝉鸣""啸"等名称。《黄帝内经》的问世，使人们对耳鸣的认识也逐渐增多，书中论述了耳鸣的多种发病原因，如"耳者，宗脉之所聚也……脉有所竭者，故耳鸣"；"上气不足，脑为之不满，耳为之苦鸣"等。从此以后耳鸣这一名称就被延续了下来，但因为其病程、致病因素、病证的虚实等差异，也会出现其他的名称。隋代巢元方认为耳鸣是一种证候，到清朝时耳鸣已被认为是一种疾病，并对其症状进行了描述，《外科证治全书》曰："耳鸣者，耳中有声，或若蝉鸣，或若钟鸣，或若火熇熇然……如风入耳。"

百会为手足三阳经与督脉及足厥阴肝经之会，位居头之巅顶，为百脉聚会之处，可调补中气、健脑宁神、通督宁心，为王师"温督调神"疗法之要穴。四神聪穴，有平肝潜阳、通窍止痛的作用。耳门穴属于手少阳三焦经穴，有聪耳开窍、泄热活络、降浊升清、养心安神的功效，经常按摩此穴，能促进耳部循环，预防并缓解耳部疾病。听会穴属胆经，位于耳前，是胆经之气入耳中、出耳前之处，疏通耳部经气，调节耳部气血运行之力颇强，是治疗各种耳疾之要穴，本穴邻近面部，具有疏面、齿风邪、清热消肿止痛的作用，可治疗头面、风热肿痛之疾。听宫穴属于手太阳小肠经穴位，位居耳部，为手足少阳、太阳之会，起疏散风热、清热泻火、聪耳利咽、通络止痛之功，为治疗耳疾之要穴。命门穴属督脉，位于腰部，腰为肾之府，且督脉起于胞中，贯脊属肾，故本穴可治疗腰骶痛及肾阳虚衰之下肢痿痹、遗精阳痿、月经不调诸疾。肾俞配翳风穴、耳门穴治耳鸣、耳聋。

【病例四】

马某，男，34岁，2020年5月27日初诊。

病史摘要：突然左耳鸣伴听力下降，昼夜不停3天。患者于3天前受凉后突然耳鸣伴听力下降，如吹风样，昼夜不停。耳内有胀闷感、鼻塞、流浊涕、咳嗽、头痛、咽痛、恶寒，舌质红，苔薄黄，脉浮数。

中医诊断：耳鸣（风热侵袭证）。

西医诊断：耳鸣。

治则：疏风清热。

处方：

（1）针刺：耳门、听宫、听会、翳风、外关、合谷、曲池、大椎。

（2）刺络：大椎穴刺络拔罐。

治疗经过：翳风穴取患侧，外关、合谷、曲池均取双侧，采用平补平泻法，以上方治疗为主，大椎穴刺络拔罐每周 2 次，每次出血量为 3～5 mL，每周针刺 5 次，治疗 1 周后，耳鸣较前有好转，耳内闷胀感消失，鼻塞、流浊涕明显减轻。继续门诊治疗 1 周后，已能上班。

**【按语】**

新病耳鸣患者多为表虚不固，外邪侵袭所致，多急性起病，中医辨证属于风热。《太平圣惠方·卷三十六》云："此为风邪所乘，入于耳脉，则正气痞塞，不能宣通，邪正相击，故令耳鸣也。"由于外感风热，循经上攻，清窍壅塞不利，其耳鸣如蝉，卒感听力减退或闭塞，用手指按压耳屏或牵拉耳郭后症状减缓。本病风热外袭，肺经受病，宣降失常，外邪循经上犯，蒙蔽清窍，故耳鸣耳聋；风热上犯，经气痞塞，则耳内胀闷；鼻塞、流涕、咳嗽、头痛、发热恶寒、舌红、苔薄黄、脉浮数等均系风热表证。耳门穴属于手少阳三焦经穴，有聪耳开窍、泻热活络、降浊升清、养心安神的功效，经常按摩此穴，能促进耳部循环，预防并缓解耳部疾病。听会穴属胆经，位于耳前，是胆经之气入耳中、出耳前之处，疏通耳部经气，调节耳部气血运行之力颇强，是治疗各种耳疾之要穴，本穴邻近面部，具有疏面、齿风邪、清热消肿止痛的作用，可治疗头面风热肿痛之疾。听宫穴属于手太阳小肠经穴位，位居耳部，为手足少阳、太阳之会，起疏散风热、清热泻火、聪耳利咽、通络止痛之功，为治疗耳疾之要穴。大椎穴是督脉，手三阳经和足三阳经的交会穴，督脉循行在人体的背部正中，统管一身之阳气。此穴位于人体的第七颈椎棘突之下，是人体重要的一个体表标志，具有很好的祛风解表的作用。通过对大椎穴放血，也具有很好的降低体温的作用，针对临床当中所出现的外感表证所引起的发热，还能振奋一身之阳气，使外邪不能入侵。曲池穴是清热解表的特效穴位。三穴合用具有清热解毒、退热解表之功。翳风配听宫、听会，有通窍复聪的作用，主治耳鸣、耳聋。外关为手少阳三焦经络穴，八脉交会穴之一，与阳维脉相通，故有和解少阳、疏泄少阳、风热实火、清头目、利耳窍之功。

# 第六节 鼻 炎

【病例一】

张某，女，45 岁，2019 年 7 月 6 日初诊。

病史摘要：患者鼻痒，打喷嚏，流清涕，鼻塞反复发作 2 年，加重 1 周初诊。期间未做任何治疗。现症见：鼻腔呈交替性堵塞，时轻时重，嗅觉减退。每遇风冷易发，气短懒言，语声低怯，自汗，面色苍白，咳喘无力。舌质淡，苔薄白，脉虚弱。

中医诊断：鼻鼽（脾气虚弱证）。

西医诊断：变应性鼻炎。

治则：益气健脾。

处方：

（1）针刺：迎香、印堂、合谷、上星、风池、足三里。

（2）耳穴：内鼻、外鼻、肾上腺、神门、内分泌、肺。

治疗经过：迎香、合谷、风池、足三里均取双侧，采用平补平泻法，以上方治疗为主，针灸 3 次治疗以后，鼻腔堵塞感较前改善，流清涕明显减轻，睡眠明显好转，针灸 10 次后，所有症状基本消失。

【按语】

鼻鼽最早在西周《礼记·月令》中以"鼽嚏"一词被提及："（季秋之月）季秋行夏令……冬藏殃败，民多鼽嚏"，在《黄帝内经·素问》中"所谓客孙脉，则头痛鼻鼽"，鼻鼽之名得以确立。中医学认为鼻鼽多因肺、脾、肾三脏亏虚，正气不足以致卫表不固致使腠理疏松，当风寒之邪气侵袭人体肌表时，风寒邪气束于人体皮毛，阳气无从泄越故喷而上出为鼽为涕。治疗时应遵从祛风散寒、扶阳固本的治疗原则，施以针灸、耳穴。其中对于鼻鼽的针灸治疗古代医家早有研究，一如《黄帝内经·素问》曰："冬取井荥，春不鼽衄……此之谓也"，又如《素问·缪刺论》所云："邪客于足阳明之经，令人鼽衄……刺足大趾次趾爪甲上与肉交者"等。迎香穴所属的大肠经与肺经相表里，其可宣肺通鼻，为治疗鼻鼽的经验穴位。战国时期扁鹊所著的《神应针灸玉龙经·玉龙歌》中这样描述："不闻香臭从何治，迎香两穴可堪攻……一针未出气先通"，西晋时期皇甫谧撰写的《针灸甲乙经·血溢发衄》中又言："鼻齆不利，窒洞气塞……齆衄有痈，迎香主之"。印堂位于两眉间宛宛中，处于督脉的循行路线上，督脉向下循行经过整个鼻部正中，可有效治疗鼻部病证。迎香、上迎香和印堂分别位于鼻部上、中、下部分，三穴合用可有效治疗鼻齆，王师将此三穴合称为"鼻三针"，临床常被用来治疗鼻部的各种疾病。

合谷穴位于手大指、次指间，为治疗头面部疾病经验要穴，且为肺经所表里的大肠经的原穴，对鼻齆的治疗有着理想效果。明代杨继洲编写的《针灸大成》中的《四总穴歌》将合谷的功效与主治特点归纳为"面口合谷收"。足三里穴位于膝下3寸，胻外廉，是强健要穴，有调理阴阳之功和培土生金、补益正气、抵御外邪之效。风池是胆经与阳维脉的交会穴，位于颞颥后发际陷者中，为祛风要穴。针刺风池可祛风解表、利五官七窍，从而治疗鼻齆。明代杨继洲所著《针灸大成》中指出："风池主……目泪出，欠气多，鼻齆衄"，宋代王执中编纂的《针灸资生经·鼻衄》中亦提及："风池主鼻衄窒喘息不通。"

【病例二】

张某，女，31岁，2019年4月24日初诊。

病史摘要：因鼻塞、流涕、喷嚏反复发作4年，加重5天初诊。患者1年前不明原因出现鼻塞、流涕、喷嚏等症状，之后反复发作，曾诊断为"变应性鼻炎"；口服孟鲁司特钠咀嚼片配合丙酸氟替卡松滴鼻后症状可暂时缓解。病情迁延反复1年，5天前因受凉诱发，鼻塞喷嚏、流清涕等症状加重，初诊前未自行使用药物。现症见：鼻塞，流清涕，鼻音重，几无嗅觉，喷嚏频发，夜间较重。双足及后背发凉，偶有咳痰，无明显咳嗽、喘憋。纳食可，眠差。舌红，苔薄黄，脉沉细。

中医诊断：鼻齆（风邪外袭证）。

西医诊断：变应性鼻炎。

治则：疏风散寒，益气固表。

处方：

（1）针刺：迎香、风池、攒竹、印堂、足三里、肺俞、大椎、风门。

（2）毫火针点刺：大椎、风池、风门、肺俞。

（3）艾灸：大椎、风门、肺俞。

治疗经过：迎香、风池、攒竹、足三里、肺俞、风门均取双侧，采用平补平泻法，以上方为主方，患者治疗 3 次后无喷嚏、流涕，仅有夜间鼻塞，治疗 1 周后鼻部症状完全消失，睡眠较之前有明显的改善。嘱咐患者平常注意保暖，避风寒。

**【按语】**

从中医方面来讲，变应性鼻炎划归于中医的"鼻鼽病"病名，又有"鼽嚏""鼽水"之别称。在《素问玄机原病式》中，金元时期的刘河间就对鼻鼽的病机证候提出了独到的见解："鼽者，鼻出清涕也。嚏，鼻中因痒而气喷作于声也。"在中医看来，鼻炎的病位主要在肺、脾、肾三脏，病理机制主要是肺、脾、肾三脏阳气不足，正气无生化之源，腠理不固，卫表不和，外来邪气故而入侵，寒邪外束肌表，阳气不能泄越，故向上喷而发为嚏。鼻为肺之窍，肺气实则鼻窍固；脾乃后天之本，生化之源，脾气运化则鼻窍得养；肾为一身阳气之根本，肾阳足则可温煦鼻窍、腠理，抵御外邪侵入。肺、脾、肾三脏各司其职，则鼻窍安，反之则发为鼻鼽。足阳明胃经起于鼻外侧，上行至鼻根部，向下沿鼻外侧入齿龈，手阳明大肠经经脉循行终于鼻翼旁，足太阳膀胱经起于目内眦，督脉沿额正中下行到鼻柱至鼻尖端至上唇。鼻为肺之外窍，肺与大肠相表里，督脉总督一身之阳，足太阳膀胱经主一身之表，临床选穴时多选取手阳明大肠经、督脉、足太阳膀胱经上的穴位，达到扶正祛邪的治疗目的。迎香穴能缓解伤风感冒、鼻流清涕或鼻塞不通。

印堂穴有宁心安神、定眩、治疗头痛和鼻部疾病的作用。足三里穴归属足阳明胃经，有调节机体免疫力、增强抗病能力、调理脾胃、补中益气等作用。风池、风门两穴分别位于后项及上背部，这是易于为风邪所袭的部位。"伤于风者，上先受之"，所以这些穴位都以"风"字为名。其部位易于感受风邪，在治疗上又可用于祛风散邪、清热解表，为治疗内、外风证的要穴。临床上常用于外风侵袭、夹寒夹热所致的发热恶寒、鼻塞流涕、头项肩背诸痛，或内风妄动、痰浊蒙窍之头晕目眩、神昏、语言謇涩、癫、狂、痫等神志病。肺俞属于足太阳膀胱经，为肺经之气输注于背部之处，主一身之表，刺激该穴位可以增强呼吸功能，减小气道阻力，增加肺的通气量和肺活量，促进支气管内炎性物质的吸收。肺俞为肺的背俞穴，是肺脏经气输注于背部之处，近肺脏，可调节肺气，具有宣肺平喘、化痰止咳、补益肺气之功效，是治疗肺病及肺脏保养的要穴。

【病例三】

谭某，男，35 岁，2021 年 7 月 5 日初诊。

病史摘要：鼻流黄稠脓涕难以擤出 3 月余。患者鼻涕黄浊稠如脓，量多有臭味，鼻塞，嗅觉差，鼻窍肌膜红赤肿胀，声音嘶哑，舌质红，苔黄，脉数。

中医诊断：鼻渊（肺经伏热证）。

西医诊断：鼻窦炎。

治则：清利肺热，通利鼻窍。

处方：

（1）针刺：迎香、太阳、阳白、合谷、列缺、三阴交。

（2）刺络：膈俞、胆俞、大椎穴。

治疗经过：以上穴位均取双侧，采用平补平泻法，以上方为主方，针刺 3 次后，鼻塞略有好转，稍感呼吸顺畅，嗅觉有所恢复。针灸 10 次后，嗅觉恢复较明显，可辨别香臭，头痛减轻，鼻涕量多好擤。继续门诊支持治疗。

【按语】

鼻窦炎，中医称鼻渊，以鼻流浊涕、量多不止为主要症状，又称"脑崩""脑漏""控脑砂"。我国最早的中医专著，成书于汉代的《黄帝内经》，将其基本病机归为"胆移热于脑，则辛頞鼻渊"。肺主气，司呼吸，肺为人体之华盖，主皮毛。若人起居不慎，冷暖失宜，或因疲劳、饮食不慎，或本就正虚，感染风寒之邪，郁而化热，或风热直中，内犯于肺，肺失于宣降，邪热之气循经上犯鼻窍，并蒸灼鼻窦肌膜而为病。《素问·至真要大论》曾云："赤气后化，流水不冰，热气大行……甚则入肺，咳而鼻渊。"若四时气候失常，化为邪气感染人体，则会引起病变，若邪热入肺，则引起鼻渊。《辨证录·鼻渊门》曰："肺本清虚之府，最恶者热也。肺热则肺气必粗，而肺中之液必上沸而结为涕，热甚则涕黄，热极则涕浊，败浊之物，岂容于清虚之府，自必从鼻之门户而出矣。"由此可见，肺者感邪化热，炼液为黄浊之物，从鼻窍而出，形成了鼻渊。肺经感风热是鼻渊的基本病机。四花穴即双侧的胆俞、膈俞，主治男女五劳七伤、气虚血弱、骨蒸潮热、尪羸痼疾等，颇有效果。背俞穴为经气输注之地，少阳为枢，胆俞充盈可使气机条达，枢转得利，与大椎相伍可使阳气得以泄越，低热可解。膈俞为血之盛会，凡低热、新病、久病，必有阴伤血耗，取膈俞可使阴血通畅、气血旺盛，而使气机条达。上三穴共同使用可起事半功倍的效果。迎香穴能缓解伤风感冒、鼻流清涕或鼻塞不通，清热散风，宣通鼻窍。

# 第七节　牙　痛

【病例一】

孟某，男，34岁，2021年5月8日初诊。

病史摘要：右上颌肿痛3天。患者从事餐饮行业，平素饮食多辛辣油腻、肥甘厚味之品。牙龈肿痛，患侧上颌肿胀，甚则不能嚼食，局部灼热，口苦口臭，便秘，舌红苔黄，脉滑数。

中医诊断：牙痛（胃火亢盛证）。

西医诊断：牙龈炎。

治则：清胃泻火。

处方：颊车、下关、曲池、合谷、列缺、中渚、足临泣、照海。

治疗经过：取患侧颊车、下关，取双侧曲池、合谷、列缺、中渚、足临泣、照海，针刺3次，可进食，安然入睡。针刺6次后症状基本消失。牙痛的预防：平时注意口腔清洁，勤刷牙、勤漱口；善待牙齿，勿咬过于坚硬之物，避免牙齿与牙龈损伤。

【按语】

中医认为，《灵枢·五味论》曰："齿者，骨之所终也"，皆由髓气所养，而手阳明支脉入于齿，若阳明络虚，风寒之邪侵袭，客于阳明络脉，经络闭阻不通，可产生牙痛。正如《诸病源候论》所云："手阳明之支脉，入于齿，齿是骨之所终，髓之所养，若风寒客于经络，伤于骨髓，冷气入齿根则齿痛。"本书于《齿龋注候》中又曰："手阳明之支脉，入于齿，足太阳脉，有入于颊，遍于齿者，其经虚，风气客之，络搏齿间，与血气相乘，则龂肿。"（按龂即龈，俗称牙床）《证治准绳》引刘宗厚的话说："头面外冒风寒或口吸寒冷致牙疼者，皆外因也。"因外感风寒，风寒侵袭足太阳膀胱经脉并客于手阳明支脉，故除牙痛主证外，还兼有恶寒发热、脉浮紧等风寒在表之症状；风寒客表，肺气不宣则鼻塞；舌苔薄白亦主病邪在表。亦有平素肠胃内蕴湿热，循手足阳明络脉上传于齿间，复感风寒，湿热被郁不得外达发为齿痛，此为外有表寒，内有湿热，属寒包火证。《古今医鉴》云："牙痛之证，其人肠胃素有湿热，上出于牙龈之间，适被风寒，或饮冷所郁，则湿热不得外达，故作痛也。"颊车穴属于足阳明胃经，具有祛风清热、开关通络的作用，能治疗面神经麻痹、三叉神经痛、牙痛、腮腺炎等。下关穴具有消肿止痛、益气聪耳、通关利窍的功效，能缓解治疗牙痛、牙齿紧闭、耳鸣耳聋、面神经麻痹、三叉神经痛等。中渚穴具有清热通络、开窍益聪的功效，能缓解治疗头痛、目赤、耳聋、耳鸣、咽喉肿痛、手臂红肿疼痛等。列缺、照海属八脉交会穴，可以治疗咽喉肿痛、咽喉干和咳嗽，以及头晕目赤。足临泣可缓解治疗胆经头痛、眼疾、中风、目外眦痛、目眩、齿痛等。

【病例二】

周某，男，62岁，2019年4月5日初诊。

病史摘要：牙痛3个月。患者齿龈微肿、红，隐痛绵绵，齿摇不固，有牙血，咽痛，口舌生疮，心烦不眠，头昏目眩，耳鸣，健忘，手足心热，二便调，舌红少苔，脉细数。

中医诊断：牙痛（肾阴不足，虚火上炎证）。

西医诊断：牙龈炎。

治则：滋阴益肾，降火止痛。

处方：颊车、下关、列缺、中渚、足三里、照海、太溪、三阴交。

治疗经过：针刺6次后，睡眠稍有好转，牙齿疼痛较前略有改善，为巩固治疗，继续门诊支持治疗。

【按语】

牙痛为临床常见的一种口腔疾病，多由牙齿与牙周局部组织疾病所引起。中医学认为，"齿为骨之余""肾主骨"，足阳明胃之经脉络于龈中，所以齿与肾、龈与胃关系最为密切，其辨证前贤论述颇多，如《临证指南医案》认为："牙证不外乎风、火、虫、虚，此言其痛耳"。张景岳指出："齿牙之痛有三证：一曰火，二曰虫，三曰肾虚。"中医学认为牙痛有虚实之别，主要与阳明郁火和肾阴不足有关。《诸病源候论》曰："手阳明之支脉入于齿，足阳明之支脉又遍于齿"。故治疗取穴以手足阳明经为主。

# 第八节　咽喉肿痛

【病例一】

张某，女，46 岁，2020 年 10 月 21 日初诊。

病史摘要：患者咽喉不适 5 年余，时有咽干、咽痒、干咳、声音嘶哑等症状，时轻时重，反复发作，轻时口服润喉片缓解（具体不详），偶有炎症较重时可伴随吞咽疼痛感，常口服蒲地蓝消炎片。常年口干咽燥，但咽喉内明显有异物感，吐之不出，咽之不下。纳眠可，二便调。舌红，苔薄白并稍干，脉弦细。

中医诊断：喉痹（肺肾阴虚证）。

西医诊断：慢性咽炎。

治则：滋阴潜阳、降火止痛。

处方：

（1）针刺：少商、合谷、照海、曲池。每周 5 次，日 1 次。

（2）点刺放血：少商、商阳。

（3）中药代茶饮：丹参 3 g、玉竹 3 g。

治疗经过：以上穴位均取双侧，采用平补平泻法，以上方为主方，针刺每周 5 次，治疗 2 周后，咽干减轻，治疗 4 周后，喉中异物感不明显，嘱其继续口服中药代茶饮 2 月余，症状基本消失。

【按语】

咽喉肿痛是以口部及咽喉部出现红肿、吞咽不适为特征的病证，又称"喉痹"。《诸病源候论》曰："喉痹者，喉里肿塞痹痛，水浆不得入也。""脏腑冷热不调，气上下哽涩，结搏于喉间，吞吐不利，或塞，或痛，故言咽喉不利。"多因风热外袭、肺胃实热、肺肾阴虚所引起。病位在咽喉，涉及肺、胃、肝、肾等脏腑。本患者发病日久，累及肺肾，故为肺肾阴虚证，治则以滋阴清热利咽为主。《针灸大成》："咽喉肿痛、闭塞、水粒不下，合谷，少商……刺挑三针。"少商为手太阴肺经的井穴，商阳为手阳明大肠经的井穴，曲池为手阳明大肠经的合穴，均可主治咽喉肿痛；原穴为十二经脉在腕、踝关节附近的腧穴，是脏腑原气留止的部位，《灵枢经·九针十二原》说："五脏有疾，当取之十二原"。针刺原穴能使三焦原气通达，发挥维护正气的作用。合谷为手阳明大肠经的原穴，体现出原穴有调整其脏腑经络虚实各证的功能。

【病例二】

杨某，女，23岁，2020年9月5日初诊。

病史摘要：患者1个月前因嗜食辛辣之物突发咽喉部灼热感疼痛明显，疼痛放射至耳根部，吞咽困难，声音嘶哑，咳嗽咳痰，痰多黏稠，口干渴，无恶寒发热，无恶心呕吐，无明显头疼头晕。于本院耳鼻喉科诊断为急性扁桃体炎，口服阿莫西林2周后症状基本消失。现患者咽干咽痒，咽喉部有异物感，平素性情急躁，纳差，素熬夜晚睡，小便短赤，大便先干后不成形。舌红苔黄，脉浮数。咽喉部检查表现为咽喉黏膜弥漫性充血、肿胀，咽部表面见黄白色点状渗出物，下颌下淋巴结无明显肿大，鼻黏膜无明显充血。

中医诊断：乳蛾（风热外袭证）。

西医诊断：扁桃体炎。

治则：清热泻火、消肿止痛。

处方：

（1）针刺：中渚、支沟、内庭、合谷、曲池、三阴交。

（2）放血：肺俞、大椎刺络拔罐。

（3）点刺放血：少商、商阳。

治疗经过：以上穴位均取双侧，采用平补平泻法，以上方为主方，治疗1周后，咽喉肿痛基本消失，治疗2周后，喉中异物感不明显，二便恢复正常。

【按语】

古代中医对乳蛾的记载，主要来源是患者的喉核肿胀突出，形如乳头，状似蚕蛾，故得名乳蛾。在临床上，乳蛾有两种，分别是单蛾、双蛾。发于一侧者为单蛾，发于两侧者为双蛾。又有急、慢性之别。急性并有脓性分泌物者称为烂喉蛾；慢性者又称木蛾、死蛾。乳蛾多由外感风热，侵袭于肺，上逆搏结于喉核；或平素过食辛辣炙煿之品，脾胃蕴热，热毒上攻喉核；或温热病后余邪未清，脏腑虚损，虚火上炎等引起。《内经》也对乳蛾进行了记载，并将乳蛾归为喉痹。明代陈实功《外科正宗》有云："咽喉病自有虚火、实火之分，紧喉、慢喉之说……又有喉痛、喉痹、乳蛾、上腭痛等症。"阐述了乳蛾的发病机制，也进一步对该疾病进行了分类，既有虚实，又有急慢之分。少商为手太阴肺经的井穴，主治咽喉肿痛，商阳为手阳明大肠经的井穴，亦可主治咽喉肿痛，曲池为手阳明大肠经的合穴，亦可主治热病及咽喉肿痛。原穴为十二经脉在腕、踝关节附近的腧穴，是脏腑原气留止的部位，《灵枢经·九针十二原》说："五脏有疾，当取之十二原"。针刺原穴能使三焦原气通达，发挥维护正气的作用。合谷为手阳明大肠经的原穴，体现出原穴有调整其脏腑经络虚实各证的功能。刺络放血疗法，古代又称为"启脉""刺络"，是一种治疗疾病的中医传统方法，其方法是通过针具对特定腧穴、病灶处或病理反应点、人体浅表小静脉进行针刺，并放出少量血液。该疗法在临床上应用广泛，具有简、便、廉、效的特点。其作用机制为出恶血、通经脉、调气血，改变经络中气血运行不畅的病理变化，从而达到调整脏腑气血功能的作用。取少商、商阳点刺放血及肺俞、大椎刺络放血可使邪热随血而出，达到经络通畅、宣泄肺热、消肿利咽之功效。

【病例三】

尹某，男，42 岁，2020 年 8 月 7 日初诊。

病史摘要：患者间断性咽痛 4 年余，近 1 周以来咽喉不适感加重，并伴随微痛感，胸胁闷胀，泛恶欲呕，脘闷纳呆，咳痰白黏量多，乏力。咽部检查可见咽后壁多个颗粒状滤疱隆起，呈慢性充血状，有时融合为一体，在淋巴颗粒隆起的顶部可形成囊状白点，咽侧索淋巴组织可增厚呈条索状。纳差眠可，二便调，舌红少苔，脉弦细。

中医诊断：喉痹（肺胃阴虚证）。

西医诊断：慢性咽炎。

治则：养阴清肺、益胃生津。

处方：

（1）针刺：丰隆、太溪、照海、合谷、内庭等。

（2）刺络放血：丰隆、少商。

（3）中药：麦门冬汤加减。

治疗经过：以上穴位均取双侧，采用平补平泻法，以上方为主治疗 1 周后胸胁闷胀、泛恶欲呕、脘闷纳呆均有减轻，咽喉部不适感基本消失，咽部无痛感，嘱其继续治疗巩固 2 周。

【按语】

慢性咽炎属于"喉痹"范畴，其是因脏腑虚弱，咽部失养，或邪滞于咽，导致咽部不适，咽黏膜肿胀或萎缩的慢性咽病。中医四大经典巨著之一《黄帝内经》对喉痹有多处论述，其中以《素问·阴阳别论》中提到的"一阴一阳结，谓之喉痹"最为著名，古今医者皆以此为慢喉痹总病机。元代《丹溪心法》中亦有虚火上炎致喉痹，以滋阴降火法治之的记载。太溪是足少阴经原穴，照海为足少阴经和阴跷脉的交会穴，两脉均循行于喉咙，取之能调两经经气。少商系手太阴的井穴，点刺出血，可清泻肺热，为治疗喉证的主穴。合谷、内庭分属手足阳明经，能疏泄阳明之郁热，配以三焦经井穴关冲，清泄肺胃之热力量更著，可达到消肿清咽的作用。丰隆为足阳明胃经的络穴，络穴除了治疗本经病证以外，还可以治疗相表里经的病证。根据经络所过，主治所及，根据《灵枢经》中足阳明经脉"循喉咙"、足太阴经脉"挟咽"、足太阴经别"上结于咽"，可以看出表里两经均经过咽部，历代针灸典籍载有丰隆治喉痹不能言的数不胜数。如《灵枢经》中"其病气逆则喉痹瘁瘖"、《针灸甲乙经》中"喉痹不能言，丰隆主之"、《备急千金要方》中"丰隆主喉痹不能言"、《针经摘英集》中"治喉痹，刺足阳明丰隆"，这些记载从临床角度为丰隆穴治疗喉痹提供了实践基础。王师从多年临床经验中发现丰隆穴刺络放血对于慢性咽喉肿痛伴有痰多的患者治疗效果明显。王师通过患者整体辨证论治得出：病虽在肺，其源在胃，盖土为金母，胃主津液，胃津不足，则肺之阴津亦亏，终成肺胃阴虚之证。肺虚而肃降失职，则咳逆上气；肺伤而不布津，加之虚火灼津，则脾津不能上归于肺而聚生浊唾涎沫，随肺气上逆而咳出，且咳唾涎沫愈甚，则肺津损伤愈重，日久不止，终致肺痿。咽喉为肺胃之门户，肺胃阴伤，津不上承，则口干咽燥；虚热内盛，故手足心热。胃阴不足，失和气逆则呕吐。治宜清养肺胃，降逆下气。方中重用麦冬为君，甘寒清润，既养肺胃之阴，又清肺胃虚热。人参益气生津为臣。佐以甘草、粳米、大枣益气养胃，合人参益胃生津，胃津充足，自能上归于肺，此正"培土生金"之法。肺胃阴虚，虚火上炎，不仅气机逆上，而且进一步灼津为涎，故又佐以半夏降逆下气，化其痰涎，虽属温燥之品，但用量很轻，与大剂量麦冬配伍，则其燥性减而降逆之用存，且能开胃行津以润肺，又使麦冬滋而不腻，相反相成。甘草能润肺利咽，调和诸药，兼做使药。

【病例四】

郑某，女，42岁，2020年11月3日初诊。

病史摘要：患者 2 天前因天气变化出现咽喉肿痛，伴随吞咽困难，轻微咳嗽，恶寒发热，自行口服"感冒清热颗粒"后恶寒发热减轻，但咽喉肿痛未见明显改变。查体见患者双侧扁桃Ⅲ体度肿大，表面见黄白色点状渗出物，下颌下淋巴结轻度肿大，鼻黏膜明显充血。

中医诊断：急乳娥（风热外袭证）。

西医诊断：急性扁桃体炎。

治则：疏风清热、解毒利咽。

处方：

（1）针刺：廉泉、尺泽、少商。

（2）刺络放血：少商点刺，大椎、肺俞刺血拔罐。

（3）中药：桔梗汤加减。

治疗经过：以上方为主治疗 1 周后咽喉肿痛基本消失，吞咽正常，查体见咽喉部充血、肿胀消失，淋巴结及鼻黏膜正常。

【按语】

急乳蛾指起病急骤，喉核红肿疼痛，表面或有黄白色脓点的一种急性咽部疾病，为临床常见病及多发病。《普济方卷二十喉咽肿痛门》曰："风邪客于喉间，气郁而热，则奎遏而为咽痛。"《疡科心得集·卷上》："夫风温客热，首先犯肺，化火循经上逆入络，结聚咽喉。"风热邪毒从口鼻入侵肺系，咽喉首当其冲，邪毒结聚于咽喉；肺经入肺脏，上循咽喉，若风热外袭，肺失宣肃，热邪循经上攻，结聚于咽喉，气血不畅，与邪毒搏结于咽喉，发为乳蛾。廉泉穴疏导咽部之气血以治标；尺泽穴为手太阴经合穴，泻肺经实热，取"实则泻其子"之意。点刺出血，可清泻肺热，为治疗喉证的主穴。正如《针灸大成》中记载："唐刺史成君绰忽颔肿，大如升，喉中闭塞，水粒不下 3 日，甄权以三棱针刺之，微出血，立愈，泻脏热也。"《诸病源候论·风热候》："风热病者，风热之气，先从皮毛入于肺也。肺为五脏上盖，候身之皮毛，若肤腠虚，则风热之气，先伤皮毛，乃入肺也。其状使人恶风寒战，目欲脱，涕唾出。"治宜辛凉解表，发散风热。方用桔梗汤，桔梗汤主治风邪热毒客于少阴，上攻咽喉，咽痛喉痹，风热郁肺，致成肺痈，咳嗽，胸满振寒，咽干不渴，时出浊沫，气息腥臭，久则吐脓者。

# 第十九章　急性病证

## 第一节　高　热

【病例一】

李某，女，43 岁，2019 年 9 月 3 日初诊。

病史摘要：患者自诉 3 天前无明显诱因突发高热，体温达 39 ℃，口服退烧药后热退，后又复热。现为求中医治疗来诊。现症见：高热，量体温达 39.2 ℃，伴咳嗽，头痛，鼻流清涕。舌红，苔黄，脉数。

中医诊断：高热（邪在肺卫）。

西医诊断：高热。

治则：清热宣肺。

处方：

（1）针刺：大椎、十二井、曲池、合谷、风池。

（2）刺血疗法：大椎穴刺血拔罐、十二井点刺放血、耳尖放血。

治疗经过：曲池、合谷、风池均取双侧，采用平补平泻，以上方为主治疗 1 次后退热至 38 ℃，2 次后退热至 37.5 ℃，患者未再复诊。

【按语】

凡体温超过 39 ℃以上即称为高热，是临床常见急症之一，属中医学的"热病"范畴，古代文献中有"壮热""实热""日潮热""灼热""身大热"等名称。本案患者以高热、咳嗽、头痛为主症，舌红，苔黄，脉数，为邪在肺卫。《灵枢·经脉》中说："热则疾之"，指出热证用速刺。大椎为手足三阳与督脉交会穴，可宣通诸阳；曲池为大肠经合穴，走而不守；合谷为大肠经原穴，疏通经气，三穴相配均用强刺激，有明显退热作用。大椎属督脉，为诸阳之会，总督一身之阳，刺之能宣散一身阳热之气，在大椎穴用三棱针点刺出血以泻热；十二井在四肢末端，为阴阳经交接之处，既能解表清热泻火，又能凉血解毒宁神；曲池、合谷分别为手阳明经合穴、原穴，两穴相配，既可宣肺解表，又可清泻阳明实热。刺络放血应达到一定的出血量。风池为足少阳、阳维之会，有疏风解表之功；诸穴合用共达退热安神之功效。

**【病例二】**

王某，男，34岁，2019年7月21日初诊。

病史摘要：患者自诉于昨日突发高热，体温达38.7℃，尿黄尿少，口服退烧药后热退，今又出现高热。现为求中医治疗来诊。现症见：大便干，小便黄。舌红，苔黄，脉浮数。

中医诊断：高热（邪在气分）。

西医诊断：高热。

治则：清热宣肺，凉膈通腑。

处方：

（1）针刺：大椎、十二井、曲池、合谷、关元、内庭。

（2）刺血疗法：大椎穴刺血拔罐、十二井点刺放血、耳尖放血。

治疗经过：曲池、合谷均取双侧，采用平补平泻，以上方为主治疗1次后退热至38℃，3次后体温基本正常。

**【按语】**

高热，是临床常见急症之一，属中医学的热病范畴，古代文献中有"壮热""实热""灼热""身大热"等名称。本案患者以高热、大便干、小便黄为主症，舌红，苔黄，脉数，为邪在气卫。大椎属督脉，为诸阳之会，总督一身之阳，刺之能宣散一身阳热之气，在大椎穴用三棱针点刺，闪火拔罐出血；曲池、合谷分别为手阳明经合穴、原穴，两穴相配，既可宣肺解表，又可清泻阳明实热。刺络放血应达到一定的出血量。大椎穴为手足三阳与督脉之会，督脉主一身之阳，有清热特效。

# 第二节　昏　厥

**【病例一】**

卓某，女，42岁，2020年11月15日初诊。

病史摘要：患者晨起锻炼后突然感觉头晕乏力，眼前昏黑，泛泛欲吐，面色苍白，冷汗淋漓，四肢厥冷，血压下降（60/35 mmHg），颅脑 CT 显示短暂性脑缺血发作。口唇苍白，脉虚。

中医诊断：晕厥（气血亏虚证）。

西医诊断：短暂性脑缺血发作。

治则：醒脑开窍、调补气血。

处方：

（1）针刺：水沟、中冲、风池、足三里、内关、气海、三阴交、关元、百会。

（2）毫火针点刺：气海、关元。

（3）热敏灸：气海、关元、百会。

治疗经过：中冲、风池、足三里、内关、三阴交均取双侧，采用平补平泻，以上方为主治疗 1 次后，患者渐渐苏醒，苏醒后询问患者，自述素有头晕头痛，烦躁易怒，失眠多梦，自觉近 1 年来记忆力减退明显，纳可，小便可，大便时而稀溏。后嘱咐服用中药补益元气并配合热敏灸，1 周后失眠多梦有明显改善，未再发生晕厥情况。

【按语】

厥证是由多种原因引起的，以气机逆乱、升降失调、气血阴阳不相接续为基本病机，以突然昏倒，不省人事，或伴有四肢逆冷为主要临床表现的一种急性病证。病情轻者，一般在短时内苏醒，醒后无偏瘫、失语及口眼歪斜等后遗症；但病情重者，则昏厥时间较长，甚至一厥不复而导致死亡。《灵枢·五乱》："乱于臂胫，则为四厥；乱于头，则为厥逆，头重眩仆。"《景岳全书·厥逆》："气厥之证有二，以气盛气虚皆能厥也。气虚卒倒者，必其形气索然，色清白，身微冷，脉微弱，此气脱证也……气实而厥者，其形气愤然勃然，脉沉弦而滑，胸膈喘满，此气逆证也"；"血厥之证有二，以血脱血逆皆能厥也。血脱者如大崩大吐或产后尽脱，则气亦随之而脱，故致卒仆暴死。血逆者，即经所云，血之与气并走于上之谓"。治疗原则当以补气，回阳，醒神。故穴位选用水沟，为手、足阳明，督脉之会，居任督交接之处，督脉入脑上巅，取之以接续阴阳经气，有开窍醒神之功；中冲为心包经井穴，刺之能调阴阳经气之逆乱，为治疗昏厥之要穴；足三里可补气血而和中，以资气血之源。内关为心包经络穴，八脉交会穴通于阴维脉；三阴交是足太阴、厥阴、少阴三经交会处；关元穴是小肠的募穴，小肠之气结聚此穴并经此穴输转至皮部，为先天之气海，是养生吐纳吸气凝神的地方，古人称为人身元阴元阳交关之处；百会由于其处于人之头顶，在人的最高处，因此人体各经上传的阳气都交会于此，故名百会。艾灸气海、关元可以回阳固脱。穴性属阳，又于阳中寓阴，故能通达阴阳脉络，连贯周身经穴，对于调节机体的阴阳平衡起着重要的作用。

【病例二】

李某，女，25 岁，2020 年 12 月 19 日初诊。

病史摘要：患者上午于抽血检查中突然发生晕厥，面色口唇苍白、全身发冷、头晕眼花、恶心、呕吐、汗出如珠、有便意感、四肢抽搐。查体：血压：70/40 mmHg，脉搏 45 次/分。

中医诊断：晕厥（气血亏虚证）。

西医诊断：晕血症。

治则：醒脑开窍、调补气血。

处方：人中、内关、足三里、涌泉。

治疗经过：立即停止采血，将患者取头低位平卧，取人中穴、内关穴部位皮肤消毒，以 1 寸毫针于人中穴，向上斜刺 5 分，给予较强刺激；以 2 寸毫针直刺双侧内关穴 1 寸，均留针 15 分钟，5 分钟行针一次，针刺约 10 分钟呕吐和抽搐的症状逐渐缓解。人中、内关继续留针，取双侧涌泉穴直刺 0.8 寸，给予强刺激，30 分钟后症状全部消除；面色及口唇颜色转红，血压 100/70 mmHg，脉搏 72 次/分。拔针后患者恢复如前。

【按语】

晕血症是指见血昏倒，一般是由血管迷走神经反应过于活跃导致的，这是一种进化的恐惧反射。这种反应能减缓心率，降低血压，导致血液流向腿部。属于中医"晕厥"范畴。人中，又名水沟，位于鼻柱下，属于督脉，在人中沟的上 1/3 与下 2/3 的交点处，具有醒神开窍、调和阴阳、镇静安神、解痉通脉等功用，历来被作为急救首选之要穴应用于临床。内关穴是手厥阴心包经的常用腧穴之一，出自于《灵枢·经脉》，位于前臂掌侧，在曲泽与大陵的连线上，腕横纹上 2 寸，掌长肌腱与桡侧腕屈肌腱之间。现代常用于治疗心绞痛、心肌炎、心律不齐、胃炎、癔病等。《针灸甲乙经》："心澹澹而善惊恐，心悲，内关主之。"涌泉为足少阴肾经的井穴，"井主心下满"，常配伍水沟、内关主治昏厥。

【病例三】

仇某，男，40岁，2020年11月7日初诊。

病史摘要：因患落枕给予针刺（俯卧位），首次治疗后症状逐渐缓解。复诊时得知患者当日中午饮酒过多，即劝其暂予休针。但患者坚持，无奈施以针术。针后不久，患者即感头目眩晕，心慌气短，腹部难受，恶心欲吐。额出冷汗，面色苍白，昏仆无知，脉细数。

中医诊断：晕厥（气血亏虚证）。

西医诊断：晕针证。

治则：醒脑开窍。

处方：人中、内关、百会。

治疗经过：患者突发晕厥后立即停止针灸，取出留针，将患者取头低位平卧，以1寸毫针直刺于颅顶百会穴，1寸毫针于人中穴，向上斜刺5分，给予较强刺激；以2寸毫针直刺双侧内关穴1寸，均留针15分钟，3分钟左右患者症状缓解，逐步苏醒。立即将留针取出。给予患者温糖水口服，症状完全消失，醒后无后遗症。

【按语】

晕针是最常见的一种针灸不良反应。"晕针"一词，早见《金针赋》："其或晕针者，神气虚也"。晕厥属中医"厥证"范畴，多由元气素虚，加之因过劳、悲恐、饥饿、失眠或醉酒等诱发的一过性的低血糖、低血压、脑缺血，造成气机逆乱，阳气消乏，气陷于下，清阳不升，气不运血，清窍失养而致晕厥。故张景岳《类经·厥逆》："厥者，逆也，气逆则乱，故忽为眩仆脱绝，是名为厥。"百会穴为督脉经穴，位于全身之巅，督脉入络于脑，又总督诸阳，故艾灸百会穴有升阳醒脑、回阳救脱的功用。《类经图翼》云："百会……治尸厥卒倒气脱。"《针灸大成》载："虢太子尸厥，扁鹊取三阳五会，有间太子苏。"其中的三阳五会即为百会穴，从古代文献考证，百会确有救治厥证之殊功。足三里为多气多血的阳明经穴，艾灸该穴能调畅气机、益气升阳、回阳救逆。《针灸大成》载："不省人事，三里、大敦。"可见古人早已采用足三里急救厥证，王师采用两穴相配灸治晕厥，获效颇佳。后因患者体质采取热敏灸治疗落枕，取穴大椎、风池、阳陵泉。灸法可借艾灸之火使气血运行通畅，正气得复，邪气得去。《神灸经纶》曰："灸者，温暖经络、宣通气血，使逆者得顺，滞者得行。"《灵枢·刺节真邪论》曰："脉中之血，凝而留止，弗之火调，弗能取之。"阿是穴乃是经络气血凝滞之所在，循经灸之，血行气顺，经脉自然通利顺畅。阳陵泉是八会穴之筋会，为治一身筋病之要穴。《针灸集成》云："筋会阳陵泉筋病治此。"《针方六集》："阳陵泉二穴，主风痹不仁，筋紧拘挛，不得屈伸。"此穴的用法在《针灸甲乙经》有记载："阳陵泉者刺入六分，留十呼，灸三壮。"可见，不论针刺或是艾灸，皆可发挥此穴舒筋、壮筋的作用。

# 第三节　胆绞痛

【病例】

李某，女，35 岁，2020 年 12 月 19 日初诊。

病史摘要：右胁肋下疼痛 2 年，经常发作，绞痛难忍，出汗，近日来疼痛加剧，有时恶心、呕吐，遂到济宁某医院就诊，诊断为胆囊结石，内有 1 cm×0.5 cm 的结石，服药效不佳，建议手术摘除，患者惧怕手术，未同意，遂来我院就诊。

中医诊断：胆绞痛（肝郁气滞证）。

西医诊断：胆结石。

治则：疏肝利胆，通调经脉。

处方：丘墟、照海、肝俞、胆俞、支沟、阳陵泉。

治疗经过：取双侧丘墟、照海、肝俞、胆俞、支沟、阳陵泉。采用丘墟透照海，先补后泻手法，针刺每周 3 次，经过 1 个月治疗，症状基本消失，经复查结石消失。

【按语】

本病多因饮食不节，脾失健运，内生湿热，湿邪壅于肝胆，使肝胆失于疏泄，久之湿热蕴结成石，结石阻于胆道，更碍气机，使胆汁不得外溢，气血受阻。支沟为手少阳三焦经之经穴；阳陵泉为足少阳胆经之合穴，少阳主枢，是调理气机的枢纽，少阳枢利则气血运行正常，故两个手足同名经穴相配，可疏利气机，运行气血而止痛；丘墟为足少阳经之原穴；照海乃足少阴经之腧穴，肝胆为表里关系，故一针透二穴，虽非本经之穴，但与肝有关，手法运用先补后泻，起到疏肝利胆、调气止痛作用；肝俞、胆俞为背俞穴，具有疏肝利胆、通调气机之作用。

# 第四节　泌尿系绞痛

【病例】

常某，男，46岁，2019年4月20日初诊。

病史摘要：患者腰右侧疼痛5小时。患者5小时前无明显诱因出现右腰部疼痛，就诊于本院急诊科，急查泌尿系彩超示双肾集合系统回声增强，见多发细小强光点，未见明显强光团。右肾显强光团，中下段显示不清，考虑输尿管中下段梗阻；双肾大小正常，膀胱未见明显异常；前列腺不大。予止痛、消炎对症处理，疼痛无缓解，遂请针灸科会诊。现症见：患者神清，精神疲倦，痛苦面容，稍气促，腰右侧疼痛，放射至小腹疼痛，排尿不畅，无尿频、尿急、尿痛，无肉眼血尿，无发热寒战，纳眠欠佳，大便调。舌红，苔黄腻，脉弦滑。查体：右肾区叩击痛（＋），右输尿管移行区压痛（＋）。

中医诊断：石淋病（湿热下注证）。

西医诊断：尿石症并发右肾绞痛急性发作。

治则：清热利湿、通淋排石。

处方：关元、天枢、水道、三阴交、中封、蠡沟。

治疗经过：取关元、双侧天枢、水道、三阴交、中封、蠡沟，针刺每周3次，经过1个月治疗，症状基本消失，经复查结石消失。

【按语】

输尿管结石导致的急性肾绞痛是临床常见的急腹症，主要表现为一侧腰背部剧烈疼痛、下腹部放射疼痛和血尿等症状，可造成泌尿系感染、梗阻，严重时可导致休克、急性肾功能损伤等危急重症，对患者的生活工作造成严重影响。输尿管结石属中医学"石淋""砂淋""癃闭""淋证""腰痛"等范畴，其基本病机为以肾虚膀胱湿热为本、气滞血瘀为标。《诸病源候论》"肾主水，水结则化为石，故肾客砂石"，《丹溪心法》"诸淋所发，皆肾虚而膀胱生热也"，《素问·举痛论》"寒气入经而稽迟，泣而不行，客于脉外则血少，客于脉中则气不通，故卒然而痛"。肾虚气化不利，膀胱湿热蕴结日久炼液为石，有形之石阻滞无形之气机，气血津液运行不畅，气滞血瘀，经络不通，气滞血瘀又使脏腑功能失司，运化失常，促使结石的形成，发为疼痛、小便不利等症状。气滞血瘀是结石形成过程中重要的病理过程。现代研究表明，针刺疗法通过合理良性刺激，可改善大脑皮层内啡肽和脑啡肽的分泌量，达到镇痛解痉的目的。中封为足厥阴肝经之经穴，主疝气、脐和少腹引痛、腰中痛、阴茎痛等症。蠡沟为肝经之络穴，别走少阳，与三焦相通，主少腹痛、阴茎痛、小便不利等症。两穴相合用，有疏肝理气、通结止痛利尿作用。关元是任脉的穴位，为小肠经之募穴，足三阳和任脉之交会穴，有补肾益气、增强肾之气化功能。三阴交为足太阴经之腧穴，与足厥阴和足少阴经交会，可健脾补肾，调气利水。天枢与水道同为足阳明胃经之穴，二穴具有理气消滞、通利水道之功。诸穴配伍，共达调整气机、培补脾肾、通利水道之目的。

# 第五节　耳　聋

【病例一】

胡某，男，51岁，2021年7月27日初诊。

病史摘要：患者1天前无明显诱因出现右耳突发性听力下降，伴耳内堵闷感，头痛，无恶心呕吐，偶有胸闷气短，活动后加重，无心前区头痛，偶有反酸、胃痛，无视物黑蒙，纳可，眠差，无尿，大便正常，日2次，颜面及双下肢无水肿，舌质暗淡，苔白腻，脉沉细涩。

中医诊断：暴聋（气滞血瘀证）。

西医诊断：特发性突聋（右）。

治则：益气活血祛瘀。

处方：率谷、曲鬓、耳门、听会、听宫、翳风、血海、足窍阴、太冲。

治疗经过：率谷、曲鬓、耳门、听会、听宫均取患侧，翳风、血海、足窍阴、太冲均取双侧，以上方为主方，率谷透曲鬓，耳门透听会，每日1次，治疗1周后自觉耳部痒感及闷感减轻，听力稍有恢复，治疗3周后，已无耳部痒感及闷感，听力较前恢复明显，但仍弱于左耳，继续巩固治疗。

【按语】

突发性耳聋证型较多，且相互转化。据临床相关报道，气滞血瘀型是突发性耳聋最主要证型，"气行则血行，气止则血止"，此证型患者多由于情志不顺，气行不畅，血液停积；抑或病情迁移日久，气血不通，耳络瘀血壅塞，出现血瘀耳络的病理状态。故气滞血瘀既是突发性耳聋主要证型之一，也是本病的主要病机。此处所选率谷、曲鬓就位于颞后线上，是颞后线的起止穴位，通过头穴透刺可充分发挥颞后线的治疗作用。曲鬓穴下对应提耳肌，皮下分布耳颞神经。针刺曲鬓穴可直接刺激听觉中枢神经，疏通听觉通路。此处采用透刺手法，一针两穴，有事半功倍的效果。耳门、听宫、听会，多名医家认为此三穴位于病灶区，可疏通耳部经络气血，迅速起效，是治疗突聋的要穴。太冲，肝经输穴、原穴，是理气活血要穴。凡血瘀之证，必配太冲行气之用。血海，顾名思义，为血之汇聚之地，具有调血的作用。足窍阴为胆经井穴，井穴位于肢端，是胆经经气所出之处，刺激量较大，通过刺激足窍阴，可以调整全身脏腑，运行周身气血，甚至上达头面部，改善气滞血瘀。

【病例二】

刘某，男，56 岁，2019 年 8 月 23 日初诊。

病史摘要：患者自述 1 个月前暴怒后出现左耳听力突然下降，伴吹风样耳鸣，呈持续性高音调。无头痛，无头晕，无恶心呕吐，无耳痛及耳流脓。病来无发热，睡眠欠佳，饮食可，二便正常。每于郁怒之后加重，兼耳胀、耳痛，伴头痛目赤，口苦咽干，心烦易怒，大便秘结。舌红苔黄，脉弦数。否认近期耳毒性药物应用史。

中医诊断：暴聋（肝胆火盛证）。

西医诊断：特发性突聋（左）。

治则：清泄肝胆、通利清窍。

处方：

（1）针刺：听会、翳风、风池、完骨、上星、侠溪、太冲、丘墟。

（2）耳针：内耳、肾、肝、神门。

（3）中药汤剂：龙胆泻肝汤加减。

治疗经过：听会、翳风、风池、完骨均取患侧，侠溪、太冲、丘墟均取双侧，侠溪、太冲采用重刺激手法，其余各穴采用平补平泻法，以上方治疗为主，每日 1 次，治疗 10 天后，大便恢复正常，左耳耳鸣症状减轻，听力有所恢复，由之前的持续性耳鸣改善成间断性耳鸣。治疗 1 个月后左耳耳鸣基本消失，听力基本恢复正常。建议门诊再巩固治疗 1 周。

【按语】

耳聋西医为听觉系统中传音、感音及其听觉传导通路中的听神经和各级中枢发生病变，引起听功能障碍，产生不同程度的听力减退，统称为耳聋。一般认为语言频率平均听阈在 26 dB 以上时称为听力减退或听力障碍。根据听力减退的程度不同，又称为重听、听力障碍、听力减退、听力下降等。耳聋中医系指耳内骤感胀闷堵塞，听力急剧下降的急性耳病。《灵枢·寒热病》已提到本证的针灸治疗："暴聋气蒙，耳目不明，取天牖。"《针灸甲乙经》进而提到"卒气聋，四渎主之"。之后从唐代的《备急千金要方》到清代的《神灸经纶》多部针灸著作中都有针灸治疗本病证的内容。所积累的经验，至今仍为临床所借鉴。现代医学中，某些急性听力减退或丧失的病证及癔病性耳聋等可归入本证范畴。本例患者突发性的听力下降，郁怒后症状加重，所系是肝胆火盛。王师取听会、翳风、侠溪、太冲、丘墟、百会、风池、完骨、上星，针刺这些穴位，有流行气血、通络助聪作用。肝胆火盛者，取太冲、丘墟以清肝泻火。配合中药以清肝泻火，解郁通窍。

【病例三】

刘某，男，67 岁，2021 年 3 月 8 日初诊。

病史摘要：患者自诉左耳听力下降 3 年，每遇疲劳之后加重，倦怠乏力、声低气怯、面色无华、食欲不振、脘腹胀满、大便溏薄、心悸失眠，现左耳听力下降严重，故来我院初诊。症见：纳呆眠差，小便可，大便无力。舌质淡红，苔薄白，脉细弱。

中医诊断：耳聋（气血两虚证）。

西医诊断：感音神经性耳聋。

治则：健脾益气，养血通窍。

处方：

（1）针刺：百会、四神聪、翳风、外关、听宫、中脘、气海、关元、脾俞。

（2）毫火针点刺：大椎、翳风、外关、膈俞、胆俞、脾俞、胃俞。

（3）中药汤剂：归脾汤加减。

治疗经过：翳风、外关、听宫均取患侧，取双侧脾俞，采用平补平泻法，以上治疗为主，治疗 1 周后，听力有所恢复，自觉体力有所提升，脘腹胀满感减轻，睡眠有所改善。治疗 1 个月后，听力明显恢复，面色红润，食欲恢复正常，脘腹胀满感完全消失，声音有力。

**【按语】**

脾失健运，气血生化之源不足，耳窍失养，则耳鸣耳聋；气虚则倦怠乏力、声低气怯；血虚则面色无华；脾虚失运，则食少、腹胀、便溏；血虚心神失养则心悸失眠；舌质淡红、苔薄白、脉细弱为气血不足之象。治则：健脾益气，养血通窍。可用归脾汤加减。方中以党参、黄芪、白术、甘草健脾益气；当归、龙眼肉养血；酸枣仁、茯神、远志养心安神；佐木香理气，使补而不滞；生姜、大枣调和营卫。诸药合用，既能益气又能养血。针刺百会穴位居巅顶部，其深处即为脑之所在；且百会为督脉经穴，督脉又归属于脑。此外，根据"气街"理论，"头气有街""气在头者，止之于脑"（《灵枢·卫气》），即经气到头部的（手、足三阳）都联系于脑。根据"四海"理论，"脑为髓海"。杨上善注说："胃流津液渗入骨空，变而为髓，头中最多，故为海也。是肾所生，其气上输脑盖百会穴，下输风府也。"配合四神聪能起到醒脑开窍的作用。

听宫穴是手、足少阳和手太阳三经之会，属于手太阳小肠经，位于面部，耳屏正中与下颌骨髁突之间的凹陷中，配翳风、外关主治耳鸣、耳聋；听宫在《针灸大成》中"主失音，癫疾，心腹满，聤耳，耳聋如物填塞无闻"。中脘，经穴名，出自《针灸甲乙经》，别名上纪、太仓、胃脘，属任脉，任脉、手太阳与少阳、足阳明之会，胃之募穴，八会穴之腑会，在上腹部，前正中线上，脐中上4寸；配百会、气海，升阳益气和胃，治疗气虚。翳风穴是手少阳三焦经的常用腧穴之一，位于颈部，耳垂后方，配听宫主治耳鸣、耳聋；《针灸大成》："主耳鸣耳聋，口眼歪斜，脱颔颊肿，口噤不开，不能言。"外关穴，是手少阳三焦经的常用腧穴之一，位于前臂背侧，在前臂后区，在阳池与肘尖的连线上，腕背侧远端横纹上2寸，尺骨与桡骨间隙中点。《针灸甲乙经》："耳焞焞浑浑，（聋）无所闻，外关主之。"

**【病例四】**

刘某，女，54岁，2018年10月23日初诊。

病史摘要：患者因"右耳鸣2年，加重1个月"来诊。患者2年前无明显诱因出现右耳听力下降伴有轰鸣声，曾于他院初诊，治疗后听力基本恢复，但仍有耳鸣（具体不详）。1个月前劳累后自觉听力下降严重，遂至济宁某医院初诊，经高压氧、扩血管和神经营养药物等积极治疗后，听力有所好转。现自诉：右耳听力下降，耳内有闭塞感，伴腰酸、口干、神疲乏力、头晕目眩，纳寐欠佳，二便尚可，舌红，苔薄干，脉弦细。

中医诊断：耳聋（肾精亏虚证）。

西医诊断：神经性耳聋。

治则：补肾益精。

处方：

（1）针刺：听宫、听会、耳门、风池、中渚、外关，太溪、三阴交、合谷、太冲。

（2）毫火针点刺：翳风、中渚、外关。

（3）中药汤剂：耳聋左慈丸加减。

治疗经过：听宫、听会、耳门、风池、中渚、外关均取患侧，太溪、三阴交、合谷、太冲均取双侧，听宫、听会、耳门采用一针透三穴的方法，其余各穴采用平补平泻法，以上方治疗为主，治疗1周后，患者感觉听力有所恢复，头晕目眩症状减轻，睡眠有所改善，耳闷感减轻，口干基本消失。治疗1个月后听力恢复较之前明显，头晕目眩症状基本消失，睡眠可，饮食可，耳闷感较之前减轻明显。继续上述治疗。

**【按语】**

患者工作劳累后出现耳鸣、耳聋，耳鸣声音轻，持续存在，同时伴有神疲乏力、眩晕、口干、腰酸等症状，舌质红，苔薄干，脉弦细。结合症状体征，可辨为肾精亏虚证，治拟补肾益精、滋阴养窍，拟针灸并结合中药调理，以求治本。王师在针灸处方中，主穴选"耳前三穴"以求治本。加翳风、风池，疏通耳部经络气血。配穴取中渚、外关，疏通少阳经络之气；太溪为足少阴原穴，可滋阴补肾；三阴交为足三阴经交会穴，可通调足三阴经之气；合谷、太冲，开四关、通调气机。诸穴合用，共奏益肾养窍之功。中药以耳聋左慈丸加减：方中熟地益精填髓为君药；山药脾肾双补，山萸肉补养肝肾，共为臣药；泽泻利湿泻浊，丹皮清泻相火，茯苓健脾渗湿，重用磁石以益肾阴、平肝阳、聪耳明目，另加用麦冬、五味子、桑椹、女贞子等补肾敛阴，葛根、川芎、石菖蒲调气活血，均为佐药。全方补泻兼施，使肾阴得滋、相火得降、耳窍复清。中医认为，"肾开窍于耳"，耳的听觉功能与肾的精气盛衰密切相关。肾精充足，则耳有所养，听觉正常；肾精不足，则髓海空虚，不能充养于耳，见耳鸣、听力减退、耳聋等。

《诸病源候论》曰："肾为足少阴之经而藏精气通于耳。耳，宗脉之所聚也。"《灵枢·邪气脏腑病形》有云："十二经脉，三百六十五络，其血气皆上于面而走空窍，其精阳气上走于目而为睛，其别气走于耳而为听。"十二经脉中，与耳窍关系最密切的当属手足少阳经和手太阳小肠经。手足少阳经均能循行至侧头部，"从耳后入耳中，出走耳前"，手太阳小肠经"至目锐眦，却入耳中"，此三条经脉与耳的关系最为密切。这三条经脉上分别有一穴位位于耳周附近，即耳门、听宫、听会，王师称为"耳前三穴"。王师认为此三穴是临床治疗耳鸣耳聋的要穴，针之可聪耳启闭。从解剖学上来说，此三穴是与耳疾关系最为密切的穴位，刺激此三穴可改善耳大神经功能，增加椎–基底动脉血供，进而改善耳部周围的血液供应。

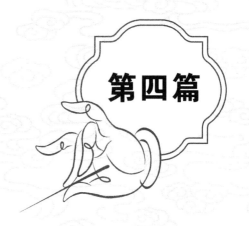

第四篇

科研成果

# 近年来承担课题

（1）2004年9月济宁市科技发展计划项目《针刺推拿治疗椎动脉型颈椎病临床研究》，作为第一完成人已完成课题鉴定，获济宁市科学技术奖三等奖。

（2）2008年4月济宁市科技发展计划项目《刺络拔罐为主治疗急性期Bell麻痹（肝胆湿热型）的临床研究》（编号：200850121），作为第一完成人已完成鉴定，获济宁市科学技术奖三等奖。

（3）2011年12月山东省中医药科技发展计划项目《刺络拔罐为主治疗急性期Bell麻痹（肝胆湿热型）伴有疼痛的临床研究》（编号：2011-281），作为第一位完成人已完成鉴定，获济宁市科学技术三等奖，山东省中医药科学技术奖三等奖。

（4）2013年4月山东省中医药科技发展计划项目《醒脑健脾针刺法治疗颈型眩晕（痰湿上蒙型）的临床研究》（编号：2013-308），作为第一位完成人已完成鉴定，获山东省中医药科学技术奖三等奖。

（5）2013年9月济宁市科技发展计划项目《刺血拔罐配合中药治疗血瘀型腰椎间盘突出症临床研究》（编号：2013jnwk82），作为第一位完成人已完成鉴定，获济宁市科学技术奖二等奖。

（6）2015年9月济宁市科技发展计划项目《针刺联合臭氧注射治疗急性带状疱疹（肝胆湿热型）神经痛的临床研究》（编号：201503），作为第一位完成人已完成鉴定。

（7）2015年11月山东省中医药科技发展计划项目《刺血疗法配合针刺调控炎症因子治疗急性期Bell麻痹伴疼痛的作用研究》（编号：2015-439），作为第一位完成人已完成鉴定，获中国民族医药学会科学技术三等奖，获山东中医药学会科学技术三等奖。

（8）2016年3月济宁市中医药科技发展计划项目《针刺治疗头晕（风痰上扰证）的临床疗效评价与提升》（编号：ZYY2016-02），作为第一位完成人已完成鉴定。

（9）2017年9月济宁市重大科技创新项目专项《三伏贴"冬病夏治"对阳虚体质型患者的临床研究》（编号：2017SMNS008），作为第一完成人已完成鉴定。

（10）2021年11月山东省中医药科技项目《基于"治未病"理论的三联疗法防治体虚易感患者的临床疗效观察》（重点项目：编号2021Z020），项目正在按计划进行。

**成果一：针刺推拿治疗椎动脉型颈椎病临床研究**

【成果概况】

本课题为2004年济宁市科技局立项的"济宁市科技发展计划项目"。

【成果详述】

目的：探讨针刺推拿治疗椎动脉型颈椎病的临床疗效。

方法：收集2004年9月—2007年6月我院针灸推拿科和脑血管病科的门诊及住院患者中符合条件的180例病例，随机分为两组，每组90例。一组为治疗组（针刺推拿综合方案），另一组要求为药物治疗组（采用静脉点滴血塞通8 mL，每日1次，口服颈复康1包bid，西比灵5 mg qd），两组治疗均为10天一个疗程，2个疗程结束后统一评定疗效。

结果：治疗组有效率为93.3%，明显高于对照组。治疗过程中未发现不良影响，未出现晕针、断针、脊髓损伤及椎动脉损伤等针刺意外，无药物不良反应发生。

结论：针刺推拿综合治疗椎动脉型颈椎病，具有补益气血、疏通经络、调理脏腑的作用，能够改善颈椎枕肌群的紧张状态，松解局部软组织粘连及痉挛，改善椎动脉的血液循环，降低交感神经的兴奋性，显著改善患者的症状及体征，临床疗效优于药物组。

【完成单位】

济宁市中医院

【课题负责人】

王乐荣

**成果二：刺络拔罐为主治疗急性期 Bell 麻痹（肝胆湿热型）的临床研究**

【成果概况】

本课题为 2008 年济宁市科技局立项的"济宁市科技发展计划项目"（编号：200850121）。

【成果详述】

目的：本研究采用 Sunnybrook（多伦多）面神经功能评分作为客观指标，以 House Brackmann 面神经功能评价分级作为疗效评价标准，对比观察刺络拔罐加针刺与单纯针刺治疗肝胆湿热型周围性面神经麻痹急性期的临床疗效。

方法：收集 120 例来自 2008 年 4 月—2011 年 3 月济宁市中医院针灸科门诊与病房辨证为肝胆湿热型的 Bell 麻痹患者，按随机数字表法随机分为两组，治疗组、对照组各 60 例，分别采用刺络拔罐加针刺治疗（治疗组）及单纯针刺治疗（对照组）的方法，共治疗 3 个疗程。观察第一次治疗前及治疗 1 个月后两组 Sunnybrook（多伦多）面神经功能评分及总体疗效。

结果：①两组治疗 Sunnybrook（多伦多）面神经功能评分与治疗前组内比较有非常显著性差异（$P < 0.01$），组间比较有显著性差异（$P < 0.05$）；②两组治疗 House Brackmann 面神经功能疗效评价比较有显著性差异（$P < 0.05$）。

结论：①两种治疗方法对肝胆湿热型周围性面神经麻痹均有显著的疗效；②在改善 Sunnybrook（多伦多）面神经功能评分方面，治疗组优于对照组；③在 House Brackmann 面神经功能疗效评价方面，治疗组优于对照组。刺络拔罐加针刺治疗急性期肝胆湿热型 Bell 麻痹，优于单纯针刺治疗，有较好的临床疗效。

【完成单位】

济宁市中医院

【课题负责人】

王乐荣

**成果三：刺络拔罐为主治疗急性期 Bell 麻痹（肝胆湿热型）伴有疼痛的临床研究**

【成果概况】

本课题为 2011 年山东省中医药管理局立项的"山东省中医药科技发展计划项目"（编号：2011－281）。

【成果详述】

目的：本研究采用疼痛积分、疼痛持续时间、Sunnybrook（多伦多）评分及面神经功能恢复时间作为客观指标，以 House Brackmann 面神经功能评价分级作为疗效标准，对比观察刺络拔罐配合针刺与单纯针刺治疗急性期肝胆湿热型 Bell 麻痹伴有疼痛的临床疗效。

方法：收集 120 例来自 2010 年 4 月—2013 年 6 月济宁市中医院针灸科门诊与病房辨证为肝胆湿热型伴有疼痛的 Bell 麻痹患者，按随机数字表法随机分为两组，治疗组、对照组各 60 例，分别采用刺络拔罐加针刺治疗（治疗组）及单纯针刺治疗（对照组）的方法，共治疗 3 个疗程。观察两组患者第一次治疗前、第一次治疗后及急性期治疗后两组耳部疼痛积分、急性期疼痛持续时间、治疗 3 个疗程后 Sunnybrook（多伦多）面神经功能评分、面神经功能恢复时间（H-B 标准Ⅱ级）及总体疗效。

结果：①在即刻止痛及长期镇痛方面，两组治疗均可降低 Bell 麻痹疼痛积分，组间比较有非常显著性差异（$P < 0.01$）；②两组治疗在缩短患者耳部疼痛持续时间方面，组间比较有非常显著性差异（$P < 0.01$）；③两组治疗 Sunnybrook（多伦多）面神经功能评分与治疗前组内比较有非常显著性差异（$P < 0.01$），组间比较有非常显著性差异（$P < 0.01$）；④在面神经功能恢复时间（H-B 标准Ⅱ级）方面，组间比较有非常显著性差异（$P < 0.01$）；⑤两组治疗 House Brackmann 面神经功能疗效评价比较有显著性差异（$P < 0.05$）。

结论：①两种治疗方法对肝胆湿热型伴有疼痛的 Bell 麻痹均有显著的

疗效；②在即刻止痛及长期镇痛方面，治疗组疗效明显优于对照组，并且能显著缩短患者疼痛持续时间；③在改善 Sunnybrook（多伦多）面神经功能评分方面，治疗组明显优于对照组；④在缩短患者病程方面，治疗组更有优势；⑤在 House Brackmann 面神经功能总体疗效方面，治疗组优于对照组。刺络拔罐配合针刺治疗急性期肝胆湿热型伴有疼痛的 Bell 麻痹，优于单纯针刺治疗，有较好的临床疗效，值得临床推广应用。

【完成单位】

济宁市中医院

【课题负责人】

王乐荣

### 成果四：醒脑健脾针刺法治疗颈型眩晕（痰湿上蒙型）的临床研究

【成果概况】

本课题为 2013 年山东省中医药管理局批准立项的"山东省中医药科技发展计划项目"（编号：2013－308）。

【成果详述】

目的：颈椎病已成为与社会相伴随的一种现代病，由颈椎病引起的颈性眩晕也是目前临床的常见病种之一，中医属于"眩晕""项痹"范畴，发病年龄正趋于年轻化，伴随着人均寿命的延长和人们生活、交通方式的改变，颈性眩晕发病率更是逐年增加，使其成为目前危害人类健康的主要疾病。本研究采用眩晕症状与功能评分及经颅多普勒（基底动脉与椎动脉的平均血流速度）作为客观指标，对比观察醒脑健脾针刺法与常规针刺治疗痰湿上蒙型颈型眩晕的临床疗效。

方法：收集 120 例来自 2013 年 4 月—2016 年 5 月济宁市中医院针灸科门诊与病房辨证为痰湿上蒙型颈型眩晕患者，按随机数字表法随机分为两组，治疗组、对照组各 60 例，分别采用醒脑健脾针刺法（治疗组）及常规针刺治疗（对照组）的方法，共治疗 2 个疗程。观察两组患者第一次治疗前、2 个疗程治疗后眩晕症状与功能评分及经颅多普勒（基底动脉与椎动脉的平均血流速度）变化及总体疗效。

结果：①在改善患者颈肩疼痛和日常生活与工作方面，组内比较有显著性差异（$P < 0.05$），组间比较无显著性差异（$P > 0.05$）；②在改善患者眩晕症状、头痛和心理及社会适应能力方面，组内比较有显著性差异（$P < 0.05$），组间比较有显著性差异（$P < 0.05$）；③两组治疗在改善患者椎-基底动脉的血流速度方面，各自组内比较及组间比较有显著性差异（$P < 0.05$）；④两组治疗总体疗效评价比较有显著性差异（$P < 0.05$）。

结论：①两种治疗方法对痰湿上蒙型颈性眩晕均有显著的疗效。②在改善患者颈肩疼痛和日常生活与工作方面，两组无明显差异；在改善患者眩晕症状、头痛和心理及社会适应能力方面，治疗组疗效优于对照组。③在改善患者椎-基底动脉的血流速度方面，治疗组优于对照组。④在总体疗效方面，治疗组优于对照组。醒脑健脾针刺法治疗痰湿上蒙型颈型眩晕，优于常规针刺治疗，有较好的临床疗效。醒脑健脾针刺法治疗该病疗效显著，价格低廉，无毒副作用，具有显著的经济效益和社会效益，值得临床推广应用。

【完成单位】

济宁市中医院

【课题负责人】

王乐荣

## 成果五：刺血拔罐配合中药治疗血瘀型腰椎间盘突出症临床研究

【成果概况】

本课题为 2013 年济宁市科技局批准立项的"济宁市科技发展计划项目"（编号：2013jnwk82）。

【成果详述】

### 一、立项依据

腰椎间盘突出症是现代常见病、多发病，是由于腰椎间盘变性，纤维环破裂，髓核突出而刺激或压迫神经根、马尾神经引起的下腰痛及坐骨神经

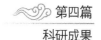

痛，是腰腿痛最常见的原因之一，常见症状为腰痛、下肢放射痛，部分患者可见下肢发麻，受压神经支配区域的浅感觉、痛觉、温度觉减退，甚至间歇性跛行，严重地影响患者的正常工作生活，给家庭及社会带来极大负担，如何有效缓解腰椎间盘突出症患者局部疼痛，恢复腰部正常活动已成为医学界关注的热点之一。

腰椎间盘突出症属于中医学"腰痛""腰腿痛"范畴，由于风、寒、湿邪侵入，或因外伤等原因引起气血运行不畅，致经脉不畅，气滞血瘀，不通则痛而致病。其中血瘀型的是由跌仆外伤，损伤经脉气血，气血运行不畅，或体位不正，腰部用力不当，捩气闪挫，导致经络气血阻滞不通，均可使瘀血留滞腰部而发生疼痛。现代人由于生活节奏过快，劳动强度大，长期坐位操作电脑，长时间躺沙发上看电视等不良生活习惯，腰椎间盘突出症多以血瘀型为主。

临床报道显示，刺络放血治疗血瘀型腰椎间盘突出症具有良好的临床疗效，但刺血部位的选取、三棱针刺入深度、出血量的多少及治疗疗程的制定方面缺乏统一的标准。因此，通过科学的、客观的、全面的、规范的临床疗效观察，评价刺血拔罐治疗血瘀型腰椎间盘突出症的临床疗效的影响，具有十分积极的意义。

**二、研究方案**

本课题以中医经典古籍为基础，临床疗效为依据，采用循证医学方法设计科学的研究方案（随机对照，病例筛选，科学统计等），对刺血拔罐加中药愈伤胶囊（本院院内制剂 鲁药制 ZBZ0272）治疗腰椎间盘突出症（血瘀型）的疗效及安全性进行科学、综合的评价，以期形成科学、规范、操作简便、易于推广的治疗方案。

（一）临床资料

1.1 诊断纳入标准

1.1.1 诊断标准

参照 1994 年国家中医药管理局颁布《中医病证诊断疗效标准·腰椎间盘突出诊断标准》：

（1）腰部外伤、慢性劳损或受寒湿史，大部分患者在发病前有慢性腰痛史。

（2）发生于青壮年。

（3）疼痛向臀部及下肢放射，腹压增加（如咳嗽、喷嚏）时疼痛加重。

（4）脊柱侧弯，腰生理弧度消失，病变部位椎旁有压痛，并向下肢放射，腰部活动受限。

（5）下肢受累神经支配区有感觉过敏或迟钝，病程长者可出现肌肉萎缩。直腿抬高或加强试验阳性，膝、跟腱反射减弱或消失，拇趾背伸力减弱。

（6）X线摄片检查：脊柱侧弯，腰生理前突消失，椎间盘相邻边缘有骨赘增生。CT，MRI检查可显示椎间盘突出的部位及程度。

1.1.2　纳入标准

（1）符合腰椎间盘突出症诊断标准，年龄在20~65岁，性别不限。

（2）中医辨证均属于血瘀证：腰腿部麻木疼痛，痛有定处，固定不移，或为刺痛，日轻夜重，腰部板硬，俯仰转侧受限，痛处拒按，口干不欲饮，但欲漱口不欲咽，舌质绛紫或有瘀点、瘀斑，脉弦或涩，或有外伤史。

（3）患者签署知情同意书的情况下。

（4）能接受和坚持刺血疗法配合针刺治疗，并配合本课题研究者。

1.2　排除标准

（1）年龄>65岁及年龄<20岁的患者。

（2）严重高血压、器质性心脏病或心律失常者。

（3）合并腰椎滑脱或骨性椎管狭窄者。

（4）腰椎结核及肿瘤者。

（5）病变部位有压缩性骨折者。

（6）造血系统疾病和出血倾向者。

（7）皮肤溃疡者。

（8）妊娠妇女。

1.3　脱落标准

（1）各种原因未按规定完成本治疗及观察者，如未完成1个疗程治疗者、疗效观察记录不完整者、未按规定治疗或资料不全者。

（2）受试者依从性差、发生严重不良事件或不良反应、临床研究过程中出现严重的其他并发疾病或病情恶化者，不宜继续接受试验者。

（3）自行退出者。

（二）研究方法

**1. 病例来源及分组**

160例患者均来自济宁市中医院针灸科门诊及病房，按随机数字表法将符合纳入标准的腰椎间盘突出症（血瘀型）患者随机分为刺血拔罐加中药组（综合治疗组）、中药组、刺血拔罐组、针灸组，共4组。其中刺血拔罐加中药组（综合治疗组）40例，男22例，女18例，年龄23～59岁；中药组40例，脱落2例，男18例，女20例，年龄24～62岁；刺血拔罐组40例，脱落1例，男18例，女21例，年龄25～60岁；针灸组40例，脱落1例，男19例，女20例，年龄25～62岁。

**2. 治疗方法**

所有患者均签订知情同意书，并经医院伦理委员会审核批准。

（1）综合治疗组：

选穴：刺血穴位：主穴：患侧腰突穴（第4或5腰椎棘突下旁开1.5～2.0 cm）、髂上穴（竖脊肌外侧缘与髂嵴交点处下1 cm）。配穴：$L_4/L_5$ 椎间盘突出选阳陵泉；$L_5/S_1$ 椎间盘突出选委中穴。腰突穴、髂上穴：先用2%碘伏常规消毒，然后用大号三棱针在选中穴位上点刺5～8下，深度3～6 mm，迅速用闪火法拔罐，留罐8～10 min，每穴出血量8～15 mL；委中穴、阳陵泉：选取穴位上有瘀血的脉络，用2%碘伏常规消毒，然后用中号三棱针在选中脉络上点刺2～4下，刺破选中的脉络，迅速用闪火法拔罐，留罐8～10 min，每穴出血量5～10 mL。治疗结束后，用2%碘伏严格消毒创面后，创可贴保护创面。3天刺血拔罐一次，5次为一个疗程。治疗一个疗程。中药愈伤胶囊（本院院内制剂　鲁药制ZBZ0272）4粒/次，3次/日。连服15天。

（2）中药组：中药愈伤胶囊（本院院内制剂　鲁药制ZBZ0272）4粒/次，3次/日。连服15天。

（3）刺血拔罐组：选穴：刺血穴位：主穴：患侧腰突穴（腰椎4或5棘突下旁开1.5～2.0 cm）、髂上穴（竖脊肌外侧缘与髂嵴交点处下1 cm）。配穴：腰4/5椎间盘突出选阳陵泉；腰5骶1椎间盘突出选委中穴。腰突穴、髂上穴：先用2%碘伏常规消毒，然后用大号三棱针在选中穴位上点刺3～5下，深度2～3 mm，迅速用闪火法拔罐，留罐8～10 min，每穴出血量5～8 mL；委中穴、阳陵泉：选取穴位上有瘀血的脉络，用2%碘伏常规消毒，然后用中号三棱针在选中脉络上点刺2～4下，刺破选中的脉络，迅速用闪火法拔罐，留罐8～10 min，每穴出血量3～5 mL。治疗结束后，用2%碘伏严格消毒创面后，创可贴保护创面。3天刺血拔罐一次，5次为一个疗程。治疗一个疗程。

（4）针灸组：选穴：双侧腰 3 到骶 1 夹脊穴、腰阳关、患侧环跳、秩边、委中、承山、阳陵泉、昆仑。毫针刺，行平补平泻手法，充分得气后留针 30 min，留针期间，每隔 10 min 运针 1 次，连续治疗 15 天。

**3. 观察指标及方法**

3.1 观察指标

采用视觉模拟评分法（VAS）积分对治疗 1 次后、治疗一个疗程后结果进行评分；参照腰椎间盘突出症的疗效评分表进行病情轻中重度评价。主要包括：腰部疼痛，下肢疼痛或麻木，腰部压痛，叩击痛，下肢放射痛，脊柱活动度，仰卧挺腹试验，曲颈试验，直腿抬高试验等指标。

3.2 疗效评定标准

（1）疼痛积分：采用 VAS 作为测量受试者主观疼痛感觉的标准。无痛，$0 \leqslant VAS < 1$；轻痛，$1 \leqslant VAS < 4$；中痛，$4 \leqslant VAS < 7$；重痛，$VAS \geqslant 7$。

（2）参照腰椎间盘突出症的疗效评分表对治疗结果进行评分，对病情轻中重度评价。

治愈：腰腿痛消失，直腿抬高试验 70°，能恢复原工作。

好转：腰腿痛减轻，腰部活动功能改善，直腿抬高试验 40°，能恢复部分工作。

未愈：症状、体征无改善，不能胜任工作。

**4. 统计学方法**

所有数据输入计算机，用 Excel 2003 数据库管理。运用 SPSS 13.0 统计软件进行统计分析，计量资料采用均数 ± 标准差（$\bar{x} \pm s$）表示，组间比较用独立样本 $t$ 检验，多组两两比较用单因素方差分析，$P < 0.05$ 为有显著性差异，$P < 0.01$ 为有非常显著性差异。

（1）在即刻止痛和长期镇痛方面，针灸治疗、中药治疗、刺血拔罐治疗和刺血拔罐配合中药治疗（综合治疗）均可降低血瘀型腰椎间盘突出症的疼痛积分，综合治疗优于针灸治疗、中药治疗和刺血拔罐治疗（$P < 0.05$），针灸治疗、中药治疗和刺血拔罐治疗比较均无显著性差异（$P > 0.05$）。

（2）在血瘀型腰椎间盘突出症总体疗效方面，综合治疗优于针灸治疗、中药治疗、刺血拔罐治疗（$P < 0.05$），针灸治疗、中药治疗、刺血拔罐治疗比较均无显著性差异（$P > 0.05$）。

### 三、关键技术和解决方案

本次研究的关键技术是找出刺血经验穴"腰突穴""髂上穴"出血量及针刺深度取得最佳疗效的参数。经过课题的研究,通过综合治疗组与刺血拔罐组采用不同的出血量及针刺深度的临床效果比较,刺血经验穴"腰突穴""髂上穴"出血量应为 8~15 mL;针刺深度 3~6 mm;每穴针刺 5~8 下临床效果显著。

### 四、结果

结果显示,中药治疗、针刺治疗、刺血拔罐治疗和刺血拔罐配合中药治疗均能缓解血瘀型腰椎间盘突出症。即刻疼痛和长期镇痛,这两方面刺血拔罐配合中药治疗均优于针灸治疗、刺血拔罐治疗和中药治疗。而总体疗效方面,综合治疗亦优于针灸治疗、中药治疗和刺血拔罐治疗。刺血拔罐配合中药治疗优于单纯针灸治疗、中药治疗和刺血拔罐治疗,有较好的临床疗效。本法治疗该病疗效显著,价格低廉,无毒副作用,值得临床推广应用。

【完成单位】

济宁市中医院

【课题负责人】

王乐荣

## 成果六:针刺联合臭氧注射治疗急性带状疱疹(肝胆湿热型)神经痛的临床研究

【成果概况】

本课题为济宁市科技局批准立项的"济宁市科技发展计划项目"(编号:201503)。

【成果详述】

### 一、立项依据

随着现代社会经济的发展,人民生活质量逐步提高,然而由于生活习惯的改变,带状疱疹是近年来发病率较高的疾病之一,且年龄的增长、季节交界时气候变化大、影响健康的不良生活嗜好增多、一些降低或扰乱机体免疫平衡的疾病等，都会导致带状疱疹的临床表现加重。目前带状疱疹的发病机制尚未被完全阐明，水痘－带状疱疹病毒（vZV）在不同免疫力人群中，引起两种独立的临床疾病，例如在无或低免疫力人群中（多数是儿童），多发为水痘，少数亦可呈隐形感染。在急性水痘康复后，病毒仍然存留在神经节中。若干年后，可能由于细胞介导的免疫抑制作用或局部外伤的作用，病毒再度激活。在大多数患者中，病毒沿周围神经向下传播在相应的皮区引起生产性感染。

本课题是在对大量的带状疱疹患者临床观察下，运用中医基础理论和西医临床技术研究带状疱疹急性疼痛的治疗方法，目的是探讨针刺联合臭氧注射治疗急性带状疱疹（肝胆湿热型）神经痛的治疗效果，规范针刺联合臭氧注射治疗急性带状疱疹（肝胆湿热型）神经痛的治疗方法。课题提出了针刺联合臭氧注射治疗急性带状疱疹（肝胆湿热型）神经痛的新思路，采用随机对照的试验方法，并以临床症状及体征、VAS、疗效标准为观察指标，系统观察本法治疗急性带状疱疹（肝胆湿热型）神经痛的疗效，客观、科学地进行临床疗效评价，以期达到缩短病程、减少后遗神经痛的发生的效果，提高临床疗效。

## 二、研究方案

### 1. 临床资料

1.1　一般资料

60 例患者均来自济宁市中医院针灸科门诊及病房，按随机数字表法将符合纳入标准的急性带状疱疹（肝胆湿热型）神经痛患者随机分为针刺联合臭氧注射组（30 例）、针灸组（30 例）。

1.2　诊断标准

1.2.1　诊断标准：中医标准参照 1994 年国家中医药管理局发布的《中华人民共和国中医药行业标准·中医病证诊断疗效标准》（ZY/T001.8—94）中"蛇串疮"诊断标准进行制定。①皮损多为绿豆大小的水疱，簇集成群，疱壁较紧张，基底色红，常单侧分布，排列成带状。严重者，皮损可表现为出血性，或可见坏疽性损害。皮损发于头面部者，病情往往较重。②皮疹出现前，常先有皮肤刺痛或灼热感，可伴有周身轻度不适、发热。③自觉疼痛明显，可有难以忍受的剧痛或皮疹消退后遗疼痛。

1.2.2　西医标准参照《临床诊疗指南：皮肤病与性病分册》（中华医学会编著，人民卫生出版社，2006 年）。①发病前可有疲倦、低热、全身不适、食欲不振等前驱症状。②患处有神经痛，皮肤感觉过敏。③好发部位是肋间神经、三叉神经、臂丛神经及坐骨神经支配区域的皮肤。④皮疹为红斑上簇集性粟粒至绿豆大水疱，疱液常澄清。⑤皮疹常单侧分布，一般不超过躯干中线。⑥病程有自限性，2~3周，愈后可留色素改变，发生坏死溃疡者可留瘢痕。⑦头面部带状疱疹可累及眼耳部，引起疱疹性角膜结膜炎或面瘫等。

### 1.2.3 中医证候诊断

肝胆湿热证：见于本病的急性期。皮损鲜红，疱壁紧张，灼热刺痛，口苦咽干，烦躁易怒，大便干或小便黄。舌质红，舌苔薄黄或厚黄，脉弦滑数。

### 1.3 纳入标准

以下所列项目均符合者方可纳入。

（1）符合带状疱疹诊断标准。

（2）年龄在18~70岁。

（3）出现疱疹在1~3日，未经过抗病毒和止痛治疗者。

（4）1个月内未使用免疫类及激素类药物者。

（5）无手术指征患者。

### 1.4 排除标准

凡符合以下任何一项者均应排除。

（1）属于带状疱疹的特殊类型，包括眼或耳带状疱疹、内脏带状疱疹、脑膜带状疱疹、泛发性带状疱疹、无疹型带状疱疹。

（2）妊娠或哺乳期妇女。

（3）过敏体质及对多种药物过敏者。

（4）瘢痕体质者。

（5）合并严重的心血管、脑血管、肝、肾、造血系统等原发性疾病或全身衰竭者，糖尿病、恶性肿瘤、精神病患者，结缔组织病、血友病患者，有出血倾向的患者。

（6）病情危重，难以对治疗的有效性和安全性做出确切评价者。

（7）1个月内应用过皮质类固醇激素或免疫抑制剂者。

## 2. 治疗方法

### 2.1 对照组

采用常规针刺治疗。取穴：依据患者疱疹所发部位的不同，选取患侧相应节段及上下相邻的夹脊穴、阿是穴、合谷、行间、阳陵泉。头面颈部加风池、外关；胸背部加膻中、支沟；腰腹部加足三里、三阴交。操作：患者取平卧位或俯卧位，常规消毒后，选用 1.5 寸毫针，取患侧相应节段及上下相邻的夹脊穴，针尖 70°～80°向脊柱方向斜刺入，阿是穴用平刺法围刺，外关、支沟、行间、阳陵泉直刺，均进针 0.8～1 寸，进针得气后，施提插泻法；足三里、三阴交，进针得气后，施平补平泻法，留针 30 分钟，每天治疗 1 次，5 次为一个疗程。

2.2　试验组

采用针刺及臭氧治疗。取穴：依据患者疱疹所发部位的不同，选取患侧相应节段及上下相邻的夹脊穴、阿是穴、合谷、行间、阳陵泉。头面颈部加风池、外关；胸背部加膻中、支沟；腰腹部加足三里、三阴交。操作：患者取平卧位或俯卧位，常规消毒后，选用 1.5 寸毫针，取患侧相应节段及上下相邻的夹脊穴，针尖 70°～80°向脊柱方向斜刺入，阿是穴用平刺法围刺，外关、支沟、行间、阳陵泉直刺，均进针 0.8～1 寸，进针得气后，施提插泻法；足三里、三阴交，进针得气后，施平补平泻法，留针 30 min，每天治疗 1 次，5 次为一个疗程。依据患者疱疹所发部位的不同，选取患侧相应节段的夹脊穴、阿是穴，操作：患者取俯卧位，常规皮肤消毒后，戴无菌手套、铺无菌治疗巾，持 5 mL 注射器抽取 1% 利多卡因 3 mL，在标记点处呈 30°斜刺入皮肤，回抽无血、无气，在皮下注射 1% 利多卡因 0.5 mL 进行局部麻醉，持 20 mL 注射器抽取 45% 臭氧 15 mL，针尖呈 70°斜刺入患侧相应节段的夹脊穴，得气后注射 45% 臭氧 5 mL，阿是穴 15°平刺法围刺，回抽无血，每点注射 45% 臭氧 1 mL，出针后以无菌敷料贴敷按压片刻，每次根据病变范围取穴。5 天治疗 1 次，2 次为 1 个疗程。

### 3. 疗效观察

3.1　观察指标

（1）以出现疱疹时作为起始时间，观察疱疹起始后的第 1～10 天，每次治疗前后记录一次，包括：①停止起疱时间：水疱停止增加时间；②结痂时间：水疱干涸，结痂 >50 的时间；③脱痂时间：疱痂完全脱落的时间。

（2）视觉模拟评分法：采用中华医学会疼痛学分会监制的 VAS 卡。评分越高，说明疼痛强度越大。

3.2　疗效标准

根据《临床疾病诊断依据治愈好转标准》拟定。痊愈：患部疱疹基本或全部消退，疼痛消失。显效：疱疹大部分结痂，患部疼痛基本消失。有效：疱疹消退 20%～50%，患部疼痛减轻。无效：疱疹消退在 20% 以内，疼痛未减轻。

### 3.3 统计学处理

采用 SPSS 17.0 分析软件进行数据统计，结果用"平均数 ± 标准差"（$\bar{x} \pm s$）表示，计量资料用 $t$ 检验，计数资料用 $\chi^2$ 检验，等级资料采用 Ridit 分析，做统计学处理，以 $P < 0.05$ 为差异有统计学意义。

### 三、结果

试验组在停止起泡、加快疱疹结痂、缓解疼痛均优于单纯西药治疗；针刺联合臭氧注射治疗带状疱疹急性神经痛可明显加快疱疹结痂、缩短病程、缓解疼痛，减少后遗神经痛的发生，增强疗效，而且操作简单、安全、稳定，值得临床推广应用。

【完成单位】

济宁市中医院

【课题负责人】

王乐荣

## 成果七：刺血疗法配合针刺调控炎症因子治疗急性期 Bell 麻痹伴疼痛的作用研究

【成果概况】

本课题为 2015 年山东省中医药管理局批准立项的"山东省中医药科技发展计划项目"（编号：2015 – 439）。

【成果详述】

目的：本研究采用疼痛积分、疼痛持续时间、Sunnybrook（多伦多）评分及面神经功能恢复时间作为观察指标，以患者血清细胞因子 IL-1β、TNF-α 作为实验室指标，以 House Brackmann 面神经功能评价作为疗效标准，对比观察刺血疗法配合针刺与单纯针刺治疗急性期伴疼痛 Bell 麻痹的临床疗效。

方法：收集 120 例来自 2015 年 11 月—2019 年 6 月济宁市中医院针灸科门诊与病房辨证为急性期伴有疼痛的 Bell 麻痹患者，按随机数字表法随机分为两组，治疗组、对照组各 60 例，分别采用刺血疗法加针刺治疗（治疗组）及单纯针刺治疗（对照组）的方法，共治疗 3 个疗程。观察两组患者第一次治疗前、第一次治疗后及急性期治疗后两组耳部疼痛积分、急性期疼痛持续时间、血清细胞因子 IL-1β、TNF-α 水平，治疗 3 个疗程后 Sunnybrook（多伦多）面神经功能评分、面神经功能恢复时间（H-B 标准Ⅱ级）及总体疗效。

结果：①在即刻止痛及长期镇痛方面，两组治疗均可降低 Bell 麻痹疼痛积分，组间比较有非常显著性差异（$P < 0.01$）；②两组治疗在缩短患者耳部疼痛持续时间方面，组间比较有非常显著性差异（$P < 0.01$）；③两组治疗 Sunnybrook（多伦多）面神经功能评分与治疗前组内比较有非常显著性差异（$P < 0.01$），组间比较有非常显著性差异（$P < 0.01$）；④在面神经功能恢复时间（H-B 标准Ⅱ级）方面，组间比较有非常显著性差异（$P < 0.01$）；⑤在降低急性期血清细胞因子 IL-1β、TNF-α 水平方面，与治疗前组内比较有非常显著性差异（$P < 0.01$），组间比较有显著性差异（$P < 0.05$）；⑥两组治疗 House Brackmann 面神经功能疗效评价比较有显著性差异（$P < 0.05$）。

结论：①两种治疗方法对急性期疼痛的 Bell 麻痹均有显著的疗效；②在即刻止痛及长期镇痛方面，治疗组疗效明显优于对照组，并且能显著缩短患者疼痛持续时间；③在改善 Sunnybrook（多伦多）面神经功能评分方面，治疗组明显优于对照组；④在缩短患者病程方面，治疗组更有优势；⑤在降低急性期血清细胞因子 IL-1β、TNF-α 方面，治疗组优于对照组；⑥在 House Brackmann 面神经功能总体疗效方面，治疗组优于对照组。刺血疗法配合针刺治疗急性期伴有疼痛的 Bell 麻痹，优于单纯针刺治疗，更能降低血清细胞因子，有较好的临床疗效，值得临床推广应用。

【完成单位】

济宁市中医院
济宁市中医研究所

【课题负责人】

王乐荣

## 成果八：针刺治疗头晕（风痰上扰证）的临床疗效评价与提升

【成果概况】

本课题为济宁市卫健委、济宁市科技局批准立项的"济宁市中医药科技发展计划项目"（ZYY2016－02）。

【成果详述】

### 一、立项依据

头晕（dizziness）是一种临床常见症状，指自身不稳感并无意识障碍，可伴有头脑昏糊、眼花、平衡失调、站立不稳、眼球震颤、指物偏向、倾倒、恶心、呕吐、面色苍白、出汗、脉搏和血压改变，以及制动障碍及其他慢性病。广义的头晕包括头昏、头晕、眩晕等，狭义的头晕仅指头重脚轻的不稳感。头晕的发病率在 20.5%～32.5%，可见于各个年龄段，女性较男性多见。本研究将头晕患者分为常规针刺组和浅刺对照组两组，采用眩晕残障量表（DHI）观察患者头晕严重程度，健康调查量表（SF-36）评估相关生活质量，医院焦虑抑郁量表（HADS）评价患者抑郁焦虑状态，客观评价两种针刺法治疗头晕的临床疗效。

### 二、项目的主要发现

常规针刺和浅刺两种针刺手法均可改善头晕严重程度、相关生活质量和焦虑抑郁状态，且常规针刺明显优于浅刺；治疗后第 4 周效果仍然显著，提示针刺改善头晕具有长期的临床疗效。

### 三、创新之处

（1）头晕是一种常见的综合性临床症状，是老年人群常见症状，直接影响患者的日常生活质量。本研究通过采用平行对照的试验设计方法，应用国际公认的诊断和疗效评价标准，客观评价"疏风化痰，升阳止眩"针刺法治疗头晕的临床疗效，为进一步设计随机对照临床研究提供前期基础和工作经验。

（2）通过本研究，进一步固化凝练形成了"疏风化痰，升阳止眩"针刺法治疗风痰上扰证头晕的技术操作规范，有利于临床推广应用，为下一步解决头晕的治疗提供可借鉴的针灸取穴依据。

### 四、研究方案

#### （一）研究对象

**1. 诊断标准**

中医诊断标准：参照国家中医药管理局《中华人民共和国中医药行业标准》，眩晕的中医诊断标准：

①头晕目眩，视物旋转；

②严重者可伴有头痛、项强、恶心呕吐、眼球震颤、耳鸣耳聋、汗出、面色苍白等；

③慢性起病，逐渐加重，或急性起病，或反复发作。

**2. 纳入标准**

①年龄 18～75 岁，男女不限；

②在过去 2 年中眩晕持续时间≥2 个月；

③不明原因的头晕、眩晕；

④颈性眩晕；

⑤梅尼埃病；

⑥精神性头晕；

⑦签订知情同意书。

**3. 排除标准**

①内耳炎；

②前庭神经元炎；

③良性阵发性位置性眩晕；

④失语、抑郁症或其他脏器功能衰竭等严重疾病；

⑤在过去的 3 个月内接受过针刺治疗。

#### （二）盲法

对结局评价者、数据录入者和统计分析者设盲。

#### （三）治疗方法

**1. 常规针刺组**

"疏风化痰，升阳止眩"针刺法常规针刺。

选穴：

主穴：百会、印堂、太阳、听宫、完骨、风池、合谷、丰隆、太冲；

配穴：

颈性眩晕：颈 3~5 夹脊穴；

梅尼埃病：肝俞、肾俞、太溪；

精神性头晕：内关、膻中、期门；

高血压引起的头晕：人迎、三阴交、太溪。

操作：针刺部位及针灸师手部用 75% 酒精严格消毒。百会，平刺 0.5 ~ 0.8 寸，行捻转补法；印堂，平刺 0.5 寸，行捻转泻法；太阳，直刺 0.3 ~ 0.5 寸，行捻转泻法；听宫，直刺 0.5 ~ 0.8 寸，行捻转泻法；完骨，直刺 0.5 ~ 0.8 寸，行捻转补法；风池，向鼻尖方向针刺 0.5 ~ 1.2 寸，行捻转补法；合谷，直刺 0.5 ~ 1 寸，行捻转泻法；丰隆，直刺 1 ~ 1.5 寸，行捻转泻法；太冲，直刺 0.5 ~ 0.8 寸，行捻转泻法；颈 3 ~ 5 夹脊穴，直刺 0.5 ~ 1 寸，平补平泻；肝俞，斜刺 0.5 ~ 0.8 寸，行捻转补法；肾俞，直刺 0.5 ~ 1 寸，行捻转补法；太溪，直刺 0.5 ~ 1 寸，行捻转补法；内关，直刺 0.5 ~ 1 寸，行捻转泻法；膻中，平刺 0.3 ~ 0.5 寸，行捻转泻法；期门，斜刺或平刺 0.5 ~ 0.8 寸，不可深刺，行捻转泻法；人迎，针刺时避开颈总动脉，直刺 0.5 ~ 0.8 寸，行捻转补法；三阴交，直刺 1 ~ 1.5 寸，行提插补法。每穴行针 30 秒。

治疗时间：留针 30 分钟，每周治疗 2 次，共 4 周。针刺治疗结束后第 4 周通过门诊预约面对面或者通过电话进行随访。

**2. 浅刺对照组**

非经非穴浅刺。使用一次性华佗牌无菌针灸针 0.25 mm × 40 mm、0.25 mm × 25 mm。针刺部位及针灸师手部用 75% 酒精严格消毒。所有穴位均采用浅刺法，针尖仅刺入皮下，不施手法，不求得气。

治疗时间：每日针刺 1 次，留针 30 分钟，每周治疗 2 次，共 8 周。

（四）观察指标及疗效评价标准

**1. 主要指标**

采用眩晕残障量表评价患者头晕严重程度。DHI 由 25 个问题组成，总分 100 分，分值越高表明头晕对生活方面的负面影响程度越重。分别于针刺治疗前、针刺治疗第 4 周、针刺治疗结束后第 4 周进行评价。

**2. 次要指标**

①头晕相关的生活质量评价：采用 SF-36 评价头晕患者相关生活质量，包括生理、心理及社会功能等方面。SF-36 量表包括生理健康亚表和心理健

康亚表，两个亚表结合能较全面地评价患者的生活质量。分数越高代表生活质量越好。分别于针刺治疗前、针刺治疗第4周、针刺治疗结束后第4周进行评价。

②焦虑抑郁状态评价：采用 HADS 评价头晕患者的情绪变化。其作为测量临床中伴有躯体疾病症状人群焦虑、抑郁等情绪障碍的工具，在临床诊疗中得到了广泛应用。该量表为14个条目的自评量表，由2个分量表组成，7个条目评定焦虑（HADS-A），7个条目评定抑郁（HADS-D）。每个条目采用4级计分（0~3分），每个分量表的计分范围为0~21分，分值越高焦虑、抑郁情绪越严重。分别于针刺治疗前、针刺治疗第4周、针刺治疗结束后第4周进行评价。

五、结果

本课题采用平行对照的试验方法，以 DHI、SF-36、HADS 等量表为观察指标，系统观察针灸治疗60例头晕（风痰上扰证）患者的临床疗效。与治疗前相比，治疗4周后常规针刺组和浅刺对照组 DHI 评分、HADS 焦虑量表评分和 HADS 抑郁量表评分均下降；SF-36 生理健康评分和 SF-36 心理健康评分均升高。与浅刺对照组相比，常规针刺组在 DHI 评分、SF-36 生理健康评分、SF-36 心理健康评分和 HADS 焦虑量表评分有显著性差异；两组 HADS 抑郁量表评分比较无明显差异（$P > 0.05$）。在治疗结束后4周，常规针刺组和浅刺对照组 DHI 评分、HADS 焦虑量表评分和 HADS 抑郁量表评分均下降；SF-36 生理健康评分和 SF-36 心理健康评分均升高。与浅刺对照组相比，常规针刺组 DHI 评分、SF-36 生理健康评分、SF-36 心理健康评分、HADS 焦虑量表评分和 HADS 抑郁量表评分，均存在显著性差异（$P < 0.05$）。本研究为临床推广应用针刺治疗头晕（风痰上扰证）提供了初步的临床依据，形成了科学、规范、操作简便、易于推广的针刺技术操作规范，并具有较好的经济和社会效益。

【完成单位】

济宁市中医院
济宁市中医研究所

【课题负责人】

王乐荣

### 成果九：三伏贴"冬病夏治"对阳虚体质型患者的临床研究

**【成果概况】**

本课题为 2017 年济宁市科技局立项的"济宁市重大科技创新项目专项"（编号：2017SMNS008）。

**【成果详述】**

本项目起止时间为 2017 年 9 月—2020 年 9 月，分为 6 个子课题，包含呼吸系统疾病 3 个、骨外科疾病 2 个、心血管疾病 1 个。6 个子课题均以总课题为基础，针对阳虚体质型的不同疾病，根据"春夏养阳、秋冬养阴"的中医理论，改善患者的阳虚体质，有效防治亚健康状态，提高老百姓治未病理念，增强三伏贴防病治病的思想，降低医疗费用，缓解人民群众"看病难、看病贵"问题。

现就每个课题的研究技术方法如下：

**一、强基固本三伏贴改善阳虚体质型过敏性鼻炎患者的临床研究**

（一）研究对象

收集 2016 年 7—8 月于济宁市中医院针灸科进行三伏贴治疗的过敏性鼻炎患者，筛选符合本研究纳入标准的患者 200 例，随机分为治疗组、对照组，其中治疗组 100 例，对照组 100 例。

（二）治疗方法

两组均给予常规西医基础治疗，治疗组在西医基础治疗的同时，予以在三伏天进行三伏贴治疗，中药组成：甘遂、细辛、白芥子、元胡。

第一伏、第二伏取穴：大椎、天突、风门（双侧）、肺俞（双侧）、心俞（双侧）。

第三伏取穴：大椎、膻中、膏肓俞（双侧）、肺俞（双侧）、脾俞（双侧）。

操作方法：将上述中药加工成粉末，治疗时将药粉、生姜汁、凡士林调成膏状，做成直径约 1 cm（厚约 0.5 cm）置于身体穴位处，覆以纱布，再以胶布固定，每次贴敷时间 1～2 小时，儿童适量缩短时间，以贴敷处皮肤发红为佳，贴敷处皮肤 24 小时内不宜遇水。1 年 1 次，3 年为 1 个疗程，随访观察半年。

（三）观察指标

根据中华耳鼻咽喉头颈外科杂志编委会鼻科组和中华医学会耳鼻咽喉头颈外科学分会鼻科学组2009年武夷山《变应性鼻炎诊断和治疗指南》，以治疗后患者贴敷满意率为观察指标：过敏性鼻炎治疗组的贴敷满意率高于对照组。

（四）结果分析

过敏性鼻炎贴敷2年、3年满意度明显优于第1年；结果提示患者对于穴位贴敷疗法治疗疾病较为满意，且过敏性鼻炎患者贴敷年限达3年以上时，可增加患者的满意率。

**二、"三伏贴"治疗阳虚型体质反复感冒患者的临床观察临床研究**

（一）研究对象

收集2017年7月13日—2018年6月31日济宁市市中医院预防保健科（治未病科）及合作科室的反复感冒患者，筛选符合本研究纳入标准的患者60例，其中治疗组30例，对照组30例。

（二）治疗方法

两组都给予口服黄芪桂枝汤治疗，处方：黄芪15 g、桂枝12 g、白芍12 g、生姜9 g、大枣10 g，每日1剂，连服3周，试验组在口服黄芪桂枝汤的基础上加用三伏贴治疗。

三伏贴药物组成：炒白芥子、细辛、桂枝、附子、防风、黄芪、皂角刺、冰片。

取穴：

第一组：大椎、肺俞、脾俞、膻中、天突。

第二组：风门、肾俞、膏肓、足三里、中府。

操作方法：将上述中药加工成粉末，治疗时将药粉、生姜汁、凡士林调成膏状，做成直径约1 cm大小药饼置于身体穴位处，覆以纱布，再以胶布固定，每次贴敷时间1～3小时，以贴敷处皮肤发红为佳，贴敷处皮肤24小时内不宜遇水。伏前贴一组以强基，伏后贴一组以固本，三伏各贴一组，中伏加贴一组以加强疗效。伏前强基贴第一组穴位，初伏贴第二组，如此交替贴敷，一般在各阶段第1天进行贴敷，共贴6次。贴敷后半年内不进行其他预防反复感冒的治疗。

（三）观察指标

（1）重点观测治疗前、治疗后半年感冒次数的变化。

（2）观测治疗前、治疗后感冒的变化。

（3）观测治疗前、治疗后阳虚体质赋分变化。

（四）结果分析

从观察结果我们可以得出结论：治疗组和对照组均能有效治疗反复感冒病症，并能改善体质指标，三伏贴配合口服中药效果更佳，是治疗属阳虚体质的反复感冒的有效办法。

**三、三伏贴防治反复呼吸道感染阳虚型体质患儿的临床疗效观察临床研究**

（一）研究对象

收集 2017 年济宁市中医院儿科初诊的反复呼吸道感染，筛选符合本研究纳入标准的患者 120 例以 2017 年 7—8 月在我科进行三伏贴治疗的 60 例作为贴敷组，未贴敷者 60 例为对照组。

（二）治疗方法

诊断标准：参照《中医儿科常见病诊疗指南》。

治疗方法：

对 60 名贴敷组患儿予以三伏贴治疗，采用天津海奥斯生产的止咳贴，敷取穴：天突穴、大椎穴、肺俞穴；脾胃贴贴敷神阙穴（神阙穴具有温补脾肾，回阳救逆的功效），2~3 岁最长贴 1 小时，3~6 岁最长贴 3 小时，6 岁以上最长贴 4 小时，每年 1 次，3 年为 1 个疗程。

对照组患儿不进行三伏贴治疗。

（三）观察指标

回访并记录贴敷组患儿贴敷后及空白对照组患儿的每年的呼吸道感染发病次数、病程及病种。分别在贴敷后每 3 个月进行 1 次随访，由家长填写随访表或对其进行电话随访。

（四）结果分析

通过临床研究，贴敷组总有效率随着贴敷时间的延长而逐步提高，3 年随访分别为 30%、53.3%、85%。在随访的第 1、第 2 年其与对照组疗效无明显差异，第 3 年两组疗效对比差异有统计学意义。自贴敷第 2 年和第 3 年开始贴敷组患儿的上呼吸道感染发病次数少于对照组，并有统计学意义；在两组患儿上呼吸道感染的发病天数上，贴敷的第 3 年有统计学差异；贴敷第 1 年和第 2 年，在两组患儿的下呼吸道感染发病次数比较上，差异无统计学意义；贴敷第 3 年，贴敷组患儿的下呼吸道感染发病次数少于对照组；两组患儿下呼吸道感染的发病天数，贴敷 3 年无明显差异。治疗组治疗前后积分差异有统计学意义；组间比较表明贴敷组积分减少优于对照组。

三伏贴用于阳虚体质反复呼吸道感染患儿，有临床效果，可以改善患儿体质情况，减少发病次数及发病持续时间，减少患儿就医率，值得临床推广运用。

**四、三伏贴"冬病夏治"对心衰病阳气亏虚、血瘀水停证患者的临床评价研究**

（一）研究方法

一般资料

1）样本量的计算

根据公式 $N = (U_\alpha + U_\beta)^2 \cdot 2P(1-P)/(P_1 - P_2)^2$，查阅文献可知穴位贴敷治疗慢性心力衰竭阳气亏虚证的临床有效率约为 89.5%，对照组的有效率为 71.1%。取 $\alpha = 0.05$，计算样本量为 $N = 79.4$，即每组需要 80 例病例，两组共需 160 例。

2）病例来源

收集 2016 年 1 月 1 日—2017 年 12 月 31 日济宁市中医院心血管病科入院的慢性心力衰竭患者，筛选符合本研究纳入标准的患者 160 例，其中贴敷组 80 例，对照组 80 例。

3）诊断标准

慢性心力衰竭诊断标准参照 Framingham 心力衰竭诊断标准和美国心脏病学会（ACC）及美国心脏学会（AHA）2005 年《成人慢性心力衰竭诊断与治疗指南》。

（二）治疗方法

两组均给予常规西医基础治疗，贴敷组在西医基础治疗的同时，予以三伏天进行穴位贴敷治疗，具体操作如下：将中药饮片黄芪、丹参、红花、附子、商陆、葶苈子等中药按比例研磨成粉，用新鲜的生姜汁调匀成膏状，取适量放于穴位贴敷治疗贴上，贴敷于患者内关、膻中、心俞、厥阴俞、肾俞、神阙上，采用从三伏第一天开始进行贴敷，在整个三伏期间每隔 2 日贴敷一次，每次贴敷 4 ~ 6 小时，直至出伏，2018 年三伏疗程共 40 天，即共贴敷 20 次。根据个体差异，贴敷时间可以做适当调整。贴敷期间禁食生冷、油腻、辛辣之品以及海鲜、羊肉、蘑菇等发物。半年后随访并进行疗效评价。

（三）观察指标

1）观察两组患者在贴敷前和贴敷后临床疗效、6 min 步行距离、血浆 NT-pro BNP、明尼苏达生活质量评分（LiHFe）、SF-36 生命质量评分。

2）随访患者半年后心血管事件发生情况。

3）疗效判定标准：

心功能改善评定标准（依据 NYHA 心功能改善情况制定）：

显效：心功能提高 2 级以上，心衰得到基本控制；

有效：心功能提高 2 级以下，但高于 1 级；

无效：心功能提高低于 1 级；

恶化：心功能恶化 1 级或以上。

（四）结果分析

本研究结果显示，房颤、PCI 术后与心力衰竭的心血管事件发生率无明显相关关系，分析原因可能有以下两点：一是纳入的房颤、PCI 术后患者样本量较小；二是随访心力衰竭心血管事件发生情况时间较短，使研究结果与理论存在一定偏倚。因此今后需要多中心、大样本及更长时间的随访观察以提供更有力的循证医学证据。

**五、强基固本三伏贴预防阳虚体质原发 I 型骨质疏松性髋部骨折的临床研究**

（一）研究对象

1.1　一般资料

收集 2016 年 7—8 月于我院骨伤科进行三伏贴治疗的原发 I 型骨质疏松患者，筛选符合本研究纳入标准的患者 60 例，随机分为治疗组、对照组，其中治疗组 30 例，对照组 30 例。

1.2　纳入标准

纳入标准：将 2015 年的《骨质疏松性骨折诊疗指南》中骨质疏松性骨折的诊断标准作为本研究判断依据。原发性骨质疏松症患者，绝经期达一年以上者；骨密度检测数据，达到骨质疏松症诊断要求；老年期年龄 45～59 岁，或高于 60 岁。同时将 2009 年《中医体质分类与判定》中阳虚体质标准纳入本研究判断依据，或者符合阳虚体质标准，兼有其他体质，阳虚体质得分最高者；患者以及家属同意签署知情同意书；患者有自我意识和自我认知能力；无精神疾病。

（二）治疗方法

对两组患者均进行常态骨外科治疗和护理，对照组采取单纯钙剂治疗；治疗组在应用钙剂的同时加用强基固本三伏贴，三伏贴中药组成：肉桂、狗脊、淫羊藿、甘遂、细辛、白芥子、元胡。

寻找穴位且确定穴位：

第一组：命门、气海、肾俞、三焦俞、大肠俞。

第二组：关元、腰阳关、膀胱俞、气海俞。

治疗步骤：将上述中药加工成粉末，治疗时将药粉、生姜汁、凡士林调成膏状，做成直径约 1 cm（厚约 5 mm）置于身体穴位处，覆以纱布，再用医用胶布固定，每次贴敷时间 1～2 小时以贴敷处皮肤发红为佳，叮嘱患者贴敷处皮肤 24 小时内不能碰水。1 年 1 次，3 年为 1 个疗程，走访随诊观察半年。治疗期间均给予一般治疗，叮嘱患者避免接触过敏原等诱发因素、加强体育锻炼等。中药三伏贴治疗，若贴敷处皮肤出现潮红或小水疱，嘱不要抓破，碘伏局部消毒即可。

（三）观察指标

（1）骨质疏松患者骨密度的检测情况：骨密度的测定，采用超声骨密度仪测骨密度（BMD）。

（2）髋关节各部位骨折风险的评估

治疗过程中通过门诊复查（每 3 个月 1 次）和电话随访（每 3 个月 1 次）的方式，观察记录有无脆性骨折事件发生。观测和比较治疗周期内，对照组及治疗组髋部骨折的分别发生率。以上均为非暴力引起的骨折。

（3）疗效标准：观察两组患者临床疗效，评定方法为统计比较各治疗组治疗前、治疗 1 年、2 年、3 年后，骨密度改变情况及髋部骨折的发生率。

（四）结果分析

强基固本三伏贴是中国传统中医疗法的一种，集合了针灸、罐、药疗与人体穴位相结合，能够透过皮肤直接将药物吸收，能够起到补肾壮骨、调补肝脾的治疗效果。当人步入老年时，人体骨中大量的骨矿物质流失，补充少，导致人体骨质疏松（骨密度 BMD 低于 −2.5 SD），在受到剧烈撞击后骨极易发生骨折，髋部骨折最为凶险，严重者危及患者生命，即便挽救回来，骨密度仍处于易骨折状态。强基固本三伏贴可在一定程度上对骨质进行补救，对骨密度低的进行补充，将低密度骨转变为正常骨质，还可在一定程度上改变患者阳虚体质，改善患者生活质量。

在治疗后，虽然两组患者的骨密度均有所增长，但治疗组患者的骨密度增长速度高于对照组，且增长稳定；两组患者阳虚症状均有所缓解，依据量表评分，治疗组的转化分值远低于对照组，治疗组患者阳虚症状得到了显著缓解。两组数据经统计学分析有统计学意义（$P < 0.05$）。

综上所述，原发Ⅰ型骨质疏松性髋部骨折的治疗中应用原发强基固本三伏贴可提高骨密度，降低再次骨折风险，改善阳虚体质，提高患者生活质量。

### 六、三伏贴治疗寒凝血瘀型膝骨性关节炎患者的临床研究

（一）课题主要研究开发内容

对寒凝血瘀型膝骨性关节炎采取三伏贴的疗法，同时设对照组采用基础用药法，客观评价不同组间的临床疗效，明确三伏贴治疗寒凝血瘀型膝骨性关节炎的治疗效果。

（二）课题总体方案和技术路线

（1）研究内容

120 例膝骨性关节炎患者均为 2017 年 9 月—2019 年 9 月我院针灸科门诊及病房患者，排除不符合诊断纳入标准者，将符合诊断纳入标准的患者按初诊先后顺序随机分为火针加针刺组、针刺组，每组 60 例。然后填写病例观察进入临床治疗阶段，并进行质量监控，治疗后评价并收集病例，各中心资料汇总，进行统计学处理，最后得出结果分析与评价。

（2）研究方法

1）诊断标准

①中医诊断标准

参照《中药新药治疗骨性关节炎的临床研究指导原则》制定。

②西医诊断标准

西医的诊断标准参照 2007 版的《骨关节炎诊治指南》制定。

2）病例来源

入选观察者均来源于山东省济宁市中医院针灸科病房的 2017 年 9 月—2019 年 9 月患有该病的患者。本研究观察 120 例寒凝血瘀型膝骨性关节炎患者，观察组和对照组的比例按 1：1 随机分组。

（三）治疗方法

**1. 治疗组**

三伏贴贴敷加基础药物口服。

1.1　穴位选择

一伏、二伏加强：髌骨、梁丘、血海、内膝眼、外膝眼、阴陵泉、阳陵泉。

二伏、三伏：阴市、膝阳关、鹤顶、膝关、内侧阿是穴、足三里、三阴交。

1.2　贴敷方法

将方药研磨成粉末，用姜汁调和成膏状，做成直径约 1 cm（厚约 5 mm）置于身体穴位处，用医用胶带固定。

1.3　贴敷用药

药物组成：药物为我院 30 年临床研究协定处方，有细辛、白芥子、延胡索等多味药物。

1.4　贴敷疗程

初伏、二伏、二伏加强、三伏各贴敷一次，每次贴敷 0.5～2 小时，于皮肤发红或出现小水疱时将药物取下，每次贴敷时间最长 2 小时。治疗期间忌食辛辣、腥膻等发物。共贴敷 4 次。

1.5　同对照组基础用药

口服双氯芬酸钠，患者在膝骨性关节炎发病时口服，用药剂量随不同个体做相应调整，并应尽可能在短的时间间隔内给予最小有效量，服用 15 日左右，症状缓解即可停用。

**2. 对照组**

予以口服双氯芬酸钠，患者在膝骨性关节炎发病时口服，用药剂量随不同个体做相应调整，并应尽可能在短的时间间隔内给予最小有效量，服用 15 日左右，症状缓解即可停用。药片须整片吞服，用液体送下，不可分割或咀嚼。宜与食物同服。成人：本品推荐剂量为每日 1 次，每次 75 mg（1 片）；最大剂量为 150 mg（2 片），分两次服用或遵医嘱。对轻度及长期治疗患者，每日服用 75 mg。对夜间及清晨症状较重的患者，应在傍晚服用 75 mg。执行标准：中华人民共和国卫生部药品标准（试行）WS－133（X－105）－98。（双氯芬酸钠　生产企业：北京诺华制药有限公司；生产批号：国药准字 H10980297）

（四）结果分析

本课题的研究成果在三伏贴治疗寒凝血瘀型膝骨性关节炎方面，其提高了治疗效果，缩短了患者的治疗周期，降低了患者治疗费用，彰显了中医药

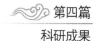

传统文化的特色优势，为提高膝骨性关节炎的临床疗效开拓了新的思路，提供了疗效显著的治疗方法。膝骨性关节炎属于针灸科重点专科优势病种，此项目可以配合重点专科建设要求解决优势病种难点，完善重点专科优势病种的中医治疗方案。明确三伏贴治疗寒凝血瘀型膝骨性关节炎的治疗效果，就目前来看三伏贴治疗寒凝血瘀型膝骨性关节炎，具有其他疗法无可比拟的优越性。

【完成单位】

济宁市中医院

【课题负责人】

王乐荣

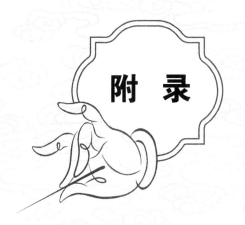

附 录

论文汇编

# 针刺配合耳压治疗更年期综合征 30 例

笔者自 1997 年 6 月—1998 年 5 月采用针刺配合耳压治疗更年期综合征，疗效显著，现将资料保存完整的 30 例临床疗效总结如下。

## 1 一般资料

本组病例皆为门诊患者，共 30 例，全部为女性，年龄最小的 40 岁，最大的 62 岁。病程最短的 4 个月，最长两年。4 例尚未停经，16 例月经周期紊乱，10 例已停经；30 例患者肝肾阴虚型 15 例，心肾不交型 10 例，脾肾阳虚型 5 例。

## 2 诊断标准

主要临床表现，如烦躁、易怒、失眠多梦、阵发性周身烘热或内热、自汗、阵发性心动过速、头晕、消瘦或肥胖或浮肿、生殖器官萎缩，月经周期紊乱或月经闭止等。结合血清雌二醇（$E_2$）水平低下，促卵泡素（FSH）和促黄体生成素（LH）升高，并排除其他全身性疾病及生殖系统器质性和功能性疾病。

## 3 治疗方法

3.1 体针 取穴：百会、肾俞、肝俞、神门，肝肾阴虚者加太溪、太冲；心肾不交者加心俞、内关；脾肾阳虚者加足三里、脾俞、命门。操作：常规消毒后，选 1~1.5 寸针，进针得气，行一定的补泻手法，留针 30 分钟后起针，每日 1 次，10 次为 1 个疗程。

3.2 耳穴压籽 取穴：皮质下、内分泌、神门、卵巢、交感、心、肝、肾、脾。操作每次可取 3~6 穴，将王不留行籽粘在 0.6 cm×0.6 cm 的麝香壮骨膏上，耳郭常规消毒，用耳穴探测仪探准相关的耳穴，将粘有王不留行籽的麝香壮骨膏贴在所探耳穴上，嘱患者每日按压 3~4 次，每次每穴按压 2~3 分钟，以局部胀、热、痛感为度，失眠者每晚睡觉前 30 分钟按压 1 次。双耳同时进行，10 次为 1 个疗程。两个疗程之间休息 5 天。

## 4 疗效标准

痊愈：症状完全消失，精神饱满，身体康复，睡眠达6小时。显效：症状基本消失，仅在情志刺激，劳累后发作。有效：症状有所减轻。无效：症状无明显改善。

## 5 治疗结果

本组30例，其中治愈24例，占80%；显效：3例，占10%；有效2例，占6.7%；无效1例，占3.3%；总有效率为97%。

## 6 典型病例

赵某，女，52岁，教师，1997年10月16日初诊。患者1年来，月经周期紊乱，时而1个月2次，时而2~3个月1次，伴有烦躁不安，易怒，阵发性周身烘热，自汗，心慌，失眠，每夜只睡2~3小时，大小便正常。查体：T：36.8 ℃，P：70次/分，BP：18/11.5 kPa，精神不振，面部潮红，心肺无异常发现，舌质红，少苔，脉弦细。诊为更年期综合征，治以滋阴潜阳，养心安神，调节内分泌及自主神经功能。采用上法针刺耳压同时进行，治疗6天，患者情绪稳定，夜间入眠4~5小时，汗出减少，治疗10天，周身烘热感减轻，心慌症状消失，共治疗2个疗程，症状全部消失，随访半年未复发，病告痊愈。

## 7 讨论

更年期综合征属于中医学的绝经前后诸症，病机为肾气渐衰，精血不足，冲任二脉虚衰，天癸将竭，月经渐止而至绝经。《素问·上古天真论》对妇女的生长、发育和衰老过程早就有记载："女子……七七任脉虚，太冲脉衰少，天癸竭，地道不通，故形坏而无子也。"因而其病本在肾，标在肝，在心，在脾。盖肾之精气为阴阳物质基础，肾中精气不足既可伤及阴亦可损及阳。伤及阴者，则肾阴不足，上不能养心而心肾不交；不能涵木而肝阳上亢。损及阳者，则肾阳虚损，脾土失于温煦而致脾肾阳虚。故临床有肝肾阴虚，心肾不交、脾肾阳虚之分，其中以肝肾阴虚最常见。现代医学认为卵巢、性腺功能衰退，雌激素水平降低，内分泌变化，自主神经功能紊乱所引起各器官系统的症状和体征综合症候群。体针取百会协调脏腑阴阳平衡；太溪、肾俞、肝俞、太冲滋水涵木；神门、心俞宁心安神；脾俞、足三里、命门温肾暖脾。耳穴取内分泌、神门、卵巢、皮质下、交感调节内分泌、自主神经功能，肾、脾、肝、心能调节脏腑功能；针刺配合耳穴压籽具有全面调节人体内环境的作用，从而改善临床症状达到治疗目的。

（王乐荣　姜淑芳）

# 大椎、灵台刺血拔罐为主治疗痤疮32例

痤疮是皮肤科常见病，多见于青春期的男女。近两年来，笔者采用大椎、灵台点刺出血拔罐，配合耳穴压籽治疗痤疮，疗效显著，现将资料较完整的32例临床疗效总结如下。

## 1　临床资料

本组32例皆为门诊患者，其中男性12例，女性20例；年龄最小15岁，最大37岁；病程最短2个月，最长10年。西医分型：丘疹型10例，脓疱型16例，囊肿型4例，结节型2例。中医分型：肺经风热型6例，脾胃湿热型10例，冲任不调型4例，混合型12例。部分病例初诊前曾外用药物及口服中西药物治疗，效果不佳。

## 2　治疗方法

刺血拔罐：患者取俯伏坐位，尽量暴露项背部，大椎、灵台常规消毒，用已消毒的三棱针点刺3～5下，迅速用闪火法在点刺处各拔一罐，留罐15～20分钟，出血量3～7 mL为宜，起罐后用消毒干棉球擦净血迹。3日1次，6次为1个疗程，疗程间隔3～5天。

耳穴压籽：主穴取心、肾上腺、内分泌、神门。肺经风热加肺、大肠，用"六神丸"贴压；脾胃湿热加脾、胃，冲任不调加交感、内生殖器，此二型用"王不留行"贴压。贴压期间，嘱患者每日按压3～4次，每次每穴2～3分钟，4天换1次，6次为1个疗程。疗程间隔3天。

## 3　治疗结果

根据国家中医药管理局颁布的《中医病证诊断疗效标准》，评定疗效。

本组 32 例中，治愈 22 例，占 68.75%；好转 8 例，占 25%；无效 2 例，占 6.25%；总有效率为 93.75%。

### 4 典型病例

唐某，女，25 岁，1999 年 6 月 26 日初诊。面部散在丘疹 7 年，曾多次外用药物及口服中西药物治疗，效果不佳而来我科求治。初诊时双面颊及前额散在的红色丘疹，部分有脓疱，皮肤凹凸不平，面色紫黯、油腻，伴便秘，月经期症状加重，伴月经不调，舌红，苔黄腻，脉滑数。诊断：痤疮。辨证为脾胃湿热伴冲任不调。给予大椎、灵台刺血拔罐，耳穴贴压心、肾上腺、内分泌、神门、脾、胃、大肠。治疗 1 个疗程，患者面部丘疹减少一半，面部油腻感明显好转。3 个疗程后，面部丘疹全部消退，皮肤光润。一年后随访未见复发。

### 5 讨论

痤疮是一种毛囊、皮脂腺的慢性炎症疾患，好发于颜面、胸背部。现代医学认为青春期雄性激素分泌增多，皮肤中双氧睾酮升高，皮脂分泌增多，堵塞毛囊，毛囊内痤疮杆菌繁殖产生多种酮，分解皮脂形成脂肪酸，而引起毛囊炎。祖国医学多认为肺经风热，蒸熏于皮肤或过食辛辣、油腻之品，脾胃蕴湿积热，外犯肌肤，或冲任不调而致肌肤疏泄功能失畅而发病。治疗多从热邪、调理冲任论治。大椎、灵台皆为督脉之穴，大椎为诸阳之会，灵台具有清热解毒之功效，《素问·刺热论篇》："六椎下间主脾热。"在此二穴上刺血拔罐能疏泄阳邪火毒，调血理气，热随血出，疏通经络之壅滞。现代医学证实，刺血拔罐后由于血液的排出和局部温热作用，消除炎症，改善血液成分，排出有害物质，提高机体的免疫功能。耳穴取内分泌调节体内激素分泌水平，"诸痛痒疮皆属于心"，故取心穴；神门能镇静，抑制痤疮生长，肾上腺能消炎，抗过敏，大肠、脾、胃皆能清热燥湿，泻火解毒。

治疗期间应注意面部清洁，保持毛囊皮脂腺导管畅通，不用油性化妆品，少食辛辣、油腻之品。多吃蔬菜、水果，保持大便通畅，情绪乐观，对提高疗效、防止复发都有重要意义。

（王乐荣）

# 针刺推拿综合治疗椎动脉型颈椎病90例

椎动脉型颈椎病随着年龄的增长，其发病率呈上升趋势，症状亦随着年龄增长而日益加重，突出的特点是对脑力的影响大于对体力的影响，是颈椎病中最为复杂的一个类型。针刺推拿治疗椎动脉型颈椎病的文献报道很多，但针刺选穴操作方法及推拿手法过于个性化，不便于临床推广应用。本课题采用针刺结合推拿治疗椎动脉型颈椎病进行规范化研究，对临床疗效再评价。

## 1　一般资料

选择2004年9月—2007年6月于我院针灸推拿科和脑血管病科的门诊及住院患者中符合条件的180例病例，随机分为两组，每组90例。两组一般资料对比，差别无统计学意义（$P > 0.05$），具有可比性。见表1。

表1　两组一般资料对比

| 组别 | $n$ | 性别（例） | | 平均年龄（岁，$\bar{x} \pm s$） | 平均病程（岁，$\bar{x} \pm s$） | 病情程度（例） | | 治疗前积分（分，$\bar{x} \pm s$） |
|---|---|---|---|---|---|---|---|---|
| | | 男 | 女 | | | 中 | 重 | |
| 治疗组 | 90 | 28 | 62 | $44.65 \pm 9.52$ | $4.36 \pm 2.63$ | 68 | 22 | $12.10 \pm 1.10$ |
| 对照组 | 90 | 30 | 60 | $46.28 \pm 10.12$ | $5.25 \pm 3.18$ | 70 | 20 | $11.80 \pm 2.32$ |

## 2　诊断标准

①临床特征：头痛或头晕，耳鸣，恶心或呕吐，视力减退，或有神经衰弱症状。②旋颈试验：阳性。③颈椎X线片或颈椎CT或MRI颈椎关节增生，椎间孔、椎管或钩椎关节变窄。④多伴有交感神经症状。

## 3　排除病例标准

①排除外眼源性眩晕、耳源性眩晕、高血压、脑动脉硬化等所致的眩晕。②排除颅内器质性病变及合并其他严重疾病。③筛查前1个月内接受过相关性治疗者。

## 4 治疗方法

治疗组采用针刺加推拿综合治疗方案。①针刺疗法。取穴：供血（为经验穴，位于风池直下1.5寸，平下口唇处）、后顶、风池、颈4~颈6夹脊穴。操作方法：患者取俯卧位，穴位皮肤常规消毒，用0.30 mm×40 mm毫针（华佗牌）针刺。供血向对侧下口唇刺入30 mm；后顶以25°倾斜向下刺入25 mm，针尖方向朝风府穴，透刺的深浅度为深不能伤骨膜，浅不能在皮内，行小幅度快频率提插捻转使针刺得气；风池向鼻尖方向刺入30 mm；颈夹脊穴向脊柱方向的75°倾斜刺入25 mm。留针30 min，每隔10分钟运针1次，每日1次。②推拿疗法：患者取坐位，头稍前屈，医者立于患者侧后方，先以拇指指腹按揉颈夹脊穴（斜方肌）3遍，然后以拇指及食指指腹点按双风池，使酸胀感传至头部前侧，点揉天宗穴2 min使酸胀感向周围扩散。然后做仰卧位拔伸牵引法：医生一手托患者枕部，另一手置于下颌处，嘱患者放松颈肌，双手逐渐加力向头上方牵引，再将头前屈15°~25°做提牵抖，保持1 min，然后慢慢放回，左右手更换各做1次，每日1次。

对照组给予血塞通注射液（由江苏康宝制药有限公司生产，药物批号：国药准字Z32020670；生产批号：070740）8 mL，加入0.9%生理盐水250 mL中，静脉点滴，每日1次；西比灵（由西安杨森制药有限公司生产，药物批号：国药准字H10930003；生产批号：071210102）5 mg，口服，每日1次。

两组均以治疗10日为1个疗程，2个疗程结束后评定疗效。

## 5 观测指标

（1）临床症状和分级标准。参照2002年颁发《中药新药治疗颈椎病临床研究指导原则》。①眩晕：重度，3分，眩晕欲仆，不能行走；中度，2分，视物旋转，不能行走；轻度，1分，头晕眼花，时作时止；无，0分。②头痛：重度，3分，头痛难忍，持续不止；中度，2分，头痛可忍，时作时止；轻度，1分，轻微头痛，时作时止；无，0分。③恶心或呕吐：重度，3分，恶心，呕吐频繁发作，影响工作和睡眠；中度，2分，介于轻度和重度之间；轻度，1分，偶然出现恶心，不影响工作和生活；无，0分。④失眠：重度，3分，不能入睡；中度，2分，时见失眠；轻度，1分，睡眠稍有减少；无，0分。⑤耳鸣：重度，3分，耳鸣不止，听力减退；中度，2

分，耳鸣重听时作时止；轻度，1 分，耳鸣轻微；无，0 分。

（2）临床体征：击顶试验、旋颈试验、颈伸试验、椎动脉点压痛试验。

（3）不良反应指标：晕针、滞针、断针、血肿、脊髓和椎动脉损伤。

## 6  疗效判定标准

参照《中药新药临床研究指导原则》标准，以量表分值变化计算。

计算公式：（治疗前积分 – 治疗后积分）÷ 治疗前积分 ×100% 。

临床痊愈：≥95% ；显效：≥70% ，< 95% ；有效 ≥30% ，< 70% ；无效：< 30% 。

## 7  结果

### 7.1  两组疗效对比

两组对比，经 Ridit 分析，$u = 2.63$ ，$P < 0.01$ ，差别有统计学意义。见表 2。

表 2  两组疗效对比  （例）

| 组别 | $n$ | 临床痊愈 | 显效 | 有效 | 无效 | 愈显率（%） | 有效率（%） |
|---|---|---|---|---|---|---|---|
| 治疗组 | 90 | 44 | 28 | 13 | 5 | 80.0 | 93.3 |
| 对照组 | 90 | 30 | 29 | 15 | 16 | 65.6 | 82.2 |

### 7.2  两组治疗前后中医症状积分变化对比

见表 3。

表 3  两组治疗前后中医症状积分变化对比  （分，$\bar{x} \pm s$）

| 组别 | $n$ | 治疗前 | 治疗后 |
|---|---|---|---|
| 治疗组 | 90 | 12.10 ± 1.10 | 5.12 ± 1.26**# |
| 对照组 | 90 | 11.80 ± 2.32 | 9.23 ± 2.30* |

注：与同组治疗前对比，*$P < 0.05$ ，**$P < 0.01$ ；与对照组治疗后对比，#$P < 0.05$ 。

### 7.3  两组治疗前后体征变化对比

见表 4。两组对比，经卡方检验，$P > 0.05$ ，差别均有统计学意义。

表 4　两组治疗前后体征变化对比　　　　　　　（例）

| 组别 | 时间 | 击顶试验 | 旋颈试验 | 屈伸试验 | 压痛试验 |
|---|---|---|---|---|---|
| 治疗组 | 治疗前 | 82 | 90 | 76 | 81 |
| | 治疗后 | 16 | 11 | 18 | 10 |
| 对照组 | 治疗前 | 78 | 90 | 72 | 79 |
| | 治疗后 | 27 | 23 | 29 | 22 |

## 8　讨论

椎动脉型颈椎病是以眩晕为突出表现的病症，属于中医学"眩晕"范畴，颈项部劳损，肝肾不足，清窍失养是其病理基础。加之风寒湿邪入侵，损伤气血，气机阻滞，清阳不升，浊阴不降；或阴虚阳亢，上扰清窍。《灵枢·海论》曰："脑为髓海，髓海不足则脑转耳鸣，胫酸眩冒。"《景岳全书·眩运》强调"无虚不作眩"。现代医学认为，椎动脉型颈椎病是由于颈椎间盘退变，颈椎关节增生或椎体失稳、滑脱及软组织损伤刺激交感神经，造成颈椎与椎动脉的正常关系被破坏，椎动脉扭曲，椎动脉受压、牵拉，椎动脉痉挛。值得注意的是，在众多因素中，增生骨赘直接压迫并不是椎动脉型颈椎病的主要原因，而更多见的是颈椎关节功能紊乱引起的椎动脉痉挛。由此为针刺加推拿等非手术疗法提供了可行性。

供血为经验穴，针刺经皮肤、胸锁乳突肌、头半棘肌，经颈2、颈3椎体之间达椎动脉前，可补益气血，充益脑髓；后顶可通调督脉，《循经考穴编》曰其"主头风眩运"，是15个"脉气所发"穴之一，也是激发督脉经气的重要施治穴位。针刺后顶穴，可以直接改善椎 - 基底动脉系统的血液循环，特别是改善脑干部的血流，扩张该系统的血管。针刺风池能升发清阳之气，补益脑髓；颈4～颈6夹脊穴能疏通经络，调和气血，使局部血液循环加快，同时调节脊神经和交感神经，改善椎动脉供血不足的临床表现。

众多研究表明，针刺可刺激局部穴位感受器，反射性地降低交感神经的兴奋性，促进局部血液循环，缓解颈肌或血管痉挛，松解局部软组织粘连，纠正椎间关节紊乱等，从而恢复颈椎正常解剖关系和生物力学平衡。推拿具有舒筋通络、活血止痛的作用，适当的手法可松解颈部痉挛肌肉，可以纠正椎间关节紊乱，达到舒筋通络、理筋整复的作用。针刺配合推拿治疗本病优势互补，提高临床疗效。

本项研究结果表明，针刺推拿综合治疗椎动脉型颈椎病临床疗效优于对照组，且使用简便安全，症状缓解迅速，无毒副作用，价格低廉，值得临床推广运用。

（王乐荣　徐　琳）

# 刺络拔罐放血为主治疗带状疱疹50例

带状疱疹是由带状疱疹病毒引起的，以沿神经分布的群集疱疹及神经痛为主要特征的病毒性皮肤病，疼痛较为剧烈。现代医学治疗带状疱疹主要以消炎、抗病毒等对症治疗为主，难以收到理想的疗效。2006年6月—2009年3月笔者采用刺络拔罐加针刺疗法治疗带状疱疹50例，疗效优于西药对照组，总结报道如下。

## 1　一般资料

100例观察病例均为山东省济宁市中医院针灸科门诊带状疱疹患者，采用随机数字表法将符合纳入病例标准的带状疱疹患者随机分为治疗组和对照组。治疗组50例，男27例，女23例；年龄17～76岁。对照组50例，男29例，女21例；年龄15～71岁。两组性别、年龄对比，差别无统计学意义（$P > 0.05$），具有可比性。

## 2　诊断标准

参照国家中医药管理局颁布的《中医病证诊断疗效标准》。①皮损多为绿豆大小的水疱，簇集成群，疱壁较紧张，基底色红，常单侧分布，排列成带状；严重者，皮损可表现为出血性，或可见坏疽性损害；皮损发于头面部者，病情往往较重。②皮疹出现前，常先有皮肤刺痛或灼热感，可伴有周身轻度不适、发热。③自觉疼痛明显，可有难以忍受的剧痛，或皮疹消退后遗留疼痛。

## 3　试验病例标准

### 3.1　纳入病例标准

①年龄 15～76 岁者。②符合带状疱疹诊断标准者。③病程 < 7 日者。④病程中未使用过抗病毒药物者。

3.2 排除病例标准

①有肝、肾、血液系统等严重疾病者。②处于妊娠期、哺乳期及采取避孕措施的育龄期妇女。③免疫功能低下、长期应用免疫抑制剂或全身功能衰竭者。

## 4 治疗方法

对照组采用阿昔洛韦膏外涂患处，5～6 次/日；口服阿昔洛韦片 0.2 克/次，5 次/日；肌肉注射 Vit $B_1$ 注射液 100 毫克/次、Vit $B_{12}$ 注射液 500 微克/次，1 次/日。

治疗组给予治疗如下：①常规消毒皮损部位，在疱疹周围及中间空隙处，用三棱针点刺，以皮肤轻微出血为度，出血后拔罐（放血 1～3 mL），留罐 10～15 min，以拔出水疱内液体、瘀血及局部皮肤充血发紫为佳；同法在大椎穴处刺血拔罐，拔罐后局部皮肤外涂碘伏。②取患侧相应部位华佗夹脊穴，常规消毒，毫针向脊柱方向 75°斜刺 0.5～0.8 寸，捻转泻法，得气后留针 15～20 min；取双侧行间穴，常规消毒，毫针刺用泻法，得气后留针 15～20 min；取双侧足三里穴，常规消毒，毫针刺用补法，得气后留针 15～20 min。以上方法 1 次/日。

两组均以 10 日为 1 个疗程，1 个疗程后判定疗效。

## 5 疗效判定标准

依据国家中医药管理局发布的《中医病证诊断疗效标准》。治愈：皮损消退，临床体征消失，无疼痛后遗症。好转：皮疹消退约 30%，疼痛明显减轻。无效：皮疹消退不足 30%，仍有疼痛。

## 6 统计学方法

采用 SPSS 14.0 统计分析软件处理，计量资料数据以均数（$\bar{x}$）±标准差（$s$）表示，组间比较采用 $t$ 检验；等级资料采用 Ridit 分析。

## 7 结果

7.1 两组疗效对比

两组对比，经 Ridit 分析，$u = 2.51$，$P < 0.05$，差别有统计学意义。见表5。

**表5 两组疗效对比** （例）

| 组别 | 例数 | 治愈 | 好转 | 无效 | 有效率（%） |
|------|------|------|------|------|-----------|
| 治疗组 | 50 | 30 | 18 | 2 | 96.0 |
| 对照组 | 50 | 20 | 19 | 11 | 78.0 |

### 7.2 两组治疗前后症状、体征评分对比

见表6。

**表6 两组治疗前后症状、体征评分对比** （分，$\bar{x} \pm s$）

| 组别 | 例数 | 治疗前 | 治疗后 |
|------|------|--------|--------|
| 治疗组 | 50 | $16.90 \pm 4.37$ | $1.63 \pm 1.29$**## |
| 对照组 | 50 | $15.83 \pm 3.56$ | $5.46 \pm 1.49$** |

注：与本组治疗前对比，**$P < 0.01$；与对照组治疗后对比，##$P < 0.01$。

## 8 讨论

现代医学认为，带状疱疹是水痘－带状疱疹病毒侵袭人体后引起的皮肤感染。该病毒由鼻黏膜进入人体，侵犯外胚层结构及感觉神经系统的组织。当感染、外伤、神经系统障碍等引起人体免疫功能低下时，均可导致病毒活跃，诱发本病。中医学认为，本病多因情志内伤致肝胆火盛；或因脾虚日久，湿热内蕴，外受毒邪而诱发。毒邪化火，与肝火、湿热搏结，阻遏经络，气血不通，不通则痛，故症见灼热疼痛。毒热蕴于血分则发红斑，湿热凝聚不得疏泄则起水疱。因此肝郁脾虚、肝胆热盛、湿热内蕴为其最初病机，病久则气滞血瘀络阻，临床治疗应以疏肝健脾、清热利湿解毒、理气活血止痛以达到标本同治的目的。笔者采用针刺加局部刺络拔罐的方法，在治疗局部皮损的同时，调理整体气血的运行，因而见效快、疗效好。

刺络放血目的在于祛邪以扶正。《素问·离合真邪论》曰："疾出以去盛血，而复其真气……刺出其血，其病立已。"刺络放血，旨在祛风通络，祛瘀生新，调和气血，加速局部淋巴和血液循环。《外科正宗》中有用拔罐法治疗外科热毒疮疡，将此法作吸毒之用的记载。病灶局部给予刺络拔罐，

具有通经活络、活血化瘀、消肿止痛之功效，可以明显改善病灶局部的血液循环，加速其代谢，消除神经根的炎症。刺络拔罐还可以激发气血的运行，促进和调整机体的细胞免疫和体液免疫功能，提高机体的防御能力，增强全身和局部特异性细胞免疫。刺络拔罐治疗带状疱疹神经痛，其机制可能为此法增强了机体免疫功能，抑制了病毒的复制，同时加强了中枢神经系统及传入神经的抑制，使内啡肽、5－羟色胺及其代谢产物5－羟吲哚乙酸的含量增高，从而发挥了镇痛作用。还可能通过促进外周炎症组织中阿片肽的释放而发挥免疫调控作用，如β－内啡肽可增强单核细胞的趋化性，使细胞活性增加，达到消炎镇痛的作用。

华佗夹脊穴位于脊神经节及肋间神经附近，针刺后经反射弧传入神经中枢，可增加内啡呔含量及促进其释放，达到镇痛作用。《素问·缪刺论》曰："邪客于足太阳之络，令人拘挛、背急、引胁而痛，刺之从项始，数脊椎侠脊，按疾之应手如痛，刺之傍三痏，立已。"夹脊穴外邻足太阳膀胱经，通过督脉与十二经脉相通，同时通过膀胱经的背俞穴而与全身脏腑之气相连，故可统帅一身之阳气而调整人体各脏腑功能。针刺华佗夹脊穴可调整脾胃功能，水谷精微化生气血津液营养全身，肌肤得以营养，以达扶正祛邪之目的。大椎穴是治疗带状疱疹之要穴，《针灸甲乙经》言大椎为"三阳督脉之会"（手足三阳经交会），内可通行督脉，外可流走于三阳，除能调节本经经气外，还可以调节六阳经经气，泻之可清诸阳经之邪热，通督解痉；补之可壮全身之阳，固卫安营。通过对大椎穴刺络拔罐放血，拔出大量瘀血，能够迅速起到泻热排毒、活血止痛的作用，促进带状疱疹的痊愈。足三里属多气多血之足阳明胃经的合穴，对细胞免疫功能有增强作用，针之可补益气血，以达"正气存内，邪不可干"的作用。行间穴具有疏肝、利胁、调肠道等功效，常用于肠道激惹综合征、带状疱疹等疾病的治疗。

总之，采用刺络拔罐放血、针刺方法治疗带状疱疹，具有疗程短、疗效高、副作用小、后遗症少等优点，能够迅速减轻患者的痛苦，值得临床推广。

（王乐荣　李其友　梁廷营）

# 刺络拔罐为主治疗周围性面神经麻痹
# （肝胆湿热型）急性期60例临床观察

周围性面神经麻痹，是因茎乳突孔内面神经非特异性炎症所致，为临床常见病。临床常分为3期，发病1～7天为急性期，发病8～15天为静止期，发病15天以上为恢复期。国内最近的流行病学调查发现，该病发病率高达49.77万/年。治疗本病西医多采用激素、维生素等，中医则以针灸为首选。本研究选择门诊治疗的120例面神经麻痹患者，随机分为刺络拔罐加针刺治疗组（观察组）和单纯针刺治疗组（对照组）。通过观察治疗前后面瘫主要症状、体征、肌电图的变化衡量各组疗效差异。

## 1　临床资料

**1.1　一般资料**　120例患者均来自2006年4月—2008年3月山东省济宁市中医院针灸科门诊，按随机数字表法将符合纳入标准的周围性面神经麻痹急性期（肝胆湿热型）患者随机分为两组。治疗组60例，男32例，女28例；年龄17～66岁。对照组60例，男34例，女26例；年龄15～62岁。两组性别、年龄等一般资料比较差异无统计学意义（$P > 0.05$），具有可比性。

**1.2　诊断纳入标准**

**1.2.1　西医诊断标准**　根据《2000个国内外最新实用内科诊断标准》之"面神经麻痹"拟定：①起病突然。②患侧眼裂大，眼睑不能闭合，流泪，额纹消失，皱眉困难。③患侧鼻唇沟变浅或平坦，口角低，向健侧牵引。④根据损害部位不同又分：a. 茎乳孔以上影响鼓索支时，则有舌前2/3味觉障碍。b. 损害在镫骨肌神经处，可有听觉障碍。c. 损害在膝状神经节处，可有乳突部压痛，外耳道与耳郭感觉障碍或出现疱疹。d. 损害在膝状神经节以上，可有泪液，唾液减少。

**1.2.2　中医面瘫肝胆湿热证诊断标准**　根据2000年姚乃礼主编的《中医症状鉴别诊断学》面瘫之肝胆湿热型：除具有口角歪斜，闭目露睛，味觉减退，听觉过敏等本病的一般临床表现外，还有特征性的耳内外、乳突部剧烈疼痛，外耳道或鼓膜上出现带状疱疹，患眼干涩，唾液分泌减少，眩晕；舌红，苔黄厚或腻，脉弦滑。

1.3 排除标准

继发于其他如脑血管疾病、外伤肿瘤等疾病的面瘫；妊娠期或哺乳期妇女；病情危重，难以对治疗的有效性和安全性做出确切评价者；合并严重的心血管、脑血管、肝、肾、造血系统等原发性疾病或全身衰竭者，以及糖尿病、恶性肿瘤、精神病患者。

## 2 方法

### 2.1 治疗方法

2.1.1 观察组 ①刺络拔罐法：取患侧阳白、颧髎、大椎、翳风穴，分两组每天选两个穴位，两组交替，先用2%碘伏常规消毒，然后用三棱针点刺，迅速用闪火法拔罐，每穴出血量3~5 mL；②常规针刺法：取攒竹、丝竹空、四白、地仓、颊车、迎香、双侧合谷、太冲。面部穴轻浅刺，深度为2~4分，平补平泻；合谷、太冲直刺约1寸，提插泻法。留针30分钟，每隔10分钟合谷、太冲穴施予提插泻法1次。

10天为1个疗程，休息3天，开始第2疗程。共治疗3个疗程。

2.1.2 对照组 取穴及方法同观察组中常规针刺法。

### 2.2 观察指标及方法

观察指标：面瘫主要症状、体征、肌电图的变化。参照第五届国际面神经外科专题研究研讨会推荐的House-Brackmann（H-B）面神经功能评价分级系统确定，进行病情轻中重度评价。主要包括：额纹深浅，眼裂大小，鼻唇沟变化、口角歪斜、鼓腮漏气、食留残渣、味觉障碍、听觉过敏、流泪、眼轮匝肌反射等10项指标。肌电图：疗前、3个疗程结束后各1次。分别于治疗10天、20天、1个月后进行计分。

### 2.3 疗效评定标准

参照HouseBrackmann面神经功能评价分级系统确定。痊愈：面部各部位运动功能正常。显效：静止时面部左右对称，张力均等；额纹基本对称，眼睛轻用力即可完全闭合，口轻度不对称。有效：静止时面部对称，张力均等；上额轻微运动，额纹不对称，用力闭眼可闭合，口明显不对称。无效：静止时面部不对称，上额无运动，用力闭眼不能完全闭合，口明显无力，只见轻微运动。

## 2.4　统计学方法

使用 SPSS 14.0 统计软件由专门统计人员进行统计分析，计量资料采用 $t$ 检验、方差分析，计数资料采用 $\chi^2$ 检验、Ridit 分析。所有计量资料采用 $\bar{x} \pm s$ 表示，$P < 0.05$ 为有显著性差异，$P < 0.01$ 为有极显著性差异。

## 3　治疗结果

两组病例，每例治疗 1 个月进行疗效评定，结果见表 7、表 8。

**表 7　两组患者治疗前后症状、体征评分变化的比较**（分，$\bar{x} \pm s$）

| 组别 | $n$ | 治疗前 | 治疗 10 天后 | 治疗 20 天后 | 治疗 1 月后 |
|------|-----|--------|-------------|-------------|-------------|
| 治疗组 | 60 | 17.19 ± 4.62 | 9.35 ± 2.66* | 6.08 ± 1.98** | 2.12 ± 1.07**△ |
| 对照组 | 60 | 16.42 ± 4.01 | 11.13 ± 2.99 | 5.77 ± 1.89** | 5.11 ± 1.54** |

注：与本组治疗前比较，* $P < 0.05$，** $P < 0.01$；与对照组治疗 1 个月后比较，△ $P < 0.05$。

**表 8　两组临床疗效比较**　　　　　　　　　[ $n$ （%）]

| 组别 | $n$ | 治愈 | 显效 | 有效 | 无效 | 总有效 |
|------|-----|------|------|------|------|--------|
| 治疗组 | 60 | 24（40） | 24（40） | 10（16.7） | 2（3.3） | 58（96.7） |
| 对照组 | 60 | 17（28.3） | 19（31.6） | 15（25） | 9（15） | 51（85） |

注：两组临床疗效比较，治疗 1 个月后，治疗组疗效优于对照组（$P < 0.05$）。

## 4　讨论

周围性面神经麻痹，《内经》称"口喎""口僻"。中医认为此病皆因脏腑气机失调，风邪乘虚侵入阳明、少阳及太阳经筋，气血痹阻，面部筋脉经气运行失常，气血不和，经脉失养而肌肉纵缓不收所致。西医认为本病是由于面神经受病毒感染和自主神经功能紊乱引起面神经缺血性水肿，尤其是在面神经管及茎乳突孔中的神经干发生缺血水肿导致神经变性，出现神经功能障碍而使面部表情肌瘫痪。

周围性面神经麻痹急性期中医辨证多属实证。患者素体阳盛或阳明胃热炽盛，外邪入里从阳化热；或直接感受风热之邪，郁于阳明胃经，或入肝胆之经化生湿热，出现以上诸证。局部取穴是治疗本病的基本原则，配合经络辨证、脏腑辨证远端取穴。

①局部取穴以针刺面部经筋为主，常选用攒竹、丝竹空、四白、阳白、

地仓、颊车、迎香等穴，能够直接调理经筋功能，刺激面神经，促进神经组织代谢，改善神经营养，提高其兴奋性，从而有利于病损面神经及面肌功能的恢复。②循经远部取穴以调治病变经脉。合谷为手阳明大肠经原穴，又《四总穴歌》："面口合谷收"；太冲穴为足厥阴肝经原穴；又肝经"下颊里，环唇内"，《百症赋》说"太冲泻唇喝以速愈"；两穴均善治面口之疾。泻合谷、太冲穴，抑木扶土，祛阳明、少阳脉络之邪，通经和血。本研究病例之周围性面神经麻痹急性期属于肝胆湿热型者，故观察组病例取大椎、颧髎、阳白、翳风穴刺络拔罐放血。刺络泻血目的在于祛邪以扶正。《素问·阴阳应象大论》曰："血实宜决之。"如有明显血脉盛满，刺络泻血便是第一要务。刺络放血，旨在祛风通络，祛瘀生新，调和气血，加速局部淋巴和血液循环，使面神经和面肌得到正常血液濡养，则麻痹可愈。拔罐法在晋代《肘后方》中称"角法"，有温经通络、祛湿逐寒、行气活血及消肿止痛的作用，《外科正宗》有用角法治疗外科热毒疮疡作吸毒之用的记述。拔罐时具有一定强度的吸引力，使局部组织高度充血出血，引起自家溶血现象，由于类组织胺物质的产生，刺激各器官能增强其功能活动，提高机体的抵抗力；其次，负压的机械刺激通过反射途径传到中枢神经系统，调节神经活动趋向平衡；另外，它所产生的温热作用，促使局部血液循环，改善新陈代谢，加强了网状内皮系统的吞噬作用，有利于消散炎症。刺络结合拔罐可加强行血滞，通经络，导邪气，散风寒，泻湿热之力。《针灸甲乙经》曰："聋，不能言，口僻不正，失久脱颔，口不开，翳风主之。"翳风穴属于手少阳三焦经穴，能理三焦之气，并有疏散风邪、调和气血，促进面瘫恢复之作用。翳风穴深部为面神经干从颅骨穿出之处，翳风穴刺络放血拔罐，能迅速减缓神经水肿，解除神经压迫，可提高面神经的兴奋性，改善局部微循环，加强局部营养代谢，加速恢复面部肌肉、神经功能，促进面神经炎症的吸收和消散。大椎属督脉经穴，督脉主一身之阳，《针灸甲乙经》言大椎为"三阳督脉之会"（手足三阳经交会），故大椎可清泻诸阳经之邪热盛实、通督解痉，是治疗带状疱疹之要穴。大椎穴刺络拔罐放血，拔出大量瘀血汁沫，能够迅速起到泄热排毒、活血止痛作用，多有耳痛顿释之效。结合患侧颧髎、阳白刺络拔罐，引邪外出，能祛风解毒，镇痛消肿，兼能促进带状疱疹痊愈。

"病深刺深，病浅刺浅"是掌握针刺深度的基本原则之一。周围性面神经麻痹急性期，邪气侵袭面部阳明、少阳络脉，病位浅，故针刺亦应浅，且手法要轻，平补平泻。急性期过后，邪入经脉，病位变深，故以横透、直刺为主，施予中、重度刺激。而补泻手法则根据"实则泻之，虚则补之，不盛不虚以经取之"的原则。

通过临床观察表明，对于周围性面神经麻痹急性期属于肝胆湿热型者，针刺治疗可疏通经络，祛除外邪；配合刺络拔罐能泻火利湿，改善微循环，促进新陈代谢，加速病理产物的吸收，迅速消除炎症，有利于病损面神经及面肌功能的恢复，从而达到治愈的目的。刺络拔罐加针刺治疗更能增加疗效，缩短疗程。

（王乐荣　刘会芳　李其友）

# 刺络拔罐为主治疗急性期 Bell 麻痹肝胆湿热证临床研究

Bell 麻痹又称周围性面神经麻痹，是因茎乳突孔内面神经非特异性炎症所致，属于周围性面瘫的范畴，为针灸科常见病、多发病。临床常分为 3 期，一般发病 1～7 日为急性期。中医多以针灸为首选，笔者根据中医理论，结合多年治疗肝胆湿热型面神经麻痹的临床经验，提出了刺络拔罐加针刺治疗急性期肝胆湿热型 Bell 麻痹的新方案。现报告如下。

## 1　资料与方法

1.1　病例选择　①符合《2000 个国内外最新实用内科诊断标准》之面神经麻痹诊断标准和《中医症状鉴别诊断学》面瘫之肝胆湿热型证型标准，且定位诊断在面神经管内的患者；②年龄在 16～65 岁的患者；③病程在急性期以内，且初诊前未进行治疗的患者；④Sunnybrook（多伦多）面神经功能评分在 20～40 分的患者。排除标准：①继发于其他如脑血管疾病、外伤、肿瘤等疾病的面瘫患者；②妊娠期或哺乳期妇女；③同时进行其他治疗者；④病情危重，难以对治疗的有效性和安全性做出确切评价者；⑤合并严重的心血管、脑血管、肝、肾、造血系统等原发性疾病或全身衰竭者，以及糖尿病、恶性肿瘤、精神病患者。

1.2　临床资料　病例均来源于 2008 年 4 月至 2011 年 3 月山东省济宁市中医院针灸科门诊及病房患者。本研究共观察 120 例患者，纳入 120 例。

按随机数字表法将符合纳入标准的患者随机分为两组。观察组 60 例，男性 32 例，女性 28 例；年龄 17~63 岁。对照组 60 例，男性 34 例，女性 26 例；年龄 15~62 岁。两组性别、年龄等一般资料比较差异无统计学意义（$P > 0.05$）。

1.3 治疗方法 ①急性期治疗（1~7 日）。观察组予刺络拔罐法，取患侧阳白、颧髎、大椎、翳风穴，分两组（阳白、大椎为 1 组，颧髎、翳风为 1 组），每日选 1 组治疗，两组交替。先用 2% 碘伏常规消毒，然后用三棱针点刺，迅速用闪火法拔罐，每穴出血量 3~5 mL。常规针刺法：取攒竹、丝竹空、四白、地仓、颊车、迎香、双侧合谷、太冲，面部穴轻浅刺，深度为 0.2~0.4 寸，平补平泻；合谷、太冲直刺约 1 寸，提插泻法。留针 30 分钟，每 10 分钟合谷、太冲穴施予提插泻法 1 次。对照组取穴及操作方法同观察组中常规针刺法。②恢复期治疗（8~30 日）两组均采用常规针刺法，取攒竹、阳白、太阳、四白、地仓、颊车、颧髎、下关、迎香、双侧合谷、足三里、太冲。颊车、地仓互透，四白向下刺，阳白透鱼腰，颧髎向内斜刺，太阳直刺或向口鼻斜刺，下关直刺或向鼻刺。以上腧穴均取患侧深刺，深度为 0.8~1.2 寸，平补平泻；合谷、太冲直刺约 1 寸，提插泻法；足三里补法。留针 30 分钟。10 日为 1 个疗程，休息 3 日，行下 1 个疗程。共治疗 3 个疗程。

1.4 观察指标 观察面瘫患者主要症状、体征的变化，参照 Sunnybrook 面神经功能评分，进行病情轻中重度评价。观察面瘫患者耳部疼痛持续时间。患者初诊时，记录患者发病 7 日内的 Sunnybrook 面神经功能最低评分（基础评分），治疗过程中记录患者耳部疼痛持续时间，3 个疗程结束后的 Sunnybrook 面神经评分。

1.5 疗效标准 参考 H-B 面神经评价体系。痊愈：面部各部位运动功能正常。显效：静止时面部左右对称，张力均等；额纹基本对称，眼睛轻用力即可完全闭合，口轻度不对称。有效：静止时面部对称，张力均等；上额轻微运动，额纹不对称，用力闭眼可闭合，口明显不对称。无效：静止时面部不对称，上额无运动，用力闭眼不能完全闭合，口明显无力，只见轻微运动。

1.6 统计学处理 应用 SPSS 13.0 统计软件。计量资料以（$\bar{x} \pm s$）表示，采用 $t$ 检验、$\chi^2$ 检验及 Ridit 分析。$P < 0.05$ 为差异有统计学意义。

## 2 结果

2.1 两组治疗前后 Sunnybrook 面神经功能评分比较见表9。两组治疗后 Sunnybrook 面神经功能评分均明显改善（$P < 0.01$），观察组优于对照组（$P < 0.05$）。

表9 两组治疗前后 Sunnybrook 面神经功能评分比较（分，$\bar{x} \pm s$）

| 组别 | $n$ | 治疗前 | 治疗后 |
|---|---|---|---|
| 观察组 | 60 | 30.25 ± 6.92 | 89.91 ± 4.08 [*△] |
| 对照组 | 60 | 28.75 ± 5.38 | 74.27 ± 3.89 [*] |

与本组治疗前比较，[*] $P < 0.01$；与对照组治疗后比较，[△] $P < 0.05$。

2.2 两组耳部疼痛持续时间比较 观察组耳部疼痛持续时间为（3.61 ± 0.89）日，明显少于对照组的（6.65 ± 1.24）日（$P < 0.05$）。

2.3 两组总体疗效比较 见表10。观察组总有效率明显高于对照组（$P < 0.05$）。

表10 两组总体疗效比较 （$n$）

| 组别 | $n$ | 痊愈 | 显效 | 有效 | 无效 | 总有效 |
|---|---|---|---|---|---|---|
| 观察组 | 60 | 24 | 24 | 10 | 2 | 58（96.67）[△] |
| 对照组 | 60 | 17 | 19 | 15 | 9 | 51（85.00） |

与对照组比较，[△] $P < 0.05$。

不良反应两组病例在治疗过程中均未出现不良反应。

## 3 讨论

Bell 麻痹属于中医学"面瘫"范畴，《内经》称"口㖞""口僻"，本病皆因脏腑气机失调，风邪乘虚侵入阳明、少阳及太阳面部经脉，面部筋脉经气运行失常，气血不和，经脉失养而肌肉纵缓不收所致。因面神经走形与少阳经分布相一致，虽然致病之邪有风寒风热不同，但邪入少阳，少阳为阳经，风寒之邪侵袭少阳后亦容易随阳化热。或患者素体阳盛，外邪入里，从阳化热；或直接感受风热之邪；或情志失调，气郁化火，入于肝胆之经化生湿热。故面瘫在急性期辨证大多以肝胆湿热为主，患者则表现为耳内外、乳突部剧烈疼痛，外耳道或鼓膜上出现带状疱疹，泪液分泌减少，头痛头晕等证。

面瘫急性期治疗以清利少阳湿热为治则，取穴以手足少阳经腧穴为主。急性期，邪气侵袭面部络脉，病位浅，故针刺亦浅，手法亦轻；急性期过后，邪入经脉，病位变深，故以透刺、直刺为主，施予中、重度刺激。而补泻手法则根据"实则泻之，虚则补之，不盛不虚以经取之"的原则。

临床研究表明，对于 Bell 麻痹急性期属于肝胆湿热证者，针刺可疏通经络，祛除外邪；配合刺络拔罐能泻火利湿，改善微循环，迅速消除炎症，缓解耳后疼痛，有利于病损面神经及面肌功能的恢复。治疗取大椎、颧髎穴及少阳经阳白、翳风穴刺络拔罐放血，祛邪以扶正。刺络结合拔罐可加强行血滞，通经络，导邪气，散风寒，泄湿热之力，能增加疗效，缩短疗程。

H-B 面神经评估体系是目前公认的面神经评定的金标准，且简单、易于操作并适用于所有的面瘫患者。本研究还采用了 Sunny-brook 面神经功能评估体系，不仅比 H-B 标准选定的参数更为合理、详尽，而且采用评分量化，便于比较不同患者的细微差别。使用 Sunnybrook 面神经功能评分及 H-B 面神经评估两个指标进行统计，可以从不同角度对最佳治疗方案进行多方位探讨。

（王乐荣　王海龙　徐　琳）

# 刺血拔罐加针刺治疗急性期肝胆湿热型面瘫伴耳后疼痛的临床研究

面瘫又称周围性面神经麻痹，是因茎乳突孔内面神经非特异性炎性反应所致，为针灸治疗优势病种。面瘫急性期介入针灸治疗已被证实有效，大多数医生认为针刺治疗面神经麻痹的最佳时机是急性期。如何在急性期迅速减轻患者面神经水肿，促进炎性反应的吸收和消散，缩短病程，是本病恢复的关键。前期我们运用刺络拔罐为主治疗急性期肝胆湿热型 Bell 麻痹，取得显著疗效。通过临床观察，我们发现肝胆湿热型的面瘫在急性期多伴有耳后或耳周的疼痛，对此方面的研究相对较少。为此我们根据中医"菀陈则除之""血实宜决之"的理论，运用刺血拔罐配合针刺治疗本病，既能快速缓解疼痛，又能缩短病程，提高疗效，现报道如下。

## 1　资料与方法

### 1.1　一般资料

120 例患者均来源于 2010 年 4 月至 2013 年 6 月山东省济宁市中医院针灸科门诊及病房。按随机数字表法随机分为两组，其中治疗组 60 例，脱落 1 例，男 32 例，女 27 例，年龄 22～63 岁，平均（44.5±9.8）岁，平均病程（2.6±0.3）日。对照组 60 例，脱落 2 例，男 34 例，女 24 例，年龄 20～62 岁，平均（45.8±10.4）岁，平均病程（2.4±0.4）日。两组性别、年龄、病程等一般资料比较差异无统计学意义（$P>0.05$），具有可比性。

### 1.2　诊断及纳入标准

诊断标准：符合《2000 个国内外最新实用内科诊断标准》中"面神经麻痹"诊断标准和《中医症状鉴别诊断学》中面瘫之肝胆湿热型证型标准，即口眼歪斜，伴发热、烦躁、头晕目眩、耳鸣、口苦咽干、重听、耳郭疱疹、口渴、夜寐不佳，舌红苔黄腻，脉滑数。

纳入标准：定位诊断在面神经管内的患者；年龄在 16～65 岁的患者；病程在急性期（发病 7 日）以内，且初诊前未进行治疗的患者；多伦多面神经功能评分在 20～40 分；首次初诊患者耳内外或乳突部疼痛积分视觉模拟评分法 VAS 值≥4。

### 1.3　排除标准

继发于其他如脑血管疾病、外伤、肿瘤等疾病的面瘫患者；妊娠期或哺乳期妇女；病情危重，难以对治疗的有效性和安全性做出确切评价者；合并严重的心血管、脑血管、肝、肾、造血系统等原发性疾病或全身衰竭者，以及糖尿病、恶性肿瘤、精神病患者。

### 1.4　治疗方法

#### 1.4.1　治疗组

急性期（1～7 日）治疗采用刺血拔罐法结合针刺治疗。刺血拔罐法取患侧阳白、颧髎、大椎、翳风穴。将阳白、颧髎和大椎、翳风分为两组，每日选用 1 组，隔日交替。患者取侧卧位，将患侧穴位用 2% 碘伏常规消毒，先用中号三棱针快速点刺穴位局部 3～5 点，以皮肤红润稍有渗血为度，将4 号火罐迅速拔在刺血部位，观察其出血情况，每穴出血量 3～5 mL，留罐时间不超过 5 min。起罐后患处消毒，并嘱患者拔罐处 6 h 内避免洗浴。针刺取患侧攒竹、丝竹空、四白、地仓、颊车、迎香，双侧合谷、阳陵泉、行间。面部穴轻浅刺，深度为 5～8 mm；合谷、阳陵泉、行间直刺约 25 mm，留针 30 min，每日 1 次。

恢复期（8～30 日）采用针刺治疗。取患侧攒竹、阳白、太阳、四白、地仓、颊车、颧髎、下关、迎香、双侧合谷、足三里、阳陵泉、行间。颊车透地仓，四白向下刺，阳白透鱼腰，颧髎向内斜刺，太阳直刺或向口鼻斜刺，下关直刺或向鼻刺，均深刺，深度为 20～30 mm；合谷、阳陵泉、行间直刺约 25 mm。每次 30 min，每日 1 次。10 日为 1 个疗程，1 个疗程后休息 1 日，开始第 2 个疗程，共治疗 3 个疗程。

1.4.2　对照组

采用单纯针刺法，取穴及操作方法同治疗组针刺方法。

1.5　观察指标及方法

（1）疼痛评分：观察两组患者初诊时、首次治疗后及治疗 1 周后的疼痛评分，采用视觉模拟评分法（VAS）。具体方法：使用一条长约 10 cm 的游动标尺，一面标有 10 个刻度，两端分别为"0"分端和"10"分端，0 分表示无痛，10 分代表难以忍受的最剧烈的疼痛。使用时将有刻度的一面背向患者，让患者在直尺上标出能代表自己疼痛程度的相应位置。

（2）急性期疼痛时间：观察两组患者急性期疼痛持续天数。

（3）面神经功能评分：观察两组患者治疗结束后的多伦多面神经功能评分。主要包括：额纹深浅、眼裂大小、鼻唇沟变化、口角歪斜、鼓腮漏气、食留残渣、味觉障碍、听觉过敏、流泪、眼轮匝肌反射等 10 项指标。总分 35～100 分，总分越高，说明面神经功能越好。

（4）面神经功能恢复时间：观察两组患者面神经功能恢复至 Ⅱ 级（H-B 轻度功能障碍）所需要的天数。

（5）疗效评定标准：参照 House Brackman 面神经功能评价分级系统确定。痊愈：面部各部位运动功能正常。显效：静止时面部左右对称，张力均等；额纹基本对称，眼睛轻用力即可完全闭合，口轻度不对称。有效：静止时面部对称，张力均等；上额轻微运动，额纹不对称，用力闭眼可闭合，口明显不对称。无效：静止时面部不对称，上额无运动，用力闭眼不能完全闭合，口明显无力，只见轻微运动。

1.6　统计学处理

使用 SPSS 13.0 统计软件进行统计分析，计量资料组内比较采用配对 $t$ 检验，组间比较采用独立样本 $t$ 检验，计数资料比较采用 $\chi^2$ 检验，总体疗效比较用秩和检验。所有计量资料采用均数 ± 标准差（$\bar{x} \pm s$）表示，$P < 0.05$为差异有统计学意义的标准。

## 2 结果

### 2.1 两组患者治疗前后 VAS 评分比较

由图 1 可知，两组治疗前 VAS 评分比较，差异无统计学意义（$P > 0.05$）；治疗 1 次后，两组 VAS 评分均较治疗前明显降低（$P < 0.01$），治疗组低于对照组（$P < 0.01$）。急性期治疗后，两组 VAS 均较治疗 1 次明显降低（$P < 0.01$），治疗组低于对照组（$P < 0.01$）。

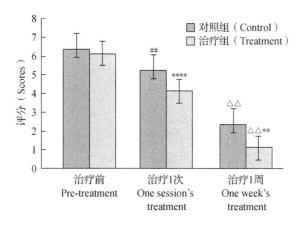

**图 1 两组面瘫患者视觉模拟评分比较（$\bar{x} \pm s$）**

Fig 1 Comparison of visual analogue scores（VAS）before and after one session's and one week's treatment between the control（$n = 58$）and treatment（$n = 59$）groups in facial palsy patients（$\bar{x} \pm s$）。
##$P < 0.01$，与本组治疗前比较（vs pre-treatment in the same one group）；**$P < 0.01$，与对照组比较（vs the control group）；△△$P < 0.01$，与治疗 1 次比较（vs one session's treatment）。

### 2.2 两组患者耳部疼痛持续时间比较

由图 2 可知，两组患者耳部疼痛持续天数比较，治疗组少于对照组（$P < 0.01$）。

### 2.3 两组患者治疗前后多伦多面神经评分比较

由图 3 可知，两组患者面神经评分比较，治疗前两组差异无统计学意义（$P > 0.05$）；治疗后，两组面神经评分均较治疗前明显升高（$P < 0.01$），治疗组面神经评分高于对照组（$P < 0.01$）。

### 2.4 两组患者面神经功能恢复Ⅱ级（H-B 标准）所需要的时间比较

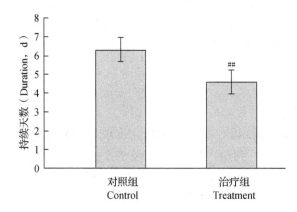

**图2　两组面瘫患者耳部疼痛持续时间比较（$\bar{x} \pm s$）**

Fig 2　Comparison of duration of post aurempain between the control（$n=58$）and treatment（$n=59$）groups in facial palsy patients（$\bar{x} \pm s$）。

$^{##}P<0.05$，与对照组比较（vs the control group）。

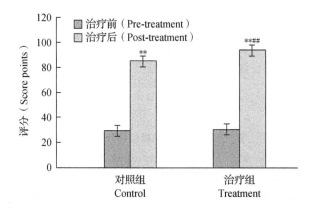

**图3　两组面瘫患者治疗前后面神经评分比较（$\bar{x} \pm s$）**

Fig 3　Comparison of facial nerve function（Sunny-brook）scores between pre-and post-treatment in the same one group and between the two groups in facial palsy patients（$\bar{x} \pm s$）。

$^{**}P<0.01$，与本组治疗前比较（vs pre-treatment in the same one group）；$^{##}P<0.01$，与对照组比较（vs the control group）。

　　由图4可知，两组面神经功能恢复Ⅱ级（H-B标准）时间比较，治疗组少于对照组（$P<0.01$）。

　　2.5　两组患者疗效比较

　　由表11可知，两组总体疗效比较，治疗组优于对照组（$P<0.05$）。

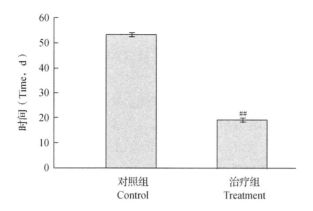

**图 4　两组面瘫患者面神经功能恢复 II 级（H-B 标准）所需时间比较（$\bar{x} \pm s$）**

Fig 4　Comparison of recovery time of facial nerve function （House-Brackmann，H-B）between the two groups in facial palsy patients （$\bar{x} \pm s$）。

$^{\#\#}P < 0.01$，与对照组比较（vs the control group）。

**表 11　两组面瘫患者总体疗效比较 ［例（%）］**

**Table 1　Comparison of therapeutic effects between the two groups in facial palsy patients ［cases（%）］**

| 组别<br>Groups | 例数<br>Cases | 痊愈<br>Cured | 显效<br>Markedly<br>effective | 有效<br>Improved | 无效<br>Failed | 总有效<br>Total effective |
|---|---|---|---|---|---|---|
| 对照组<br>（Control） | 58 | 16（27.6） | 18（31.0） | 15（25.9） | 9（15.5） | 49（84.5） |
| 治疗组<br>（Treatment） | 59 | 24（40.7） | 23（39.0） | 10（16.9） | 2（3.4） | 57（96.6）* |

$^{*}P < 0.05$，与对照组比较（vs the control group）。

## 3　讨论

　　面瘫急性期的病理变化以血管受压，小静脉充血，神经水肿和脱髓鞘，部分出现轴突变性为特征。因此，早期对面神经施行抗炎消水肿，防止神经变性，及时修复神经损伤是治疗的关键。有研究表明，面瘫急性期采用耳尖、耳垂及大椎穴刺络放血疗效优于常规针刺。本研究认为面瘫初期急性期病位在耳后，肝胆湿热为面瘫急性期的重要病机，治疗以清利少阳湿热为治则。因面神经走行与少阳经分布相一致，取少阳经阳白、翳风及大椎、颧髎及刺络拔罐放血，不仅通经络导邪气，散风寒泻湿热，更能提高疗效，缩短疗程。

多数研究认为面瘫是由于面神经周围血管的微循环发生了障碍，血管通透性增大，血管中的许多成分渗漏出来，形成面神经水肿。动物实验亦进一步证实针灸能抑制炎性反应渗出物，起到消炎消肿的作用。有研究表明白介素-1β（IL-1β）、肿瘤坏死因子（TNF-α）是起关键作用的炎性反应细胞因子，是炎性反应的重要调节剂。IL-1β被认为是最经典的炎性反应调节剂，是调节炎性反应的始动因素；TNF-α被认为是炎性反应细胞因子网链中的第1个细胞因子，能诱导其他细胞因子，包括IL-1、单核细胞刺激因子，而IL-1又能提高TNF-α的活性。而IL-8是由IL-1β、TNF-α诱导的二级前炎性反应细胞因子。TNF-α可激活磷脂酶A，促进花生四烯酸分解代谢产生血栓素、白三烯和前列腺素等物质，增加多形核白细胞（PMN）的吞噬活性，合成和释放IL-1、IL-6、IL-8等，进一步增加PMN和血管内皮细胞（VEC）的黏附，通过改变VEC细胞骨架，破坏VEC完整性，使毛细血管通透性增强。

综上所述，刺血拔罐加针刺较常规针刺能明显减轻面瘫患者耳后即刻疼痛及长期疼痛程度，显著缩短患者疼痛持续时间，改善面神经功能评分及缩短患者病程，疗效明显优于常规针刺。

（王乐荣　王海龙　卢加庆）

# 刺血拔罐配合中药治疗血瘀型腰椎间盘突出症60例的临床研究

腰椎间盘突出症是临床中的常见病、多发病，是由于腰间盘变性，纤维环破裂，突出物直接压迫或间接压迫刺激腰神经根甚至马尾神经导致，是腰腿痛最常见的原因之一。临床多表现为下腰部疼痛，单侧或双侧下肢疼痛或麻木，少部分因椎间盘突出量过大可见间歇性跛行。其严重地影响患者的正常工作生活，给家庭及社会带来沉重的负担，如何有效缓解腰椎间盘突出症患者的疼痛，恢复腰部正常活动已成为医学界关注的热点之一。笔者自

2013 年 3 月—2014 年 6 月选择确诊为腰椎间盘突出症，中医辨证为血瘀型门诊患者 60 例作为研究对象，采用刺血拔罐配合院内制剂愈伤胶囊口服治疗，取得良好的疗效，现报道如下。

## 1 资料与方法

### 1.1 临床资料

**1.1.1 一般资料选择** 2013 年 3 月—2014 年 6 月济宁市中医院针灸推拿科符合入组标准的门诊患者 60 例，分为刺血拔罐配合中药治疗组和传统针刺组。其中男 27 例，女 33 例。年龄 22～58 岁，平均年龄 42.5 岁；病程最短 3 天，最长 2 年；$L_4/L_5$ 突出者 40 例，$L_5/S_1$ 突出者 32 例。由 SAS 8.0 软件产生随机号，采用密闭信封法隐藏随机治疗方案，分发给各临床医师，临床医师对纳入研究的患者根据信封内方案随机分配入组治疗。

**1.1.2 诊断标准**

（1）西医标准：采用胡有谷主编第三版《腰椎间盘突出症》的诊断标准：①腰痛、下肢痛呈典型的腰骶神经根分布区域的疼痛，常表现为下肢痛重于腰痛；②按神经分布区域表现肌肉萎缩、肌力减退、感觉异常和反射改变四种神经障碍体征中的两种征象；③神经根张力试验无论直腿抬高试验或股神经牵拉试验均为阳性；④影像学检查包括 X 线片、CT、MRI 或特殊造影等异常征象与临床表现一致。

（2）中医标准：参照 1994 年国家中医药管理局第一版《中医病症临床诊断标准》中"腰椎间盘突出症"的诊断标准且符合血瘀型的患者。①病史：多伴有腰部外伤史、腰部受寒凉或者腰部长期、慢性劳损及腰部疼痛病史。②常见于青壮年人群。③主要症状：腰腿部疼痛处固定，多为针刺样疼痛，痛处拒按，日轻夜重；弯腰或转腰范围受限，舌质紫暗或者舌上有瘀斑，面色晦暗。④腰椎 X 线检查示腰椎侧弯，腰生理曲度变直，病变椎间隙变窄，相邻边缘可有骨赘增生，CT 或 MRI 检查可显示椎间盘突出的大小和部位。

**1.1.3 纳入标准** ①符合腰椎间盘突出症西医诊断标准：符合本病中医血瘀型诊断标准，且经 X 线摄片和 CT 检查确诊；②年龄 25～60 周岁；③患者知情同意，自愿加入临床试验。

**1.1.4 排除标准** ①游离型或重度椎间盘突出、严重椎管狭窄、突出压迫马尾神经而出现鞍区症状者、椎弓崩裂和重度骨质疏松者；②孕妇及妇女月经期及合并脊椎结核、肿瘤、糖尿病、严重心脑血管疾病等；③患者在治疗及随访期间行手术治疗或者改用其他治疗，不能坚持观察者；④合并严重肝肾功能不全或者精神异常，出现针刺意外（如晕针、血肿等），患者不愿继续治疗者；⑤不能按时服药，并不能判断临床疗效者及因临床观察周期较长，很可能有患者因各种原因不能坚持治疗者。若受试者中途退出，查清并记录退出的原因。资料仍作为统计处理的数据。

1.1.5 脱落、剔除标准 ①未按规定治疗或不能坚持完成治疗者；②治疗期间合并各种感染或其他重大疾病者。

1.2 方法

1.2.1 治疗方法按随机表将符合纳入标准的 60 例患者随机分为治疗组和对照组。通过单因素方差分析比较得出，两组患者的性别、年龄、症状等参数组间比较，差异无统计学意义（$P > 0.05$），存在可比性。其中，治疗组 30 例予以刺血拔罐配合中药法治疗；对照组 30 例予以传统针刺法治疗。

1.2.2 刺血拔罐法治疗组

（1）取穴

①主穴：选用自拟穴：腰突穴（$L_4$ 棘突和 $L_5$ 棘突下旁开 1.5 ~ 2.0 cm）、髂上穴（竖脊肌外侧缘与髂峰交点处下 1 cm）；②配穴：$L_4/L_5$ 椎间盘突出者取患侧阳陵泉穴；$L_5/S_1$ 椎间盘突出者取患侧委中穴。

（2）操作

①腰突穴、髂上穴：在所选患侧穴位上用 2% 碘伏常规消毒，再用大号三棱针进行点刺（点刺次数为 5 ~ 8 下，点刺深度为 3 ~ 6 mm）后，于点刺穴位上拔火罐（留罐 8 ~ 10 min，每穴出血量 8 ~ 15 mL）。②委中穴、阳陵泉：在所选的患侧穴位上用 2% 碘伏常规消毒，再用中号三棱针进行点刺（点刺 2 ~ 4 下，深度 2 ~ 4 mm）后，于点刺穴位上拔罐（留罐 8 ~ 10 min，每穴出血量 3 ~ 5 mL）。操作完成后，再用 2% 碘伏常规消毒创口。1 次/3 日，12 日为 1 个疗程。同时治疗组患者均口服本院院内制剂愈伤胶囊。制法：以上 13 味，青皮、当归、延胡索、红花、续断煎煮 2 次，合并煎液，滤过，滤液浓缩至稠膏状，加入蒲黄、炒蒲黄，拌匀，60 ℃烘干，与乳香、没药、土鳖虫、血竭混合均匀，粉碎成细粉，备用。三七粉碎成细末与麝香研匀，加入上述混合药粉混匀，装胶囊制成。嘱患者每次服用 4 粒，3 次/日，12 日为疗程。

1.2.3 传统针刺法对照组 以局部阿是穴及足太阳经穴为主。主穴：

阿是穴、大肠俞、委中、膈俞。操作：各穴均采用泻法，留针 30 min。
1 次/日，12 次为 1 个疗程。两组患者均连续治疗 2 个疗程。观察记录治疗
前后的疗效。

1.2.4　评分标准　VAS 疼痛评分标准（0~10 分）0 分：无痛；3 分以
下：有轻微的疼痛，能忍受；4~6 分：患者疼痛，并影响睡眠，尚能忍受；
7~10 分：患者有渐强烈的疼痛，疼痛难忍，影响食欲，影响睡眠。腰椎侧
弯 Cobb 角度：于腰椎前后位 X 线片上测量，上端终椎上缘延长线的垂线与
下端终椎下缘延长线的垂线相交所形成的角。

1.2.5　疗效判定标准

参照国家中医药管理局 1994 年发布的《中医病症诊断疗效标准》并结
合临床拟定。治愈：腰腿痛消失，症状、体征消失，恢复工作。随访 3 个月
未复发。显效：腰腿痛基本消失，腰部活动功能明显改善。随访 3 个月偶有
复发但程度较轻。好转：腰腿痛减轻，腰部活动功能改善，症状体征部分减
轻。随访 3 个月有复发但程度轻。无效：症状、体征无改善。

1.3　统计学处理

所有数据用 SPSS 15.0 进行分析。计数资料用 $\chi^2$ 检验；计量资料以
（$\bar{x} \pm s$）表示，满足正态分布及方差齐性，各组治疗前后比较用配对 $t$ 检验，
组间比较采用两组独立样本的 $t$ 检验；不满足正态分布及方差齐性，用秩和检
验。算出检验统计量及其对应的 $P$ 值，以 $P < 0.05$ 表示差异有统计学意义。

## 2　结果

两组治疗前后的腰椎侧弯 Cobb 角度、疼痛积分及总体疗效的变化比较，
差异有统计学意义（$P < 0.05$）。治疗组与对照组相比，两组的腰椎侧弯
Cobb 角度比较，差异有统计学意义（$P < 0.05$），两组的疼痛积分比较，差
异有统计学意义（$P < 0.05$），两组的总体疗效比较，差异有统计学意义
（$P < 0.05$）。结果见表 12 ~ 表 14。

表 12　两组患者治疗前、后疼痛积分比较　　　　（分，$\bar{x} \pm s$）

| 组别 | 例数 | 治疗前 | 治疗后 |
|---|---|---|---|
| 对照组 | 30 | $7.790 \pm 1.025$ | $3.280 \pm 1.825^a$ |
| 治疗组 | 30 | $7.650 \pm 1.212$ | $1.912 \pm 1.201^{ab}$ |

注：与本组治疗前比较，$^aP < 0.05$；治疗后组间比较，$^bP < 0.05$。

表 13　两组患者治疗前、后腰椎侧弯 Cobb 角度比较（度，$\bar{x} \pm s$）

| 组别 | 例数 | 治疗前 | 治疗后 |
|---|---|---|---|
| 对照组 | 30 | 17.32 ± 5.125 | 9.36 ± 4.950[a] |
| 治疗组 | 30 | 18.57 ± 4.423 | 6.91 ± 2.890[ab] |

注：与本组治疗前比较，[a]$P < 0.05$；治疗后组间比较，[b]$P < 0.05$。

表 14　两组患者总体疗效比较　　　　　　　　　（例）

| 组别 | 例数 | 治愈 | 显效 | 好转 | 无效 | 总有效率（%） |
|---|---|---|---|---|---|---|
| 对照组 | 30 | 4 | 10 | 8 | 8 | 73.3 |
| 治疗组 | 30 | 7 | 12 | 8 | 3 | 90.0[*] |

注：与对照组比较，[*]$P < 0.05$。

## 3　讨论

腰椎间盘突出症在中医学中属于"腰痛""腰腿痛"的范畴，是由于风、寒、湿邪侵袭人体，或外伤等引起经脉气血运行不畅，气滞血瘀，不通则痛而致病。其中血瘀型多是由于体位或腰部用力不当或跌倒摔伤，致使经脉气血损伤或瘀滞不畅，导致经络气血不通，致瘀血滞留腰部而发生疼痛。现代人由于生活节奏过快，劳动强度大，长期坐位操作电脑，长时间躺沙发上看电视等不良生活习惯，故腰椎间盘突出症多以血瘀型为主。

现代医学认为，腰椎间盘突出症发病机制是由于突出的髓核占位性压迫超过了人体代偿功能，以及突出的椎间盘直接或间接压迫神经根，导致神经根充血、水肿及缺血缺氧以及突出物所在位置的神经根周围的软组织出现水肿、充血、粘连等无菌性炎症。炎性物质可刺激神经根及窦椎神经，引起疼痛感觉和反射性的血管痉挛，导致局部微循环发生障碍及血流动力学改变。而现代医学所指的血液流动性和黏滞性的异常、微循环障碍所引起的机体缺血缺氧等状态即为中医学中"血瘀证"的微观表现。刺络放血可调节小血管壁舒缩功能，改善神经根周围的微循环，促使化学免疫炎性反应物的代谢，促进炎症、水肿消退，恢复神经生理功能，改善疼痛部位的微环境，使其得以尽快修复，因而有效地缓解疼痛。

笔者选用的自拟穴——腰突穴在第 5 腰神经和第 1 骶神经穿出椎间孔的

位置。研究表明，在该穴位浅层及深层具有丰富的神经血管组织。髂上穴是腰臀部筋膜移行交接的部位，是臀上皮神经从体内深层经髂嵴缘走行于臀部浅层组织的位置，此处多因腰臀部筋膜损伤后，压迫或牵拉臀上皮神经而引起下肢的疼痛、麻木。通过在椎间盘突出部位的点刺放血，配合拔火罐，使病变部位瘀滞不通的血液更易流出体外，借助放血及拔火罐在局部形成的负压，使病变部位四周的血液流向病变部位，加速了病变部位的微循环，使病变部位出现的血液流动性和黏滞性的异常、微循环障碍所导致的机体缺血缺氧等中医"血瘀证"的症状得到改善，经脉气血运行畅通，故"通则不痛"；同时机体的创伤也可诱导和加强巨噬细胞的吞噬功能，促进毛细血管新生，改善局部血液循环，加速代谢产物转运。阳陵泉为八脉交会穴之"筋会"，《四总穴歌》："腰背委中求"，刺血拔罐可疏通经络，活血止痛；在解剖学上阳陵泉位于腓浅神经附近，委中穴深部为胫神经，通过神经反射，刺血拔罐可提高人体的痛阈。

愈伤胶囊以三七、血竭、土鳖虫、红花、蒲黄、当归活血化瘀药为基础方，配以制乳香、制没药活血兼有止痛功效，延胡索行血中气滞、气中血滞，青皮行气止痛。续断补肝肾、强筋骨、调血脉。配以辛香走窜之麝香，可行血中之瘀滞，开经络之壅遏，以通经散结止痛。诸药配伍，共奏活血化瘀、通络止痛之功效。现代药理研究表明，活血化瘀类中药能够促进病变组织的微循环，降低毛细血管的通透性，利于炎性物质的吸收，并限制炎性物质的渗出，从而减轻了神经根的水肿及炎性物质对神经根的刺激，使疼痛缓解或消失，达到治疗目的。有研究表明，综合治法效果会更好，能提高疗效，缩短病程。同时，又有研究提示，分清疾病的缓急，在腰椎间盘突出症不同时期，针对其不同病理变化，合理搭配各种治疗方案显得尤为重要，缓解期多种治疗方法协同，相关症状改善显著，融合多种方法的治疗优势，是治疗腰椎间盘突出症的新途径和发展方向。

笔者通过外治法与内治法相结合，共同作用于病位，能够消除因突出的椎间盘所引起的局部水肿、充血、粘连等无菌性炎症，从而使临床症状得到缓解。临床实践证明：通经活络，调理气血，宣痹止痛，调整病变部位的血运异常，改善压迫，是治疗腰椎间盘突出症的安全、有效的治疗方法，值得推广运用。同时，在治疗的过程中，要叮嘱患者卧硬板床休息配合治疗，避免弯腰及负重，避免久站、久行、久坐，注意腰部保暖，下床时要侧身缓慢起床，避免因椎管压力增大导致病情反复或加重。其次，让患者了解腰椎间盘突出症的预防保健知识，用正确的姿势劳动和搬抬重物，不要长时间弯腰，不要坐矮凳子，经常进行腰背肌锻炼，避免复发。

（王乐荣　于志强）

# 针药结合治疗周围性面瘫（肝胆湿热型）临床疗效观察

周围性面瘫又称周围性面神经麻痹，是临床常见多发病。其起病急，发病迅速，以单侧面部肌肉瘫痪为主要症状，属于中医"面瘫""口僻""口眼歪斜"等范畴，多因正气不足，络脉空虚，邪气乘虚入头面阳明、少阳脉络，以致经气阻滞、经筋失养、筋肌纵缓不收而发病。笔者临床观察针刺配合中药法治疗周围性面瘫取得了较好的疗效，现报道如下。

## 1　资料与方法

1.1　一般资料　90例患者均来自2013年5月—2014年5月山东省济宁市中医院针灸科门诊及住院患者，并随机分为针药结合组、单纯针刺组，每组45例。针药结合组男19例，女26例；年龄20~68岁，平均35.25岁。单纯针刺组男22例，女23例；年龄24~72岁，平均33.68岁。两组患者性别、年龄、病程等一般资料比较，差异无统计学意义（$P > 0.05$），组间具有可比性。

1.2　诊断标准

1.2.1　西医诊断　标准参照《神经病学》：患侧额纹消失，眼裂扩大，鼻唇沟变浅，口角下垂，露齿时口角歪向健侧，鼓腮漏气，喝水时口角流水，进食时食物滞留在颊部，舌前2/3处味觉减退或听觉过敏。

1.2.2　中医诊断标准　参照《中医症状鉴别诊断学》面瘫之肝胆湿热型：除具有口角歪斜、闭目露睛、味觉减退、听觉过敏等本病的一般临床表现外，还有特征性的耳内外、乳突部剧烈疼痛，外耳道或鼓膜上出现带状疱疹，患眼干涩，唾液分泌减少，眩晕，舌红，苔黄厚或腻，脉弦滑。

1.3　纳入标准　①符合上述诊断标准，中医辨证属于肝胆湿热证；②年龄20~72岁；③从发病到初诊时间不超过10天；④在接受本研究方法期间停止其他治疗；⑤自愿加入本实验并签知情同意书者。

1.4 排除标准 ①周围性面瘫继发于其他疾病者；②合并有糖尿病、心血管、脑血管、肝、肾、肺和造血系统等严重原发性疾病者和精神病患者；③亨特综合征患者；④面肌痉挛患者；⑤孕妇及哺乳期妇女；⑥正在参加其他临床试验者。

1.5 治疗方法

1.5.1 针药结合组 给予针刺加中药治疗，针具使用苏州医疗用品厂有限公司生产的"华佗牌"针灸针，规格 0.30 mm×40 mm（1.5 寸）。取穴：攒竹、阳白、太阳、翳风、牵正、四白、地仓、迎香取患侧；三间、足三里、侠溪取双侧。操作：常规消毒，攒竹直刺 0.3 寸；地仓透颊车 1 寸；四白向下刺 1 寸；阳白向鱼腰方向平刺约 0.3～0.5 寸；太阳、翳风、牵正直刺约 1 寸；迎香向上斜刺 0.5 寸，以上腧穴平补平泻；三间、侠溪直刺约 5 寸，提插泻法；足三里直刺 1.2 寸，提插补法。留针 30 min。7 天为 1 个疗程。中药采用龙胆泻肝汤治疗，处方：龙胆草 6 g，黄芩 9 g，栀子 9 g，泽泻 12 g，木通 6 g，当归 3 g，生地黄 9 g，柴胡 6 g，甘草 6 g，车前子 9 g。用法：水煎取 400 mL，早晚各服 200 mL。针刺与中药均连续治疗 2 个疗程。

1.5.2 对照组 单纯针刺治疗，取穴及针刺方法同治疗组。

1.6 疗效观察

1.6.1 症状积分 根据美国耳鼻喉头颈外科学会面神经疾病委员会 1985 年制定的 House-Brackmann 分级量表所引的 House-Brackmann 面神经功能症状积分表的相关内容对治疗前后两组的症状进行评分。功能评分：

（患侧口角最大移动距离 + 眼眉最大上抬距离)/（健侧口角最大移动距离 + 眼眉最大上抬距离）×100%。

1.6.2 疗效评定标准 根据《中医病症诊断疗效标准》判定。痊愈：症状和体征消失，面肌功能恢复正常，口角对称，眼睑闭合良好，鼓腮、耸鼻、皱额等动作与健侧对称；显效：临床症状基本消失，口角对称，眼睑闭合良好，鼓腮、耸鼻、皱额等动作与健侧略有不对称；有效：症状与体征减轻，口角歪斜，眼睑闭合不全有一定程度缓解，完成耸鼻、皱额仍较困难；无效：症状体征无改变。

1.7 统计学方法

统计软件（SPSS 15.0）进行统计分析，$(\bar{x} \pm s)$ 为计量资料表示方法，两组比较采用 $t$ 检验。

## 2 结果

### 2.1 治疗前后两组的症状评分比较

治疗前，针药结合组和单纯针刺组患者评分相比无显著统计学差异（$P>0.05$），具有可比性；治疗后，针药结合组和单纯针刺组评分均较治疗前有明显改善（$P<0.01$）；治疗后两组间评分相比较，具有统计学差异（$P<0.05$），说明针药结合组疗效优于单纯针刺组。见表15。

表15　两组治疗前后症状积分比较　　　　　　（$\bar{x}\pm s$）

| 组别 | 例数 | 治疗前 | 治疗后 |
|---|---|---|---|
| 针药结合组 | 45 | 24.52±14.21 | 76.96±17.43[1] |
| 单纯针刺组 | 45 | 22.56±13.32 | 63.68±15.36 |

注：两组治疗前后组内比较，$P<0.01$；治疗后，与单纯针刺组比较，[1]$P<0.05$。

### 2.2 两组治疗前后疗效比较

针药结合组有效率95.56%，单纯针刺组有效率84.44%，两组疗效相比较，经统计学处理，具有明显差异（$P<0.05$），说明针药结合组疗效优于单纯针刺组。见表16。

表16　两组治疗前后疗效比较　　　　　　（例,%）

| 组别 | 例数 | 痊愈 | 显效 | 有效 | 无效 | 有效率（%） |
|---|---|---|---|---|---|---|
| 针药结合组 | 45 | 25 | 13 | 5 | 2 | 43（95.56）[1] |
| 单纯针刺组 | 45 | 22 | 10 | 6 | 7 | 38（84.44） |

注：与单纯针刺组比较，[1]$P<0.05$。

## 3 讨论

周围性面瘫是特发性面神经麻痹，又称 Bell 麻痹，是指原因不明、急性发病的单侧周围性面神经麻痹，系常见病。其发病多是由于茎乳突孔内的面神经受风寒而发生痉挛，从而该神经组织缺血、水肿，受压或局部血液循环障碍导致。面瘫虽不是严重疾病，但外观形象严重受损，心理压力大影响患者的日常工作和生活。随着中医药、针灸治疗周围性面瘫研究的逐渐深入，该病的治疗也取得了一定的成绩。

根据现代医学解剖学，面神经出茎乳突孔，先分出耳后神经和二腹肌支，然后向前上转折105°，进入腮腺。在腮腺内先分为2支，以后又进一步分为5支（颞支、颧支、颊支、下颌缘支、颈支），从腮腺前沿伸出，呈扇形分布于同侧表情肌。由于面神经经由内耳、中耳再由茎乳突孔出颅，所以直接刺激翳风穴解剖深层的面神经干，通过针刺能促进局部血液循环，改善受侵神经组织营养，消除炎性水肿，以利逐步恢复面部肌肉的张力。

中医认为，本病多因正气不足，脉络空虚，卫外不固，风寒之邪乘虚侵入阳明、少阳之脉，以致经气阻滞、经脉失养、肌肉纵缓不收而发病。《扁鹊心书》："贼风入耳，口眼歪斜。"可见古人观察面瘫的发病与耳部有密切的联系。胆为中正之官，内藏相火，相火上犯耳部经络，则口眼歪斜。患者素体阳盛或阳明胃热炽盛，外邪入里从阳化热；或直接感受风热之邪，郁于阳明胃经，或入肝胆之经化生湿热，故主要病机为正虚、湿热。攒竹疏风通络；地仓、阳白、太阳、翳风、迎香、牵正在于疏通面部经脉，祛风清热，调和气血，使筋肉得以濡润温煦；三间、侠溪清利阳明、少阳之湿热。配足三里能补益中气，起标本兼治作用。针灸能够直接调理经筋功能，刺激面神经，促进神经组织代谢，改善神经营养，提高其兴奋性，从而有利于病损面神经及面肌功能的恢复。采用中药龙胆泻肝汤具有泻肝胆实火，清三焦湿热之功。胆经湿热清利，面神经肿胀消退，则疾可除矣。

通过临床观察，周围性面瘫属于肝胆湿热型者，针刺治疗可疏通经络，祛除外邪；配合中药龙胆泻肝汤能泻火利湿，促进新陈代谢，加速病理产物的吸收，有利于病损面神经及面肌功能的恢复，从而达到治愈的目的。针药结合组治疗后周围性面瘫（肝胆湿热型）症状评分与针刺组治疗后比较，存在显著性差异（$P < 0.05$），症状明显优于单纯针刺治疗，所以针药结合治疗效果相对单纯针刺治疗有明显优势，疗效更加确切。针刺加中药治疗更能增加疗效，对缓解耳后、耳周疼痛、耳鸣等症状有明显改善，缩短治疗疗程，疗效显著，值得临床应用与推广。

（王乐荣　刘　西）

# 健脾调神法治疗颈源性眩晕痰湿中阻型的疗效观察

颈源性眩晕是"眩晕型颈椎病""椎动脉型颈椎病"的统称，其病因病机主要与椎－基底动脉供血不足、交感性因素、颈椎发育异常、颈椎骨折脱位、颈椎退变、血管源性因素等有关。颈源性眩晕主要以眩晕为主要症状，眩晕可为慢性持续，也可为发作性的剧烈眩晕，患者常感到精神萎靡不振、恶心呕吐、乏力嗜睡，伴有耳鸣耳聋、视力减退等症状，严重影响了人们正常的工作、学习。本研究中笔者采用健脾调神法治疗颈性眩晕30例，疗效显著，现报道如下。

## 1 资料与方法

### 1.1 临床资料

1.1.1 一般资料 本研究选取60例中医辨证为痰湿中阻型患者，均为济宁市中医院针灸科病房2012—2014年住院患者，随机分为治疗组与对照组。治疗组30例，男13例，女17例；年龄为24～64岁，平均54.6岁；病程6个月～20年。对照组30例，男11例，女19例；年龄26～62岁，平均55.7岁；病程4个月～15年。两组病例在性别、年龄、病程等方面经统计学分析差异无统计学意义（$P > 0.05$），具有可比性。结果见表17。

表17 两组患者一般资料比较 ($\bar{x} \pm s$)

| 组别 | 例数 | 男/女 | 年龄（岁） | 病程（日） |
|---|---|---|---|---|
| 对照组 | 30 | 11/19 | 47.43 ± 8.50 | 8.15 ± 1.35 |
| 治疗组 | 30 | 13/17 | 45.50 ± 8.60 | 8.00 ± 1.41 |

1.1.2 诊断标准

（1）中医诊断标准：参考国家中医药管理局1994年发布的《中医病证诊断疗效标准》中眩晕的诊断标准：①头晕目眩，视物旋转，轻者闭目即止，重者如坐车船，甚则仆倒。②可伴恶心呕吐，眼球震颤，耳鸣耳聋，汗出，面色苍白等。③慢性起病逐渐加重，或急性起病，或反复发作。④测血压，查血红蛋白，红细胞计数及心电图，脑干诱发电位，眼震电图及颈椎线摄片，经颅脑多普勒等有助明确诊断。⑤应注意除外肿瘤、严重血液病等。

（2）中医辨证分型：参考国家中医药管理局1994年发布的《中医病证诊断疗效标准》中眩晕的辨证分型：①风阳上扰：眩晕耳鸣，头痛且胀，易怒，失眠多梦，或面红耳赤，口苦。舌红，苔黄，脉弦滑。②痰湿中阻：头重如裹，视物旋转，胸闷作恶，呕吐痰涎。苔白腻，脉濡滑。③气血亏虚：头晕目眩，面色淡白，神倦乏力，心悸少寐。舌淡，苔薄白，脉弱。
④肝肾阴虚：眩晕久发不已，视力减退，少寐健忘，心烦口干，耳鸣，神倦乏力，腰酸膝软。舌红，苔薄，脉弦细。

（3）西医诊断标准：参照《临床神经病学》：①突然出现眩晕，与头位有关，持续时间短暂，可伴有摔倒，摔倒时神志多半清楚。②眩晕发作时伴有一种或多种神经缺损的症状和体征，如头痛、恶心呕吐、站立不稳、耳鸣耳聋、偏侧肢体麻木无力、水平性眼震、视力减退等。③眩晕常在数小时内减轻，以后可再发。④旋颈试验阳性。⑤TCD 检查提示椎-基底动脉供血不足，颈动脉血流流速异常者。

1.1.3　纳入病例标准　①符合颈源性眩晕中西医诊断标准；②年龄在 24～65 岁（含 24 和 65 岁）；③能接受并配合针灸治疗者；④近 1 个月内未接受过颈椎病针灸治疗；⑤对所静脉滴注七叶皂苷钠和丹参川芎嗪无过敏、使用禁忌和严重耐受者；⑥病情稳定，无其他全身器质性病变及内分泌和代谢性疾患，无明显智力障碍者；⑦自愿参加本试验，并签署知情同意书者。

1.1.4　排除病例标准　①耳源性眩晕、眼源性眩晕、脑源性眩晕、恐惧性位置性眩晕、高空眩晕症、有严重高血压病致眩晕者，或因其他原因如外伤、出血、中毒等所致眩晕者等疾病；②妊娠或哺乳期妇女；③颈椎 X 线示颈椎有骨折、脱位、急性颈椎间盘突出、结核、肿瘤等；④有眩晕症状但颈椎 X 线片或 TCD 检查显示正常者；⑤近 1 个月接受过椎动脉型颈椎病针灸治疗者；⑥已接受其他颈性眩晕治疗方案者；⑦不配合治疗方案安排。

1.1.5　剔除、脱落标准　①纳入后因各种原因未能按照规定完成治疗；②研究过程中突发严重疾患和并发症者；③患者依从性差，治疗过程中接受其他相关治疗者；④患者自行退出研究；⑤患者随访期间因各种原因失访。符合上述 5 条中任意一条者，将从研究中剔除。

1.2　治疗方法

取穴：主穴以足太阳膀胱经、足阳明胃经、手厥阴心包经、足太阴脾经等经穴为主，如本神、神庭透百会、内关、三阴交、丰隆、足三里、阴陵泉。治疗组：患者取坐位或仰卧位，全身放松，采用 0.30 mm×50 mm 毫针（华佗牌），穴位常规消毒，颈 3～颈 5 夹脊穴，向脊柱方向 75°刺 0.8～1寸，捻转泻法得气后提至 0.5 寸处并使针感向颈肩背部放射；本神平刺0.5～0.8 寸，使局部酸胀感并向颞部扩散，得气后行捻转平补平泻；神庭平刺透百会 1.5～2 寸，使局部酸胀感向头顶颞部扩散，得气后行捻转平补平泻，针刺内关针尖呈向心45°斜刺，以针感向上臂传导为佳，捻转平补平泻；足三里、阴陵泉直刺0.8~1寸，捻转补法；丰隆直刺0.8~1寸，捻转泻法，针感向下肢和第2、3、4趾传导；针刺三阴交亦呈向心45°斜刺，以针感沿小腿内侧向上传导为佳，捻转平补平泻；嘱患者放松闭目养神，然后留针30 min，每日治疗1次，7日为1个疗程，1个疗程后观察疗效。对照组：采用常规药物治疗，静脉滴注七叶皂苷钠15 mg（无锡凯夫制药有限公司）、丹参川芎嗪10 mL（贵州拜特制药有限公司），1次/日，7日为1个疗程。1个疗程后对比疗效。

### 1.3 疗效判断标准

①显效：眩晕、头痛、恶心等症状、体征基本消失。偶有头晕、颈部不适感，休息后可消失。有效：眩晕、头痛、恶心等症状明显减轻，生活基本自理，但有时复发。无效：经治患者症状、体征无改变，同治疗前。②颈性眩晕症状评估量表评分：参照《颈性眩晕症状与功能评估量表》制定症状评分表，结果见表18。

**表18 颈源性眩晕症状与功能评分量表**

| 症状评分 | 0分（轻度） | 2分（中度） | 4分（重度） |
|---|---|---|---|
| 眩晕程度 | 无 | 轻度、不影响生活 | 严重影响生活 |
| 眩晕频次 | 无 | 轻度、不影响生活 | 严重影响生活 |
| 眩晕持续时间 | 无 | 轻度、不影响生活 | 严重影响生活 |
| 枕下痛 | 无 | 轻度、不影响生活 | 严重影响生活 |
| 颈肩痛 | 无 | 轻度、不影响生活 | 严重影响生活 |

### 1.4 统计学处理

应用SPSS 17.0统计软件对数据进行处理，计量资料采用均数±标准差（$\bar{x} \pm s$）表示，计量资料采用$t$检验，计数资料采用$\chi^2$检验。以$P < 0.05$为差异有统计学意义。

## 2 结果

### 2.1 两组颈源性眩晕痰湿中阻型患者治疗前后症状评分比较

治疗前各组症状评分比较，差异无统计学意义（$P > 0.05$）；治疗组治疗前后比较，差异有统计学意义（$P < 0.01$），两组病例治疗前后差值比较

差异有统计学意义（$P < 0.01$），说明治疗组在改善症状评分方面优于对照组。结果见表19。

表19　两组患者治疗前后症状评分比较　　　　　　（分，$\bar{x} \pm s$）

| 组别 | 例数 | 治疗前 | 治疗后 | 差值 |
|------|------|--------|--------|------|
| 对照组 | 30 | 12.10 ± 3.77 | 3.80 ± 2.37 | 8.30 ± 2.80 |
| 治疗组 | 30 | 11.83 ± 3.82 | 2.50 ± 2.25[a] | 9.30 ± 2.10[b] |

注：与本组治疗前比较，[a]$P < 0.01$；治疗后组间比较，[b]$P < 0.01$。

### 2.2　两组颈源性眩晕痰湿中阻型患者临床疗效比较

治疗组治疗后总有效率为96.7%，对照组治疗后总有效率为86.7%，两组病例治疗后总有效率比较差异有统计学意义，说明健脾调神针法组临床疗效明显优于常规药物组。结果见表20。

表20　两组患者临床疗效比较　　　　　　　　　（例）

| 组别 | 例数 | 显效 | 有效 | 无效 | 总有效率（%） |
|------|------|------|------|------|---------------|
| 对照组 | 30 | 22 | 4 | 4 | 86.7 |
| 治疗组 | 30 | 26 | 3 | 1 | 96.7[a] |

注：与对照组比较，[a]$P < 0.05$。

## 3　讨论

颈源性眩晕属中医学"眩晕"范畴，眩晕最早见于《内经》，被称为"眩冒"。其中《素问·至真要大论》云："诸风掉眩，皆属于肝。"《灵枢·海论》说："髓海不足，则脑转耳鸣，胫酸眩冒。"朱丹溪在《丹溪心法·头眩》中云："无痰不作眩。"眩晕是因嗜酒肥甘，饥饱劳倦，伤于脾胃，健运失司，以致水谷不化精微，聚湿生痰，痰湿中阻，为清阳不升，浊阴不降，蒙闭清窍，发为眩晕。肾为先天之本，藏精生髓，聚髓为脑，脑为髓海，赖肾精充养，先天不足或老年肾亏，或久病伤肾，或纵欲过度，以致肾精亏耗，则不能生髓充脑，脑失所养，发为眩晕。

本研究采用的"健脾调神针法"是笔者根据多年的临床经验总结而成的，所选诸穴均调神健脾，目的在于健脾安神、化痰除湿调中。颈夹脊穴位于颈椎两侧，可疏通局部气血，滋养脑部气血，能够安神益智。百会为手足六阳经与督脉交会穴，督脉入络脑，又有支脉络肾贯心，取督脉穴位既可调督脉经气，宁神安脑，又可调节肾气肾精，充养髓海，使元神功能易于恢复。神庭透百会，增强了调神益智、升清健脾的作用。本神为足少阳胆经"络肝、属胆"，与肝经相为表里，有疏肝调神的作用。百会、神庭、本神均位于头部，共同起到益脑充髓、健脾调神之用。内关穴为手厥阴心包经之络穴，八脉交会穴之一，通阴维脉，发挥宁心安神、理气宽胸、调理神机之用。足三里属胃经的合穴、下合穴，有健脾助运、补益气血功能，丰隆属胃经络穴，与足三里配合应用，起到健脾化痰利湿之效。三阴交是足太阴、厥阴、少阴三阴经交会之处，具有补益脾肾的作用。诸穴相配，共达健脾化痰、调神益智之效。

总之，采用健脾调神法治疗痰湿中阻型颈源性眩晕，有效地改善了眩晕患者的眩晕程度、频次及持续时间，临床疗效优于常规药物治疗，且避免了药物的不良反应，具有较高的治疗依从性及安全性。因此，健脾调神法治疗颈源性眩晕疗效稳定，具有较好的临床疗效，值得临床推广应用。

（王乐荣　张中会）

# 针刺配合臭氧穴位注射治疗
# 急性带状疱疹神经痛疗效观察

带状疱疹是由水痘－带状疱疹病毒引起的急性疱疹性皮肤病，为成簇绿豆大小的水疱，疱疹沿一侧神经呈带状分布发作，并以伴有局部神经痛为特征。近年来本病发病率呈增长趋势，以中老年人居多，而青壮年人的发病率也逐年增加。西医治疗主要以抗病毒、消炎止痛、营养神经为主，此方法疗效慢，病程长，容易遗留后遗神经痛。笔者在药物治疗的基础上，采用针刺配合臭氧注射治疗急性带状疱疹神经痛患者 30 例，并与单纯药物治疗 30 例相比较，现报道如下。

## 1　临床资料

### 1.1　一般资料

60 例急性带状疱疹神经痛患者均为 2012 年至 2014 年济宁市中医院针

灸科住院患者，按初诊先后顺序采用查随机数字表法将患者随机分为治疗组和对照组，每组 30 例。治疗组中男 16 例，女 14 例；年龄最小 29 岁，最大 70 岁，平均（46 ±9）岁；病程最短 4 日，最长 12 日，平均（8.00 ±1.41）日；发病部位在头面颈部 5 例，胸背部 18 例，上肢 3 例，腰腹、下肢及臀部 4 例。对照组中男 15 例，女 15 例；年龄最小 27 岁，最大 69 岁，平均（47 ±9）岁；病程最短 5 日，最长 13 日，平均（8.15 ±1.35）日；发病部位在头面颈部 4 例，胸背部 16 例，上肢 4 例，腰腹、下肢及臀部 6 例。两组患者性别、年龄、病程及发病部位比较，差异无统计学意义（$P > 0.05$），具有可比性。

### 1.2 诊断标准

#### 1.2.1 西医诊断标准

参照《临床诊疗指南：皮肤病与性病分册》中相关诊断标准：①发病前可有疲倦、低热、全身不适、食欲不振等前驱症状；②患处有神经痛，皮肤感觉过敏；③好发部位是肋间神经、三叉神经、臂丛神经及坐骨神经支配区域的皮肤；④皮疹为红斑上簇集性粟粒至绿豆大水疱，疱液常澄清；⑤皮疹常单侧分布，一般不超过躯干中线；⑥病程有自限性，2～3 个星期，愈后可留色素改变，发生坏死溃疡者可留瘢痕；⑦头面部带状疱疹可累及眼部，引起疱疹性角膜结膜炎或面瘫等。

#### 1.2.2 中医诊断标准

参照 1994 年国家中医药管理局发布的《中医病证诊断疗效标准》中关于"蛇串疮"的诊断标准。①皮损多为绿豆大小的水疱，簇集成群，疱壁较紧张，基底色红，常单侧分布，排列成带状。严重者，皮损可表现为出血性，或可见坏疽性损害。皮损发于头面部者，病情往往较重。②皮疹出现前，常先有皮肤刺痛或灼热感，可伴有周身轻度不适、发热。③自觉疼痛明显，可有难以忍受的剧痛或皮疹消退后遗疼痛。

#### 1.2.3 中医辨证标准

①肝胆湿热证：见于本病的急性期，表现为皮损鲜红，疱壁紧张，灼热刺痛，口苦咽干，烦躁易怒，大便干或小便黄。舌质红，苔薄黄或厚黄，脉弦滑数。②脾虚湿蕴证：表现为皮损颜色较淡，疱壁松弛，伴疼痛，口不渴，食少腹胀，大便时溏。舌质淡苔白或白腻，脉沉滑或滑。③气滞血瘀证：见于后遗神经痛期，表现为皮疹消退后局部疼痛不止。舌质暗有瘀斑，舌苔白，脉弦细。

1.3 纳入标准

①符合上述诊断标准；②年龄为 18~70 岁；③出现疱疹在 1~3 日，未经过抗病毒和止痛治疗者；④2 个月内未使用免疫类及激素类药物者；⑤无手术指征患者。

1.4 排除标准

①属于带状疱疹的特殊类型，包括眼或耳带状疱疹、内脏带状疱疹、脑膜带状疱疹、泛发性带状疱疹、无疹型带状疱疹；②妊娠或哺乳期妇女；③过敏体质及对多种药物过敏者；④瘢痕体质者；⑤合并严重的心血管、脑血管、肝、肾、造血系统等原发性疾病或全身衰竭者，糖尿病、恶性肿瘤、精神病患者，结缔组织病、血友病患者，有出血倾向的患者；⑥病情危重，难以对治疗的有效性和安全性做出确切评价者；⑦1 个月内应用过皮质类固醇激素或免疫抑制剂者。

## 2 治疗方法

### 2.1 对照组

采用静脉点滴 0.9% 氯化钠注射液 500 mL 加阿昔洛韦注射液 0.25 g，每日 1 次；肌肉注射甲钴胺注射液 0.5 mg，每日 1 次；患处外涂阿昔洛韦软膏，每日 3 次。共治疗 10 日。

### 2.2 治疗组

在对照组治疗基础上用针刺配合臭氧注射治疗。

#### 2.2.1 针刺治疗

根据患者疱疹所发部位的不同，选取患侧相应节段及上下相邻的夹脊穴、阿是穴、合谷、行间、阳陵泉。头面颈部加风池、外关；胸背部加膻中、支沟；腰腹部加足三里、三阴交。患者取平卧位或俯卧位，常规消毒后，采用 0.30 mm×40 mm 毫针，针刺夹脊穴时，针尖与水平面呈 70°~80° 向脊柱方向斜刺；阿是穴采用平刺法围刺；其余各穴采用直刺 0.8~1 寸。外关、支沟、行间、阳陵泉行提插泻法；足三里、三阴交行平补平泻法，留针 30 min。每日 1 次，5 次为 1 个疗程，共治疗 2 个疗程。

#### 2.2.2 臭氧注射

根据患者疱疹所发部位的不同，选取患侧相应节段的夹脊穴和阿是穴。患者取俯卧位，常规皮肤消毒后，医者戴无菌手套，铺无菌治疗巾，持 5 mL 注射器抽取 1% 利多卡因 3 mL，在标记点处与水平面呈 30° 斜刺入皮肤，回抽无血、无气，在皮下注射 1% 利多卡因 0.5 mL 进行局部麻醉，再持 20 mL 注射器抽取 45% 臭氧 15 mL，针尖与水平面呈 70°斜刺入患侧相应节段的夹脊穴，得气后注射 45% 臭氧 5 mL；阿是穴采用与水平面呈 15°平刺法围刺，回抽无血后，每点注射 45% 臭氧 1 mL。出针后以无菌敷料贴敷按压片刻，每次根据病变范围取穴。每 5 日治疗 1 次，2 次为 1 个疗程。

## 3　治疗效果

### 3.1　观察指标

①以出现疱疹作为起始时间，以疱疹起始的第 1~10 天，每次治疗前后记录 1 次，包括止疱时间（水疱停止增加时间）、结痂时间（水疱干涸，结痂的时间）及脱痂时间（疱痂完全脱落的时间）；②视觉模拟评分量表（VAS），两组治疗前后分别采用中华医学会疼痛学分会监制的 VAS 卡进行评价，评分越高说明疼痛强度增大。

### 3.2　疗效标准

痊愈：患部疱疹基本或全部消退，疼痛消失。显效：疱疹大部分结痂，患部疼痛基本消失。有效：疱疹消退 20%~50%，患部疼痛减轻。无效：疱疹消退 <20%，疼痛未减轻。

### 3.3　统计学方法

所有数据采用 SPSS 17.0 软件进行统计分析，计量资料以均数 ± 标准差表示，采用 $t$ 检验；计数资料采用卡方检验。以 $P < 0.05$ 表示差异具有统计学意义。

### 3.4　治疗结果

#### 3.4.1　两组止疱时间、结痂时间、脱痂时间比较

由表 21 可见，两组止疱时间、结痂时间、脱痂时间比较，差异均具有统计学意义（$P < 0.01$，$P < 0.05$）。

表 21　两组止疱时间、结痂时间、脱痂时间比较　　　　（$\bar{x} \pm s$, d）

| 组别 | 例数 | 止疱时间 | 结痂时间 | 脱痂时间 |
|---|---|---|---|---|
| 治疗组 | 30 | 3.57 ± 1.05[1) ] | 5.07 ± 1.32[1) ] | 6.47 ± 1.48[2) ] |
| 对照组 | 30 | 5.57 ± 1.26 | 6.57 ± 1.58 | 7.58 ± 1.31 |

注：与对照组比较[1)] $P < 0.01$，[2)] $P < 0.05$。

### 3.4.2 两组治疗前后 VAS 评分比较

由表 22 可见，两组治疗前 VAS 评分比较，差异无统计学意义（$P >$ 0.05）。两组治疗后 VAS 评分与同组治疗前比较，差异均具有统计学意义（$P < 0.01$）。治疗组治疗后 VAS 评分与对照组比较，差异具有统计学意义（$P < 0.01$）。

**表 22　两组治疗前后 VAS 评分比较**　　　　　（$\bar{x} \pm s$，分）

| 组别 | 例数 | 治疗前 | 治疗后 |
|---|---|---|---|
| 治疗组 | 30 | 8.25 ± 1.05 | 3.15 ± 1.05[1)2)] |
| 对照组 | 30 | 8.15 ± 1.12 | 4.55 ± 1.35[1)] |

注：与同组治疗前比较[1)] $P < 0.01$；与对照组比较[2)] $P < 0.01$。

### 3.4.3 两组临床疗效比较

由表 23 可见，治疗组总有效率为 96.7%，对照组为 83.3%，两组比较差异具有统计学意义（$P < 0.05$）。

**表 23　两组临床疗效比较**

| 组别 | 例数 | 痊愈 | 显效 | 有效 | 无效 | 总有效率（%） |
|---|---|---|---|---|---|---|
| 治疗组 | 30 | 0 | 24 | 5 | 1 | 96.7[1)] |
| 对照组 | 30 | 0 | 19 | 6 | 5 | 83.3 |

注：与对照组比较[1)] $P < 0.05$。

## 4 讨论

中医学称带状疱疹急性期为"蛇串疮""蜘蛛疮""缠腰火丹"，首见于《诸病源候论》中"甑带疮者，绕腰生，此亦风湿搏血气所生，状如甑带，因以为名，又云：此甑绕腰匝，则杀人。"西医认为急性带状疱疹神经痛是带状疱疹病毒侵袭周围及中枢神经系统所致的神经病理性疼痛，患者受累神经节段产生持续性疼痛，同时使交感神经兴奋，血管收缩痉挛，导致局部组织缺血及产生炎性因子，这些物质直接增加交感神经兴奋，形成恶性疼痛，使患者产生不良情绪。

笔者运用针刺刺激病损部位夹脊穴，直达毒邪所留之处，可泻火解毒、通络止痛，而多针刺法最早起源于《灵枢·官针》的傍针刺、齐刺、扬刺等刺法，现代临床上亦多有发展和应用，名称并不统一，如围刺、对刺、集合刺、丛集刺、交叉刺等。临床研究发现围刺能起到清热利湿、活血通络止痛的作用，使湿热毒邪随针刺而泄，湿热既泄则瘀血消散。此外，带状疱疹虽是局部病变，但与五脏六腑密切相关，循经取穴则可以激发脏腑经气，鼓舞正气祛邪外出，从而提高临床治疗效果。带状疱疹急性期属于肝胆湿热型，阳陵泉、行间为肝胆经穴位，针刺可疏肝理气、清热利湿，能使湿热之毒消散，达到热消痛散的效果。现代研究发现，带状疱疹病毒主要潜伏于脊髓神经根，而夹脊穴的定位与脊神经节的位置基本相吻合，由于脊神经均发自于不同的神经节段，故同一脊髓神经节段的穴位具有相同的功能和诊治作用。针刺夹脊穴不但可以影响脊神经后支，还可以涉及其前支。因前支与交感神经干相连，能影响交感神经进而与脏腑活动相关，所以针刺夹脊穴也具有调节脏腑气血的效果。

　　臭氧是氧的同素异形体，其分子含有 3 个氧原子，常温下为无色气体，有一股特殊的草腥味，有极强的氧化力，故被世界公认为一种广谱高效杀菌剂，然而其稳定性极差，常温下可自行分解成氧。在神经病理性疼痛中，臭氧主要有 3 种用途：第一，可作为神经病理性疼痛炎症局部或全身的消炎药，起到快速消炎镇痛的作用；第二，可作为神经病理性疼痛局部或全身的营养改善剂；第三，具有松解周围神经局部粘连组织的作用，对神经卡压痛有较好的作用。带状疱疹神经痛属于神经病理性疼痛，故在病变部位夹脊穴及阿是穴处注射一定浓度的臭氧可以迅速缓解疼痛，同时能够分解成氧气，提高局部氧气浓度，保障局部组织的有氧代谢，中和炎症反应中形成的自由基，具有强烈的抗炎和镇痛作用，并增加疱疹周围的营养代谢，加强周围皮肤的修复及再生，同时激活和调节人体的免疫系统，增加人体的免疫功能，减少带状疱疹后遗神经痛的发生率。本研究结果显示，治疗组止疱时间、结痂时间、脱痂时间均优于对照组（$P < 0.01$，$P < 0.05$），且治疗组治疗后 VAS 评分优于对照组（$P < 0.01$），提示治疗组能明显加快疱疹结痂，缩短病程，缓解疼痛，减少后遗神经痛的发生，还具有操作简单、安全、稳定等优点，值得临床进一步研究。

（王乐荣　张中会）

# 醒脑健脾针刺法治疗颈性眩晕
## （痰湿上蒙证）的临床观察

颈性眩晕是由于颈椎的骨质增生、错位或颈肌的异常等内外因素直接或间接对椎动脉造成压迫，或刺激其周围的交感神经，引起椎动脉收缩致供血不足，最终导致前庭迷路的缺血，产生眩晕症状的一种病症。最常见于交感神经型及椎动脉型颈椎病。典型症状为头颈部体位改变时突然发作，呈反复性，一般持续时间较短。在临床观察中大多数的颈性眩晕患者多表现为头脑昏沉、头重如裹等痰湿上扰的症状。笔者认为痰湿上蒙是颈性眩晕的重要病机。中医治疗仍是颈性眩晕的首选治疗方法，以针灸治疗效果最为确切。笔者应用醒脑健脾法治疗颈性眩晕（痰湿上蒙证）效果显著。现报道如下。

## 1 资料与方法

1.1 病例选择 ①诊断标准：中医诊断标准参照《中医病证诊断疗效标准》中"眩晕"的诊断标准。西医诊断标准参照结合 1992 年全国颈椎病专题座谈会拟定的颈椎病诊断标准及《上海市中医病证诊疗常规》拟定的颈性眩晕诊断标准制定。中医证候分型标准参考《针灸治疗学》中"眩晕"病的痰湿上蒙证制定。②纳入标准：符合上述诊断标准；年龄 18 ~ 70 岁；知情同意，并签署知情同意书；未服用任何抗眩晕药，并能配合坚持针灸治疗。③排除标准：有眩晕症状但颈椎 X 线片显示正常者；不能坚持治疗或加用其他治疗者；孕妇、病情危急或疾病晚期患者；心血管疾病性眩晕、耳源性眩晕、眼源性眩晕及头部外伤后的眩晕或其他全身中毒、代谢、感染性病引起的眩晕者。

1.2 临床资料 选择 2013 年 4 月至 2016 年 3 月济宁市中医院针灸科门诊及住院颈性眩晕患者患者 120 例。所有患者均签署知情同意书，并经医院伦理委员会审核批准。将病例根据初诊的先后次序获得选取的随机数字，再对随机数字进行处理分组分为观察组及对照组，各 60 例。观察组中男性 20 例，女性 40 例；年龄 21 ~ 73 周岁，平均（52.05 ± 8.31）岁；病程 2 ~ 36 个月，平均（22.70 ± 4.19）个月。对照组中男性 25 例，女性 35 例；年龄 23～72 岁，平均（55.91±2.24）岁；病程 3～41 个月，平均（24.37±3.47）个月。两组患者一般资料比较差异均无统计学意义（$P > 0.05$）。

1.3 治疗方法 研究实施 1 周前和实施过程中停用其他治疗方法。①观察组：选穴神庭、风池、颈夹脊、内关、丰隆、中脘、天枢、足三里、三阴交。应用醒脑健脾针刺法。操作方法：患者先取坐位，针刺颈夹脊穴，针刺行捻转手法使局部得气后起针，不留针；针刺风池穴，针刺得气后留针。再嘱患者取仰卧位，神庭向百会穴透刺，产生酸胀感并向头顶颞部扩散；内关针尖呈向心 45°斜刺，以针感向上臂传导为佳，捻转平补平泻；足三里捻转补法；丰隆捻转泻法，针感向下肢和第 2、3、4 趾传导；三阴交沿皮肤 45°斜刺，以针感沿小腿内侧向上传导为佳，捻转平补平泻；中脘、天枢穴行平补平泻；留针 30 min，每日 1 次，每周 6 次。疗程：10 日为 1 个疗程，1 个疗程后休息 1～2 日继续下一个疗程，连续治疗 2 个疗程。②对照组：取穴参照《针灸学》内"颈椎病"的处方。选穴：百会，风池，颈夹脊穴，天柱，后溪，申脉。操作方法：常规毫针针刺，行平补平泻法，留针 30 min，每日 1 次，每周 6 次。疗程同观察组。

1.4 观察项目及疗效标准 根据王楚怀制订的"颈性眩晕症状与功能评估表"，以治疗前、治疗 2 个疗程后、治疗结束后 1 个月随访时的眩晕程度、颈肩痛、头痛、日常生活及工作、心理及社会适应能力的评分作为症状方面的评估项目。

1.5 疗效标准 痊愈：眩晕症状和阳性体征消失。显效：眩晕症状和阳性体征明显减轻。有效：仍有轻微的眩晕症状及阳性体征。无效：症状没有改善，同治疗前。

1.6 统计学处理 应用 SPSS 11.5 统计软件分析。计量资料以 $\bar{x} \pm s$ 表示，采用 $t$ 检验；计数资料用 $\chi^2$ 检验。$P < 0.05$ 为差异有统计学意义。

## 2 结果

2.1 两组患者症状及体征评分比较 见表 24。两组治疗后症状均有改善（$P < 0.05$），治疗结束后 1 个月随访时症状均较治疗时改善（$P < 0.05$）。

2.2 两组患者临床疗效比较 见表 25。观察组总有效率明显高于对照组（$P < 0.05$）。

表24 两组患者症状积分评分比较 （分，$\bar{x} \pm s$）

| 组别 | 时间 | 眩晕程度 | 颈肩痛 | 头痛 | 日常生活及工作 | 心理及社会适应能力 | 总积分 |
|---|---|---|---|---|---|---|---|
| 观察组 (n=60) | 治疗前 | 10.00 ± 1.41 | 2.33 ± 0.55 | 1.13 ± 0.39 | 2.13 ± 0.49 | 2.03 ± 0.67 | 8.36 ± 3.66 |
| | 治疗 2 个 疗程后 | 14.93 ± 1.61*▲ | 3.93 ± 0.58*▲ | 1.80 ± 0.36*▲ | 3.53 ± 0.44*▲ | 3.13 ± 0.68*▲ | 25.12 ± 2.89*▲ |
| | 随访 | 15.63 ± 0.37△ | 3.97 ± 0.03△ | 1.92 ± 0.08△ | 3.96 ± 0.04△ | 3.50 ± 0.12△ | 28.12 ± 0.68△ |
| 对照组 (n=60) | 治疗前 | 9.80 ± 1.65 | 2.20 ± 0.66 | 1.23 ± 0.39 | 2.07 ± 0.41 | 1.97 ± 0.67 | 8.32 ± 3.71 |
| | 治疗 2 个 疗程后 | 12.93 ± 1.63* | 2.57 ± 0.57* | 1.52 ± 0.53* | 3.13 ± 0.37* | 2.43 ± 0.48* | 22.19 ± 3.06* |
| | 随访 | 13.52 ± 0.21△ | 2.71 ± 1.01△ | 1.55 ± 0.04△ | 3.14 ± 0.35△ | 2.45 ± 0.13△ | 23.13 ± 0.15△ |

与本组治疗前比较，*P<0.05；与本组治疗 2 个疗程后比较，△P<0.05。与对照组同时期比较，▲P<0.05。

表25 两组患者临床疗效比较 （n）

| 组别 | n | 痊愈 | 显效 | 有效 | 无效 | 总有效（%） |
|---|---|---|---|---|---|---|
| 观察组 | 60 | 20 | 25 | 13 | 2 | 58（96.67）△ |
| 对照组 | 60 | 15 | 25 | 12 | 8 | 52（86.67） |

与对照组比较，△P<0.05。

## 3 讨论

现代临床医学认为，颈性眩晕的发病主要是由于颈椎生理曲度的异常、椎间不稳定、椎间盘突出、骨质增生等变化反复刺激交感神经或长时间的低头使斜方肌劳损痉挛而刺激压迫椎动脉或椎动脉周围的交感神经丛，致椎基底动脉痉挛而出现供血改变，导致脑部缺血，特别是小脑、前庭、迷路等部位供血不足，出现眩晕、恶心、呕吐等临床症状。

颈性眩晕在中医学属"眩晕"范畴。随着现代生活习惯的改变，嗜食肥甘厚腻之品者多见，加之工作压力较大，运动量减少等因素，致使肝、脾等脏腑功能失调。李东垣曰："脾胃之气既伤，元气亦不能充，而诸病之所由生也。"《内经》曰："上气不足，头为之苦弦也。又脾为阴土，主湿，为生痰之源，每见肝风激动伏痰，风痰合邪，上逆旁窜，发为眩晕。"故病位在脾，以虚为主，又为生痰之源，脾胃之气所伤，则健运失司，水湿内停，助湿成痰，痰湿中阻，上蒙清窍，清阳不升，脑失所养而致眩晕。正所谓"无痰不作眩"。《灵枢·本神》曰："百病始生皆本于神，凡刺之法必先治于神"，加之反复发作导致患者产生不良情绪。因此，治疗眩晕（痰湿上蒙证）必先醒脑安神，加以健运脾胃，才能祛痰湿之邪而止眩。"醒脑健脾法"取穴上以局部取穴配合循经取穴，风池穴为足少阳胆经与阳维脉交汇穴，可升发阳经之气，使之上注入脑，开窍醒神，髓海得养则眩晕消；颈夹脊穴针刺直达病所，可以疏通颈项部经络气血之阻滞，使经气运行流畅；神庭透百会，加强醒脑调神、通督补髓之功效；内关安神，除胃脘之痞满；中脘、天枢、足三里理脾胃、助运化、祛湿化痰；三阴交与中脘、足三里相伍，以振发中焦阳气，健脾滋阴、益气养血、调理气机，使清气升，浊气降；丰隆为治痰之要穴。诸穴合用共奏健运脾胃、运化痰湿、清利头目之功，可升发阳经之气血，上注于脑，而使髓海得养，眩晕自止。

从治疗结果来看，通过治疗前后症状与体征的评分比较，观察组的症状与评分改善程度明显优于对照组。有研究表明，针刺不仅能降低血管的紧张性，改善动脉血管的弹性，还可以加强周围组织营养，改善颈动脉和椎动脉的血供情况，也可改善两侧椎动脉供血不平衡状况。醒脑健脾法通过疏通经络，调节脏腑功能，沟通上下内外运行气血，起到健脾安神，理中化痰，升清降浊的功效，使头项部清阳得展，浊阴得化而醒神。诸穴合用，达到阴平阳秘、精神乃治的效果，从整体上改善患者生活质量，且见效快、疗程短、痛苦少、费用低，患者乐于接受，具有较好的临床实用价值。

（王乐荣　薛　雁　王海龙）

# 基于青少年心身特点论理气辟瘟香囊预防
# 新型冠状病毒肺炎校园流行的对策

## 1　青少年心身特点的中医心理学分析

从中医心理学角度分析，青少年肝胆之气较盛，容易受外界刺激而出现恐慌、焦虑、紧张、失眠、纳差、腹泻等心身病证。这些症状的出现与"肝木横逆克脾土"有深刻关联，而中小学生与大学生群体恰处于青少年期，因此分析青少年期心身特点对校园疫情防对策略的提出非常重要。

### 1.1　"肝郁"常为"横逆克脾土"的要因

朱丹溪强调"郁"为心身疾病的要因，如《丹溪心法》言："气血冲和，万病不生。一有怫郁，诸病生焉，故人身诸病，多生于郁。"此处的"郁"即指"肝郁"。肝、脾二脏生理功能紧密相连，叶天士认为"木能疏土而脾滞以行，此乃克以制用之机"。但若"肝郁"迁延日久，不但"脾胃必虚，风木郁于中宫"影响肝脾二脏，更会旁及他脏导致整体气机紊乱与障碍，影响气血津液正常输布。有学者通过对情绪与免疫关系的研究得出，负性事件可导致负性心境状态（如烦恼、焦虑），引起免疫反应，而严重且持久的消极情绪可导致躯体产生疾病状态。情绪心理学与健康心理学研究表明，不良的精神状态与情绪变化能使人体免疫功能下降，中枢神经、自主神经等系统功能异常。可见，无论中医学或西医学均从不同角度认识到情绪异常变化会引起人体生理、心理失调，同时也是引起脏腑气血失衡的关键。

### 1.2　"肝郁"易发于青少年

此次抗击新冠肺炎疫情，中医深度介入治疗 7 万余人，占确诊总数的 91%，明显提高了治愈率，向世界展示了中西医结合模式的防控成效。随着国内疫情缓解，各地逐渐开始复学，尤其处于该群体中的大中学毕业生面临升学与就业的双重压力，容易受到生物 - 心理 - 社会因素的综合作用，形成"肝郁"。青少年正处于阳气生长的重要阶段，该阶段由于阳气尚未隆盛，气血稳定性较差，易受外邪与内因所扰。《不失人情论》言："有境遇不偶，营求未遂，深情牵挂，良药难医。"本次疫情中，学生是受影响较大的群体之一。当稳定有序的社会受到突发重大灾难事件影响后，学生作为敏感个体与群体易产生持续的情绪反应，尤其在面临升学与就业压力的大学毕业生群体中尤为突出。这种由于社会"境遇"导致的"营求未遂"极易滋生焦虑、紧张、懊恼、愤怒、低沉等负性情志反应，且直接作用于肝，形成肝郁气滞证。

纪小琴等对四川地区 1013 名护理本科生进行问卷调查，发现焦虑学生占 13.8%，抑郁占 24.4%。焦虑、抑郁状态的学生更倾向于采用消极的应对方式，而无焦虑、抑郁状态的学生更倾向于采用积极的应对方式。赵春珍运用网络问卷对 376 名在校大学生进行调查研究发现，65.69% 的学生呈现焦虑、担心情绪，14.1% 的学生出现坐立不安、失眠、压抑吼叫等不良行为反应。因此，教育部在《教育部应对新型冠状病毒肺炎疫情工作领导小组办公室关于在疫情防控期间有针对性地做好教师工作若干事项的通知》中强调，要面向师生和群众开展疫情心理疏导和心理援助工作，正是为了有效防止学生等人群因内外环境因素影响心身健康。

### 1.3　"肝郁脾虚"是"邪之所凑"的染疫内因

《素问·刺法论》言："五疫之至，皆相染易……不相染者，正气存内，邪不可干。"《素问·评热病论》载："邪之所凑，其气必虚。"因此，正虚则新冠肺炎疫毒有机可乘。青少年群体易受生理－心理－社会因素的综合影响，形成以"肝木横逆克脾土"为主要病机的脾虚症候群，脾虚则精气血津液化源不足而出现正气不足。叶永安教授认为"肝郁为本，神乱为标"是新冠肺炎的普遍病机，其接管病区的普通型及重型患者多有失眠、多梦、焦虑、抑郁等心身病证，73 例患者中睡眠障碍占 71.2%，焦虑、抑郁等不良情绪占 28.8%。对于复学的青少年人群若不加干涉，复学后"肝郁"或可成为正气下降而易于染疫的内因。因此，在其他必要管控措施外，选择一组针对"肝郁脾虚"这一病机的药物预防新冠肺炎的校园流行尤为重要。

香囊作为一种具有简、便、验、廉等特点的防疫方法，特别适合在校园大范围推广应用。下面分析香囊防疫机制与运用对策。

## 2　香囊防疫的古今概述

### 2.1　香囊防疫发展脉络

香囊防疫是一种将芳香祛邪中药打粉，装入特制的布袋中，将布袋佩戴于胸前、置于口袋预防疫病的方法，具有祛邪防病、净化空气的作用。香囊防疫历史悠久，早在先秦时期成书的《山海经·西山经》中就有记载："有草焉，名曰薰草，麻叶而方茎……佩之可以已疠。"唐宋时期，"香能散疫气"之说就已被众多医家推崇，如孙思邈《备急千金要方·卷九伤寒上·辟温第二》记载佩戴香囊，有"辟疫气，令人不染"之效。《清宫配方集成》收录的"避瘟散"，绛囊盛之，用于"外受感冒，瘟疫等"。《甲型H1N1流感中医药预防方案（2009版修订版第一版）》中指出，可用芳香化浊类中药制成香囊预防甲型H1N1流感。新冠肺炎发生以来，福建、河北、宁夏、甘肃等多省公布的新冠肺炎防治方案均提及佩戴中药香囊预防新冠肺炎。张晋等从新冠肺炎核心病机湿、热、毒、瘀、虚出发，探讨应用辟瘟囊预防新冠肺炎。陈扬等从各省市香囊配方成分及现代药理学研究探讨中药香囊在新冠肺炎中的应用。

2.2　香囊作用机制

（1）舒畅气机，安神定志

香囊中芳香化浊之气通过口鼻黏膜、肌肤毛窍、经络穴位进入体内，经气血经脉循行而遍布全身，起到调畅气机的作用。头为精明之府，芳香中药恰能醒神明目、安神定志，能有效缓解焦虑情绪，有助于佩戴者保持心情舒畅，正如《素问·上古天真论》所言："恬淡虚无，真气从之，精神内守，病安从来。"

（2）卫护息道，保护人体

明代吴又可提出"戾气"说，《瘟疫论》言："此气之来……邪自口鼻而入。"SUNGNAK W等研究证实，新型冠状病毒进入细胞需要的受体蛋白人血管紧张素转换酶2（$ACE_2$）和必需的蛋白酶跨膜丝氨酸蛋白酶2（TMPRSS2）在鼻杯状细胞和纤毛细胞中高表达，而香囊的芳香之气恰可在呼吸时有效祛除已经侵犯口鼻的瘟疫之气，使瘴病不起。

（3）辟秽解毒，净化空气

香囊的浓郁药气环绕周身，可在人体周围形成高浓度的局部消毒环境，从而起到祛瘴气、辟瘟毒的作用。故佩戴香囊可随时随地保护佩戴者的正气，如《本草经疏》云："凡邪恶气之中人……待芬芳清阳之气，则恶气除。"

2.3　香囊处方分析

中药香囊处方组成复杂，李杰指出清代以前辟疫香囊中使用最频繁的前5位中药是雄黄、朱砂、虎头骨、雌黄、皂荚，有毒中药亦有之。与古人相比，今人卫生状况和病毒谱系已经发生显著改变。因此，面对新冠肺炎这一新型传染性疾病，有必要运用中医理论和参考现代药理学对传统香囊处方用药做出相应改变。济宁市中医院针灸科应用香囊防病治病经验丰富，面对复学后大量学生聚集，有可能发生新冠肺炎校园流行的新课题，根据青少年尤其是大中学毕业生面对学业、就业压力等易导致"肝郁"的心身特点，在历代医家清解与辟秽方药及新冠肺炎病机特点的基础上，结合辟瘟囊方（《理瀹骈文》）、避瘟散（《清宫配方集成》），加减而成理气辟瘟香囊方。组成为柴胡、苍术、陈皮、升麻、石菖蒲、羌活、大黄、细辛、薄荷、合欢花。柴胡疏肝理气、调畅气机，能维持脾升胃降运动的稳定有序，现代药理学研究显示，柴胡皂苷对流感等多种病毒具有较强的抑制作用。苍术除秽浊以醒脾气，解湿郁以畅气机，《玉楸药解》载苍术能"开郁……辟山川瘴疠"。陈皮辛散而行，善疏理气机、调畅中焦，使气机升降有序，助柴胡加强调畅气机之功，又可温化寒痰，加强苍术燥湿健脾之力，为治痰之要药。升麻清热解毒，《神农本草经》谓其"主解百毒……辟瘟疫，瘴气邪气"。石菖蒲辛温芳香，善化湿浊、醒脾胃、行气滞、安心神。冯波等研究发现石菖蒲挥发油和水煎液具有明显的抗焦虑作用，可能与提高 GABA 含量，降低 5 - 羟色胺含量有关。羌活苦辛温，祛风胜湿，沈开金重用羌活治疗病毒性流感百余例，取得满意疗效。温病易使邪传阳明大肠，即"温病在下其郁热"，大黄为泻下药，可涤荡肠胃、泄热，许禄华等发现大黄中的 β - 谷甾醇、芦荟大黄素、大黄酸等活性成分能发挥抗病毒、调节机体免疫等作用，治疗新冠肺炎。细辛祛表里之寒，吴昊等基于网络药理学和分子对接技术发现，细辛提取物细辛脂素能提高机体免疫力，并能阻断病毒侵袭宿主细胞。薄荷芳香通窍，清利头目，兼入肝经，能疏肝行气，薄荷煎剂对多种病毒有抑制作用。合欢花善解肝郁，为宁心安神要药，如《神农本草经》所言："主安五脏，和心志，令人欢乐无忧。"诸药合用，发挥调畅气机、化湿祛寒，辟秽清热解毒的功效，故能使青少年肝气得疏，脾土不受其横逆克犯，肝脾二脏正常制用，气机畅达，营卫气血和谐，外能抵御虚邪贼风，内则调畅脏腑气机，从而增强机体免疫力，预防新冠肺炎发生。

2.4 理气辟瘟香囊的制作及使用注意事项

（1）理气辟瘟香囊制作　柴胡、苍术、陈皮、升麻、石菖蒲、羌活、大黄、细辛、薄荷、合欢花各等份，祛除杂质，洗净，在烘箱中以 60 ℃ 干燥后打粉，装入香囊，每只香囊装药 5 g。

（2）使用方法　将香囊佩戴于胸前，每日佩戴至少 10 小时，夜间休息时可置于枕旁，待药味散尽后及时更换，一般 10 日左右更换 1 次。

（3）注意事项　香囊须保持干燥，运动或进餐时可取下，防止被汗水或水汽打湿，影响疗效。同时，由于体质差异，若佩戴过程中出现胸闷、气短、腹泻等不良反应，应立即取下香囊，及时到医院就诊。

## 3　小结

本文从中医心理学角度剖析青少年的心身特点，揭示了该时期学生由"肝郁"导致的"肝木横逆克脾土"的病机传变规律，提出应用香囊外治法预防新冠肺炎。但由于条件局限，未能通过问卷调查或个案研究等形式探究青少年面临的疫情与学业等压力的程度。此外，还可以设置不同的佩戴时间，探讨其对压力程度与疗效的影响，针对疗效反馈与现代网络药理学研究筛选更有效的香囊药物处方，以提升其预防应用价值，从而便于广泛推广。

（杜科伟　李　阔　宋印景　王海龙　徐　琳　王乐荣　孙　冰）

# 针灸结合康复治疗对脊髓损伤患者神经功能的影响研究

对于脊髓损伤患者的治疗常用手段为康复治疗，通过逐步训练提升患者的运动能力及神经敏感性。康复训练通过设定刺激患者神经的训练手段进行改善患者症状，但因为脊髓损伤患者的神经细胞无重生能力，因此患者通过康复治疗的治疗效果并不十分理想。目前，从中医手段治疗脊髓损伤患者这一想法逐渐得到研究。本文为研究针灸结合康复治疗对脊髓损伤患者神经功能的影响，本文对两组患者通过设置不同治疗方式对比研究治疗效果，现报道如下。

## 1　资料与方法

### 1.1　一般资料

随机选取 2019 年 2 月至 2020 年 2 月我院收治的 60 例脊髓损伤患者，随机分为试验组和对照组，每组 30 例患者。纳入标准：①两组患者均符合美国脊髓损伤协会制定的 frankel 分级标准中脊髓损伤的诊断标准，A 级是完全性脊髓损伤，指损伤平面以下的运动、感觉功能完全丧失；B 级是不完全性损伤，患者一般在损伤平面以下存在感觉功能，但是无运动功能；C级也是不完全性损伤，指患者在损伤平面以下存在运动功能，但是大部分关键肌肉的肌力小于3级；D级是指大部分关节肌肉的肌力大于等于3级；E级是感觉和运动功能基本正常，但可以有异常反射；②本研究经过患者及其家属知情同意且经过伦理委员会批准；③患者肝肾功能正常；④患者认知功能正常，可正常沟通交流。排除标准：①合并肿瘤等严重疾病患者；②不能配合研究的患者；③心肾功能不全患者；④认知功能存在缺陷的患者；⑤年龄大于70岁患者。两组患者在年龄、病程等方面差异无统计学意义。

## 1.2　方法

两组患者均行基础治疗：入院后应用20%甘露醇静脉滴注，3次/日，持续7日，广谱抗生素预防感染，应用H2受体拮抗剂（西咪替丁或奥美拉唑）预防消化道溃疡和出血。同时对受伤在8 h内的患者按美国急性脊髓损伤研究会（NASCIS）方案，应用MP：首剂给予30 mg/kg，15 min内静脉滴注完毕，在间隔45 min后以5.4 mg/$(kg \cdot h^{-1})$持续静脉滴注23 h。

对照组患者在基础治疗上进行常规康复治疗，主要包括对患者进行呼吸训练、关节运动功能训练及膀胱训练等。对患者进行腹部呼吸训练及缩唇呼吸训练。腹式呼吸训练的步骤：患者放松肌肉，用鼻子进行吸气，至腹部肌肉舒张感觉为适，然后用口慢慢呼出气。循环进行训练。每分钟呼吸8次，呼吸训练15 min。缩唇呼吸：根据腹式呼吸的基础，吸入气后用舌头顶上颌部位，嘴呈鱼嘴形状，慢慢呼出气体，4 s呼出。每天进行三次呼吸训练，每次15 min。

试验组在对照组的基础上增加针灸治疗，主要步骤如下。试验组患者在对照组常规康复治疗基础上进行针灸，针灸方法如下：选取患者脊髓损伤部位的上下端经脉所在处，选择20~30 mm银针，主要穿刺穴位有：大椎、灵台、命门及腰阳关等，针对上肢脊髓损伤导致瘫痪的患者在主要穿刺穴位基础上加曲池、手三里穴，针对下肢脊髓损伤导致瘫痪的患者在主要穿刺穴位基础上加伏兔、足三里穴，针刺手法按照补泻手法进行提插捻转刺激，波形刺激保持在疏密波与断续波交替进行，每日针灸，每次保持在15 min以上。

## 1.3　观察指标与评价方法

### 1.3.1　两组患者的临床治疗效果

优：患者机体功能大部分恢复，可进行日常活动；良：患者机体功能部分恢复，可进行日常活动；可：患者机体功能不同程度恢复，可进行基础日常活动，差：患者机体功能无恢复，无法进行日常活动，临床疗效 =（优 + 良 + 可）/总例数（%）。

1.3.2　两组患者的 Barthel 指数

对患者日常生活活动的功能状态进行测量，个体得分取决于对一系列独立行为的测量，总分范围在 0 ~ 100 分。60 分以上提示患者生活基本可以自理，40 ~ 60 分者生活需要帮助，20 ~ 40 分者生活需要很大帮助，20 分以下者生活完全需要帮助。

1.3.3　两组患者的 FIM 评分

评分采用 7 分制，每一项最高分为 7 分，最低分为 1 分。总积分最高分为 126 分；最低分 18 分。得分的高低是以患者独立的程度、对于辅助具或辅助设备的需求及他人给予帮助的量为依据。

1.3.4　对比两组患者中医证候积分

中医证候积分采用中医证候评分量表对患者中医证候积分进行评价，参考《中药新药临床指导原则》包括 15 个条目，包括 4 个主症（疲乏困倦、寡言气短、尿频、胸肋部隐痛）与 2 个次症（四肢浮肿、肢体麻木），每个条目含 4 个等级，主症按等级高低记 0、2、4、6 分，次症按等级高低记为 0、1、2、3 分，分别为无症状，症状稍轻、症状显著及症状严重。中医证候积分 = 主症（总分：0 ~ 24 分），次症（总分：0 ~ 6 分），越低表示患者情况越好。

1.3.5　炎性因子指标

采集两组患者清晨空腹静脉血 4 mL，离心处理，转速每分钟 4000 转，时间 20 min，取上层清液存入零下 80 ℃待测。采用酶联免疫吸附法对白细胞介素 – 1β（interleukin-1 β，IL-1β）、肿瘤坏死因子 – α（tumor necrosis factor-α，TNF-α）水平进行检测。

1.4　统计学方法

研究中数据用 SPSS 22.0 统计分析，计量资料（$\bar{x} \pm s$）表示，用 $t$ 检验进行检验分析。$P < 0.05$ 则差异有统计学意义。

## 2　结果

2.1　两组患者的治疗有效率比较

试验组患者治疗总有效率显著高于对照组，差异显著，具有统计学意义，$P < 0.05$。见表 26。

**表 26 两组脊髓损伤患者的治疗有效率比较** ［例（%）］

| 组别 | 例数 | 优 | 良 | 可 | 差 | 总有效 |
|---|---|---|---|---|---|---|
| 对照组 | 30 | 11（36.67） | 4（13.33） | 6（20.00） | 9（30.00） | 21（70.00） |
| 试验组 | 30 | 19（63.33） | 6（20.00） | 3（10.00） | 2（6.67） | 28（93.33） |
| $\chi^2$ 值 | | | | | | 5.334 |
| $P$ 值 | | | | | | 0.003 |

### 2.2 两组患者 Barthel 指数比较

治疗前，试验组在 Barthel 指数上与对照组差异无统计学意义。治疗后试验组在 Barthel 指数上与对照组差异显著，试验组明显优于对照组且两组差异具有统计学意义。结果表明试验组的治疗方法显著提高患者的生活能力。见表 27。

**表 27 两组脊髓损伤患者 Barthel 指数比较** （$\bar{x} \pm s$，分）

| 时间 | 试验组（30 例） | 对照组（30 例） | $t$ 值 | $P$ 值 |
|---|---|---|---|---|
| 治疗前 | 34.59 ± 11.31 | 34.75 ± 11.27 | 0.298 | 1.229 |
| 治疗后 | 50.79 ± 12.57 | 44.59 ± 11.31 | 7.982 | 0.000 |
| $\chi^2$ 值 | 9.398 | 5.298 | | |
| $P$ 值 | 0.000 | 0.026 | | |

### 2.3 两组患者 FIM 评分比较

经过统计数据能够发现试验组在 FIM 评分上显著优于对照组，差异显著且具有统计学意义。表明试验组患者的生活控制能力优于对照组，患者的神经功能改善更为显著。见表 28。

**表 28 两组脊髓损伤患者功能独立性量表评分比较** （$\bar{x} \pm s$，分）

| 时间 | 试验组（30 例） | 对照组（30 例） | $t$ 值 | $P$ 值 |
|---|---|---|---|---|
| 治疗前 | 64.03 ± 13.45 | 63.79 ± 13.15 | 0.273 | 0.198 |
| 治疗后 | 92.42 ± 13.54 | 72.49 ± 13.54 | 9.229 | 0.003 |
| $\chi^2$ 值 | 11.332 | 7.229 | | |
| $P$ 值 | 0.000 | 0.021 | | |

## 2.4 中医证候积分对比

治疗后，试验组患者主证、次证证候积分均显著低于对照组，差异显著（$P < 0.05$）。见表29。

表29 两组脊髓损伤患者中医证候积分对比 （$\bar{x} \pm s$，分）

| 组别 | 例数 | 主证 | | | | 主证总分 | 次证 | | 次证总分 |
| --- | --- | --- | --- | --- | --- | --- | --- | --- | --- |
| | | 疲乏困倦 | 寡言气短 | 尿频 | 胸肋部隐痛 | | 四肢浮肿 | 肢体麻木 | |
| 对照组 | 30 | 4.29 ± 0.44 | 3.98 ± 0.15 | 3.77 ± 0.48 | 3.90 ± 0.27 | 12.11 ± 1.38 | 2.39 ± 0.03 | 2.33 ± 0.02 | 4.38 ± 1.22 |
| 试验组 | 30 | 1.28 ± 0.38 | 1.30 ± 0.24 | 1.29 ± 0.55 | 1.77 ± 0.19 | 5.29 ± 1.07 | 1.05 ± 0.05 | 1.24 ± 0.05 | 2.28 ± 1.32 |
| $P$ 值 | | <0.05 | <0.05 | <0.05 | <0.05 | <0.05 | <0.05 | <0.05 | <0.05 |

## 2.5 两组炎性因子水平比较

治疗前，两组 IL-1$\beta$、TNF-$\alpha$ 水平无统计学差异（$P > 0.05$）；治疗后，试验组 IL-1$\beta$、TNF-$\alpha$ 水平显著低于对照组（$P < 0.05$），见表30。

表30 两组脊髓损伤患者炎性因子水平比较 （$\bar{x} \pm s$，$\mu g/L$）

| 组别 | 例数 | 白细胞介素 - 1$\beta$ | | 肿瘤坏死因子 - $\alpha$ | |
| --- | --- | --- | --- | --- | --- |
| | | 治疗前 | 治疗后 | 治疗前 | 治疗后 |
| 对照组 | 30 | 1.77 ± 0.44 | 1.14 ± 0.21 | 34.52 ± 4.52 | 25.13 ± 3.65 |
| 试验组 | 30 | 1.79 ± 0.46 | 0.91 ± 0.20 | 34.65 ± 4.13 | 20.35 ± 3.54 |
| $t$ 值 | | 0.172 | 4.344 | 0.116 | 5.149 |
| $P$ 值 | | 0.864 | 0.000 | 0.908 | 0.000 |

# 3 讨论

随着世界各国整体水平的发展，脊髓损伤发生率近年来不断升高。脊髓损伤是脊柱损伤最严重的并发症，往往导致损伤节段以下肢体严重的功能障碍。脊髓损伤不仅会给患者本人带来身体和心理的严重伤害，还会对整个社会造成巨大的经济负担。由于脊髓损伤所导致的社会经济损失，针对脊髓损伤的预防、治疗和康复已成为当今医学界的一大课题。脊髓损伤的诱发因素较多，各种外力撞击都可能会对人体的脊髓造成损伤。脊髓损伤患者的生活能力下降，严重者不可自理。患者的生活受到严重影响，家庭负担以及患者心理负担沉重。对脊髓损伤患者的有效治疗手段得到了研究者的关注和深入研究。

本次研究结果显示，采用针灸结合康复治疗的试验组在治疗效果、Bar-thel 指数、FIM 评分等指标显著优于对照组，这表明试验组的中医针灸治疗法通过对患者施针刺激神经，并激活神经功能，达到通经络活气血的效果，试验组的治疗方法使患者的神经功能得到改善且患者的自理能力显著提高，治疗效果更优良。这是因为，对于脊髓损伤患者的治疗主要通过康复治疗进行，康复治疗通过对患者进行有计划训练改善患者的生活能力以及神经灵敏程度，主要通过对患者进行呼吸训练以及关节训练等日常计划性训练手段刺激患者的身体神经组织从而一定程度上改善患者的神经功能。但是诸多研究表明康复治疗对于脊髓损伤较为严重患者的病情改善效果一般。脊髓损伤属于中医理论中的痿证，痿证多表现为肢体痿软且自理能力差，中医理论提倡通经活血治疗能从根本对脊髓损伤患者的神经功能以及生活能力进行逐步恢复。中医针灸治疗通过对患者的穴位进行施针穿刺从而使相关经络畅通不发生阻滞，针灸从而使患者经脉畅通，疏通经络的作用就是可使瘀阻的经络通畅而发挥其正常的生理作用，是针灸最基本最直接的治疗的作用，从而改善患者的神经功能以及自理能力。大椎穴为经穴，针刺后具有清热解表、截虐止痫的功能；曲池穴为手阳明大肠经合穴，针刺后具有疏经通络、清热解表的功能；足三里穴为强身大穴，针刺后具有补中益气、调理机能的功能。

综上所述，针灸结合康复治疗对脊髓损伤患者神经功能的影响显著，针灸结合康复治疗能够对患者的神经功能进行显著改善，增强患者的生活能力从而提高患者的生活质量，值得进一步推广应用在脊髓损伤患者的治疗中。

（李元鑫　邹永艳　王乐荣　于志强）

# 参考文献

［1］田代华整理. 黄帝内经素问［M］.北京：人民卫生出版社，2005：85.

［2］田代华整理. 黄帝内经灵枢经［M］.北京：人民卫生出版社，2005：9.

［3］皇普谧编集，黄龙祥整理. 针灸甲乙经［M］.北京：人民卫生出版社，2006：55.

［4］符文彬，黄东勉，王聪. 符文彬针灸医道精微［M］.北京：科学出版社，2017：668.

［5］王麟鹏. 针灸名医名家临床经验集粹［M］.北京：科学技术出版社，2006：166.

［6］石学敏. 石学敏临证实验录［M］.北京：人民卫生出版社，2012：195.

［7］郭长青，刘乃刚，胡波. 针灸穴位图解［M］.北京：人民卫生出版社，2006：347.

［8］梁繁荣，王华. 针灸学［M］.北京：中国中医药出版社，2016：194.

［9］王雪苔，刘冠军. 当代中国针灸名家医案［M］.长春：吉林科学技术出版社，1991：656.